Schattauer

Die digitalen Zusatzmaterialien haben wir zum Download auf www.klett-cotta.de bereitgestellt. Geben Sie im Suchfeld auf unserer Homepage den folgenden Such-Code ein: **OM40213**

Michael Hase

# EMDR lernen

Das Buch zur Ausbildung:
Einführung und Vertiefung

Schattauer

**Dr. Michael Hase**
EMDR Center
Im Kamp 9
21335 Lüneburg
info@emdr-center.com
www.emdr-center.com

**Dipl-Psych. Ulrich Schmetjen**
Praxis für Psychotherapie
Louisenstraße 7a
17235 Neustrelitz
UlrichSchmetjen@t-online.de

**Dr. phil. Adrian Hase**
Sportpsychologe
Rue du Simplon 7
1700 Fribourg
Schweiz
hasea8@gmail.com
www.adrianhase.com

**Dr. med. Kerstin Stellermann-Strehlow**
KST Traumahilfe
An der Schule 26
21335 Lüneburg
www.kst-traumahilfe.de



Schattauer
www.schattauer.de
J. G. Cotta'sche Buchhandlung Nachfolger GmbH
Rotebühlstr. 77, 70178 Stuttgart
Fragen zur Produktsicherheit: produktsicherheit@klett-cotta.de


Gestaltungskonzept: Farnschläder & Mahlstedt, Hamburg
Cover: Jutta Herden, Stuttgart
unter Verwendung einer Abbildung von © iStock/CoffeeAndMilk
Gesetzt von Eberl & Koesel Studio, Kempten
Gedruckt und gebunden von CPI – Clausen & Bosse, Leck
Lektorat: Marion Drachsel
Projektmanagement: Dr. Nadja Urbani
ISBN 978-3-608-40213-1
E-Book ISBN 978-3-608-12585-6
PDF-E-Book ISBN 978-3-608-20752-1

Bibliografische Information der Deutschen Nationalbibliothek
Die Deutsche Nationalbibliothek verzeichnet diese Publikation in der Deutschen Nationalbibliografie; detaillierte bibliografische Daten sind im Internet über http://dnb.d-nb.de abrufbar.

Alle Bücher dieser Welt,
Bringen Dir kein Glück,
Doch sie weisen dich geheim
In dich selbst zurück.
Dort ist alles, was du brauchst,
Sonne, Stern und Mond,
Denn das Licht, danach du frugst,
In dir selber wohnt.
Weisheit, die du lang gesucht
In den Bücherrein,
Leuchtet jetzt aus jedem Blatt –
Denn nun ist sie dein.

*Hermann Hesse (1920)*

# Danksagung

An erster Stelle möchte ich Dr. Francine Shapiro danken. Für ihre Aufmerksamkeit, ihre wissenschaftliche Sorgfalt, ihre Ausdauer und ihre Offenheit. Sie hat über viele Jahre die EMDR-Therapie entwickelt und in die Welt getragen. Immer wieder versuchte sie, Kolleginnen und Kollegen dafür zu gewinnen, sich der EMDR-Therapie zu nähern und sie zu versuchen. Dabei hat sie viele persönliche Angriffe ertragen müssen. Mir hat die EMDR-Therapie viel gegeben. Möglichkeiten in der Behandlung der mir anvertrauten Patienten waren und sind von großem Wert; darüber hinaus war ich selbst mehrfach Patient in der EMDR-Therapie und kann sagen, dass mir die Behandlung das Leben gerettet hat. Auch dafür danke ich ihr.

Ich danke meiner Frau und meinen Kindern für die Toleranz meiner Abwesenheit, wenn ich mich dem Lernen oder der Lehre widmete. Besonders danke ich meinem Sohn Adrian, der mir, dem Praktiker, mit seiner guten wissenschaftlichen Haltung und seinem Wissen half und der auch ein hervorragendes Kapitel zu diesem Buch beitrug. Dann möchte ich an dieser Stelle auch Kerstin Stellermann-Strehlow und Ulrich Schmetjen danken, die mit ihren Kapiteln dieses Buch außerordentlich bereichern.

Meinen EMDR-Lehrern Gerry Puk, Marilyn Luber und Arne Hofmann danke ich dafür, dass sie meinen Weg bereiteten und mich unterstützten. Ich danke auch meinem Freund und Mentor Wolf-R. Jonas, ohne dessen Begleitung ich wohl die ersten Schritte nicht gegangen wäre.

Zum Abschluss kommend möchte ich Frau Dr. Nadja Urbani, meiner Lektorin, und allen anderen am Zustandekommen dieses Buchs beteiligten Mitarbeitern des Klett-Cotta Verlags für ihre Ermutigung und vor allem Geduld danken, ebenso Frau Marion Drachsel für ihre gründliche Arbeit am Text. Ohne sie wäre dieses Buch nicht entstanden.

# Einleitung

Vorsicht! EMDR kann faszinieren! EMDR hat ein Abhängigkeitspotenzial. So meinte zumindest einer meiner Ausbilder 1998 in London. Sid sagte: »I am an EMDR addict!« Und er hat nicht unrecht. Ich habe die EMDR-Therapie 1997, mit großer Skepsis, begonnen zu lernen und war von Beginn an fasziniert. Mich faszinierte das positive, ressourcenorientierte Menschenbild und die klare Zentrierung auf den Patienten[1]. Und mich faszinierte das Reprozessieren der Erinnerungen, die inhaltliche Freiheit des Patienten in seinem individuellem Verarbeitungsprozess, in dem so viel zu finden ist. Diese Faszination hat mich Patient werden lassen. Und diese Faszination motivierte mich, mit meinen Patienten immer wieder Neues zu entdecken. Und sie dauert an. Auch heute noch erlebe ich Neues, lerne dazu, bin weiter fasziniert und lerne. Ich lernte, meine Vorannahmen hinter die Erfahrung des Reprozessierens zu stellen. Ich lernte, ein besserer Therapeut zu werden, und wurde dabei demütig. Und ich lerne weiter und bin immer noch, nach fast 30 Jahren, fasziniert. Also: Vorsicht, es könnte Ihnen ähnlich ergehen. Dennoch würde ich mich sehr freuen, wenn ich Sie gewinnen könnte, die EMDR-Therapie zumindest in ihren Grundzügen zu erlernen und anzuwenden, um dann zu entscheiden, ob Sie damit arbeiten möchten.

Als ich die Ausbildung begann, lagen Francine Shapiros erste Erfahrungen gerade einmal zehn Jahre zurück. Die Ausbildung bestand aus zwei Wochenenden, das Ausbildungsmanual war knapp und Supervision war in Deutschland kaum zu bekommen. EMDR war zum damaligen Zeitpunkt eine Technik zur Arbeit mit traumatischen Erinnerungen ausschließlich bei Patienten mit Posttraumatischen Belastungsstörungen (PTBS). Die Entwicklung, ausgehend von einer spontanen Entdeckung, war nicht Theorie geleitet. Die Entwicklung von Prozeduren (Techniken), Protokollen (Behandlungsplänen) und Theorie war erratisch und dynamisch. Dies führt bis heute zur Verwirrung in Lehre und Anwendung und stellt die Lehrenden wie auch die Lernenden vor Herausforderungen.

In den folgenden Jahren kam es zu einer dynamischen Entwicklung in der Anwendung der EMDR-Therapie sowie der Theoriebildung. Aus der simplen Technik wurde die umfassende Psychotherapie, die heute ein eigenes Krankheits- und Veränderungsmodell, verschiedene Behandlungspläne – in der EMDR-Therapie **Protokolle** oder aktuell auch Behandlungsstrategien genannt – zur Therapie unterschiedlichster Störungsbilder sowie diverse Techniken zur Arbeit mit Erinnerungsmaterial anbietet. Diese Entwicklung hat nicht gerade zur Vereinfachung oder Klarheit in der Lehre beigetragen.

---

1 Aus Gründen der Lesbarkeit wird das generische Maskulinum verwendet. Dies soll alle geschlechtlichen Formen implizieren, nicht nur die weibliche und männliche Form, sondern auch Menschen mit anderen geschlechtlichen Identitäten, und körperliche Vielfalt mitdenken lassen.

Neben dem Grundlagenbuch von Francine Shapiro, der Begründerin der EMDR-Therapie, gibt es weitere gute Bücher. Mir fehlte aber ein ausbildungsbegleitendes Lehrbuch, das in angemessener Weise Theorie beinhaltet, jedoch vorwiegend die Ausbildung unterstützt sowie die ersten Schritte in der Anwendung der EMDR-Therapie und ihre Entwicklung zum kompetenten EMDR-Therapeuten begleitet.

Dieses Lehrbuch nun soll Sie vom ersten Schritt, der Vorbereitung einer Ausbildung in Eye Movement Desensitization and Reprocessing – EMDR, bis zur kompletten Psychotherapie mit der EMDR-Therapie, auch mit komplexen Patienten, begleiten. Dazu habe ich die Gliederung dieses Lehrbuchs am Ablauf der EMDR-Grundausbildung ausgerichtet. So müssen Sie nur so viel lesen, wie es Ihrem Ausbildungsstand entspricht. Suchen Sie nach mehr Informationen, finden Sie diese ebenfalls. Ich führe Sie zu Beginn in eine Struktur der EMDR-Therapie ein, die Ihnen während der gesamten Ausbildung und Anwendung der EMDR-Therapie eine Orientierungshilfe sein soll. Nach der Theorie, die ich versuche, auf ein sinnvolles Maß zu beschränken, begleitet Sie dieses Buch in die praktische Arbeit mit der EMDR-Therapie, wie es auch in der zertifizierten Ausbildung gelehrt wird.

Natürlich darf hier ein Kapitel zur EMDR-Behandlung von Kindern und Jugendlichen nicht fehlen. Kerstin Stellermann-Strehlow führt Sie in diesen faszinierenden Bereich ein (→ Kap. 12.15). Zum Ende gehe ich auf die wichtigsten Patientengruppen oder Diagnosen ein, die mittlerweile evidenzbasiert zu behandeln sind oder sich in Entwicklung befinden.

Ein besonderes Augenmerk wird der EMDR-Therapie der Autismus-Spektrum-Störungen gewidmet. Ulrich Schmetjen hat hierzu einen hervorragenden Beitrag geschrieben (→ Kap. 12.12). Zu den Innovationen zählt auch ein Anwendungsgebiet, das über die klassische Heilbehandlung hinausreicht, die Anwendung der EMDR-Therapie im Sport und Leistungsbereich. Die Brücke bildet die Anwendung der EMDR-Therapie bei Personen, die aufgrund von Verletzungen an der Ausübung des Sports im Leistungs- oder Freizeitbereich beeinträchtigt sind. Mehr dazu finden Sie im von Adrian Hase (→ Kap. 12.14). Eine Informationen zur Gruppenanwendung in der EMDR-Therapie, eine Erläuterung der Qualitätssicherung, Hinweise zur Durchführung von Supervision und Informationen zur Entwicklungsrichtung der EMDR-Therapie runden dieses Lehrbuch ab.

## Gebrauchsanweisung

Wie können Sie dieses Buch am besten für sich nutzen? Am Besten ist es, dieses Buch vom Anfang bis zum Ende zu lesen. Es kann aber auch sein, dass Sie ein einzelnes Kapitel lesen möchten, weil Sie gerade von einem bestimmten Aspekt der EMDR-Therapie gehört haben. Das sollte möglich sein, wenn Sie vorher die Kapitel zur Einführung und zur Terminologie gelesen haben. Auch empfehle ich Ihnen, sich früh mit dem Krankheits- und Veränderungsmodell der EMDR-Therapie, dem AIP-Modell, vertraut zu machen.

Zur Umsetzung in die Praxis stellen wir Ihnen viele Arbeitsblätter zur Verfügung, auf die ich in den jeweiligen Kapiteln verweise. Zudem können Sie einige Videos mit konkreten Anwendungen der EMDR-Therapie anschauen, die Ihnen bestimmte Techniken der EMDR noch lebendiger näher bringen. Sie finden das ergänzende Material unter der URL auf www.klett-cotta.de bereitgestellt.

Geben Sie im Suchfeld den folgenden Such-Code ein: **OM40213**.

# Inhalt

# 1 Einführung in die EMDR-Therapie

Am Anfang waren die Augenbewegungen. Francine Shapiro wurde neugierig, als sie an sich selbst die Wirkung spontan aufgetretener Augenbewegungen bemerkte. Daraufhin setzte sie ihre Zufallsentdeckung in die Praxis um: Es entstand die EMDR-Therapie, wie wir sie heute kennen. Es war für Francine ein langer und mühseliger Weg, den sie mit viel Geduld und Begeisterung bis zu ihrem Tod 2019 gegangen ist.

Neugier ist also eine gute Voraussetzung, wenn Sie jetzt mit der Ausbildung beginnen. Und mit der Ausbildung beginnen Sie mit dem ersten Interesse, der ersten Lektüre oder dem Suchen nach einer Ausbildungsmöglichkeit. Ärztliche und psychologische Psychotherapeuten sowie Kinder- und Jugendlichentherapeuten sollten darauf achten, dass die EMDR-Ausbildung durch *EMDR Europe*, den Dachverband der europäischen EMDR-Fachgesellschaften, zertifiziert ist. So können Sie sicher sein, eine hochwertige EMDR-Ausbildung zu erhalten. Ihre Entscheidung, mit der EMDR-Ausbildung zu beginnen, ist gut. Wenn Sie sich nach den ersten Erfahrungen dann für Ihren weiteren Weg in die EMDR-Therapie entscheiden, werden Sie es nicht bereuen. EMDR ist lebendig, innovativ und bleibt spannend. Auch nach den vielen Jahren und der wachsenden Erfahrung haben die Verarbeitungsprozesse, die ich in der Zeit mit Patienten erleben durfte und erleben darf, nicht an Faszination verloren. Die EMDR-Therapie lohnt sich und bleibt spannend!

Die Grundlage der EMDR-Therapie ist das Krankheits- und Veränderungsmodell, das Modell der adaptiven Informationsverarbeitung, kurz AIP-Modell. Dazu werden Sie später mehr hören und lesen. Dennoch stelle ich hier einige Gedanken voran, da es die Arbeit mit den Patienten sehr erleichtert, wenn Sie von Beginn an das Problem des Patienten im AIP-Modell verstehen.

Die therapeutische Arbeit in der EMDR-Therapie beginnt in Ihrem Kopf mit einer AIP-basierten Sichtweise, möglicherweise lange bevor Sie zum ersten Mal die Hand erheben und die typischen Augenbewegungen einleiten. Das Denken im AIP-Modell führt dann zu spezifischen Handlungen im Verlauf der EMDR-Therapie.

**AIP-MODELL**

Das AIP-Modell geht davon aus, dass wir als Menschen grundsätzlich Information verarbeiten können. Verarbeitung, *Processing* im Original, bedeutet, Sinnvolles aus einer Erfahrung zu behalten, alles andere zu vergessen und die Erfahrung insgesamt zu integrieren. Dies ist mit einer adaptiven Speicherung der Erinnerung verbunden. Bei einer Störung dieses Prozesses bleibt die

Erinnerung zustandsspezifisch, nicht integriert und damit maladaptiv gespeichert. Diese Erinnerung ist dann Ursache der Symptome verschiedenster Störungsbilder und wird zum Ziel unseres Handelns in der EMDR-Therapie.

Damit rückten die Nachverarbeitung des maladaptiv gespeicherten Erinnerungsmaterials und die Technik der kompletten Erinnerungsnachverarbeitung, das **Reprozessieren**, mit den Phasen 4 bis 6 als Standardtechnik der EMDR-Therapie in den Mittelpunkt der Ausbildung und der therapeutischen Anwendung (→Kap. 6). Im Laufe der Zeit hat Francine Shapiro ihre Sichtweise differenziert. Sie begann, die Bedeutung der adaptiv gespeicherten Information, meist als **Ressource** bezeichnet, zu betonen. Shapiro postulierte, dass das Reprozessieren eine Verbindung der maladaptiv gespeicherten Information mit der adaptiv gespeicherten Information, der Ressource, sei (Shapiro & Laliotis 2017a). Sie bringt das in der Aussage *»Ohne vorhandene und erreichbare Ressourcen kann nicht reprozessiert werden«* auf den Punkt. Diese Aussage bedeutet eine kleine Revolution in der EMDR-Therapie, denn damit wird die Ressourcenarbeit in der EMDR-Therapie quasi gleichberechtigt neben die Reprozessierung der maladaptiv gespeicherten Erinnerungen gestellt. Diese Revolution ist allerdings noch nicht so richtig wahrgenommen worden.

Francine Shapiro hat von Anfang an Daten erhoben, diese veröffentlicht und andere gedrängt, ebenfalls systematisch zu arbeiten. Damit hat sie den Grundstein zur evidenzbasierten EMDR-Therapie gelegt, die heute mit dem AIP-Modell über ein transdiagnostisches Krankheitsmodell verfügt und Behandlungsstrategien für eine Reihe von psychischen Störungen bereitstellt. Shapiro hat darüber hinaus den Grundstein für eine Struktur gelegt, die ebenfalls zur Entwicklung der EMDR-Therapie beigetragen hat. Sie initiierte die Gründung der ersten Fachgesellschaft, der *EMDR International Association*, und legte damit den Grundstein für eine Trennung von kommerziell orientierten Ausbildungsinstituten und den Fachgesellschaften, die sich der Entwicklung der EMDR-Therapie und der Qualitätssicherung besonders in der Ausbildung widmen. Nach und nach entstanden in Europa nationale Fachgesellschaften, die sich ab 1999 in der europäischen Dachgesellschaft *EMDR Europe* zusammenschlossen. *EMDR Europe* sichert die Qualität in der Ausbildung, sowohl in der Begrenzung des Zugangs als auch in der Kontrolle der Ausbilder und Ausbildungsinhalte. Bitte achten Sie auf das Siegel »*EMDR Europe* zertifiziert«. Damit können sie sich sicher sein, eine hochwertige Ausbildung zu bekommen.

Die EMDR-Therapie entwickelt sich dynamisch weiter. Zu Beginn war es die Eye Movement Desensitization(EMD)-Technik (Kap. 9.3.1), aus der dann die Standardtechnik der EMDR-Therapie wurde. Mittlerweile sind mehr als zehn verschiedene Ressourcentechniken beschrieben. Mit der CIPOS- und der Balance-Technik stehen uns zwei Brückentechniken zur Verfügung (→Kap. 9.2). Mit der EMD-Technik, der Vier-Felder-Technik und der Traumaerzählgeschichte verfügen wir über mehrere Techniken mit reduzierter Assoziativität (→Kap. 9.3).

Zu Beginn gab es einen Behandlungsplan, das sogenannte EMDR-Standardprotokoll. Mittlerweile sind in acht Bänden der *»Scripted Protocols«*, herausgegeben von Marilyn Luber, eine Vielzahl von »Protokollen« veröffentlicht, wobei die klinische Bedeutung durchaus kritisch zu hinterfragen ist.

Die Evolution oder Proliferation gibt uns Möglichkeiten, die EMDR-Behandlung eines Patienten zu individualisieren. Dies ist grundsätzlich zu begrüßen. Diese Proliferation hat jedoch auch zu einer Unübersichtlichkeit und Begriffsdiffusion geführt. Bisher war die Lehre und Anwendung der EMDR-Therapie klar geregelt. Das Standardkomitee von *EMDR Europe* legte fest, dass sich die Lehre und Anwendung der EMDR-Therapie an dem Lehrbuch von Francine Shapiro in der aktuelle Ausgabe orientieren müssen. Francine wird leider keine weitere Ausgabe herausbringen und damit die neuen Entwicklungen einordnen können. Diese Notwendigkeit wurde gesehen und es gab und gibt Versuche, damit umzugehen. Der erste Versuch war das *Future of EMDR therapy (FOET) Project*, 2019 initiiert und finanziert durch die amerikanische Fachgesellschaft *EMDR International Association*. Im *Council of Scholars* kamen Dutzende von EMDR-Kennern und Forscher zusammen, um über den derzeitigen Stand der EMDR-Therapie und die Weiterentwicklung zu diskutieren. In vier Arbeitsgruppen wurden Projekte bearbeitet. Die Arbeit des FOET kam aufgrund Geldmangels zu einem vorzeitigen Ende. Immerhin liegen mit einer Übersicht zur Evidenz der EMDR-Therapie außerhalb der PTBS von Matthijssen et al. (2020) und einem Positionspapier zum aktuellen Entwicklungsstand der EMDR-Therapie von Laliotis et al. 2021) zwei Veröffentlichungen aus den Arbeitsgruppen vor.

Im europäischen Raum hat sich das Standardkomitee von *EMDR Europe* dieser Aufgabe angenommen und Positionen zur EMDR-Therapie diskutiert und beschrieben (Oren 2025). So wird vorgeschlagen, den Begriff »Protokoll« nur für das EMDR-Standardprotokoll zu verwenden. Weitere »Protokolle« sollten mit dem Begriff »Behandlungsstrategie« belegt werden. Darüber hinaus wird gefordert, dass mehr als einfache Modifikationen des EMDR-Standardprotokolls durch Daten, die die Effektivität der Modifikation belegen, gestützt werden sollen. Sonst sollten diese Modifikationen als »experimentelle Innovation« bezeichnet werden.

An dieser Stelle möchte ich einige einordnende Bemerkungen zu Begrifflichkeiten der EMDR-Therapie machen. Meines Erachtens wurden in der Erstübersetzung des Lehrbuchs von Francine Shapiro (2018) einige unglückliche Entscheidungen getroffen, zu dieser Aussage komme ich nach einer Analyse der Texte aus ihren drei Ausgaben. Eine unglückliche Entscheidung war die Übersetzung des englischen Worts *protocol* in das Wort Protokoll. Shapiro meint mit dem *protocol* eine Leitlinie für die gesamte Behandlung eines Patienten (Shapiro 2018, S. 71). Dies ist m. E. am besten mit dem Wort »Behandlungsplan« übersetzt. An gleicher Stelle beschreibt Shapiro die Standardtechnik, im Englischen *standard procedure*, die in jeder Reprozessierungssitzung Anwendung findet.

Also haben wir einen Standardbehandlungsplan, der die gesamte Behandlung organisiert, und eine Standardtechnik für das Reprozessieren der Erinnerungsmaterials. Dies klärt viel der oftmals bestehenden Verwirrung.

Da ich davon ausgehe, dass sich die vom Standardkomitee vorgeschlagenen Bezeichnungen zumindest in Europa und damit auch im deutschsprachigen Bereich durchsetzen werden, wird in diesem Lehrbuch vom EMDR-Standardprotokoll als dem Standardbehandlungsplan in der EMDR-Therapie und darüber hinaus von Behandlungsstrategien gesprochen.

Im Rahmen der Einführung können wir einen Blick auf die allgemeinen Settings der EMDR-Therapie werfen. Die EMDR-Therapie entstand als Einzeltherapie im Präsenzsetting und wird auch heute noch überwiegend so ausgeführt. Es gibt mittlerweile Modifikationen zur Gruppentherapie, aber es mangelt hier noch an Evidenz und klarer Indikation. Eine solche Entwicklung wäre wünschenswert.

Durch die Coronakrise ist jedoch eine Entwicklung in Gang gesetzt worden, die ich für sehr unwahrscheinlich hielt: Die EMDR-Therapie ist in der Patientenbehandlung im Onlinesetting möglich und mittlerweile mit guter Evidenz versehen. Und auch die Ausbildung ist im Onlinesetting gut möglich. Moderne Zeiten!

## 1.1 Geschichtliche Entwicklung

In diesem Kapitel beschreibe ich kurz die Entwicklung der EMDR-Therapie vom »Spaziergang im Park« bis heute.

Da ich relativ früh mit der EMDR-Therapie in Kontakt kam, habe ich die Dynamik der ersten Jahre miterlebt und auch Francine Shapiro persönlich kennengelernt. Ich bin froh, diese Erfahrungen gemacht zu haben.

Francine Shapiro berichtete 1987 bei einem Spaziergang, die Wirkung spontaner Augenbewegungen entdeckt zu haben. Sie stellte fest, dass sich belastende Gedanken plötzlich distanzierter und entlasteter anfühlten, und bemerkte spontane horizontale Bewegungen ihrer Augen. Da Shapiro zu dieser Zeit im Mental Research Institut in Palo Alto arbeite und kriegstraumatisierte US-Veteranen mit Posttraumatischer Belastungsstörung (PTBS) behandelte, wurde sie auf einen möglichen therapeutischen Effekt der Augenbewegungen aufmerksam und begann, dies zu untersuchen. Eine Verbindung zwischen Augenbewegungen und inneren Verarbeitungsprozessen war schon 1964 im Rahmen der REM-Schlaf-Forschung beschrieben worden (Antrobus et al. 1964); die Forscher gingen einer möglichen therapeutischen Anwendung damals jedoch nicht nach. Es bleibt also das Verdienst von Francine Shapiro, den Einfluss der Augenbewegungen auf die mentale Verarbeitung erforscht und die therapeutische Anwendung systematisiert zu haben.

Shapiro bat zuerst Freunde, Verwandte und Studenten, an etwas Belastendes zu denken und die Augen schnell hin und her zu bewegen. Überwiegend berichteten die Versuchspersonen von einer subjektiv empfundenen Reduktion der Belastung. Allerdings gaben mehrere Teilnehmer an, dass es sehr mühselig sei, die Augen zu bewegen. Shapiro bot an, nach der Fokussierung auf die Gedanken ihrer Hand zu folgen, was von den meisten Versuchspersonen als einfacher erlebt wurde. Daraus entstand dann die für die EMDR-Therapie typische Handhaltung und Stimulation durch Augenbewegungen.

Ermutigt durch die Ergebnisse begann Shapiro, mit ihren traumatisierten Patienten zu arbeiten. Glücklicherweise legte sie von Beginn an einen starken Fokus auf Systematik und Forschung, sodass sie bald erste Daten vorzeigen konnte. Im Denken war Shapiro zu dieser Zeit durch die Verhaltenstherapie geprägt, sodass sie die Reduktion subjektiv empfundener Belastung und das Abblassen von Bildmaterial bezogen auf traumatische Erinnerungen als eine Unterstützung der Desensibilisierung durch die vom Therapeuten indizierten Augenbewegungen verstand. Ihre erste Veröffentlichung zu den ermutigenden Ergebnissen (Shapiro 1989) des damals *Eye Movement Desensitization (EMD)* genannten Behandlungsansatzes wurde von Joseph Wolpe (1969) wahrgenommen und in den Diskurs gebracht. Dies führte zu einem Interesse an der EMD, sodass Shapiro begann, die EMD-Methode zu lehren und gleichzeitig Forscher aus anderen Feldern zu motivieren, ihre Ansätze systematischer zu beforschen und so die Psychotherapie der Posttraumatischen Belastungsstörung (PTBS) insgesamt zu befördern.

Shapiro wandte die EMD-Methode an und lehrte. Die von ihr Ausgebildeten machten ebenfalls Erfahrungen und gaben Feedback. Shapiro begann zu verstehen, dass die Effekte der therapeutisch induzierten Augenbewegungen nicht nur zu einer Reduktion subjektiv empfundener Belastung und einem Abblassen des Bildmaterials führten, sondern über diese reine Desensibilisierung weit hinaus gingen. Man konnte spontane Veränderungen in assoziierten Erinnerungen und eine Generalisierung in Erinnerungsnetzwerken beobachten. Praktisch bedeutsam war die Entdeckung, dass zwei weitere Formen Bilateraler Stimulation – nämlich bilaterale alternierend angebotene taktile und auditive Reize – ebenfalls zu Veränderungen führten, selbst wenn der Effekt bei Augenbewegungen stärker ausgeprägt war.

Unter dem Einfluss von Ideen zur Informationsverarbeitung (Lang 1977) veränderte Shapiro ihr Konzept. Sie ging etwa seit 1990 davon aus, dass die Augenbewegungen oder Alternativen ein von ihr angenommenes Informationsverarbeitungssystem aktivieren, sodann unzureichend verarbeitete Erinnerungen nachverarbeitet werden und somit nicht mehr zu Symptomen führen. Aus der Desensibilisierungstechnik EMD wurde damit die Eye Movement Desensitization and Reprocessing(EMDR)-Methode. Mit der Ausarbeitung des Krankheits- und Veränderungsmodells der EMDR-Therapie, des »Modells der adaptiven Informationsverarbeitung (AIP; →Kap. 3), wurde die Grundlage für die umfassende Psychotherapie EMDR gelegt (Shapiro 1995). Aufgrund der Annahmen des AIP-Modells wurde eine Wirkung auf Erinnerungen außerhalb des Traumakonzepts vermutet. Mit einer Fallserie zum Phantomschmerz lagen erstmals Daten zum Einsatz der EMDR-Therapie außerhalb der PTBS vor (Tinker et al. 1997). Mit der Beschreibung der acht Behandlungsphasen wurde ein Konzept für die umfassende Psychotherapie eines Patienten vorgelegt und mit dem dreifach fokussierten Ansatz entstand der erste Behandlungsplan, das Standardprotokoll der EMDR-Therapie. Dabei müssen wir beachten, dass die Entwicklung der EMDR-Therapie aus einer spontanen Beobachtung entstand und immer wieder durch spontane Beobachtungen verändert wurde. Die Entwicklung der EMDR-Therapie wirkt damit wenig geradlinig, zum Teil etwas erratisch. Dies hat auch zur Folge, dass ein früh entstandenes Konzept wie das der acht Phasen den aktuellen Entwicklungsstand der EMDR-Therapie zumindest in Teilen nicht mehr abbilden kann. Darauf werde ich in Kapitel 6 ausführlicher eingehen.

Zu Beginn der Entwicklung der EMDR-Therapie sah sich Shapiro vielen Angriffen ausgesetzt. Die von ihr vorgelegten Ergebnisse wurden angezweifelt, wobei auch ihre Ausbildung als Literaturwissenschaftlerin als Kritikpunkt herangezogen wurde. Die Bedeutung der Augenbewegungen wurde infrage und die Eigenständigkeit der EMDR-Therapie wurde insgesamt in Abrede gestellt. Shapiro versuchte, diesen Angriffen immer wieder durch Forschung zu begegnen.

> Letztlich ist festzuhalten, dass die Wirksamkeit der EMDR-Therapie in der Behandlung der **Posttraumatischen Belastungsstörung** (PTBS) eindeutig belegt ist. Mehr als 30 randomisierte Studien und mehrere Metaanalysen in der Behandlung der PTBS bei Erwachsenen belegen ihre Evidenz (Chen et al. 2014; Hadar et al. 2022) sowie Überlegenheit und mindestens ihre Gleichwertigkeit (Lewis et al. 2024).

Dies führte zur Anerkennung durch relevante Institutionen, wie z. B. der WHO (2013). In Deutschland nahm der Gemeinsame Bundesausschuss (G-BA) 2014 die EMDR-Therapie zur Behandlung der PTBS bei Erwachsenen auf (www.g-ba.de/beschluesse/2085/; letzter Zugriff: 25.01.2025). In der dazu durchgeführten Metaanalyse (Schulz et al. 2015) kommen die Autoren zu der Aussage, das die EMDR-Therapie sowohl der indikationsunspezifischen wie auch der indikationsspezifischen Behandlung überlegen ist. Da in allen der Metaanalyse zugrunde liegenden Studien die EMDR-Therapie direkt mit einer Kontrolltherapie verglichen wurde, hätte die EMDR-Therapie aus wissenschaftlicher Sicht zur Behandlung der PTBS bei Erwachsenen zugelassen werden müssen. Eine solche Entscheidung hätte jedoch das System der kassen-psychotherapeutischen Versorgung gefordert. Daher wurde beschlossen, die EMDR-Therapie in das jeweilige Richtlinienverfahren einzubetten. Es ist notwendig, diese Entscheidung zu besprechen, da sich hieraus erklärt, warum es keine eigene EMDR-Abrechnungsziffer gibt. Die EMDR-Stunde wird mit der Ziffer des jeweiligen Richtlinienverfahrens abgerechnet. Dass der B-GA einen Befähigungsnachweis zur Erbringung der EMDR-Therapie forderte und Mindeststandards formulierte, geht in Richtung einer Qualitätsanforderung und ist grundsätzlich zu begrüßen. Zu erwähnen ist noch, dass eine Netzwerk-Metaanalyse (Mavranezouli et al. 2020) zeigen konnte, dass die EMDR-Therapie in der Behandlung der PTBS Erwachsener die kostengünstigste Option ist. Dieser Befund ist in einer Zeit knapper finanzieller Ressourcen im Gesundheitswesen durchaus von Bedeutung.

Auch in der Behandlung der PTBS bei Kindern und Jugendlichen belegen mehrere Studien und Metaanalysen die Evidenz der EMDR-Therapie (König et al. 2019; Moreno-Alcazar et al. 2017). Die WHO erkannte 2013 die EMDR-Therapie zur Behandlung gleichwertig neben der Traumafokussierten Kognitiven Verhaltenstherapie (TF-KVT) über alles Altersgruppen, also explizit auch für Kinder und Jugendliche, an (WHO 2013). Das der Wissenschaftliche Beirat Psychotherapie sich auch 2024 nicht zu einer positiven Bewertung durchringen konnte, wirft zumindest Fragen auf.

Mittlerweile zeigen viele Untersuchungen, dass belastende Kindheitserfahrungen eine Auswirkung auf die psychische und körperliche Gesundheit im Erwachsenenleben haben (Felitti et al. 1998; Klinger-König et al. 2024). Insofern wundert es nicht, dass nach Etablierung der Evidenz der EMDR-Therapie in der Behandlung der PTBS auch Versuche in der Therapie anderer Störungsbilder vorgenommen wurden. Etwa seit 2000 wurden zunehmend Daten zur Anwendung der EMDR-Therapie außerhalb der PTBS vorgelegt. Dabei ist die Breite der Anwendung groß. Von A wie Abhängigkeit bis Z wie Zwang wurden verschiedene seelische Störungen mit der EMDR-Therapie behandelt. Die Kreativität der EMDR-Therapeutinnen und -Therapeuten weltweit ist groß; das AIP-Modell bietet auch den geeigneten Rahmen, denn es handelt sich dabei um ein transdiagnostisches Modell. Eine Übersicht gaben Valiente-Gomez et al. ( 2017).

Aber wo kann man von zumindest guter Evidenz ausgehen? Eine Arbeit aus den Jahr 2020 gibt den aktuellen Stand wieder (Matthijssen et al. 2020). In der Arbeitsgruppe wurde das Evidenzsystem nach Sackett zugrunde gelegt (Sackett 1989). David Sackett beschreibt fünf Evidenzgrade: von Grad 1 mit höchster Evidenz, beruhend auf großen randomisiert kontrollierten Studien (RCT) mit klaren Ergebnissen, bis zu Grad 5, dem niedrigsten Evidenzgrad, beruhend auf Fallserien und unkontrollierten Studien. Zum Zeitpunkt der Veröffentlichung waren sowohl die Behandlung der PTBS bei Kindern und Jugendlichen als auch die Behandlung von Akutbetroffenen mit Evidenzgrad 1 versehen. Die EMDR-Therapie der unipolaren Depression, der einsatzbedingten PTBS und des chronischen Schmerzes wies immerhin einen Evidenzgrad von 2 auf.

Aussagekräftige Daten liegen auch in der Behandlung der substanzgebundenen Abhängigkeit zur Reduktion des Craving (Hase et al. 2008; Hogg et al. 2024; Martinez-Fernandez et al. 2024; Sarğın et al. 2025) und in der Therapie der komorbiden PTBS bei einer zugrunde liegenden Psychose aus dem schizophrenen Formenkreis vor (Burger et al. 2023; van den Bergh et al. 2017). Ich verzichte darauf, hier durchaus erfolgreiche Einzelarbeiten darzustellen. Eine aktualisierte Übersichtsarbeit ist in den nächsten Jahren zu erwarten.

Die EMDR-Therapie entwickelt sich weiter. Dabei wird zu diskutieren sein, wen wir zur Teilnahme an der zertifizierten EMDR-Ausbildung zulassen. Bisher ist der Zugang zur EMDR Europe-zertifizierten Ausbildung im Wesentlichen auf approbierte Therapeutinnen und Therapeuten beschränkt. Eine Ausnahme ist die begonnene Weiterbildung, welche zur Approbation führt. Damit bringen die Lernenden psychotherapeutisches Grundwissen mit, sodass die Ausbildung in der EMDR-Therapie kurz gehalten werden kann. In Anbetracht sich ändernder Studienabschlüsse ist auf jeden Fall eine Diskussion zu führen Es gibt auch psychotherapeutisch sehr qualifizierte Suchttherapeuten, die zumindest derzeit von der Ausbildung ausgeschlossen sind, was ich aus meiner Erfahrung in diesem Bereich sehr bedauere. Die 2023 verstorbene Louise Maxfield, langjährige Herausgeberin des »Journal of EMDR« und intime Kennerin der Materie, sprach sich für eine Öffnung der EMDR-Therapie in Richtung niederschwelliger Interventionen aus (Maxfield 2021). Die EMDR-Therapie entwickelt sich weiter und das ist gut so!

Letztlich führte die Wirksamkeitsforschung zu einer breiten Anerkennung in der Behandlung der Posttraumatischen Belastungsstörung und darüber hinaus. Dies bildet sich auch in der Anerkennung der EMDR-Therapie in internationalen Leitlinien zur Behandlung der PTBS ab.

In Israel gilt die EMDR-Therapie als eine der drei anerkannten Therapien für Terroropfer (Bleich et al. 2002). Das »Department of Veterans Affairs & Department of Defense« (VA/DoD) hat 2010 die EMDR-Therapie in die Kategorie A für die Behandlung traumatisierter Menschen eingestuft (VA/DoD 2010). Laut dem *National Institute for Clinical Excellence* (NICE 2005) in Großbritannien gelten Traumafokussierte Kognitive Verhaltenstherapie (TF-KVT) und die EMDR-Therapie als evidenzbasierte Therapien zu Behandlung der Posttraumatischen Belastungsstörung. Die WHO (2013) empfiehlt entweder die EMDR-Therapie oder die Traumafokussierte Kognitive Verhaltenstherapie zur Behandlung der PTBS bei Erwachsenen, Kindern und Jugendlichen. In Deutschland wurde die EMDR-Therapie 2014 zur Behandlung der Posttraumatischen Belastungsstörung bei Erwachsenen anerkannt. Die Metaanalyse des Gemeinsamen Bundesausschusses zeigte eine statistische signifikante Überlegenheit (der EMDR-Behandlung) gegenüber einer indikationsunspezifischen und -spezifischen Kontrollbehandlung nach Abschluss der Therapie (Schulz et al. 2015). Eine ganz aktuelle Entwicklung: Der wissenschaftliche Beirat Psychotherapie hat Anfang 2026 auch die Wirksamkeit der EMDR-Therapie für die Behandlung der PTBS bei Kindern und Jugendlichen festgestellt.

## 1.2 Terminologie

An dieser Stelle möchte ich einige einordnende Bemerkungen zu Begrifflichkeiten der EMDR-Therapie machen. Wir sollten zur Kenntnis nehmen, dass es sich bei vielen in der EMDR-Therapie eingeführten Begriffen um Metaphern handelt. Es gibt eben keine »Assoziationskanäle« im Gehirn. Der Gebrauch von Metaphern ist sinnvoll, wenn sie zur Klarheit beitragen und das Verständnis erleichtern. Die Terminologie ist allerdings diesbezüglich kritisch zu überprüfen.

Mit der Entwicklung der EMDR-Therapie, einer wirklichen Innovation, wurden auch neue Begriffe notwendig, um die bis dato unbekannten Phänomene in der Anwendung dieser Therapiemethode abzubilden. Dabei orientierte sich Shapiro an ihr Bekanntem, wie der Verhaltenstherapie oder Theorien zur Informationsverarbeitung.

Shapiro selbst nahm dann im Laufe der Entwicklung Veränderungen vor. Zu Beginn verwendete sie den Begriff der »beschleunigten Informationsverarbeitung« (accelerated information processing), um ihn dann in »adaptive Informationsverarbeitung«

(adaptive Information processing) zu ändern. Ich begrüße diese Veränderung sehr, da es im Kern tatsächlich um die adaptive Verarbeitung und die danach mögliche adaptive Antwort auf gegenwärtige Herausforderungen geht. Es zählt das Ergebnis und nicht die Zeit. Psychotherapie ist kein 400-Meter-Hürdenlauf. Interessanterweise findet sich der veraltete Begriff der beschleunigten Informationsverarbeitung (accelerated information processing) in der Originalausgabe ihres Lehrbuchs an verschiedenen Stellen. Es scheint so, als habe sie Teile ihres Lehrbuchs nicht überarbeitet, sondern in der vorherigen Version belassen.

An einer weiteren zentralen Stelle ersetzte Shapiro den Begriff »Bilaterale Alternierende Stimulation« (bilateral stimulation) durch »Bilaterale Stimulation in dualer Aufmerksamkeit« (dual attention bilateral stimulation). Sie will damit beschreiben, dass die Stimulation den Patienten auch in einer gegenwärtigen Aufmerksamkeit hält, er sich also bewusst ist, im Kontakt mit seinem Erinnerungsmaterial doch auch in der gegenwärtigen Sicherheit des therapeutischen Settings zu sein. Der hier anklingende Aspekt der therapeutischen Beziehung ist wichtig. Dies ließe sich aber auch anders beschreiben.

Mir ist nicht klar, warum Shapiro den klar umrissenen Begriff der Bilateralen Stimulation verlassen hat. Ich vermute, dass dies in einer Zeit geschah, als das Konzept der Bilateralen Stimulation und die EMDR-Therapie massiv angegriffen wurden. Vielleicht versuchte sie, ihren Kritikern weniger Angriffsfläche zu bieten. Denn unter dem Aspekt der Klarheit macht diese Veränderung keinen Sinn.

Meines Erachtens wurden in der Erstübersetzung des Lehrbuchs von Francine Shapiro einige unglückliche Entscheidungen getroffen, wozu ich nach der Analyse der Texte aus den drei vorliegenden Ausgaben gekommen bin:

- Eine dieser unglücklichen Entscheidungen war die Übersetzung des englischen Worts *protocol* in »Protokoll«. Shapiro meint mit dem »Protocol« eine »Leitlinie« für die gesamte Behandlung eines Patienten (Shapiro 2018, S. 71). Dies wäre meiner Meinung nach am besten mit dem Wort **Behandlungsstrategie** zu übersetzen. An gleicher Stelle beschreibt Shapiro die **Standardtechnik**, im Englischen *standard procedure*, die in jeder Reprozessierungssitzung Anwendung findet. Also haben wir eine Standardbehandlungsstrategie, welche der die gesamte Behandlung organisiert, und eine Standardtechnik für das Reprozessieren der Erinnerungsmaterials. Dies klärt viel der oftmals bestehenden Verwirrung.
- Eine weitere unglückliche Übersetzung ist das Wort **Knoten** für den von Shapiro benutzten Begriff *node*. Shapiro hatte sich an den Ideen zur Informationsverarbeitung von Lang (1977) orientiert. Shapiro meint mit dem »Node« eine Erinnerung, die man sich metaphorisch als eine Schnittstelle in Netzwerken vorstellen kann. Gleichzeitig führt Sie den Begriff der **maladaptiv gespeicherten Erinnerung** ein. Ich habe mich dafür entschieden, letzteren Begriff zu benutzen und auf »Node« (Knoten) zu verzichten.
- Shapiro hat bei der Entwicklung einer diagnostischen Technik einen Vorschlag von Browning (1999) übernommen und ausgearbeitet (Shapiro & Laliotis 2017a): Sie folgte Browning in der Namensgebung und nannte diese Technik **Floatback**. Im

deutschen Sprachraum wurde hierfür der Begriff **Affektbrücke** etabliert. Auch diese Entscheidung ist ungünstig, da der Begriff Affektbrücke in der EMDR-Therapie mehrfach besetzt ist. Insofern habe ich mich entschieden, den englischen Begriff »Floatback« zu benutzen.

- Statt eines **Set** als Begriff für eine bestimmte Anzahl Bilateraler Stimulationen benutze ich den Begriff **Serie** im Sinne einer Stimulationsserie.
- Ich nutze den Begriff **Netzwerk** anstelle des Begriffs **Cluster** für eine Anzahl durch Ähnlichkeiten verbundener Erinnerungen. Die Metapher »Netzwerk« scheint mir besser zu passen, da sich Shapiro auch Ideen der Netzwerktheorie bediente.
- Ich habe den schwierigen Begriff des *Informational Plateau* mit **klinischem Thema** übersetzt.

Weitere Begriffe werde ich an entsprechender Stelle einführen. Am Ende des Lehrbuches finden Sie auch ein kurzes Glossar der EMDR-Therapie, das die wichtigsten Begriffe erläutert (→ Kap. 18).

Sprache verändert sich und passt sich der Veränderung der Welt an. Wir können diesen Prozess auch in der EMDR-Therapie beobachten. Es bleibt die Frage, wer diesen Prozess moderiert oder normiert. In Europa hat sich das Standardkomitee der Dachgesellschaft *EMDR Europe* dieser Frage angenommen, um für die Mitgliedsländer von *EMDR Europe* einen einheitlichen Standard zu setzen. Das Standardkomitee widmet sich der Qualitätskontrolle besonders der Ausbilder und der Ausbildung und hat Standards für die Anwendung formuliert.

**MERKE**

Bezüglich der Terminologie hat sich das Standardkomitee entschlossen, nur von einem **Standardprotokoll nach Francine Shapiro** zu sprechen.

Das Standardprotokoll beinhaltet Fokussierung von Material in den drei Zeitdimensionen Vergangenheit, Gegenwart und Zukunft, wobei üblicherweise in der Vergangenheit begonnen wird. Andere »Protokolle« sollen als »Behandlungsstrategien« bezeichnet werden, vorausgesetzt, dass für die Anwendung der Behandlungsstrategie Daten vorliegen (Oren 2025). Bis eine Behandlungsstrategie durch Daten gestützt ist, sollte diese als **Innovation** bezeichnet werden.

Da ich davon ausgehe, dass sich die vom Standardkomitee vorgeschlagenen Bezeichnungen zumindest in Europa und damit auch im deutschsprachigen Bereich durchsetzen werden, will ich in diesem Lehrbuch von dem **EMDR-Standardprotokoll** in der EMDR-Therapie und darüber hinaus von **Behandlungsstrategien** sprechen. Neben dem Standardprotokoll sind eine Reihe von Behandlungsstrategien für verschiedenste Störungsbilder beschrieben worden. Wenn wir das Standardprotokoll oder eine andere Behandlungsstrategie für einen bestimmten Patienten nutzen, entsteht der **individuelle Behandlungsplan**.

## 1.3 Struktur

Am Anfang stand die zufällige Entdeckung der Wirkung spontaner Augenbewegungen – bezüglich der Reduktion der Lebendigkeit visueller Intrusionen und subjektiver Belastung traumatischer Erinnerung ein großer Fortschritt in der Behandlung der Posttraumatischen Belastungsstörung. Der Grundstein wurde mit Eye Movement Desensitization (EMD), einer »Desensibilisierungs«-Technik, einer »Traumaauflösungs«-Technik, gelegt (→Kap. 9.3). Sie entwickelte sich zu Grundlagen, Techniken und dem Standardprotokoll, zu den »Acht Phasen« der umfassenden Psychotherapie (→Kap. 6). Es entstand das Krankheits- und Veränderungsmodell der EMDR-Therapie, das AIP-Modell, und damit eine robuste und flexible evidenzbasierte Therapie der Posttraumatischen Belastungsstörung (PTBS). Seit 2000 gibt es die Anwendung und Forschung weit über die PTBS hinaus – mit 1195 zum Suchbegriff »emdr therapy« in der Datenbank PubMed gelisteten Artikeln bis April 2026. Mittlerweile ist die EMDR-Therapie die beste Option zur Behandlung der PTBS (Schulz et al. 2015), die am besten untersuchte Psychotherapie hinsichtlich des Wirkmechanismus und sie bietet eine Vielzahl von Behandlungsstrategien sowie verschiedenen Techniken. Die EMDR-Therapie wurde zur Psychotherapie für durch maladaptiv gespeicherte Erinnerungen verursachte Störungen (Shapiro 2014a; Solomon & Shapiro 2008) und ist mit dem transdiagnostischen Krankheits- und Veränderungsmodell, dem AIP-Modell, geeignet für eine Vielzahl von Patienten.

Unter dieser teils etwas erratischen Entwicklung litt die Übersichtlichkeit. Insofern macht es Sinn, sich Gedanken über eine Struktur der EMDR-Therapie zu machen (Hase 2021b). Die hier eingeführten Begriffe und Abkürzungen werden sich im Verlauf mit Leben füllen. Das Glossar im Kapitel 18 hilft weiter.

Abbildung 1-1 gibt einen Überblick über die Struktur der EMDR-Therapie.

- Das **AIP-Modell** der EMDR-Therapie
  - Krankheit- und Veränderungsmodell; Menschenbild; therapeutische Beziehung; dreifacher Ansatz; duale Aufmerksamkeit
    - Die **acht Phasen** der EMDR-Therapie
      - Beschreibt den Ablauf der gesamten Behandlung - vom Beginn bis zum Ende
      - Enthält Entwicklung der therapeutischen Beziehung, Anamnese, Vorbereitung, Arbeit am Erinnerungsmaterial, Stabilisierung
        - **Standardprotokoll/Behandlungsstrategien**
          - Organisiert die Behandlungsabfolge; führt zum Material (maladaptiv gespeicherte Erinnerung; Ressource)
            - Die **Techniken** (Prozeduren) in der EMDR-Therapie<br>Die diagnostischen Techniken: direktes Fragen, Floatback, Affektscan, Somascan<br>**Standardtechnik (4-6)** (komplette Nachbearbeitung); red.<br>Assoziativität: EMD, VFT, TEG<br>Brückentechniken: Balance, CIPOS<br>Ressourcentechniken: IRI, xtRI, PoP; RDI, Absorption ...
              - Die **Stimulation** in einer Technik (Augenbewegungen, taktile Stimuli, Töne)
                - Aktivieren das Informationsverarbeitungssystem und halten es aktiv
                  - Die **Interventionen** im Prozess
                    - Strukturell: Stimulationsdosis; Richtung der Augenbewegungen
                    - Inhaltlich: (kognitives) Einweben

**Abb. 1-1:** Die Struktur der EMDR-Therapie (Hase 2021b).

Die im Weiteren beschriebene Struktur der EMDR-Therapie beinhaltet die Idee einer Hierarchie.

#### EMDR-STRUKTUR UND AIP-MODELL

Die oberste Ebene, das sogenannte AIP-Modell, bestimmt die folgenden Ebenen (→ Abb. 1-1). Ich möchte dies an einigen wenigen Überlegungen verdeutlichen. Das AIP-Modell bildet die Grundlage der EMDR-Therapie und ist die Basis des Denkens, Planens und Handelns. Wenn eine Symptomatik nicht im AIP-Modell abgebildet werden kann, ist die Indikation für die Anwendung der Therapie fraglich. Wenn eine Technik Bilaterale Stimulation nutzt, aber nicht im AIP-Modell fundiert ist, wäre diese nicht der EMDR-Therapie zugehörig. Eine Behandlungsstrategie findet nur innerhalb der acht Phasen Anwendung, welche die gesamte EMDR-Psychotherapie eines Menschen beschreiben. Da die Phase 2 (Vorbereitung), die auch Elemente von Stabilisierung enthält, ein Teil der acht Phasen ist, ist Vorbereitung/Stabilisierung ein integraler Teil jeder EMDR-Therapie, selbst wenn diese in einer bestimmten Behandlungsstrategie nicht erwähnt ist. Die Bilaterale Stimulation ist immer eingebettet in eine Technik und wird nie außerhalb des strukturierten, manualisierten Ablaufs einer Technik angewandt.

Warum macht die Struktur der EMDR-Therapie Sinn? Zum einen erleichtert es uns die Kommunikation. Wenn wir uns über die Auswahl des zu bearbeitenden Materials verständigen, dann befinden wir uns auf der Ebene des Standardprotokolls bzw. der Behandlungsstrategien. Und es ist sehr wichtig, zu verstehen, dass die Wahl der Technik davon unabhängig ist. Wir können für die Arbeit am Material die jeweils passende Technik wählen. Damit gewinnen wir die notwendige Flexibilität, besonders für die Behandlung komplexer Patienten. In der Regel folgt die Wahl der Technik der Festlegung des zu bearbeitenden Materials. Daher ist die Ebene der Techniken unterhalb der Ebene des Standardprotokolls bzw. der Behandlungsstrategien angelegt.

Diese Struktur wird eine wichtige Hilfe für den Therapeuten werden. Wenn es ein Problem in der Durchführung der EMDR-Therapie gibt, ist es wichtig, zu verstehen, auf welcher Ebene das Problem liegt. Wir können dann versuchen, auf der entsprechenden Ebene eine Lösung zu finden. Zum Beispiel werden wir bei einer Stagnation in der Anwendung einer Technik nach einer geeigneten Intervention suchen. Wenn auf der Ebene keine Lösung zu finden ist, dann können wir durchaus auf die nächst höhere Ebene gehen und dort nach einer Lösung suchen, z. B. einen anderen Modus der Bilateralen Stimulation zu nutzen oder auf der darüber liegenden Ebene nach einer anderen Technik zu suchen. Dies ermöglicht erfahrenen Therapeuten gewissermaßen eine Selbstsupervision. Die Supervision im Erlernen der EMDR-Therapie wird dadurch aber nicht überflüssig (→ Kap. 15).

Im Folgenden werden wir nach einem ersten allgemeinen Überblick, dem AIP-Modell und dem wissenschaftlichen Hintergrund die acht Phasen der EMDR-Therapie, Grundlagen, das Standardprotokoll sowie andere Behandlungsstrategien und Techniken besprechen, die für den Einstieg und die weitere Entwicklung in der EMDR-Therapie wichtig sind.

# 2 Grundlagen

Die EMDR-Therapie ist eine Psychotherapie. Daher beinhaltet sie heute ein Menschenbild, eine Beschreibung der therapeutischen Beziehung, ein Krankheits- und Veränderungsmodell, unterschiedliche Behandlungspläne für verschiedene Störungsbilder und verschiedene Techniken zur Arbeit mit dem Erinnerungsmaterial. Ich möchte einige Begriffe kurz einführen. Wir werden uns im Verlauf mit den wichtigen Punkten in der nötigen Tiefe auseinandersetzen.

Früh in der Entwicklung der EMDR-Therapie entstand das Konzept der acht Behandlungsphasen. Grundsätzlich lässt sich damit die komplette Psychotherapie eines Menschen beschreiben. Als Shapiro das Konzept der acht Phasen entwickelte, gab es streng genommen nur eine Technik zur Bearbeitung des Erinnerungsmaterials, die Standardtechnik, die daher einen zentralen Platz in dem Konzept der acht Phasen einnimmt. Da es im Verlauf der Evolution der EMDR-Therapie zu einer Ausdifferenzierung mit der Entwicklung mehrerer Techniken kam, weist das Konzept der acht Phasen ein Manko auf. Es ist dennoch weiterhin zentral in der Lehre verankert und in Teilen nützlich.

- **Phase 1 – Anamnese:** In Phase 1 sammeln wir die notwendigen Informationen für die Behandlungsplanung und Durchführung.
- **Phase 2 – Vorbereitung:** Wir informieren den Patienten und stärken ggf. Ressourcen.
- **Phase 3 – Aktivierung:** Die für die Arbeit ausgewählte Erinnerung wird strukturiert aktiviert.
- **Phase 4 – Reprozessieren:** Durch Bilaterale Stimulation soll das Informationssystem aktiviert werden. Der größte Teil der Erinnerung wird nachverarbeitet.
- **Phase 5 – Verstärken:** Die positive Kognition wird verstärkt. Eine positive Selbstaussage soll durch Bilaterale Stimulation in der subjektiv empfundenen Gültigkeit gestärkt werden.
- **Phase 6 – Körperscan:** Möglicherweise noch vorhandene Reste des Erinnerungsmaterials sollen detektiert und durch Bilaterale Stimulation verarbeitet werden.
- **Phase 7 – Abschluss:** Die Sitzung wird strukturiert abgeschlossen, der Patient auf die Zeit bis zur nächsten Sitzung vorbereitet.
- **Phase 8 – Nachbefragung:** Das Material der Vorstunde wird überprüft, Veränderungen seit der letzten Sitzung werden aufgegriffen und die Behandlungsplanung wird überprüft. Es wird entschieden, womit und wie weitergearbeitet wird.

Mit den Phasen 4, 5, und 6 ist die Standardtechnik der EMDR-Therapie ein Teil der acht Phasen. Andere, ebenfalls wichtige Techniken sind hier nicht abgebildet. Auch ist dieses Konzept zu einfach, um die Behandlung komplexer Patienten abzubilden. Damit werden wir uns später auseinandersetzen (→ Kap. 6).

Für die Behandlungsplanung stehen in der EMDR-Therapie mehrere Strategien zur Verfügung. Die wichtigste Strategie ist das Standardprotokoll nach Francine Shapiro. Das Standardprotokoll leitet uns an, mit der Vergangenheit zu beginnen, was ja auch nahe liegt, da wir in der EMDR-Therapie die Ursache der Symptome in den maladaptiv gespeicherten Erinnerungen früherer Erfahrungen sehen, um dann über die Gegenwart in die Zukunft zu gehen. Mit dem Standardprotokoll lassen sich viele Behandlungen gut planen und durchführen. Es gibt jedoch noch eine Vielzahl anderer Behandlungsstrategien für Störungsbilder, die zum Teil wertvolle Hinweise für die Arbeit mit speziellen Krankheitsbildern liefern. Bei genauem Hinsehen fällt jedoch auf, dass diese Behandlungsstrategien in der Regel der Struktur des Standardprotokolls folgen.

**MERKE**

Ein spezifisches Vorgehen darf sich erst dann Behandlungsstrategie nennen, wenn der Wert durch strukturiert erhobene Daten bewiesen ist. Sonst sollte ein solches Vorgehen eine Innovation genannt werden (Laliotis et al. 2021; Oren 2025).

Aus der Anwendung einer Behandlungsstrategie auf den einzelnen Patienten entsteht der individuelle Behandlungsplan, der dann in der konkreten psychotherapeutischen Behandlung umgesetzt wird.

Wir müssen unbedingt die Behandlungsstrategie von den Techniken der EMDR-Therapie unterscheiden. In der Umsetzung der Behandlungsstrategie werden meist verschiedene Techniken der EMDR-Therapie angewandt werden. Alle Techniken der EMDR dienen der Modifikation des Erinnerungsmaterials, meist mit dem Ziel einer adaptiven Speicherung.

Bei den Techniken der EMDR-Therapie können wir die Ressourcentechniken, die das Ziel verfolgen, eine Ressource aufzubauen oder erreichbarer zu machen, von den Brückentechniken und den Techniken der Erinnerungsnachverarbeitung unterscheiden. Die Standardtechnik der EMDR-Therapie mit den ReprozessierungsPhasen 4–6 nimmt eine zentrale Rolle ein. In der Anwendung einer Technik unter Bilateraler Stimulation erwarten wir eine adaptive Veränderung des Erinnerungsmaterials. Sollte dies nicht eintreten, haben wir mit den spezifischen Interventionen eine Möglichkeit, den Verarbeitungsprozess zu beeinflussen. Tabelle 2-1 bietet einen Überblick. Die wichtigsten Techniken und Intervention einschl. der Abkürzungen werden im weiteren Verlauf in der gebotenen Tiefe besprochen.

| Ressourcentechniken | Brückentechniken | Nachverarbeitung |
|---|---|---|
| ▪ Basale Ressourcentechniken<br>– IRI<br>– xtRI<br>– Position of Power<br>▪ Fokussierte Ressourcentechniken<br>– RDI<br>– Absorptionstechnik<br>– … | ▪ CIPOS<br>▪ Balance-Technik | ▪ Standardtechnik (Phasen 4–6)<br>▪ Reduzierte Assoziativität<br>– EMD<br>– Traumaerzählgeschichte<br>– Vier-Felder-Technik |

**Tab. 2-1:** Ressourcen-, Brücken- und Nachverarbeitungstechniken.
CIPOS = Constant Installation of Present Orientation and Safety; EMD = Eye Movement Desensitization; IRI = Instant Ressource Installation; RDI = Ressource Development and Installation; xtRI = Extensive Ressource Installation

Aus der Anwendung der Techniken auf das Material des Behandlungsplans entsteht die individuelle EMDR-Therapie eines Patienten. Und genau darin, also in der Wahl des richtigem Materials und der richtigem Technik zu einem bestimmten Zeitpunkt, besteht die Kunst der EMDR-Therapie. Dies bietet auch die Möglichkeit, die Durchführung der Therapie zu individualisieren und an die besonderen Bedürfnisse vieler, auch fragiler Patienten anzupassen.

## 2.1 Haltung und Menschenbild

Nur Technik, oder was? Der oft gegebene Verweis auf das notwendige manualgetreue Vorgehen sowie die »Protokolle« und Techniken der EMDR-Therapie könnten dies nahelegen, denn immer wieder wird die EMDR-Therapie von außen als »technisch« oder auch kalt wahrgenommen. Dabei zeigte eine Untersuchung, welche die Manuale verschiedener evidenzbasierter Therapien der Posttraumatischen Belastungsstörung (PTBS) verglich, etwas anderes: In der EMDR-Therapie wird mehr auf positives Material geachtet als in anderen Therapien (Contractor et al. 2022). Wer die EMDR-Therapie leibhaftig erlebt hat, der konnte auch einen anderen Eindruck gewinnen: nämlich den Eindruck einer warmen, feinfühlig abgestimmten Interaktion von Therapeut und Patient innerhalb der Struktur der EMDR-Therapie, der Behandlungsstrategien und manualisierten Techniken.

In der Tat sollte die Technik hinter die Haltung treten, bei aller notwendigen Präzision. Das AIP-Modell der EMDR-Therapie geht von einer positiven Grundannahme aus: Jeder Mensch hat die Fähigkeit, das Erlebte adaptiv zu verarbeiten, daraus zu lernen und daran zu wachsen. Nur bei einer Unterbrechung der Aktivität des Verarbeitungssystems kommt es zur maladaptiven Speicherung der Erinnerung und damit zur Ausbildung von Symptomen. Letztlich zielt die therapeutische Arbeit in der EMDR-Therapie auf die Restitution der Verarbeitung. Es kann sein, dass in der Behandlung des akut traumatisierten Menschen die Anwendung einer Ressourcentechnik (→ Kap. 6.2.11) oder der CIPOS-Technik (→ Kap. 9.2.1) ausreicht, um das Informationsverarbeitungssystem wieder in Aktivität zu bringen. Dann können wir als Therapeuten passiver werden und die Spontanverarbeitung nur begleiten. Es kann auch sein, dass wir die Standardtechnik der EMDR brauchen, um die maladaptiv gespeicherte Erinnerung komplett zu reprozessieren. Diese nachverarbeitete Erinnerung steht danach als Ressource zur Verfügung. Wir werden dabei immer die Ressourcen des Patienten berücksichtigen und dem sich entwickelnden Verarbeitungsprozess größtmögliche Freiheit geben. Ich nehme dabei den Patienten als Experten für den Inhalt wahr und respektiere auch für mich überraschende Veränderungen, vor allem in der Anwendung der Standardtechnik. Je eigendynamischer der in der Therapie angestoßene Verarbeitungsprozess ist, desto nachhaltiger scheint die Wirkung.

Ich als Therapeut bin Experte für die Struktur der EMDR-Therapie. Besonders in der Anwendung der manualisierten Techniken arbeite ich präzise und manualgetreu. In der Behandlungsdurchführung, der Auswahl von Material und Technik entsteht immer wieder Raum für Kreativität. Wenn ich mich aber an die manualisierten Techniken halte, bin ich als Therapeut inhaltlich zurückhaltend. Je eigendynamischer der in der Therapie angestoßene Verarbeitungsprozess ist, desto mehr erleben sich die Patienten als selbstwirksam. Ich interveniere dort, wo es der Verarbeitungsprozess erfordert. Und ich verstehe mich als Begleiter für den Prozess der Veränderung des Patienten in der EMDR-Therapie.

## 2.2 Die therapeutische Beziehung

Alle Beziehungen beinhalten einen gegenseitigen Austausch, den man auch als Kommunikationskreis verstehen kann. Jeder Kommunikationskreis hat einen Anfang und ein Ende. Der Austausch kann verbal, nonverbal oder eine Kombination aus beidem sein. Wenn Kommunikationskreise empathisch sind und leicht fließen (jede Person liest, versteht die Absicht und reagiert empathisch auf die Signale des anderen), wird dies oft als Synchronität oder Einstimmung bezeichnet.

Die therapeutische Beziehung ist eine ganz besondere Art von Beziehung und gilt als integraler Bestandteil jeder Psychotherapie. Angesichts sehr unterschiedlicher theoretischer Grundlagen unterscheidet sich die Definition der therapeutischen Beziehung selbstverständlich zwischen den wichtigsten psychotherapeutischen Ansätzen. Es gab einige Versuche, gemeinsame Elemente zu definieren; eine oft zitierte Sichtweise besteht aus zwei miteinander verbundenen Teilen (Weisz 1998): der positiven emotionalen Verbindung des Klienten zum Therapeuten und einer gemeinsamen Konzeptualisierung der Aufgaben und Ziele der Therapie zwischen Klient und Therapeut (Bordin 1979). In der Literatur hat sich die Entwicklung einer therapeutischen Beziehung in mehreren Studien als besonders wichtiges Element für positive Behandlungsergebnisse bei Erwachsenen herausgestellt (Horowitz et al. 1984; Luborsky et al. 1988). Shirk & Saiz (1992) haben argumentiert, dass diese Prozessvariable aufgrund der nonverbalen Natur vieler Formen der klientenzentrierten Therapie und Spieltherapie für Kinder hier einen noch bedeutenderen Beitrag zum Behandlungsergebnis bei Kindern leisten könnte. Dies scheint auch im Hinblick auf die nonverbalen Eigenschaften der EMDR-Therapie von Interesse zu sein. Selbst wenn die allgemeine Bedeutung der therapeutischen Beziehung in der Psychotherapie kaum infrage gestellt wird, erscheint es durchaus verständlich, dass sich der Fokus auf die psychotherapeutische Beziehung zwischen verschiedenen psychotherapeutischen Ansätzen aufgrund ihrer unterschiedlichen theoretischen Grundlagen unterscheidet. Bezüglich der EMDR-Therapie werden wir sicherlich starke Ähnlichkeiten zwischen der Anamnese und Vorbereitung, den Phasen 1 und 2 der EMDR-Therapie und einer gemeinsamen Konzeptualisierung der Aufgaben und Ziele der Therapie durch Patient und Therapeut erkennen. Man darf annehmen, dass auch hier eine positive emotionale Verbindung des Patienten zum Therapeuten von Vorteil ist.

Ein weiteres wichtiges Thema könnte das Menschenbild in der EMDR-Therapie sein. Das AIP-Modell nimmt an, dass im Menschen ein Informationsverarbeitungssystem angelegt ist. Bei angemessener Aktivität dieses Systems werden Informationen mit dem Ziel einer adaptiven Lösung verarbeitet, einschließlich einer angemessenen, adaptiven Speicherung der Erinnerung. Allerdings müssen die zur Verarbeitung benötigten Ressourcen vorhanden und erreichbar sein. Dies führt zu persönlichem Wachstum. Der pathologische Zustand bezieht sich auf eine Inaktivität des Informationsverarbeitungssystems. Der Therapeut handelt, um den Neustart des adaptiven Informationsverarbeitungssystems zu erleichtern und es dynamisch zu halten, damit eine angemessene Nachverarbeitung stattfinden kann. In gewisser Weise ist der Therapeut in der EMDR-Therapie ein Experte für die Struktur des therapeutischen Prozesses, aber nicht für den Inhalt der Aufarbeitung. Die EMDR-Therapie lässt dem Klienten Freiheit hinsichtlich der Inhalte und ermöglicht es ihm so, sich auf seine ganz individuelle Aufarbeitung einzulassen und dabei zu bleiben, was zu seinem eigenen, individuellen Ergebnis führt. Diese Überlegungen zum Menschenbild in der EMDR-Therapie sind wichtig, da sie die unterstützende Haltung des Therapeuten bestimmen, der davon Abstand nimmt, Informationen in die Aufarbeitung einzubringen, wenn dies nicht unbedingt notwendig ist. Es ist jedoch notwendig, die therapeutische Beziehung in der EMDR-Therapie genauer zu beschreiben.

Francine Shapiro hat die therapeutische Beziehung ausdrücklich in ihrem Lehrbuch und noch deutlicher im Manual der EMDR-Grundausbildung erwähnt (Shapiro & Laliotis 2017a, b), jedoch davon abgesehen, die therapeutische Beziehung in der EMDR-Therapie näher zu beschreiben. Dworkin (2005) veröffentlichte ein Lehrbuch über den »relationalen Imperativ«, indem er versuchte, die therapeutische Beziehung in der EMDR-Behandlung zu beschreiben. Das Lehrbuch gibt ein Beispiel dafür, wie eine psychodynamische Orientierung an die EMDR-Therapie angepasst werden und den therapeutischen Prozess bereichern kann. Dworkins Aussage, die EMDR-Therapie mit einem relationalen Fokus zu betrachten, rückt einen wichtigen Aspekt in den Mittelpunkt, ist aber in gewisser Weise begrenzt. Natürlich ist die therapeutische Beziehung ein wichtiger Teil der EMDR-Therapie, da es sich um eine Psychotherapie handelt, aber sie unterscheidet sich in hohem Maße von der therapeutischen Beziehung in anderen psychotherapeutischen Ansätzen. Der echte AIP- bzw. EMDR-Therapieaspekt ist wichtig.

Ein wichtiger Unterschied könnte sein, dass sich der Therapeut in der EMDR-Therapie als Experte für die Struktur der Therapie, nicht aber für deren Inhalt versteht. Dies spiegelt sich in Shapiros Vorstellung wider, dass das im Patienten angelegte Informationsverarbeitungssystem in der Lage ist, Informationen zu verarbeiten (Shapiro 2018). Der Therapeut ist dafür verantwortlich, das System zu aktivieren und es in einer dynamischen Form zu halten. Shapiro (2018) rät dem Therapeuten wiederholt, sich aus dem Prozess herauszuhalten, offene Fragen zu stellen und sich generell zurückzunehmen, sondern nur Bilaterale Stimulation (BLS) hinzuzufügen, solange die Informationen verarbeitet werden.

In anderen Phasen der EMDR-Therapie, z. B. in den Phasen 1, 2 oder 7, ist der Therapeut aktiver. Die diagnostischen Verfahren in Phase 1, das Interesse des Therapeuten an den Ursprüngen der Probleme des Klienten, scheinen zur Entwicklung der therapeutischen Beziehung beizutragen. Natürlich ist die Fähigkeit, sich auf den Klienten einzustellen und die Geschichte entsprechend der Affekttoleranz des Klienten zu titrieren, für die Entwicklung der therapeutischen Beziehung von grundlegender Bedeutung. In der EMDR-Therapie hat der Therapeut eine ganz besondere Möglichkeit: Er kann die sich entwickelnde therapeutische Beziehung als Ressource nutzen und die EMDR-Ressourcenstärkung auf diese Ressource anwenden. Ein Ansatz wie die Instant Ressource Installation (IRI) (→Kap. 6.2.11) erleichtert die Entwicklung der therapeutischen Beziehung (Hase 2021a).

Die richtige Dosierung, Geschwindigkeit und der richtige Rhythmus der Bilateralen Stimulation (BLS) innerhalb der Ressourcenstärkung und der Erinnerungsverarbeitung sind von großer Bedeutung. Wenn der Therapeut in der Lage ist, den Prozess des Klienten achtsam zu begleiten und die Bilaterale Stimulation an die Bedürfnisse des Klienten anzupassen, trägt dies zu einer sicheren Umgebung und der besonderen therapeutischen Beziehung in der EMDR-Therapie bei. Dies lässt sich zwar bis zu einem gewissen Grad beschreiben, muss aber erlebt werden. Das Anbieten dieser Erfahrung ist ein zentraler Bestandteil der Ausbildung des EMDR-Therapeuten sowie der Vorbereitung des Klienten.

Da in der Psychotherapie das Bindungssystem oft aktiviert wird und die therapeutische Beziehung im Allgemeinen mit Bindung zusammenhängt, könnten einige Überlegungen zur Bindung hinzugefügt werden. Das Bedürfnis nach Bindung ist ein lebenslanges Thema und beschränkt sich nicht nur auf die Kindheit. Das Kind muss lernen, in einer Welt zu überleben, die es nicht verstehen kann. Durch wiederholte Erfahrungen in Bezug auf die Bindungsfigur lernt das Kind, was es beispielsweise von seiner Mutter erwarten kann. Dieses Lernen etabliert implizite Regeln in Bezug auf die Frage: *»Wie muss ich sein, um mit dir in Kontakt zu bleiben?«* Die Vorhersehbarkeit der Bezugsperson ist eine gute Grundlage für die Entwicklung des Säuglings. Man könnte davon ausgehen, dass die Vorhersehbarkeit des Therapeutenverhaltens in den manualisierten Verfahren der EMDR-Therapie zur Entwicklung der therapeutischen Beziehung beiträgt.

Laut Brisch (2016) hängt die Entwicklung der Bindung zwischen dem Säugling und der Bezugsperson von der Feinfühligkeit der Bezugsperson ab. Die Bezugsperson mit der größten Feinfühligkeit wird zur primären Bindungsfigur des Säuglings. Feinfühligkeit fördert die Entwicklung von Bindung. Wie lässt sich Sensibilität definieren? Laut Brisch (2016) zeigt sich Feinfühligkeit in der Sprache, im Rhythmus, im Augenkontakt, in der Berührung und vor allem in der Fähigkeit, die Signale des Säuglings wahrzunehmen, ohne sie falsch zu interpretieren, und sofort und angemessen zu reagieren.

In der EMDR-Therapie bieten wir Sprache an, aber noch wichtiger ist der Rhythmus. Wir halten Augenkontakt, ohne aufdringlich zu sein. Manchmal bieten wir Berührungen an. Am wichtigsten ist jedoch, dass wir die Signale unserer Klienten wahrnehmen, darauf achten, nicht aufdringlich zu sein, und gleichzeitig schnell und angemessen reagieren. Dies zeigt sich in den oben genannten Ideen und Regeln der EMDR-Therapie. EMDR scheint eine »feinfühlige« Psychotherapie zu sein (Hase & Brisch 2022). Dies könnte teilweise die besondere Beziehung in der EMDR-Therapie erklären, die sich schnell zu entwickeln scheint und eine sichere Umgebung bietet, welche es unseren Klienten ermöglicht, zu verarbeiten, zu wachsen und die Vergangenheit hinter sich zu lassen.

Tabelle 2-2 stellt die Prinzipien des feinfühligen therapeutischen Verhaltens in Beziehung zu Handlungen in der EMDR-Therapie dar.

| Feinfühliges Verhalten | EMDR-Therapie |
|---|---|
| Sprache | Hilfe bei Erarbeitung der Kognitionen<br>Verbale Unterstützung während der Stimulation<br>Einwebeintervention |
| Rhythmen | Bilaterale Stimulation<br>Timing der Stimuli und der Pausen |
| Blickkontakt | Wahrnehmen des Gesichtsausdrucks<br>Führung der Augenbewegungen |
| Berührung | Taktile Stimulation |
| Das Gegenüber wahrnehmen | Aufmerksame Wahrnehmung unter Stimulation |
| Nicht missintepretieren | Verbale Zurückhaltung<br>»Dem Prozess nicht im Weg stehen« |
| Unmittelbar und angemessen | Den Patienten in der Stimulation halten und unmittelbar auf Veränderungen reagieren |

**Tab. 2-2:** Prinzipien des feinfühligen therapeutischen Verhaltens in Beziehung zu Handlungen in der EMDR-Therapie.

Mittlerweile liegen Daten vor, welche die oben genannte Hypothese stützen. In einer Befragung von 149 Therapeuten, die Selbsterfahrung in der EMDR-Therapie gemacht hatten, wurde mittels eines Fragebogens das Selbsterleben in der EMDR-Therapie überprüft (Hase et al. 2025). Die Faktorenanalyse der erhobenen Umfragedaten stützte ein Ein-Faktoren-Modell und bestätigte damit die Annahme, dass ein den Bedürfnissen des Patienten angemessenes und vorhersehbares, in dem Sinne auch feinfühliges Therapeutenverhalten mit der Entwicklung der therapeutischen Beziehung in der EMDR-Therapie zusammenhängt.

**ZUSAMMENFASSUNG**

Die EMDR-Therapie lässt sich als eine feinfühlige Therapie beschreiben. Vorliegende Daten stützen diese Annahme. Es ist von großer Bedeutung, dass sich Therapeuten an die manualisierten Techniken der EMDR-Therapie halten. Die fördert das Erleben von Vorhersagbarkeit und Verlässlichkeit und damit die Entwicklung der therapeutischen Beziehung. Die vorliegenden Daten könnten erklären, warum sich die therapeutische Beziehung in der EMDR-Therapie oft rasch entwickelt und recht robust ist.

# 3 Das Modell der adaptiven Informationsverarbeitung (AIP-Modell)

Das Krankheits- und Veränderungsmodell der EMDR-Therapie ist das **Adaptive Information Processing Model**, in der Regel als **AIP-Modell** bezeichnet (Shapiro 1995, 2018). Ins Deutsche übersetzt sprechen wir vom **Modell der adaptiven Informationsverarbeitung**. Hier fällt uns schon auf, dass Shapiro von dem Informationsverarbeitungssystem spricht und nicht von einem Erinnerungsverarbeitungssystem. Selbst wenn wir in der EMDR-Therapie immer wieder von der Arbeit mit Erinnerungen sprechen, sind Erinnerungen doch nur Stellvertreter der Information. Dies wird uns im Verlauf noch beschäftigen.

Das AIP-Modell geht davon aus, dass in Netzwerken organisierte Erinnerungen die Grundlage von Gesundheit und Pathologie sind. Das im Menschen angelegte und im Rahmen seiner Entwicklung dann ausgebildete Informationsverarbeitungssystem (AIP-System) ist auf gesunde Integration von Erfahrungen ausgelegt. Dabei extrahieren wir die für uns wertvolle Information, die für die Bewältigung späterer Anforderungen hilfreich ist, und vergessen das, was nicht unbedingt notwendig ist. Wenn eine Erfahrung erfolgreich verarbeitet wird, wird diese adaptiv gespeichert, assoziiert mit ähnlichen Erfahrungen. Diese Netzwerke von verarbeiteten, adaptiv gespeicherten Erinnerungen verbinden Vergangenheit und Gegenwart. Das AIP-System ist darauf ausgelegt, auch intensive oder hochbelastende Erfahrungen zu verarbeiten. Solange das AIP-System aktiv ist, wir die Erfahrung verarbeitet und adaptiv gespeichert. Nicht nur positive Erfahrungen werden adaptiv gespeichert. Auch intensive oder hochbelastende Erfahrungen werden so zu adaptiv gespeicherten Erinnerungen an schlimme Erfahrungen. Im Rahmen dieser Verarbeitung verlieren diese Erinnerungen ihren momentanen, gegenwärtigen Charakter. In der Regel ist damit ein Verlust an Bildhaftigkeit und Emotionalität verbunden. Das faktische Wissen für die relevanten Teile der Erinnerung kann ganz oder in Teilen erhalten bleiben. Damit verbunden ist auch das Empfinden, dass es sich um Erinnerungen, also Vergangenes handelt. Berry spricht hier von einem »Erinnerungsgewahrsein« (Barry et al. 2006). Diese uns für die Bewältigung kommender Herausforderungen zur Verfügung stehenden adaptiv gespeicherten Erinnerungen werden im Rahmen der EMDR-Therapie auch oft als Ressourcen bezeichnet.

**FALLBEISPIEL Adaptive Speicherung**

Ich werde auf der Autobahn in einen Unfall verwickelt. Über eine Kuppe kommend sehe einen Stau vor mir und beginne zu bremsen. Plötzlich höre ich einen lauten Knall und mein Fahrzeug scheint außer Kontrolle zu geraten. Es gelingt mir dennoch, mein Fahrzeug auf dem Seitenstreifen zum Stehen zu bringen, wobei ich mich nicht an alle Einzelheiten erinnern kann. Erst nachdem ich ausgestiegen bin, wird mir bewusst, dass das Heck meines Fahrzeugs durch einen heftigen Aufprall von hinten komplett zerstört ist.

Mir bleibt die Erfahrung, dass ich auch schwierige Situationen bewältigen und mich auf meine Reflexe verlassen kann.

Eine Unterbrechung der Aktivität des AIP-Systems führt zu Bildung von **unzureichend verarbeiteten** und damit **maladaptiv gespeicherten Erinnerungen** (Solomon & Shapiro 2008) (→Tab. 3-1). Was kann zu einer Unterbrechung der Aktivität des AIP-Systems führen? Eine Bedingung kann die Intensität einer Erfahrung sein, z.B. die traumatische Qualität des Ereignisses oder die intensive Wirkung einer Droge. Meiner Erfahrung nach können auch körperliche Schwächung durch extreme körperliche Anstrengung, körperliche Erkrankung, medizinische Behandlungsmaßnahmen, wie z.B. eine Chemotherapie, oder hohes Alter zu einer Unterbrechung der Aktivität des AIP-Systems führen. Auch eine entwicklungsunangemessene Erfahrung oder das Fehlen von Bindung bzw. Sinngebung in einer belastenden Erfahrung können ursächlich sein. Sicherlich ist eine Häufung von Belastungsfaktoren mit kumulativem Effekt in Erwägung zu ziehen. Dies legen die Daten aus der *Adverse Childhood Experiences Study* nahe (Felitti et al. 1998). Die Daten dieser ACE-Studie wurden mittlerweile mehrfach repliziert. Inzwischen wissen wir, dass derartige belastende Kindheitserfahrungen bis in die Epigenetik hinein Auswirkungen haben und sogar die Telomerlänge der DNA verkürzen können (Knutsen et al. 2019).

| Maladaptive Erinnerungen bei ... | Gedächtnissystem | Symptom |
|---|---|---|
| PTBS | Traumagedächtnis | Intrusion |
| Abhängigkeit | Suchtgedächtnis | Craving |
| Phantomschmerz | Schmerzgedächtnis | Schmerz |
| Depression | Depressionsgedächtnis | Dysfunktionelle Überzeugungen |
| medizinischem Trauma | Körpergedächtnis | Phantomschock |

**Tab. 3-1:** Beispiele für maladaptiv gespeicherte Erinnerungen und verbundene Symptome.

Die Unterbrechung der Aktivität des AIP-Systems verunmöglicht eine Integration von emotionalen und kognitiven Inhalten sowie die folgende neokortikale Speicherung der Erinnerung. Die fehlende Verarbeitung bedeutet auch, dass die Erinnerung einer zustandsspezifischen Form gespeichert ist. Die maladaptiv gespeicherte Erinnerung ist laut Shapiro (2018) isoliert und durch folgende adaptive Erfahrungen nicht veränderbar. Gegenwärtige Auslösereize, häufig auch Trigger genannt, können eine solche Erinnerung aktivieren und damit eine Reaktion *»als wäre die Vergangenheit präsent«* auslösen. Maladaptiv gespeicherte Erinnerungen sind damit Ursache verschiedenster (sensorischer, affektiver, kognitiver, behavioraler) Symptome. Die maladaptiv gespeicherten Erinnerungen enthalten Affekte, Körperempfindungen, Gedanken, Verhalten, peritraumatische Dissoziation, Persönlichkeitsaspekte etc., die zum Zeitpunkt des Ereignisses gespeichert wurden. Die durch Auslösereize aktivierte Erinnerung bringt Intrusionen hervor: visuell, auditorisch, somatosensorisch; kognitiv, affektiv, behavioral.

**FALLBEISPIEL Maladaptive Speicherung am Beispiel der einfachen Posttraumatischen Belastungsstörung**

Ein Soldat hat in seinem Einsatz in Afghanistan miterlebt, wie sich auf einem mit Menschen dicht gefüllten Marktplatz ein Selbstmordattentäter in die Luft sprengte und mehrere Menschen mit in den Tod riss. Unmittelbar vor dem Zünden des Sprengsatzes schöpften Umstehende Verdacht und versuchten zu fliehen, sodass ein Tumult entstand.

Wann immer der Patient jetzt von Menschen umgeben ist und eine Unruhe entsteht, drängen Bilder der Szene in Afghanistan in das Bewusstsein, beschleunigt sich sein Herzschlag und es kommt ein intensiver Wunsch, aus der Situation zu fliehen, auf.

**Maladaptive Speicherung bei komplexer Situation**

Ein Student stellt sich mit einem interpersonellen Problem vor. Er empfindet in intimen Beziehungen ein übermäßiges Gefühl von Verantwortung für seine Partnerinnen, stellt eigene Interessen zurück und vermeidet jeden Dissens. Letztlich führt dies bei ihm zur Unzufriedenheit. Auch wird er von seinen Partnerinnen als klammernd wahrgenommen, sodass es regelmäßig zum Zerbrechen der Partnerschaft kommt. Befragt nach einer aktuellen Erfahrung erinnert sich der Patient an eine Szene vor wenigen Tagen mit seiner aktuellen Partnerin: Er hat die Augen seiner Freundin unmittelbar vor sich. Er empfindet Angst und es kommt der Satz *»Ich bin allein verantwortlich dafür, dass es ihr gut geht«* in ihm auf.

Mittels der diagnostischen Technik des Floatback (→ Kap. 6.1.3, Abschn. AIP-basierte Diagnostik) gewinnt der Patient Zugang zu einer Erinnerung aus der Kindheit: Während einer Autofahrt, seine Mutter steuerte das Fahrzeug, stritt er sich auf der Rückbank mit seiner Schwester. Er erinnert sich daran, dass seine Mutter plötzlich rief: *»Wenn ihr nicht sofort aufhört, fahre ich gegen den nächsten Baum.«* Dazu tauchen jetzt die Augen seiner Mutter im Rückspiegel auf und er empfindet starke Angst.

Wie wir in den beiden Fallbeispielen sehen, lässt sich unterschiedliche Symptomatik, wie klassische PTBS-Symptomatik oder eine interpersonelle Symptomatik, mithilfe des AIP-Modells verstehen. Das AIP-Modell ist ein transdiagnostisches Modell und damit auf dem Stand der aktuellen Diskussion in der Psychiatrie, Psychosomatik und Psychotherapie.

Im AIP-Modell sehen wir die Fundierung der psychischen Symptome in den maladaptiv gespeicherten Erinnerungen. Daraus ergibt sich zwangsläufig, dass in der EMDR-Therapie der Zugang zu diesen Erinnerungen gesucht wird, um die Nachverarbeitung anzuregen. Wir wollen in der EMDR-Therapie dahin, wo die Symptome herkommen: das sogenannte **DaWo-Prinzip** der EMDR-Therapie. Das AIP-Modell gewinnt damit eine große praktische Bedeutung. Wir werden in der typischen Anwendung der EMDR-Therapie nicht an den Symptomen ansetzen, sondern an den maladaptiv gespeicherten Erinnerungen, die die Grundlage der Symptome darstellen. Dies unterscheidet die EMDR-Therapie von anderen Ansätzen in der Psychotherapie. Wenn die mit Techniken der EMDR-Therapie angeregte Nachverarbeitung und die Erinnerung nun sekundär adaptiv gespeichert werden, dann können wir erwarten, dass sich Symptome verändern. Das AIP-Modell wird damit handlungsleitend für Diagnostik und Therapie.

In der Struktur der EMDR-Therapie bildet das AIP-Modell die oberste Ebene (→Abb. 1-1). Das bedeutet, dass sich die Symptomatik eines Patienten im AIP-Modell verstehen lassen muss. Wenn ich das Problem des Patienten nicht im AIP-Modell abbilden kann, dann habe ich im Grunde keinen Anlass, in der EMDR-Therapie weiterzuarbeiten. Ich möchte dies an einem Fallbeispiel erläutern.

**FALLBEISPIEL Angst im AIP-Modell – ein Symptom**

Eine 28-jährige Studentin kommt wegen ihrer Angst vor dem Autofahren und einer massiven Vermeidung in die Behandlung. Die Angst entwickelte sich nach einem Autounfall, in den sie ohne eigenes Verschulden als Autofahrerin verstrickt war. Sie berichtet über Intrusionen und gelegentliche Albträume, die sich auf den Unfall beziehen. Spezifische Auslösereize oder die Anforderung, in ein Auto zu steigen, lösen Schwitzen und Herzrasen aus. Wir erkennen hier eine PTBS-Symptomatik sowie die Verbindung mit einem auslösenden Ereignis und dürfen maladaptiv gespeicherte Erinnerung als Ursache der Symptomatik vermuten. Eine strukturelle dissoziative Störung kann rasch ausgeschlossen werden. In der Biografie finden sich keine weiteren traumatischen Erfahrungen und die Patientin ist ressourcenstark und motiviert, sodass ich nach entsprechender Vorbereitung rasch mit der Standardtechnik an den maladaptiv gespeicherten Erinnerungen arbeiten kann. Die Nachverarbeitung gelingt gut. In der Folge lassen die Intrusionen nach, die Auslösereize verlieren an Kraft und die Vermeidung löst sich. Nach drei Sitzungen Arbeit am Erinnerungsmaterial beginnt die Patientin wieder alleine zu fahren. Durch die rasche Besserung begeistert, bringt sie ein weiteres Problem ein, das zu Beginn der Behandlung nicht von ihr berichtet worden war. Sie berichtet über eine Angst vor Wespen und erhofft sich hier auch eine rasche Linderung. Ich eröffne erneut die Phase 1 und gehe noch einmal die Biografie durch. Ich finde keine Erinnerung an belastende Erfahrungen, die diese Angst als maladaptiv gespeicherte Erinnerung erklären könnten. Auch die

Nutzung diagnostischer Techniken führt nicht zum Erinnerungsmaterial. Auf Bitten der Patientin nutze ich die Bilaterale Stimulation an der Angst, also direkt am Symptom. Es zeigen sich keine Assoziationen und die Angst verändert sich nicht. Es ist derselbe Mensch, dasselbe Gehirn und es ist in beiden Fällen Angst. In einem Fall ist die Angst im AIP-Modell verstehbar und die Anwendung der Standardtechnik der EMDR-Therapie führt zu einer raschen Besserung. Im zweiten Fall ist die Angst nicht im AIP-Modell zu verstehen und diese Angst reagiert nicht auf die Anwendung der gleichen Technik.

Das Verständnis der Symptomatik im AIP-Modell, das Erkennen der Verbindung von Symptom und maladaptiv gespeicherter Erinnerung liefert letztendlich die Indikation für die Anwendung der EMDR-Therapie.

**EXKURS Pathogene Erinnerungen und das AIP-Modell**

Das Konzept der pathogenen Erinnerungen, ein Konzept der theoretischen Psychotherapieforschung (Centonze et al. 2005), geht davon aus, dass implizite Erinnerungen die Basis des gesunden und pathologischen Funktionierens des Seelenlebens bilden. In dieser fundierten Theorie werden die »pathogenen« impliziten Erinnerungen als Grundlage von diverser Psychopathologie gesehen. Die Theorie der pathogenen Erinnerungen und das AIP-Modell kommen aus verschiedenen Richtungen und münden in ein gemeinsames Verständnis der Ursache von Psychopathologie (Hase et al. 2017). Beide Ideengebäude bieten einen Ausweg aus der frustranen Diskussion um die Definition des Traumas an. Denn es ist nicht nur Trauma, was zur Bildung pathogener Erinnerungen führt. Während dem Konzept der pathogenen Erinnerungen Ideen für therapeutisches Handeln fehlen, bietet das AIP-Modell hier die Nachverarbeitung, das Reprozessieren, an. Die Reprozessierung dieser Erinnerung hat einen Effekt auf sensorische, affektive, kognitive, behaviorale Symptome und führt zu adaptiven affektiven, kognitiven und behavioralen Reaktionen auf neue Situationen.

### Das AIP-Modell und Ressourcen

In der letzten Ausgabe des von Francine Shapiro maßgeblich gestalteten Trainingsmanuals zum Kursteil 1 der EMDR-Grundausbildung, dem **Level-1-Training**, führt Shapiro eine wesentliche Veränderung ein (Shapiro & Laliotis 2017a, S. 13). Sie verweist auf die Notwendigkeit vorhandener und erreichbarer Netzwerke adaptiver Erinnerung als eine Vorbedingung für die Nachverarbeitung der maladaptiv gespeicherten Erinnerung. Damit wird das AIP-Modell das Modell der maladaptiv gespeicherten Erinnerung und der adaptiv gespeicherten Erinnerung.

Mit dieser Überlegung ist die Frage verbunden, ob eine Anwendung der EMDR-Ressourcentechniken auch außerhalb einer AIP-Formulierung möglich ist. Diese Diskussion wurde von Louise Maxfield in dem schon oben zitierten Artikel angestoßen (Maxfield 2021). Zurzeit ist noch offen, zu welchem Ergebnis diese Diskussion führen wird.

**ZUSAMMENFASSUNG Das AIP-Modell in Aktion**

Wenn die Erinnerung erfolgreich reprozessiert ist, wird die belastende Erinnerung emotional neutralisiert und adaptiv gespeichert, integriert. Nützliche Informationen werden gespeichert, um für zukünftige Herausforderungen gerüstet zu sein; was nicht gebraucht wird, wird »vergessen«.

Maladaptiv gespeicherte Erinnerung heißt, die Vergangenheit wird immer wieder Gegenwart. Unzureichend prozessierte, maladaptiv gespeicherte Erinnerungen und ihre Komponenten verändern sich, wenn wir später Techniken der EMDR-Therapie nutzen, um die Nachverarbeitung anzuregen. Dazu sind vorhandene und erreichbare Netzwerke adaptiv gespeicherter Erinnerungen eine Grundvoraussetzung.

Damit begreifen wir die Symptomatik. Das AIP-Modell lässt uns Behandlungsergebnisse verstehen. Das Verständnis des Symptoms im AIP-Modell bringt die Indikation für die Anwendung der EMDR-Therapie. Es leitet unser klinisches Handeln!

Ich möchte dies noch einmal an einem Fallbeispiel verdeutlichen:

**FALLBEISPIEL Ein interpersonelles Problem im AIP-Modell**

Eine 32-jährige Patientin hat sich von ihrem jetzigen Partner getrennt. Diese Beziehung ist erst die zweite langjährige Partnerschaft, vor der ersten hatte sie nur wenige Erfahrungen sammeln können. Ihr fällt jetzt auf, dass sie Nähe im Kontakt mit Männern nicht zulässt. Sie ist zwar durchaus auf der Suche, kann sich jedoch nicht einlassen. Wir reflektieren Erfahrungen ihrer vorherigen Beziehung und ihr fällt auf, dass es ihr schlecht gelang, sich gegenüber dem Partner abzugrenzen und eine eigene Meinung oder ein eigenes Bedürfnis zu formulieren.

Wir wählen ein Beispiel aus der letzten Partnerschaft, als der Partner sich entschloss, nach dem Treffen mit Freunden nicht mit ihr nach Hause zu gehen, sondern weiter um die Häuser zu ziehen. Die Patientin bemerkt bei sich eine Angst; auf meine Bitte fantasiert sie, dass sie Angst vor Bestrafung habe. Sie formuliert: *»Ich bin zu schwach.«* Ich nutze den Floatback und es taucht eine Kindheitserinnerung auf, bei welcher der leibliche Vater die Mutter zu Boden stieß und auf die liegende Mutter eintrat. Diese Gewalt folgte dem Versuch der Mutter, dem Vater zu widersprechen.

Die Erinnerung lässt sich gut mit der Standardtechnik bearbeiten. Am Ende ist die subjektive Einheit der Belastung (SUD) 0 und die Patientin kann die positive Kognition *»Ich grenze mich ab«* formulieren. Die Validität der positiven Kognition (VoC) erreicht 7 und der Körpertest ist frei.

In der nächsten Sitzung berichtet die Patientin, dass sie sich bei Kontakten zu Männern deutlich besser habe abgrenzen können.

# 4 Wissenschaftlicher Hintergrund

**EMDR und Bilaterale Stimulation durch Augenbewegungen**

Es ist vielleicht dem Umstand zu verdanken, dass Francine Shapiro von Beginn an auf solide Forschung gesetzt hatte oder dass diese »merkwürdige« neue Therapie mit den Augenbewegungen viel kritisches Interesse hervorrief. Im Ergebnis haben wir mit der EMDR-Therapie eine sehr gut erforschte Psychotherapie vor uns, bei der wir sogar tiefe Einblicke in die Wirkungsweise der Bilateralen Stimulation, überwiegend durch Augenbewegungen, gewonnen haben. Wir können den Forschungsstand hinsichtlich Ergebnisforschung und der Erforschung des Wirkmechanismus unterscheiden.

## 4.1 Evidenz in der Behandlung der PTBS und anderer Störungsbilder

Es macht Sinn, zuerst die Evidenz in der Behandlung Erwachsener zu betrachten, da die EMDR-Therapie hier ihren Ursprung hat. Mehr als 30 randomisierte kontrollierte Studien und mehrere Metaanalysen in der Behandlung der Posttraumatischen Belastungsstörung (PTBS) bei Erwachsenen belegen die Evidenz der EMDR-Therapie. In den randomisierten kontrollierten Studien zeigte sich, dass eine äquivalente Dosis mit dreimal 90-Minuten-Sitzungen EMDR-Reprozessierung mit der Standardtechnik in 85–100% der Fälle zur Remission der PTBS-Symptomatik nach singulärem Trauma führte. Hierbei ist allerdings kritisch anzumerken, dass in solchen Studien bis zu einem definierten Cut-off-Wert bezüglich der Symptomreduktion behandelt und dann die Therapie beendet wird. Dies ist m. E. nicht unbedingt mit der klinischen Situation in der psychotherapeutischen Praxis vergleichbar. Manche Studien zeigen, dass die EMDR-Therapie weniger Therapiedosis, z. B. gemessen in Therapieeinheiten, benötigt, um ein äquivalentes Ergebnis wie in der Verhaltenstherapie zu erreichen (Power et al. 2002). In dem systematischen Review und der Metaanalyse der Arbeitsgruppe EMDR des Gemeinsamen Bundesausschusses (G-BA 2014), die auch Primärstudien einschloss, kommen die Autoren zu dem Ergebnis, dass die Metaanalyse eine statistisch signifikante Überlegenheit der EMDR-Therapie gegenüber einer indikationsunspezifischen und -spezifischen Kontrollbehandlung nach Abschluss der Therapie zeigte (Schulz et al. 2015). Hieraus ließe sich ableiten, dass wir mit der EMDR-Therapie die beste Möglichkeit zur Behandlung der PTBS bei Erwachsenen haben. Schulz et al. (2015) geben zu bedenken, dass aufgrund fehlender Daten keine Aussage zur nachhaltigen Wirkung der EMDR-Therapie getroffen werden könne. Es gibt allerdings hochwertige Studien, die einen Zeitraum von zwei Jahren nach Ende der aktiven Behandlung beobachtet haben und von einer Stabilität der erzielten Erfolge berichten konnten (Högberg et al. 2007; Pagani et al. 2012).

Eine relativ aktuelle Metaanalyse, die acht Studien einschloss (Wright et al. 2024), kommt zu dem Ergebnis, dass keine signifikanten Unterschiede zwischen der EMDR-Therapie und anderen etablierten Behandlungsprogrammen der Posttraumatischen Belastungsstörung bei Erwachsenen hinsichtlich der Reduzierung von PTBS-Symptomen ($\beta = -0{,}24$), Remission ($\beta = 1{,}05$) oder Abbruchquote ($\beta = -0{,}25$) zu finden waren. Hier ist wichtig, dass sich, wie auch in anderen Studien, die Drop-out-Rate der EMDR-Therapie nicht von den anderen Therapien der PTBS unterschied. Dieser Befund widerspricht der immer wieder geäußerten Vermutung, die EMDR-Therapie sei für Patienten belastender.

In einem systematischen Review und einer Netzwerk-Metaanalyse wurden die Wirksamkeit und die Kosten-Nutzen-Relation verschiedener Therapieansätze in der Behandlung der Posttraumatischen Belastungsstörung bei Erwachsenen untersucht (Mavranezouli et al. 2020). Es wurden 90 Studien mit 6560 Personen und 22 Interventionen einbezogen. Die Evidenz war von moderater bis geringer Qualität. Die EMDR-Therapie, kombinierte somatisch/kognitive Therapien, die Traumafokussierte Kognitive Verhaltenstherapie (TF-CBT) und Selbsthilfe mit Unterstützung schienen am wirksamsten bei der Verringerung von PTBS-Symptomen nach Abschluss der Behandlung im Vergleich zur Warteliste zu sein. EMDR und TF-CBT zeigten bei der Nachuntersuchung nach ein bis vier Monaten anhaltende Wirkungen. EMDR, TF-CBT, Selbsthilfe mit Unterstützung und Beratung verbesserten die Remissionsraten nach der Behandlung. Die Ergebnisse für andere Interventionen waren entweder nicht eindeutig oder basierten auf begrenzten Erkenntnissen. Die Autoren schlussfolgern, das EMDR und TF-CBT am wirksamsten bei der Verringerung der Symptome und der Verbesserung der Remissionsraten bei Erwachsenen mit PTBS sind. Sie sind auch wirksam bei der Aufrechterhaltung der Symptomverbesserungen über den Behandlungsendpunkt hinaus, wirken also nachhaltig. Die EMDR-Therapie zeigte die beste Kosten-Nutzen-Effizienz, was bei der angespannten Ressourcenlage im öffentlichen Gesundheitswesen von Bedeutung ist.

Insgesamt können wir also von einer guten Evidenz bezüglich der Wirksamkeit der EMDR-Therapie ausgehen. Dies hat dazu geführt, dass die EMDR-Therapie von vielen Institutionen als First-Line-Therapie zur Behandlung der Posttraumatischen Belastungsstörung bei Erwachsenen bzw. über alle Altersgruppen hinweg empfohlen wird. Beispielhaft möchte ich hier die Empfehlung der Weltgesundheitsorganisation (WHO 2013) nennen. Sie empfiehlt zur Behandlung der PTBS bei Kindern, Jugendlichen und Erwachsenen entweder die EMDR-Therapie oder die Traumafokussierte Kognitive Verhaltenstherapie (TF-CBT). Warum die APA die EMDR-Therapie 2017 als weniger wirksam einstufte, kann angesichts der dargelegten Befunde zur Wirksamkeit nur überraschen. Eine eingehende Analyse der Vorgehensweise der APA offenbarte einige

Schwächen. Interessierten sei der Artikel von Dominguez & Lee (2017) zur Lektüre empfohlen.

Bei mehrfacher Traumatisierung bedarf es zwölf oder mehr Sitzungen zur Reprozessierung von Erinnerungsmaterial mit der Standardtechnik, um Ergebnisse zu erreichen. Dieser empirisch erhobene Befund überrascht nicht, da Patienten mit einer komplexen Traumafolgestörung viel Material in oft mehreren Netzwerken maladaptiv gespeicherter Erinnerung in die Therapie mitbringen. Dass diese Patienten oftmals auch eine mangelhafte Ressourcenlage aufweisen, erklärt ebenso den erhöhten Bedarf an Behandlungsdosis.

Mehrere Studien belegen mittlerweile, dass die EMDR-Therapie in der Behandlung der chronischen und Komplexen Posttraumatischen Belastungsstörung (KPTBS) wirksam ist. Beispielhaft sei hier eine der frühen Studien von van der Kolk et al. (2007) genannt. In dieser randomisierten Studie wurde die Durcharbeitung von Erinnerungsmaterial mit der Standardtechnik der EMDR-Therapie mit einer Fluoxetin-Behandlung und einer aktiven Warteliste verglichen. Zum Behandlungsende gab es in allen drei Gruppen Verbesserungen der PTBS-Symptome. Allerdings war die Symptomreduktion nur in der EMDR-Gruppe bei der Follow-up-Untersuchung von Bestand. Wiederum hatten sich die Werte in der EMDR-Gruppe vom Behandlungsende zur Nachuntersuchung verbessert. Das EMDR-Reprozessierung wirkte nachhaltig. Auch dieser Befund trug dazu bei, dass das *National Institute for Clinical Excellence* in Großbritannien die EMDR-Therapie in der Behandlung der KPTBS als wahrscheinlich wirksam anerkannte (NICE 2005).

In der Behandlung von Kindern und Jugendlichen ist die Lage komplizierter (→ auch Kap. 12.15). Wie schon erwähnt, hat die WHO die EMDR-Therapie zur Behandlung der PTBS auch bei Kindern und Jugendlichen ausdrücklich empfohlen (WHO 2013). In Deutschland hat sich der wissenschaftliche Beirat Psychotherapie erst jetzt dazu durchringen können, die Wirksamkeit der EMDR-Therapie bei Kindern und Jugendlichen festzustellen. Sicher ist die Datenlage, besonders die Anzahl randomisierten kontrollierten Studien, nicht ganz so überzeugend wie in der Behandlung der Posttraumatischen Belastungsstörung bei Erwachsenen. Dennoch konnte schon 2009 eine Metaanalyse eine positive Aussage zur EMDR-Therapie bei Kindern treffen (Rodenburg et al. 2009). In dieser Metaanalyse wurde die Wirksamkeit der EMDR-Therapie bei Kindern mit posttraumatischen Stresssymptomen unter dem Gesichtspunkt der inkrementellen Wirksamkeit untersucht. Die Gesamtwirkgröße nach der Behandlung war für die EMDR-Therapie mittelgroß und signifikant ($d = 0{,}56$). Die Ergebnisse zeigten die Wirksamkeit der EMDR-Therapie, wenn die Effektstärken auf Vergleichen zwischen der EMDR-Therapie und der nicht etablierten Traumabehandlung oder den Kontrollgruppen ohne Behandlung basierten, und die inkrementelle Wirksamkeit, wenn die Effektstärken auf Vergleichen zwischen der EMDR-Therapie und der etablierten kognitiv-behavioralen Traumabehandlung basierten.

In einer interessanten Studie wurde kürzlich die Wirksamkeit der EMDR-Therapie bei Kindern im Altersbereich von anderthalb bis acht Jahren erstmals systematisch untersucht (de Roos et al. 2025). Selbst wenn Einzelfallstudien immer wieder über die erfolgreiche Behandlung von sehr jungen Kindern berichteten, ist diese systematische Untersuchung von großer Bedeutung. In dem Multiple-Baseline-Design wurde mit standardisierten Messungen bei 19 überwiegend chronisch traumatisierten Kindern, welche die DSM-5-Diagnose für eine Posttraumatische Belastungsstörung erfüllten, untersucht. Die Teilnehmer erhielten sechs einstündige EMDR-Sitzungen. Nach der Behandlung erfüllten 79 % der Kinder nicht mehr die diagnostischen Kriterien für eine PTBS. Darüber hinaus wurde nach der Behandlung ein signifikanter Rückgang der Schwere der PTBS-Symptome, der emotionalen und Verhaltensprobleme bei den Kindern (alle Effektstärken > 1,20) sowie eine signifikante Verringerung des elterlichen Stressniveaus bei ihren Eltern (Cohen's d-Effektstärke 0,45) festgestellt. Alle Fortschritte blieben bei der Nachuntersuchung nach drei Monaten bestehen, einschließlich eines Rückgangs der PTBS-Diagnosen um 79 %. Es gab keine Studienabbrecher (0 %) und es wurden keine unerwünschten Ereignisse gemeldet. Diese Studie zeigt in beeindruckender Weise, dass eine EMDR-Therapie auch bei jungen Kindern effektiv und durchführbar ist.

Anstatt nun weitere Studien aufzuführen, möchte ich eine aktuelle Metaanalyse zitieren. In diese Metaanalyse wurden unter anderem acht randomisierte kontrollierte Studien mit 5113 Kindern und Jugendlichen bezüglich der Behandlung der Posttraumatischen Belastungsstörung mit der EMDR-Therapie eingeschlossen. Der Anteil der Jugendlichen, die eine 50 %ige Verringerung der PTBS-Symptome aufwiesen, betrug 0,30 (0,24–0,37) für EMDR, verglichen mit 0,20 (0,16–0,24) für Jugendliche in Kontrollbedingungen. Eine zuverlässige Verbesserung zeigte sich bei der EMDR-Therapie (0,42 [0,30–0,55]), verglichen mit 0,25 (0,20–0,30) der Jugendlichen in der Kontrollgruppe. Die eingeschlossenen Studien wiesen ein hohes Maß an Heterogenität auf. In dieser Metaanalyse war die Zahl der inkludierten Studien, bezogen auf die Traumafokussierte Kognitive Verhaltenstherapie, deutlich höher. Dennoch schnitt die EMDR-Therapie vergleichbar gut ab. Es ist zu erwarten, dass weitere randomisierte kontrollierte Studien und Metaanalysen die Wirksamkeit der EMDR-Therapie in diesem Bereich bestätigen. In diesem Zusammenhang ist zu erwähnen, dass in einer Übersichtsarbeit von Matthijssen et al. (2020) der höchste Evidenzgrad für die Behandlung der PTBS bei Kindern und Jugendlichen gefunden wurde.

Die EMDR-Therapie wird mittlerweile breit angewandt. Das transdiagnostische AIP-Modell legt dies auch nahe. Wir müssen uns allerdings fragen, wo sich hohe Evidenz findet, um eine qualitativ hochwertige und sichere Anwendung der EMDR-Therapie zu gewährleisten. Sackett (1989) hat mehrere Grade der Evidenz beschrieben: Grad I stellt den höchsten Grad der Evidenz mit mehreren großen randomisiert kontrollierten Studien und klaren Ergebnissen dar, Grad V die geringste Evidenz mit Fallserien und unkontrollierten Studien. In diesem System gilt Expertenkonsens nicht als ein Evidenzkriterium. In der Behandlung der PTBS bei Erwachsenen, Kindern und Jugendlichen liegt der Evidenzgrad I vor. Die EMDR-Therapie bei einsatzbedingter Posttraumatischer Belastungsstörung, also z. B. bei Soldaten, bei unipolarer Depression oder bei chronischen Schmerzen, zeigt immerhin schon jetzt die Evidenzstufe Grad II. Zum Zeitpunkt der Drucklegung dieses Buches dürfte die Evidenz bezüglich der Depression noch höher liegen. Eine erneute systematische Aufarbeitung steht noch aus.

Auch in anderen Bereichen, wie der EMDR-Therapie der stoffgebundenen Abhängigkeit, der komorbiden Posttraumatischen Belastungsstörung bei Erkrankungen aus dem schizophrenen Formenkreis, der bipolaren affektiven Störung oder der Persönlichkeitsstörungen liegen mittlerweile teils beeindruckende Daten vor. Darauf werde ich in den entsprechenden Kapiteln eingehen.

Abschließend möchte ich noch den Bereich der sicheren Anwendung ansprechen. Aktuell wird kritisiert, dass die EMDR-Therapie nicht ausreichend auf Risiken bei der Anwendung untersucht werde (van Schie & van Veen 2026). Doch schon 2005 setzte sich ein Artikel mit Risiken und Nebenwirkungen der EMDR-Therapie auseinander (Hase & Hofmann 2005). In dieser Diskussion wird jedoch allzu oft nur auf die Standardtechnik fokussiert und nicht beachtet, das wir mit der Ausdifferenzierung der EMDR-Therapie mit verschiedenen Strategien und Techniken die Behandlung individualisieren und auch an fragile Patienten anpassen können. Zwei Untersuchungen zeigen, dass auch die Anwendung der Standardtechnik, das Reprozessieren, bei fragilen Patienten möglich ist. In einer großen, dreiarmigen Studie konnte gezeigt werden, dass das Reprozessieren von belastendem Erinnerungsmaterial bezüglich einer komorbiden PTBS bei Patienten mit einer Psychose aus dem schizophrenen Formenkreis sicher möglich ist und zu einer Verbesserung im Funktionsniveau der Patienten führt (de Bont et al. 2013). In einer Re-Analyse der Behandlungsdaten konnte gezeigt werden, dass es in der Frühphase der Behandlung durchaus zu einer punktuellen Belastung der Patienten durch die Arbeit mit dem Erinnerungsmaterial kommt, dies jedoch keinesfalls den positiven Ausgang der Therapie infrage stellt (Burger et al. 2023).

## 4.2 Erkenntnisse zum Wirkmechanismus der EMDR-Therapie

Im Folgenden gehe ich auf Forschungsergebnisse zum Wirkmechanismus der EMDR-Therapie, besonders der Bilateralen Stimulation überwiegend durch Augenbewegungen, ein. Grundsätzlich ist anzunehmen, dass die Wirkung der EMDR-Therapie nicht nur auf einem, sondern auf mehreren Faktoren beruht. Komponentenanalysen sind schwierig, da hier mehrere aktive Komponenten miteinander verglichen werden, um Unterschiede herauszuarbeiten. Daher sind sehr große Stichproben erforderlich, um zu klaren Ergebnissen zu kommen. Es könnte sein, dass bisherige Untersuchungen in diese Richtung deswegen keine klaren Ergebnisse bringen. Insofern sind die vorliegenden Metaanalysen aussagekräftiger als einzelnen Studien.

Welche Wirkfaktoren sind in der EMDR-Therapie anzunehmen? Die therapeutische Beziehung spielt wie in jeder Psychotherapie einer Rolle und in der Behandlung traumatisierter Patienten wird die Sicherheit im therapeutischen Setting eine durchaus größere Rolle spielen. Shapiro (2018) spricht hier ja von der Bilateralen Stimulation in dualer Aufmerksamkeit (dual attention bilateral stimulation), wobei sie mit dem Konzept der dualen Aufmerksamkeit auf die Sicherheit des therapeutischen Settings abzielt. Mit diesem Begriff meint sie, dass sich der Patient in der Bilateralen Stimulation bewusst ist, dass er im sicheren therapeutischen Hier und Jetzt ist, während die Aufmerksamkeit auf eine zu bearbeitende frühere Erinnerung gerichtet sein kann. Weiterhin diskutiert werden eine Reduktion des Sympathikus, ein Anstoßen der Orientierungsreaktion, die Belastung des Arbeitsgedächtnisses sowie eine Aktivierung der Informationsverarbeitung. Es ist zu berücksichtigen, dass wir hier über die vom Therapeuten geleiteten Augenbewegungen sprechen. Der große Teil der Forschung bezieht sich auf diese Form der Bilateralen Stimulation. Inwieweit dies auch auf die taktile oder auditive Bilaterale Stimulation verallgemeinert werden kann, ist zum jetzigen Zeitpunkt noch unklar, da hierzu kaum Daten vorliegen.

Ich möchte noch kurz auf den vermuteten Wirkmechanismus der Belastung des Arbeitsgedächtnisses eingehen. Hier wurden eine Vielzahl von Laboruntersuchungen vorgelegt, die allerdings immer wieder dieselben Befunde replizieren. In einer aktuellen Metaanalyse wird eine Gesamtsicht versucht (Mertens et al. 2021); hier wird der Beitrag dieser Hypothese angemessen relativiert. Landin-Romero et al. (2018) haben eine gute Übersichtsarbeit über vermutete Wirkmechanismen vorgelegt.

Die Bilaterale Stimulation durch Augenbewegungen ist ein Alleinstellungsmerkmal der EMDR-Therapie, wenn man davon absieht, dass es im Verlauf der Zeit einige Nachahmer gab. Von Beginn stand die Bilaterale Stimulation im Fokus der Aufmerksamkeit. Welchen Beitrag leistet die Bilaterale Stimulation und wie? Wir wissen, dass die Bilaterale Stimulation durch Augenbewegungen das psychophysiologische Arousal reduziert und den parasympathischen Tonus erhöht (Sack et al. 2008). Dies dürfte m. E. zur Verarbeitung beitragen. Einige Studien, teils experimenteller Art, zeigen, dass Augenbewegungen die Lebendigkeit des Bildmaterials und die Emotionalität der Erinnerungen reduzieren (Gunter & Bodner 2008). Wiederum zeigen Laborstudien, dass Augenbewegungen in Laborstudien den Zugang zu episodischer Erinnerung erleichtern und die Flexibilität der Aufmerksamkeit steigern (Propper & Christman 2008).

In einer Metaanalyse wurden 26 randomisiert kontrollierte Studien, die Exposition mit Augenbewegungen vs. Exposition ohne Augenbewegungen verglichen, ausgewertet. Im Ergebnis zeigte sich, dass Augenbewegungen bezüglich der Reduktion negativer Emotionen und der Bildhaftigkeit überlegen waren. Es wurden 15 klinische Studien und elf experimentelle Studien mit insgesamt 849 Teilnehmern einbezogen. Die Effektstärke für die Augenbewegungen bei Posttraumatischer Belastungsstörung war moderat und signifikant (Cohen's $d = 0.41$). In experimentellen Studien konnte ein großer signifikanter Effekt nachgewiesen werden (Cohen's $d = 0.74$). Die Methodentreue erklärt dabei einen großen Teil der Effektstärke (Lee & Cuijpers 2013). Interessant an den Daten von Lee & Cuijpers (2013) ist, dass der Effekt der Bilateralen Stimulation durch Augenbewegungen in den experimentellen Studien stärker abgebildet werden kann als in der Behandlung der Posttraumatischen Belastungsstörung. Meines Erachtens liegt das daran, dass in der Behandlung der PTBS andere Wirkfaktoren wie die

Frage der Sicherheit im Setting der Therapie neben der Bilateralen Stimulation eine bedeutsame Rolle spielen. Seit der Metaanalyse von Lee & Cuijpers (2013) wurden weitere Befunde vorgelegt. Letztendlich kann davon ausgegangen werden, dass der Beitrag der Bilateralen Stimulation durch Augenbewegungen signifikant ist.

Ich komme hier auch noch einmal auf die unterschiedlichen Stimulationsformen zurück, die m. E. nicht gleichgesetzt werden können. In einer früheren Studie konnte gezeigt werden, dass Bilaterale Stimulation durch Augenbewegungen und taktile Reize, jedoch nicht auditive Stimuli, den Gedächtnisabruf erleichterten (Nieuwenhuis et al. 2013). In einer jüngst publizierten Studie von Stingl et al. (2025b) wurde die Bilaterale Stimulation durch Augenbewegungen mit der Stimulation durch taktile Reize verglichen. Dazu wurden in einer Gruppen von 40 Frauen, von denen die eine Hälfte gesund und die andere Hälfte PTBS-Patientinnen waren, neutrale und belastende Gedächtnisinhalte einem Impuls von 30 Sekunden der jeweiligen Stimulationsart ausgesetzt. Hier wird eine äquivalente Wirkung der Stimulation durch Augenbewegungen und taktile Reize auf die Zielparameter frontale EEG-Aktivierung und psychophysiologische Maße beschrieben. Ich freue mich über diese gut gemachte Studie, die die Diskussion bereichert. Ich höre jedoch jetzt schon Stimmen, die sagen: »Augenbewegungen und taktile Reize sind gleich gut.« Daher möchte ich eine kritische Einordnung versuchen. Es wird deutlich, dass die Versuchsbedingungen nicht mit einer EMDR-Reprozessierungssitzung mit der Standardtechnik gleichzusetzen sind. Zudem wurde die Evidenz der EMDR-Therapie überwiegend über Stimulation durch Augenbewegungen erbracht. Solange nicht eine äquivalente Anzahl von Studien vorliegt, in denen die Bilaterale Stimulation durch taktile Reize eine Wirksamkeit der EMDR-Therapie belegt, sehe ich die Bilaterale Stimulation durch Augenbewegungen weiterhin als primäre Stimulationsform, von den praktischen Vorteilen der geführten Augenbewegungen wie den geöffneten Augen und der Möglichkeit der Diagonale ganz zu schweigen. Wenn Daten die Anwendung der taktilen Stimulation als gute Alternative stützen, ist es gut! Ich hoffe, dass die Forschung in diesem Bereich weitergeht.

#### Ein Blick ins Gehirn

Mehrere Studien untersuchten die EMDR-typische Stimulation oder Verarbeitungsprozesse »online«. Pagani et al. (2012) leiteten während der gesamten EMDR-Sitzung mit PTBS-Patienten das EEG ab. In der Phase 4 war eine gesteigerte Interaktion von präfrontalem Kortex und Cingulum zu beobachten. Dieses Muster bildet laut Pagani et al. (2012) die spezifische Informationsverarbeitung unter Bilateraler Stimulation ab. Herkt et al. (2014) untersuchten die Bilaterale Stimulation über den auditiven Kanal im funktionellen MRT mit gesunden Probanden, die mit Ekelbildern konfrontiert wurden. Die Bilaterale Stimulation erleichterte die Verarbeitung von Emotionen, wobei eine Aktivierung der Amygdala zu sehen war. Dieser Befund ist interessant, da viele Modelle in der Behandlung in der Posttraumatischen Belastungsstörung von einer Stärkung der Kontrolle frontaler Areale über die Amygdala ausgehen. Mit der Theorie einer Aktivierung der Informationsverarbeitung in der EMDR-Therapie ist der Befund von Herkt et al. (2014) allerdings gut vereinbar.

Wegweisend sind m. E. die Arbeiten von Pagani et al. (2012, 2013). Auf diesen Befunden aufbauend entwarfen Pagani et al. (2017) eine datengestützte Theorie der Bilateralen Stimulation.

Zum Verständnis braucht es einen kleinen Ausflug in die Gedächtnisphysiologie.

AMPA (α-Amino-3-Hydroxy-5-Methyl-4-Isoxazolpropionsäure) und NMDA (N-Methyl-D-Aspartat) sind membrangebundene Glutamat-Rezeptoren. Sie gewährleisten eine schnelle synaptische Transmission im ZNS und bilden die Grundlage des Gedächtnisses. Potenzierung und Depotenzierung von AMPA- und NMDA-Rezeptoren finden auch an den Synapsen des Amygdala-Hippocampus-Komplexes statt. Eine erste vorläufige Speicherung von Informationen findet im Wachzustand im Amygdala-Hippocampus-Komplex statt. Die »faktische« Information wird im Hippocampus, die emotionale in der Amygdala gespeichert. Diese Information wird im Amygdala-Hippocampus-Komplex im Schlaf wieder »abgespielt«. Der Transfer in den Neokortex erfolgt im **slow-wave sleep** (**SWS**, Tiefschlaf). Die Gedächtnisspur wird durch Expression von AMPA-Rezeptoren gefestigt. Im REM-Schlaf wird die Erinnerung permanent und die neokortikale Information wird in den Hippocampus geschrieben. Eine Hyperpotenzierung von AMPA-Rezeptoren in der Amygdala kann die Pathophysiologie der Posttraumatischen Belastungsstörung erklären. Synchronisierte Delta-Aktivität (0,5–4 Hz) kennzeichnet den SWS, der zu einer Depotenzierung von AMPA-Rezeptoren in der Amygdala führt. Im SWS werden ebenfalls Informationen aus dem Hippocampus in neokortikale Netzwerke übertragen (Carletto et al. 2017). Bilaterale Stimulation in Höhe von 1 Hz induziert eine elektrische Aktivität, die dem SWS ähnelt (Harper et al. 2009). Durch die Bilaterale Stimulation kommt es zu einer Depotenzierung von AMPA-Synapsen in der Amygdala. Die affektive Komponente wird damit mobilisierbar. Die affektiven und kognitiven Komponenten werden dann via anteriores Cingulum in den Neokortex transferiert und dabei semantisch kontextualisiert. Die affektive Komponente kann durch Aufhebung der Depotenzierung nicht länger in der Amygdala verbleiben. Bilaterale Stimulation in der EMDR-Sitzung stellt den neurophysiologischen Zustand her, der die Integration der episodischen Erinnerung in den Neokortex ermöglicht (Pagani et al. 2017).

Die Theorie von Pagani et al. (2017) ist für die Praxis von Bedeutung. Sie erklärt die rasche Wirkung der EMDR-Therapie bei den einfachen Störungsbildern und auch die Schwierigkeiten, die wir bei der Arbeit mit komplex traumatisierten Patienten haben können. Hier könnte die Bilaterale Stimulation zu viel Material aus der Amygdala mobilisieren und so zu einer Überforderung von Patienten in einer Sitzung mit der Standardtechnik führen. Dies lässt sich allerdings durch einen angemessenen Behandlungsaufbau sowie die Wahl des zu bearbeitenden Materials und der Technik in aller Regel verhindern.

### Tiermodelle der Alternierenden Bilateralen Stimulation

In jüngster Zeit wurden Tiermodelle vorgestellt, die die Bilaterale Stimulation der EMDR-Therapie abbilden sollen. Das erst Tiermodell wurde von Baek et al. (2019) beschrieben. Ich möchte diesen Versuchsaufbau kurz darstellen.

Mäuse wurden durch Elektroschock am Fuß »traumatisiert«. Der Schock wurde zusammen mit einem Ton angeboten (Conditioned Stimulus, CS). Sie zeigten danach ein Ersarren (Freeze) auf den CS. Später wurden die Mäuse »behandelt«. Alternierende Bilaterale Stimulation (ABS) wurde so im Tiermodell untersucht. Um den Mäusen ABS anzubieten, wurden die Tiere in einem Zylinder platziert, in dem LED-Chips an der Wand angebracht waren. Drei Stimulationsmuster wurden während der Exposition mit dem CS angeboten (Furchtextinktion): (1) Alle LEDs leuchteten ständig; (2) alle LEDs blinkten; (3) die LEDs leuchteten eine nach der anderen, wobei am Ende der Reihe die Richtung wechselte, sodass der Effekt sich horizontal bewegender Reize in bilateral abwechselnder Richtung entstand (ABS). Mäuse, die die ABS-Furchtextinktion erhielten, zeigten eine deutliche Reduktion des Freeze, im Vergleich zu denen, bei denen die LEDs ständig leuchteten. Das reduzierte Erstarren war auch in einem späteren Abruftest zu sehen, was zu der Annahme führt, dass die Veränderung auf einer stabilen Veränderung neuronaler Verknüpfung beruht. ABS zeigte den stärksten Furchtextinktionseffekt und führte zu einem deutlichem Anstieg in der Aktivität des Colliculus superior und des mediodorsalen Thalamus. ABS unterdrückt die Aktivität der Furchtkonditionierungsneurone und fördert die Inhibition in der basolateralen Amygdala durch Feedforward-Inhibition vom mediodorsalen Thalamus. Dieser neuronale Mechanismus könnte laut den Autoren die Wirkung der Bilateralen Stimulation in der EMDR-Therapie abbilden (Baek et al. 2019).

Ein weiteres Modell untersuchte die Auswirkungen von chronischem Stress bei Ratten und den Effekt der visuellen Stimulation (Ruvalcaba-Delgadillo 2024). Ratten wurden sieben Tage lang verschiedenen Stressfaktoren ausgesetzt oder in normaler Umgebung gehalten. Ein Teil der gestressten Ratten erhielt parallel zur Stressbelastung eine »EMDR-Behandlung«. Dazu wurden mehrere Tiere in einer Box mit Abgabe von Lichtreizen durch 20 intermittierend blinkende LEDs mit einer Frequenz von 1 Hz platziert. Anschließend wurde die dendritische Morphologie der Hippocampus-Neuronen mittels Golgi-Cox-Färbung untersucht. Stressbelastung führte zu einer signifikanten dendritischen Atrophie, die sich in reduzierten dendritischen Verzweigungen und der Länge der Dendriten zeigte. Im Gegensatz dazu wiesen Ratten, die parallel zur Stressbelastung eine EMDR-Behandlung erhielten, eine vergleichbare dendritische Morphologie auf wie die Kontrolltiere, was auf eine protektive Potenz von »EMDR« – vielleicht wäre es besser, von Stimulation durch Lichtreize zu sprechen – vor stressbedingtem dendritischem Remodelling hindeutet.

Ob die beiden Modelle tatsächlich das Setting der Bilateralen Stimulation abbilden, finde ich zumindest fraglich. Ein Versuch, die Befunde von Baek et al. (2019) in der Humanstudie zu replizieren, konnte keine überzeugenden Befunde liefern (Szeska et al. 2023).

#### Rechnergestützte Modellierung neuronaler Netzwerke

Ein neuer Forschungsbereich ist die rechnergestützte Modellierung neuronaler Netzwerke. Ausgehend von der Annahme, dass die Auflösung der Bildgebung noch nicht ausreicht, um den Wirkmechanismus der Bilateralen Stimulation in bildgebenden Studien am Menschen im Detail aufzuklären, und da das Tiermodell theoretische und praktische Defizite birgt, weil zwar die pavlovianische Furchtextinktion, nicht aber die Beeinflussung der PTBS-Symptomatik abgebildet werden kann, entwickelten Mattera et al. (2022) ein rechnergestütztes Modell neuronaler Netzwerke, das auf Simulation der Aktivität von Neuronen in Kortex, Hippocampus und Amygdala beruht und sowohl die Entstehung der PTBS als auch den Effekt der prolongierten Exposition (PE) und der EMDR-Therapie abbilden kann. Durch Abgleich mit Daten einer Real-Life-Studie (Nijdam et al. 2012), in der prolongierte Exposition und das Reprozessieren in der EMDR-Therapie bei PTBS-Patienten verglichen wurden, ließen sich valide Erkenntnisse gewinnen. Die Ergebnisse der Real-Life-Studie von Nijdam et al. (2012) konnten im Modell reproduziert werden, indem die Amygdala-Aktivierung als Stellvertreterwert (Proxy) eingesetzt wurde. Prolongierte Exposition und EMDR-Therapie scheinen unterschiedliche Strukturen und Funktionen im Gehirn zu nutzen, um ihre jeweilige Wirkung zu erreichen. Besonders die Bilaterale Stimulation durch Augenbewegungen in der EMDR-Therapie aktiviert den dorsolateralen, präfrontalen Kortex, der besonders effizient in der Emotionsregulation ist, während in der prolongierten Exposition der ventromediale, präfrontale Kortex aktiviert wird. Die im EMDR-Reprozessieren aktivierten Regionen können die Amygdala effektiver inhibieren – im Vergleich mit der prolongierten Exposition. Die Ergebnisse der Simulation weisen auf ein effektiveres kortikales Lernen unter Bilateraler Stimulation hin. Die neurophysiologischen Veränderungen im Slow-Wave-Schlaf und unter der Bilateralen Stimulation durch schnelle Augenbewegungen fördern die Erinnerungsbildung und Kontextualisierung traumatischer Erinnerung. Der Nachweis, dass die Bilaterale Stimulation durch Augenbewegungen in der EMDR-Therapie das zeitgleiche Auftreten von langsamen Wellen hervorbringt, deutet auf eine raschere synaptische und neuronale Plastizität hin und führt im Vergleich mit anderen Psychotherapien zur schnelleren Verarbeitung traumatischer Erinnerung.

Phaf (2023) hat vor Kurzem eine weitere Theorie zu den Augenbewegungen vorgelegt. Er postuliert, dass die Augenbewegungen zur dopaminergen Regulation beitragen, wobei affektive Mechanismen (d. h. positive vs. negative) durch motivationale (d. h. Förderung von Annäherung und Umkodierung) ersetzt werden. Es wird angenommen, dass Augenbewegungen zu einer gezielten Freisetzung von Dopamin führen. In Anbetracht der zentralen Rolle des Dopamins bei der Bewertung und dem Lernen ist dies ein interessanter Gedanke; ein empirischer Nachweis ist bisher ausgeblieben.

In der Darstellung der wissenschaftlichen Erkenntnisse habe ich mich bewusst kurz gefasst, um mich nicht in der Theorie zu verlieren, sondern mit Ihnen so schnell wie möglich den Weg in die Praxis zu gehen. Neben den schon genannten Quellen kann ich Ihnen noch weitere Artikel zur Lektüre empfehlen: Laliotis et al. (2021), Landin-Romero et al. (2018), Matthijssen et al. (2020), Valiente-Gomez et al. (2017) sowie Wright et al. (2024).

Ich möchte zum Schluss dieses Kapitels noch auf einige Veröffentlichungen unter einem anderen Aspekt eingehen. Zwei Metaanalysen (Lee & Cuijpers 2013; Maxfield &

Hyer 2002) weisen nicht nur auf eine Bedeutung der Bilateralen Stimulation durch Augenbewegungen und die Wirksamkeit der EMDR-Therapie hin, sondern zeigen auch auf, dass die Wirksamkeit von der Qualität der Ausbildung und dem manualgetreuen Arbeiten der Therapeuten abhängt. Auch eine Analyse der Selbsterfahrung von Therapeuten deutet darauf hin, dass es wichtig ist, dass Therapeuten präzise arbeiten und sich an die manualisierten Techniken halten. Dafür bietet die EMDR-Therapie viel Raum für Kreativität in der Auswahl des Erinnerungsmaterials und der Wahl der Techniken.

Sollten Sie bis hier gelesen und Interesse an einer Ausbildung in der EMDR-Therapie bekommen haben, möchte ich Ihnen empfehlen, bei der Wahl des Ausbilders und der Ausbildung auf das Zertifikat der Dachgesellschaft *EMDR Europe* zu achten. Ausbilder, in der EMDR-Therapie oftmals »Trainer« genannt, und Ausbildungen durchlaufen einen strengen Akkreditierungsprozess und werden in regelmäßigen Abständen überprüft. Von einer solchen zertifizierten Grundausbildung in der EMDR-Therapie werden Sie und ihre Patienten profitieren. Zertifizierte Trainer finden sie auf der Website von *EMDR Europe*: www.emdr-europe.org/professionals/trainers/accredited-trainers.

# 5 Erste Begegnung

Ich habe etwas länger darüber nachgedacht, wie ich Sie als meine Leserinnen und Leser auf Ihrer Reise durch die EMDR-Therapie am besten begleiten kann. Letztlich bin ich zu dem Schluss gekommen, das wir gemeinsam eine Patientin kennenlernen und auf ihrem Weg durch die EMDR-Therapie begleiten sollten. So lässt sich am ehesten die Verbindung von Theorie und Praxis erreichen, die Ihnen die Anwendung der EMDR-Therapie und den Transfer in Ihre psychotherapeutische Arbeit am ehesten erleichtern kann. Denn das soll dieses Buch sein: Ihr Begleiter in die EMDR-Therapie, ein ein- und weiterführendes Lehrbuch. Es kann sein, dass Ihnen auf diesem Weg einige Begriffe begegnen, die Ihnen noch nicht vertraut sind und die vielleicht erst später eingeführt und erklärt werden. Dafür gibt es am Ende des Buches im Kapitel 18 ein Glossar, das Sie ständig nutzen können. Dort sind die wichtigsten Begriffe schnell nachzuschlagen.

Aber jetzt wollen wir die in den vorhergehenden Kapiteln beschriebene Theorie möglichst schnell in die Praxis überleiten.

**FALLBEISPIEL Eine neue Patientin – Frau Treu von Glauben**[2]

Stellen Sie sich vor, es ist ein Mittwoch. Nachdem der vorherige Patient gerade die Praxis verlassen hat, bereite ich eine neue Karteikarte vor. Um 12:00 Uhr ist eine Frau Treu von Glauben geplant. Es ist der erste Termin, Probatorik, Kennenlernen, eben die erste Begegnung. Und es wird auch für Frau Treu von Glauben die erste Begegnung mit der EMDR-Therapie. Ich weiß noch nicht viel über die neue Patientin. Es gab einige kurze Kontakte per Mail. Frau Treu von Glauben kommt auf Empfehlung einer ehemaligen Patientin von mir. Die erste Kontaktaufnahme erfolgte durch die Tochter. Offensichtlich sehen die Kinder der neuen Patientin einen Behandlungsbedarf. Soweit ich weiß, hat Frau Treu von Glauben noch keine psychotherapeutische Vorerfahrung. Sie leidet unter einer chronischen Schmerzerkrankung. Nach umfangreicher medizinischer Abklärung ließ sich bisher keine somatische Erklärung für die Schmerzen finden. Bisherige somatische Behandlungsversuche brachten keine Besserung. Von den Kindern wird ein zumindest zeitlicher Zusammenhang mit dem Tod der Schwester der Patientin vermutet. Die neue Patientin ist verzweifelt, weil nichts helfe. Da ihr Hausarzt, dem sie vertraue, zur Psychotherapie geraten habe, sei sie jetzt zumindest zu einem ersten Termin bereit. Ich bin neugierig. Wichtig ist, dass ich die Patientin von Anfang an in der AIP-Perspektive wahrnehme.

---

2 Die Angaben über die Patientin beruhen auf Fakten. Ihr Name ist fiktiv.

Die Patientin klingelt pünktlich. Ich bin überrascht, denn als ich die Tür öffne, begegne ich einer agilen Frau, die mich mit einem Lächeln begrüßt. Die 66-jährige Frau folgt mir in den Behandlungsraum. Sie macht aus ihrer Skepsis einer psychotherapeutischen Behandlung gegenüber kein Hehl, ist aber im Kontakt offen und auskunftsbereit. Nachvollziehbarerweise stehen zuerst ihre Schmerzen und die frustranen Behandlungsversuche im Vordergrund. Ein wichtiger Hinweis für eine AIP-basierte Behandlung ist der Umstand, dass Schmerzmedikation manchmal hilft und manchmal nicht (»als würde ich einen Drops lutschen«). Ob ich eine Indikation und einen Ansatzpunkt für die EMDR-Therapie finde, wird sich in den Phasen 1 und 2 der EMDR-Therapie zeigen (→ Kap. 6).

# 6 Die acht Phasen der EMDR-Therapie

Zu Beginn gab es eine Technik zur Arbeit mit den maladaptiven Erinnerungen, die wir heute als die EMD-Technik kennen. Shapiro entwickelte diese Technik zur Standardtechnik der EMDR-Therapie, dem Reprozessieren mit den Phasen 4, 5 und 6 (Shapiro 2018). Im Verlauf dieser Entwicklung entstand das Konzept der acht Behandlungsphasen, mit dem sich grundsätzlich die komplette Psychotherapie eines Menschen beschreiben lässt. Da es im Verlauf der Evolution der EMDR-Therapie zu einer Ausdifferenzierung und der Entwicklung mehrerer wichtiger Techniken kam, weist das Konzept dieser acht Phasen diesbezüglich ein Manko auf. Ich habe versucht, diesem Manko mit der Beschreibung der Struktur der EMDR-Therapie abzuhelfen. Das Konzept der acht Phasen ist weiterhin zentral in der Lehre verankert, wenn es auch Ansätze zu einer Neuformulierung gibt (Laliotis et al. 2021). In diesem Kapitel werde ich diese acht Phasen detailliert beschreiben.

- **Phase 1 – Anamnese:** Wir sammeln die notwendigen Informationen für die Behandlungsplanung und Durchführung.
- **Phase 2 – Vorbereitung:** Wir informieren den Patienten und stärken ggf. Ressourcen.
- **Phase 3 – Aktivierung:** Die für Arbeit ausgewählte Erinnerung wird strukturiert aktiviert.
- **Phase 4 – Reprozessieren:** Durch Bilaterale Stimulation soll das Informationssystem aktiviert werden. Der größte Teil der Erinnerung wird nachverarbeitet.
- **Phase 5 – Verstärken der positiven Kognition:** Eine positive Selbstaussage soll durch Bilaterale Stimulation in der subjektiv empfundenen Gültigkeit gestärkt werden.
- **Phase 6 – Körperscan:** Möglicherweise noch vorhandene Reste des Erinnerungsmaterials sollen detektiert und durch Bilaterale Stimulation verarbeitet werden.
- **Phase 7 – Abschluss:** Die Sitzung wird strukturiert abgeschlossen und der Patient auf die Zeit bis zur nächsten Sitzung vorbereitet.
- **Phase 8 – Nachbefragung:** Das Material der Vorstunde wird überprüft, Veränderungen seit der letzten Sitzung werden aufgegriffen und die Behandlungsplanung wird überprüft. Es wird entschieden, womit und wie weitergearbeitet wird.

Es ist immer wieder zu lesen, dass die Standardtechnik der EMDR-Therapie die Phasen 3–7 umfasse. Shapiro (2018, S. 160) hat hierzu klar Stellung genommen. Sie benennt eindeutig die Phasen 4, 5 und 6 alsReprozessierungsphasen. Und dies ist auch richtig, denn in jeder der Phasen wird gegebenenfalls noch Material der Erinneung reprozessiert. Und eine Phase 3 finden wir auch in der EMD-Technik und mit der Phase 7 werden wir jede Sitzung beenden. Ein weiterer Punkt ist die Durchnummerierung, die einen geradlinigen Ablauf suggeriert. Dies ist allerdings nur bei einfachen Patienten und unkomplizierten Verläufen zu erwarten; insgesamt ist das Konzept zu vereinfachend, um die Behandlung komplexer Patienten abzubilden.

## 6.1 Phase 1 – Anamnese

Natürlich beginnt auch die EMDR-Therapie wie jede psychotherapeutische Behandlung mit einer Anamnese, der strukturierten Sammlung von Informationen. Ziele der Phase 1 sind:

- das Problem erkennen, angemessene Therapieziele setzen
- relevante Informationen über die Patienten gewinnen
- eine AIP-basierte Perspektive aufbauen
- Problematik und Erkrankung im AIP-Modell abbilden

Wir wollen die Patienten zur informierten Entscheidung führen. Zudem sind EMDR-spezifische Kriterien bezüglich der Patientenauswahl und der Eignung bzw. Bereitschaft der Patienten zur Reprozessierung zu berücksichtigen. Es geht darum, relevante Erinnerungen zu identifizieren, adaptive und maladaptive, und dabei Vergangenheit und Gegenwart zu berücksichtigen, Entwicklungsdefizite zu erkennen und Skills für die Bewältigung des Alltags zu identifizieren.

**IN DER AIP-PERSPEKTIVE BEDEUTET DIES:**
Gegenwärtige Symptome entstehen, wenn maladaptiv gespeicherte Erinnerungen durch gegenwärtige Reize aktiviert werden. Wir wollen das Erinnerungsnetzwerk hinter den Symptomen identifizieren.

Eine umfassende Sichtweise der Patienten beinhaltet:

- Verarbeitungskapazität
- Affekttoleranz
- Ressourcen – vorhanden/benötigt
- Zugang zu Ressourcen
- Bindungsvorgeschichte bzw. aktuelle Bindungssituation
- Bereitschaft und Motivation zur Veränderung
- psychosoziale Faktoren mit Auswirkung auf die Stabilität
- Komplexität des klinischen Bildes inkl. etwaiger Dissoziation
- Komorbiditäten wie z. B. Abhängigkeit
- Persönlichkeit
- Ich-Struktur

Dazu gehören auch die psychosoziale Situation inkl. eventuell vorhandener rechtlicher oder sozialrechtlicher Aspekte und die somatische Anamnese.

Eine bio-psycho-soziale Anamnese sollte die gesamte Landschaft erkunden und soweit wie möglich abbilden. Dies umfasst die Stärken/Ressourcen wie auch die belastenden Lebensereignisse und die damit verbundenen maladaptiv gespeicherten Erinnerungen von der Kindheit bis in die Gegenwart. Das führt zu einem gemeinsam getragenen, AIP-basierten Behandlungsplan, der mit den Behandlungszielen übereinstimmt.

**IN DER AIP-PERSPEKTIVE IST WICHTIG:**

- Der Ausschluss von organisch verursachten Symptomen.
- Fokussieren auf maladaptiv gespeicherte Erinnerungen, die Symptome verursachen.
- Welche Erfahrungen bilden die Grundlage der Pathologie?
- Welche Information wird benötigt, um Entwicklungsdefizite zu füllen?
- Welche Skills und Fähigkeiten werden benötigt?
- Welches sind die Ziele?
- Kann der Patient mit dem Material in Kontakt gehen und erfolgreich reprozessieren?
- Welche vorbereitenden Schritte sind nötig?

Es geht um gegenwärtige Probleme bzw. Symptome, aber auch um die therapeutische Beziehung, eben das klinische Gesamtbild. Daraus ergeben sich ebenfalls Fragen zur Auswahl geeigneter Patienten. Wichtig sind hier die Stabilität (Entwicklungsdefizite, Coping, soziales Umfeld), das Ausmaß notwendiger Vorbereitung und Stabilisierung, medizinische Bedingungen (Augen, Herz-Kreislauf-System, Reanimation in der Vorgeschichte), der Aufbau der Behandlung sowie die Bereitschaft bzw. Fähigkeit zur Veränderung. Auch das Ausmaß dissoziativer Symptomatik muss hier erfasst werden.

**EXKURS Schwere dissoziative Störungen**

Es ist wichtig, zwischen peritraumatischer und struktureller Dissoziation zu unterscheiden. Die **peritraumatische Dissoziation** ist Teil unserer adaptiv-defensiven Mechanismen bei Bedrohung (Trauma). Wenn die Erfahrung der Bedrohung nicht verarbeitet wird, dann wird die peritraumatische Dissoziation Teil der maladaptiv gespeicherten Erinnerung und sollte auch reprozessiert werden. Dies ist wichtig, da sich hinter der peritraumatischen Dissoziation symptomprovokatives Material verbirgt. Die peritraumatische Dissoziation kann sich im Prozess zeigen. Bei Ausschluss einer Psychose oder strukturellen dissoziativen Störung ist dies kein Problem.

Die **strukturelle Dissoziation** ist immer Folge schwerer, wiederholter Gewalterfahrung, die früh im Leben einsetzte und häufig mit Vernachlässigung verbunden war. Das sich entwickelnde Gehirn wird hier immer wieder in die Dissoziation gezwungen.

Die Häufigkeit von Diagnosen aus dem dissoziativen Formenkreis beträgt bei psychiatrischen Patienten 2–10 %. In der Bevölkerung ist die Prävalenz mit 0,1–0,3 % für eine schwere dissoziative Störung deutlich geringer. Bei diesen Patienten findet sich ein »buntes« Symptombild mit Hinweisen auf traumatisierende Erfahrungen. Hinweise für eine schwere dissoziative Störung (»Rote Flaggen«) sind:

- lange Krankheitsvorgeschichte mit insuffizienter Therapie
- wechselnde Diagnosen
- Hören von »Stimmen« im Kopf
- Neuroleptika sind wenig hilfreich
- stark wechselnde Reaktion auf Medikation
- stark wechselnde Funktionszustände
- Zeitverlust und Amnesien
- Ansprache durch unbekannte Personen
- »Auftauchen« von Aufzeichnungen, Gegenständen, die Patient sich nicht erklären kann

Als beweisend wird ein Wechsel von Persönlichkeitsanteilen gewertet, der mindestens zweimal beobachtet wurde.
**Sollten Sie einen der Hinweise finden, ist Abklärung unter Supervision unbedingt notwendig!**

Zur Phase 1 gehört es, vor einer aktiven EMDR-Intervention auf dissoziative Störungen zu screenen! Hierzu eignet sich ein Screeninginstrument wie der **Fragebogen zu dissoziativen Symptomen (FDS)** oder die **Dissociative Experience Scale (DES)** (→Materialsammlung im Internet, Arbeitsblatt »DES II«). Ein Summenscore > 25 % ist ein Warnsignal und muss abgeklärt werden.

Für diejenigen, die mehr Interesse an diesem Thema haben, ist die Homepage der European Society for Trauma and Dissociation estd.org eine gute Webseite.

Vorsichtshalber sollte bis zur Klärung auf die Anwendung von Bilateraler Stimulation verzichtet werden!

### 6.1.1 Relative Kontraindikationen

Es muss vorab geklärt werden, ob es grundsätzliche Kontraindikationen gibt, die gegen eine Psychotherapie sprechen. In diesem Zusammenhang ist die Frage einer grundsätzlichen Psychotherapiefähigkeit zu diskutieren. Ist diese nicht gegeben, würde es auch für eine EMDR-Therapie keine Grundlage geben.

Die Frage der Kontraindikation ist differenziert zu betrachten, und zwar differenziert bezüglich verschiedener Techniken der EMDR-Therapie, der Stabilität der Patienten und auch der Erfahrung auf Therapeutenseite. Diese Frage wird im Kapitel 9.1.4 mit Blick auf verschiedene Techniken erneut aufgegriffen. Grundsätzlich ist zu sagen, dass diagnostische und erinnerungsmodifizierende Techniken die Stabilität der Patienten berücksichtigen müssen. Reprozessierung ohne vorhergehende Vorbereitung und Stabilisierung ist bei komplex traumatisierten Patienten nicht möglich. Viel hängt von dem schonenden Behandlungsaufbau sowie der Auswahl geeigneter Behandlungspläne und Techniken ab.

**Akute Suizidalität** und eine **floride Psychose** bedürfen einer anderen Behandlung. Mit einem stabilisierten Psychosepatienten kann später sicher an der komorbiden Posttraumatischen Belastungsstörung gearbeitet werden (van den Berg et al. 2015). Der Ausschluss einer organischen Ursache ist natürlich notwendig. Auch müssen somatische Komorbiditäten, z.B. Angina pectoris oder Augenerkrankungen, berücksichtigt werden. Eine Medikation ist selten ein Problem. Benzodiazepine können den Zugang zum Affekt »Angst« erschweren, was allerdings in der Behandlungsplanung aufgefangen werden kann. Forensische Aspekte, wie anstehende Zeugenschaft, sind zu besprechen. Auch Täterkontakt mit akuter Gefahr für das Opfer ist zu erwähnen. Sekundärer Krankheitsgewinn kann einer effektiven Therapie im Wege stehen.

MERKE

Es gilt: Keine aktivierende Technik bei einem Summenscore der Dissociative Experiences Scale > 25 ohne Supervision vor Abschluss der Grundausbildung!

## 6.1.2 Bewertung einer Erinnerung

In der EMDR-Therapie werden wir immer wieder Erinnerungen bewerten. Dies wird an entsprechender Stelle besprochen werden (→ Kap. 6.3). Dennoch gilt es, an dieser Stelle zwei Möglichkeiten zu erwähnen, da bestimmte Techniken dies erfordern.

1. **Subjektive Einheit der Belastung (SUD):** Eine subjektive Einschätzung der aktuellen Belastung durch eine Erinnerung auf einer Skala von 0 bis 10. Fragen Sie:
   *»Auf einer Skala von 0 bis 10, wo 0 gar keine Belastung darstellt und 10 die schlimmste Belastung, die Sie sich vorstellen können, wie belastend fühlt sich diese Erinnerung jetzt an?«*
2. **Validität der positiven Kognition (VoC):** Eine subjektive Einschätzung der gefühlten Stimmigkeit einer positiven Selbsteinschätzung auf einer Skala von 1 bis 7. Fragen Sie:
   *»Wie stimmig fühlt sich dieser Satz jetzt zusammen mit der Erinnerung (o.Ä.) auf einer Skala von 1 bis 7 an, wo 1 völlig falsch oder unstimmig und 7 völlig zutreffend oder stimmig bedeutet?«*

### 6.1.3 Themenfelder (Informationsplateaus)

Unzureichend prozessierte Erinnerungen finden keinen Anschluss an das adaptive Informationsverarbeitungssystem (AIP). Dies führt zu verzerrten Einstellungen bezüglich der Themen Selbst versus Andere, Vergangenheit versus Gegenwart oder internalisierte versus externalisierte Kontrolle. Diese Verzerrungen zeigen sich in klinischen Themenfeldern, von Shapiro (2018) Informationsplateaus genannt. Wir sollten in der Phase 1 auf diese Themenfelder achten, da sich hieraus klinische Themen ergeben. Shapiro (2018) unterscheidet zwischen den Themenfeldern »Verantwortung/Fehlerhaftigkeit«, »Sicherheit/Verletzbarkeit« und »Kontrolle/Wahlmöglichkeiten«. Diese werden im Nachgang kurz beschrieben.

#### Verantwortung/Fehlerhaftigkeit

Das Themenfeld »Verantwortung/Fehlerhaftigkeit« ist durch verzerrte Annahmen über sich selbst, Verwirrung über Verantwortung von Selbst und Anderen, der Unfähigkeit, zwischen kindgemäßen und erwachsenen Maßstäben zu unterscheiden, unangemessenen Schuldzuschreibungen und der Schwierigkeit, eine angemessene Verantwortung anzunehmen, gekennzeichnet. Negative Überzeugungen, z. B.: *»Ich bin nicht gut genug«, »Ich bin schlecht«*.

#### Sicherheit/Verletzbarkeit

Das Themenfeld »Sicherheit/Verletzbarkeit« beschreibt eine andauernde Verwirrung bezüglich der jetzigen Sicherheit, nachdem die Gefahr vorüber ist, extreme Angst, Taubheit oder Erstarrung als Folge unvollendeter Kampf-/Fluchtreaktion, die gegenwärtig aktiviert wird, und die Schwierigkeit, ein angemessenes Gefühl der gegenwärtigen Sicherheit wahrzunehmen.

Negative Überzeugungen, z. B.: *»Ich bin nicht sicher«, »Ich kann niemandem vertrauen«*.

#### Kontrolle/Wahlmöglichkeiten

Das Themenfeld »Kontrolle/Wahlmöglichkeiten« drückt eine andauernde Verwirrung über interne oder externe Kontrolle, ein persistierendes Gefühl der Hilflosigkeit und eine Schwierigkeit der Internalisierung des Gefühls von angemessener Kontrolle aus.

Negative Überzeugungen, z. B.: *»Ich bin hilflos«, »Ich habe keine Kontrolle«*.

**FALLBEISPIEL Phase 1 und Phase 2**

**Frau Treu von Glauben**

In der ersten Sitzung konnte ich schon in die AIP-basierte Anamnese einsteigen und diese in der zweiten Sitzung vertiefen. Es gelang mir, die Patientin zu erreichen und zu öffnen, ohne sie zu überfordern: Die Patientin erlebte mich als interessiert, aber auch ihre Grenzen berücksichtigend. Dies trug dazu bei, dass sie die für sie fremde Situation als sicher genug erlebte und mir vertraute. Hier begann sich die therapeutische Beziehung zu entwickeln. In diesem Rahmen konnte ich schon erste Informationen über die EMDR-Therapie einbringen und das Stopp-Signal etablieren. Das Gefühl von Kontrolle durch das Stopp-Signal führte zu einer Entlastung. Die Phasen 1 und 2 der EMDR-Therapie gehen ineinander über und sind in der Praxis nicht unbedingt zu trennen.

In der AIP-basierten Anamnese gewann ich weitere Informationen: Sie leidet seit fünf Jahren unter chronischen Rückenschmerzen, die sich nicht auf eine organische Ursache zurückführen ließen und bislang jedem Behandlungsversuch trotzten. Die Patientin erinnert sich noch an ein plötzliches Einsetzen der Schmerzen wie aus dem Nichts, als würde sie in der Mitte durchbrechen. Ihre Kinder vermuten einen Zusammenhang mit dem zeitlich nahen Freitod ihrer Schwester, den die Patientin aber nicht sieht.

Die Patientin wuchs als Älteste in einer Geschwisterreihe von fünfen auf einem landwirtschaftlichen Kleinbetrieb auf. Ihr Vater sei mit 17 Jahren im Krieg verwundet worden und habe nach Rückkehr in den Betrieb der Familie der Mutter eingeheiratet. Er sei von den Großeltern mütterlicherseits nie akzeptiert worden. Es habe teils eine unerträgliche Spannung geherrscht, eine gewaltvolle Atmosphäre, und es habe auch Schläge gegeben. Die Familie sei sehr arm gewesen. Solange sie denken könne, habe sie auf dem Feld mitarbeiten müssen. Nach der Schule habe sie bei Wind und Wetter mit aufs Feld gemusst, wo sie auch ihre Schulferien verbracht habe. Auch in der Schule sei geschlagen worden, wobei sie nie Opfer gewesen sei. Durch Fürsprache eines Lehrers sei sie auf ein naheliegendes Gymnasium gekommen. Hier habe sie erstmals Freiräume gefunden, aber auch wahrgenommen, wie anders ihr Leben im Vergleich zu ihren Mitschülern gewesen sei. Rückblickend könne sie ihre Kindheit als gut beschreiben. Das Feld und die Natur seien ihr Zuhause gewesen.

Mit 18 Jahren habe sie ihren jetzigen Ehemann kennengelernt, der aus einer sehr begüterten Handwerksfamilie stamme. Er sei ihr erster Partner gewesen und sie habe rasch geheiratet. Nach dem Abitur sei es ihr Wunsch gewesen, Lehramt zu studieren, was ihr von der Familie verwehrt worden sei. Sie habe dann etwas kaufmännisches studiert, aber nicht abgeschlossen, da sie sich der Familie gewidmet habe. Sie habe drei Kinder und viele Enkelkinder. Sie arbeite im Betrieb ihres Mannes in der Verwaltung mit. Es habe eine schwierige Zeit mit einer Privatinsolvenz gegeben. Jetzt sei alles wieder sicher, selbst wenn man ein Vermögen verloren habe. Vor fünf Jahren habe sich ihre Schwester suizidiert, nachdem der Mann ihrer Schwester nach langem Leiden an Krebs verstorben sei. Sie habe am Vorabend des Todes ihren Schwager noch gemeinsam mit ihrer Schwester besucht. Die Schwester habe sich noch in der Nacht nach seinem Tod umgebracht. Sie könne ihre Schwester durchaus verstehen und deren Handlung akzeptieren. Sie gehe nicht davon aus, dass sie darunter leide.

Ich frage mich an dieser Stelle allerdings, ob die Patientin angemessen trauern konnte und ob dies nicht doch zur Symptomatik beiträgt.

Die Patientin erlebt sich in ihrem aktuellen Zustand und den frustranen Behandlungsversuchen als hilflos und ausgeliefert. Die negative Überzeugung *»Ich bin den Schmerzen hilflos ausgeliefert«* dominiert in ihrem Erleben. In ihrer Kindheit erlebte sie ebenso ein Ausgeliefertsein den Lebensumständen gegenüber, sodass ich hier Verbindungen vermutete. Auch hatte sie wenige Vorbilder, um einen angemessenen Ausdruck und Umgang mit Affekten kennenzulernen. Dies scheint einen notwendigen Trauerprozess zu blockieren oder zumindest zu beeinträchtigen. In der aktuellen Symptomatik, wie auch in der Kindheit und später im Leben, kann sie sich nur anpassen, dem Schicksal ergeben. Hier ist das Themenfeld »Kontrolle/Stärke/Wahlmöglichkeiten« betroffen. Dass ihr die Anpassung immer wieder gelingt, kann als Bewältigungserfahrung gesehen werden, sodass hier auch Ressourcen zu finden sind. In der Kindheit erlebte sie ebenso Entwertung und Gefühle von Minderwertigkeit, sodass auch das Themenfeld »Verantwortung/Fehlerhaftigkeit« betroffen ist. In ihrer Rolle als Ehefrau und Mutter machte sie positive Erfahrungen, sodass hier Ressourcen zu vermuten sind. Das Themenfeld Sicherheit/Verletzlichkeit scheint nicht betroffen, daher bietet es sich ideal für die Wahl von Material an, mit dem erste Erfahrungen im Umgang mit Techniken der EMDR-Therapie, z. B. der Standardtechnik, im sicheren Rahmen gemacht werden können.

Weitere Informationen und wie der genaue Zusammenhang von Symptomatik und Erinnerungsmaterial ist, wird die AIP-basierte Diagnostik liefern, die ich im Kapitel 6.1.4 darstelle.

In der zweiten Sitzung führe ich das Stopp-Signal ein und gebe schon erste Informationen zur EMDR-Therapie. Dabei ist es mir sehr wichtig, die EMDR-Therapie als eine Chance zu beschreiben, und ich weise die Patienten darauf hin, dass wir gemeinsam Erfahrungen machen müssen. Mehr dazu finden Sie in Phase 2 Vorbereitung (→ Kap. 6.2).

**TÄTERKONTAKT**

Ich möchte an dieser Stelle noch eine Einordnung zum Thema Täterkontakt versuchen. Es gibt für mich zwei Formen des Täterkontakts, die eine Beachtung verdienen und zur Vorsicht mahnen:

1. Wenn ein organisierter Täterkreis weiterhin Zugriff auf das Opfer, meinen Patienten, hat und Druck ausübt. Dies ist bei organisierten Täterstrukturen, z. B. bei pädosexuellen Täterkreisen, durchaus möglich. Ich könnte durch meine Arbeit den Patienten möglicherweise zu einem besseren Opfer machen, was ich keinesfalls möchte. Manchmal ist dieser Zugriff schwierig zu erkennen.
2. Wenn ich die Gefahr sehe, dass ein sich durch die Therapie emanzipierendes Opfer durch ungeschützte Konfrontation mit dem Täter in Gefahr bringt, also wenn ich Angst vor einem Tötungsdelikt zur Verdeckung der früheren Taten habe.

   Wenn mein Patient beispielsweise den halbseitig gelähmten Täter im Seniorenheim aufsucht oder der Weihnachtsbesuch bei der emotional gewalttätigen Mutter geplant ist, dann ist dies kein Täterkontakt im eigentlichen Sinne. An besserer Abgrenzung sollten wir arbeiten, aber nicht die Arbeit am Erinnerungsmaterial aufschieben!

### 6.1.4 Diagnostik in der EMDR-Therapie

Vor den Genuss des Reprozessierens haben die Götter die Mühe der Diagnostik gesetzt. Wir können nicht einfach wild drauf los winken, sondern müssen die Patienten besser kennenlernen und die Zielerinnerungen für die spätere aktive Arbeit mit dem Erinnerungsmaterial entdecken. Wir nutzen dafür sowohl die standardisierte Diagnostik mit geeigneten Instrumenten als auch die AIP-spezifische Diagnostik mit den dazugehörigen Techniken der EMDR-Therapie.

#### Standardisierte Diagnostik

Die standardisierte Diagnostik in der EMDR-Therapie ergänzt die AIP-spezifische Anamnese, kann diese aber nicht ersetzen. Mir ist es wichtig, die standardisierte Diagnostik dort einzusetzen, wo es unbedingt erforderlich ist, wo es der Therapieplanung und Durchführung hilft, aber nicht, um »beeindruckende« Datenmengen zu generieren. Insofern begrenze ich den Einsatz der Instrumente auf das Notwendigste. Das soll den Einzelnen allerdings nicht daran hindern, seine Lieblingsdiagnostik zu nutzen. Und wer forschen möchte, ist natürlich aufgerufen, strukturiert und reichlich Daten zu erheben. Aber die Praxis des niedergelassenen Psychotherapeuten ist nun mal kein Labor.

Eine Pflichtdiagnostik ist das Screening auf eine komplexe dissoziative Störung mindestens vor jedwedem Einsatz Bilateraler Stimulation. Ich rate dazu, dieses Screening immer und möglichst früh durchzuführen. Auch ein sehr fragiles, hochdissoziatives System kann im anscheinend normalen Persönlichkeitsanteil (Nijenhuis et al. 2006; →auch Golynkina & Ryle 1999) täuschend stabil und funktional zur Therapie kommen und doch schon beim Einsatz einer der diagnostischen Techniken sehr brüchig werden, wenn bis dato amnestisches, hochbelastendes Erinnerungsmaterial in das Bewusstsein eindringt. Selbst wenn dies ein seltenes Phänomen ist, sollten wir doch vorsichtig agieren, um die Patienten und auch uns selbst vor Überraschungen zu schützen. Seelisch stabile Patienten gilt es für diese diagnostische Arbeit zu motivieren. Ich erkläre, dass diese Diagnostik eine gute Routine ist, die man nutzt wie ein EKG vor einer Narkose, selbst bei einem jungen, gesunden Menschen. Ich weise darauf hin, dass es Fragen gibt, die sich für den Patienten merkwürdig anhören können (z.B. »Hören von Stimmen im Kopf«) und ich dort nicht unbedingt Antworten erwarte. Bislang hat noch keiner meiner Patienten die Bearbeitung eines Screening-Fragebogens abgelehnt.

Zur orientierenden Ersteinschätzung auf das Vorliegen einer komplexen dissoziativen Störung eignet sich ein Screeninginstrument wie der *Fragebogen zu dissoziativen Symptomen* (FDS) (Freyberger et al. 1998) oder die ältere *Dissociative Experience Scale* (DES II) (Carlson & Putnam 1993). Der FDS muss erworben werden, während die DES II freiverfügbar ist (→Materialsammlung im Internet, Arbeitsblatt »DES II«). Bei der DES II fehlen Items zu somatoformen dissoziativen Symptomen. Um auch diesen Symptombereich abzudecken, kann die DES II mit dem ebenfalls frei verfügbaren *Somatoform Dissociation Questionnaire* (SDQ-5) (Nijenhuis et al. 1997) ergänzt werden.

Bezüglich der Anwendung des Fragebogens zu dissoziativen Symptomen (FDS) und der Dissociative Experience Scale (DES II) sollte die Klinik beachtet werden. Vielen Patienten kann ich den Fragebogen mit kurzem Verweis auf die darin enthaltenen Instruktionen in die Hand geben und außerhalb des therapeutischen Settings ausfüllen lassen. Fragileren Patienten biete ich an, den Fragebogen gemeinsam auszufüllen. Dann kann ich auch gleich auf eventuelle Verständnisfragen eingehen.

Die Auswertung des FDS bzw. der DES II ist einfach. Es werden die vom Patienten markierten Prozentwerte addiert und durch die Anzahl bearbeiteter Items geteilt. So gewinnen wir den Summenscore. Ein Summenscore > 25 ist ein Warnsignal und muss abgeklärt werden. Vorsichtshalber sollte bis zur Klärung auf die Anwendung von Bilateraler Stimulation oder anderer spezifischer Diagnostik verzichtet werden. Der Summenscore von 25 ist sehr konservativ angesetzt. Daher ist ein solcher Wert keine Kontraindikation für die Fortführung der EMDR-Therapie, sondern eine Aufforderung zum genauen Nachschauen. Wir nutzen zuerst unseren klinischen Blick:

- Stimmt der Wert mit unserem klinischen Eindruck überein?
- Erscheint uns der Wert grob zu hoch oder zu niedrig? Ein Blick in den ausgefüllten Fragebogen hilft oft weiter.
- Die Angabe zu einem Item scheint uns unverhältnismäßig oder niedrig? Wir sollten den Patienten diesbezüglich fragen.

Manchmal wurde die Frage vom Patienten falsch verstanden und wir können im Diskurs das Ergebnis korrigieren. Oder wir erkennen z.B., dass der Wert von PTBS-Symptomen nach oben getrieben wird (z.B. Item 14 in der DES II). Items in der DES II, die eindeutiger in Richtung der strukturellen Dissoziation weisen, sind die sogenannten Taxon-Items. Dies sind die Items 3, 5, 7, 8, 12, 13, 22 und 27. Eine Excel-Tabelle hilft uns bei der Auswertung (→Materialsammlung im Internet, Arbeitsblatt »DES II«). So relativiert sich manch auffälliger Befund und der Summenscore bewegt sich in den »grünen Bereich« unter 25. Bleiben Fragen offen, sollte der suspekte Befund in der Supervision besprochen werden.

Im Zweifelsfall kann der Verdacht auf eine strukturelle dissoziative Störung durch spezialisierte Diagnostik, z.B. mit dem Strukturierten Klinischen Interview für Dissoziative Störungen, abgeklärt werden (Steinberg 2023).

**SCID-D**

Das *Strukturierte Klinische Interview für DSM-IV für Dissoziative Störungen* (SCID-D) ist ein spezielles Diagnosewerkzeug zur Beurteilung dissoziativer Symptome und Störungen, darunter der Dissoziativen Identitätsstörung (DID), der Depersonalisations-/Derealisationsstörung und der dissoziativen Amnesie.

Es handelt sich um ein halbstrukturiertes Interview, das fünf Kerndimensionen der Dissoziation untersucht: Amnesie, Depersonalisation, Derealisation, Identitätsverwirrung und Identitätsveränderung. Das SCID-D gilt als Goldstandard auf diesem Gebiet und wird von Klinikern und Forschern häufig zur Diagnose und Unterscheidung dissoziativer Störungen von anderen Erkrankungen eingesetzt. Die Anwendung des SCID-D erfordert allerdings Erfahrung im Umgang mit diesem Instrument; daher ist die Frage, inwieweit es für die klinische Praxis taugt. Ich selbst würde die Diagnostik in diesem Fall in andere, erfahrene Hände geben. Der Fall tritt allerdings sehr selten ein.

Es kommt vor, dass ein Kostenträger den Einsatz einer bestimmten Diagnostik verlangt. So erwarten die Träger der gesetzlichen Unfallversicherung eine Eingangs- und Ausgangsdiagnostik mit der revidierten Form der Impact of Event Scale (IES-R).

**IES-R**

Die revidierte Form der *Impact of Event Scale* (IES-R) (Weiss & Marmar 1997) erfasst typische Formen individueller Reaktionen bzw. Symptome auf extrem belastende Ereignisse. Sie ermöglich nicht nur eine Einschätzung der aktuellen Belastung und eine Verlaufsbeurteilung, sondern gibt über die Subskalen Intrusion, Vermeidung und Übererregung auch wichtige Informationen zum Patienten.

Es ist von Bedeutung, ob der sogenannte X-Wert größer 0 liegt und damit die klinische PTBS-Diagnose stützt. Interessanter ist aus klinischer Sicht jedoch die Frage, ob der X-Wert von Intrusionen, Vermeidung oder Übererregung getrieben wird. Ist das Ergebnis auf der Subskala **Intrusion** hoch, darf ich hoffen, dass durch eine aktive Arbeit mit dem Erinnerungsmaterial eine rasche Entlastung möglich wird. Ist der Wert auf der Subskala **Vermeidung** hoch, sollte ich mich auf eine notwendige vorsichtige Annäherung an das Erinnerungsmaterial einstellen. Ist der Wert auf der Subskala Übererregung hoch, kann ich mich auf eventuelle Schwierigkeiten bei der Anwendung der Standardtechnik, im Reprozessieren, einstellen und ggf. den Einstieg über eine andere Technik erwägen. Eine Excel-Tabelle erleichtert die Auswertung.

Eine wertvolle Unterstützung in der EMDR-Therapie ist der *Childhood Trauma Questionnaire* (CTQ) (Bernstein et al. 2003; Bernstein & Fink 1998; Klinitzke et al. 2012; Wingenfeld et al. 2010). Der Fragebogen wurde ursprünglich von Bernstein & Fink (1998) entwickelt und liegt mittlerweile auch in validierten Übersetzungen, unter anderem auf Deutsch, vor.

**CTQ**

Der *Childhood Trauma Questionnaire* (CTQ) ist ein standardisierter, retrospektiver Selbstbeurteilungsfragebogen, der dazu dient, gewaltvolle und vernachlässigende Erfahrungen in der Kindheit systematisch zu erfassen. Er eignet sich für Erwachsene und Jugendliche ab etwa zwölf Jahren.

Der CTQ umfasst 28 Items, die auf einer 5-stufigen Likert-Skala (von 1 = »nie wahr« bis 5 = »sehr oft wahr«) beantwortet werden. Er erhebt fünf Subskalen zur emotionalen, körperlichen und sexualisierten Gewalt sowie zur emotionalen und körperlichen Vernachlässigung. Zusätzlich enthält der CTQ drei Validitätsitems. Der Fragebogen zeigt gute bis sehr gute Reliabilität und Validität. Die deutschsprachige Version wurde unter anderem von Wingenfeld et al. (2010) validiert. Die interne Konsistenz der Subskalen liegt in der Regel über $\alpha = .80$. Vorteile des CTQ sind eine kurze Bearbeitungszeit, die einfache Anwendung und Eignung für klinische und nicht klinische Stichproben. Der CTQ ermöglicht einen guten Überblick über die genannten Bereiche, die von Patienten oftmals zu Beginn der Behandlung relativiert bzw. bagatellisiert werden. Da der CTQ eine Ergänzung der Anamnese und eine Hilfe zur Behandlungsplanung ist, werde ich in diesem Kapitel näher auf seine Anwendung in der EMDR-Therapie eingehen.

## AIP-spezifische Diagnostik

Während die standardisierte Diagnostik in der EMDR-Therapie eher auf einen Überblick zielt, versucht die AIP-spezifische Diagnostik eine genaue Zuordnung von Symptom und maladaptiv gespeicherter Erinnerung bzw. Netzwerk zu erreichen. Die AIP-spezifische Diagnostik nimmt in der Konzeption von Shapiro eine zentrale Rolle ein und wird von ihr in der Lehre vor die Standardtechnik gestellt (Shapiro & Laliotis 2017a). Dies bildet auch den großen Stellenwert der AIP-spezifischen Diagnostik in der EMDR-Therapie ab. Die AIP-spezifische Diagnostik ist nicht nur zu Beginn einer Behandlung, sondern vor allem bei komplexen Patienten über den gesamten Therapieverlauf von großer Bedeutung. In der Erstübertragung der Ausbildung in den deutschen Sprachraum ist dies leider weitgehend verloren gegangen, da die EMDR-Therapie zuerst zu fokussiert auf die Phase 4–6 als Technik unterrichtet wurde.

In der AIP-spezifischen Diagnostik wollen wir die maladaptiv gespeicherten Erinnerungen identifizieren, die mit den Problemen oder Symptomen in Verbindung stehen bzw. diese verursachen, und sie ins Bewusstsein bringen. Zudem wollen wir die damit assoziierten Erinnerungen erkennen, die später die Reprozessierung beeinträchtigen könnten (Quellerinnerungen). Ebenso versuchen wir, Erinnerungen zu erkennen, die Grundlage einer negativen Überzeugung sein und später im Therapieverlauf das Reprozessieren stören könnten.

> **IN DER AIP-PERSPEKTIVE BEDEUTET DIES:**
> Dysfunktionelle Reaktionen auf gegenwärtige Situationen werden durch maladaptiv gespeicherte Erinnerungen früherer Erfahrungen verursacht. Wir versuchen, die Verbindung herzustellen.

Es gibt drei diagnostische Techniken, die uns helfen, die Verbindung zwischen Symptom und maladaptiv gespeicherter Erinnerung bzw. Erinnerungsnetzwerk herzustellen: das direkte Fragen, der Floatback (diagnostische Affektbrücke) und der Affektscan (→ Abb. 6-1).

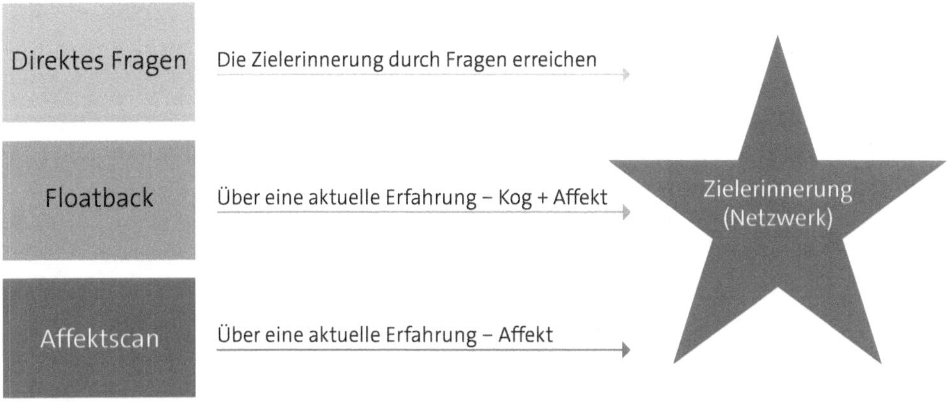


**Abb. 6-1:** Die diagnostischen Techniken »Direktes Fragen«, »Floatback« (diagnostische »Affektbrücke«) und »Affektscan«.

Grundlage der Anwendung der diagnostischen Techniken ist ein AIP-Verdacht. Wir vermuten einen Zusammenhang zwischen maladaptiv gespeicherter Erinnerung und Problem/Symptom und wollen diesen Verdacht erhärten. Unerlässlich ist der klinische Blick. Können wir dem Patienten die Mühe der Diagnostik zumuten? Ist der Patient in seiner Struktur stabil genug, um den Blick nach innen zu wenden und Neues über sich zu erfahren? Ich werde niemals bei fragilen Patienten in vollkommen amnestische Bereiche gehen. Selbst wenn Patienten dies verlangen und es grundsätzlich technisch möglich wäre, ist es doch meine therapeutische, strukturelle Verantwortung. Auf der anderen Seite bedarf es der Bereitschaft des Patienten, in die Tiefe zu gehen. Diesen *informed consent* hole ich nicht nur einmal zu Beginn der Therapie ein, sondern jeweils vor der Nutzung einer diagnostischen Technik. Besonders vor Anwendung des Floatback und des Affektscan werde ich fragen, ob der Patient bereit ist, *»dahin zu schauen, wo es herkommt«*. Ich werde niemals eine diagnostische Technik nutzen, um ohne Einverständnis des Patienten die Abwehr zu umgehen. Meist sind Patienten jedoch interessiert, die Zusammenhänge zu erkunden, und dazu auch in der Lage. Im Gegenteil, die diagnostische Arbeit wird von den Patienten oft sehr geschätzt. Bei der Technik des direkten Fragens erleben die Patienten ein Interesse an ihnen, ihrem Leben und der Symptomatik. Eine häufige Reaktion der Patienten ist: *»Sie sind der erste Therapeut, der sich wirklich für mich interessiert.«* Das ist sicherlich tatsächlich nicht der Fall, aber in der Anwendung der diagnostischen Technik scheint mein Interesse für den Patienten sinnlich spürbarer zu werden.

Das Ergebnis der AIP-spezifischen Diagnostik ist für uns als Therapeuten ein Erkenntnisgewinn. Wir erkennen die Zielerinnerungen für die spätere Arbeit. Wir erhalten auch Informationen über die Affekttoleranz und Stabilität der Patienten, indem wir ihre Reaktion auf das Auftauchen von Erinnerungsmaterial beobachten können. Für die Patienten gibt es oft einen anderen Gewinn. Wenn die Erinnerung an das Ereignis bewusst und die Verbindung zwischen Erinnerung und Symptom wahrnehmbar wird, kann man sich als Mensch anders erleben: Ich bin nicht mehr Symptomträger,

Opfer einer irrationalen Angst, der blöde Phobiker, der alle nervt. Es kann auch sein, dass die Erinnerung durchaus bewusst, jedoch der Affekt komplett dissoziiert ist und nur im Symptom erlebt wird. Ein Miterleben der Verbindung von Affekt und Erinnerung verstehe ich nicht nur kognitiv, sondern erlebe kognitiv und affektiv, wo das Symptom seine Wurzeln hat. Und das gibt oft auch Hoffnung, daran etwas ändern zu können.

**FALLBEISPIEL Eine Flugphobie**

Eine 45-jährige Frau, eine berufliche Vielfliegerin, leidet unter einem sich aufdrängenden Gedanken. Dieser trat erstmals beim Anflug auf einen Flughafen auf, bei dem der Landeanflug bis zuletzt über einen Wald führte. Erstmals drang der Gedanke »Wir stürzen ab!« in ihr Bewusstsein ein, je näher die Bäume kamen. Ihr war die Irrationalität bewusst, was jedoch nichts an der Intensität des Gedankens änderte. Es gesellte sich rasch eine Angst dazu, die sich zur Panik steigerte. Dies trat immer häufiger auf und generalisierte sich auf ähnliche Situationen. In der AIP-spezifischen Diagnostik fand sie Zugang aus einer Erinnerung aus der Kindheit: Ihr Vater, ein Hobbypilot, hatte sie mitgenommen. Beim Landeanflug geriet das Flugzeug vom Kurs ab und steuerte auf eine Baumreihe zu. Niemand wurde ernsthaft verletzt. Als die Patientin die Verbindung zwischen der damaligen nachvollziehbaren Angst des Kindes und der jetzigen Symptomatik spürte, fühlte sie sich deutlich entlastet. Obwohl die maladaptiv gespeicherte Erinnerung noch nicht sofort reprozessiert werden konnte, war diese Einsicht für die Patientin sehr wertvoll.

Ausgangspunkt für die Anwendung einer diagnostischen Technik kann all das sein, was wir im AIP-Modell als Symptom verstehen können. Eine klassische Intrusion, aber genauso gut ein sich aufdrängendes Gefühl, ein einschießender Gedanke, eine Körperempfindung ohne eigentlich körperliche Ursache, ein sich wiederholendes irrationales Verhaltensmuster oder auch ein Traum. Ich versuche, das Symptom möglichst sinnlich erlebbar zu machen, zu spüren, um dann in die diagnostische Technik zu gehen.

**FALLBEISPIEL Angst vor Gewichtszunahme**

Eine etwa 44-jährige Patientin berichtet, dass sie wieder an Gewicht zugenommen habe. Es gelinge ihr durchaus, ihr Essverhalten zu kontrollieren. Allerdings sei sie kaum noch sportlich aktiv, was ihrer Ansicht nach zur Gewichtssteigerung beigetragen habe. Befragt nach dem Grund der Verhaltensänderung wird ihr bewusst, dass sie bei dem Versuch einer körperlichen Aktivität ein intensives Gefühl von Traurigkeit verspüre. Ich bitte die Patientin, zu überlegen, wann sie dies kürzlich empfunden habe. Sie erinnert sich an eine Fahrradfahrt zum Bäcker vor wenigen Tagen. Die Patientin kann der Traurigkeit nachspüren. Sie erlebt diese als ein drückendes, schweres Gefühl, das sie in der Herzgegend als ein Zusammenziehen wahrnimmt. Der dann angeleitete Affektscan führt sie in eine Kindheitserinnerung von Einsamkeit und Traurigkeit.

**Direktes Fragen**

Mit der Technik des direkten Fragens versuchen wir, so die maladaptiv gespeicherte Erinnerung zu erreichen. Diese Fragen zielen auf den Zusammenhang der früheren Erfahrung und der jetzigen Symptomatik, z. B.:

- »Kennen Sie andere Erinnerungen, die sich so oder ähnlich anfühlen?«
- »Wann haben Sie dies zum ersten Mal erfahren?«
- »Wann oder wie haben Sie das gelernt?«
- »Wann haben Sie gelernt, so zu denken, zu handeln, zu fühlen?«
- »Wie alt fühlt es sich an?«
- »Wer hat es Ihnen beigebracht?«

Es ist erstaunlich, wie oft diese diagnostische Technik maladaptiv gespeichertes Erinnerungsmaterial in das Bewusstsein bringt.

**FALLBEISPIEL Ein Joint und die Folgen**

Eine 38-jährige Patientin berichtet über eine Konfliktsituation am Arbeitsplatz. Sie ist Leiterin einer kleinen psychosozialen Einrichtung. Während einer kurzen Krankheit vereinbarte eine ihrer Angestellten einen Termin zu einem Treffen mit einem Träger. Obwohl ihr bewusst ist, dass das Handeln der Mitarbeiterin in ihrer Abwesenheit angemessen war, empfindet sie ein Gefühl von Hilflosigkeit und Isolation. Auf die Frage, wann sie dieses Gefühl zum ersten Mal erlebt habe, taucht eine Erinnerung aus ihrer Jugend auf: Als sie bei einem Besuch bei ihrer älteren Schwester gemeinsam mit ihr einen Joint rauchte, erlebte sie eine Palette von unangenehmen Gefühlen. Zentral war ein Gefühl von Hilflosigkeit und Alleingelassen-Sein.

**Floatback und Affektscan**

Floatback und Affektscan sind, verglichen mit dem direkten Fragen, potentere diagnostische Techniken. Da diese beiden Techniken sehr ähnlich sind, stelle ich sie an dieser Stelle gemeinsam vor.

**MERKE**

Bei Patienten mit einer Vorgeschichte von erheblicher früher Gewalt, Vernachlässigung oder struktureller dissoziativer Störung ist sowohl beim Floatback als auch beim Affektscan Vorsicht angezeigt: Es könnte bis dato amnestisches und hochbelastendes Erinnerungsmaterial ins Bewusstsein gelangen und den Patienten überfordern.

**Der Floatback (diagnostische Affektbrücke)**

Shapiro & Laliotis (2007a) beziehen sich in ihrem Entwurf auf einen Vorschlag von Browning (1999). Die Wurzeln dieser sehr effektiven diagnostischen Technik vermute ich in der Hypnotherapie. Im deutschen Sprachraum wird auch der Begriff »Affektbrücke« genutzt. Da dieser Begriff jedoch in der EMDR-Therapie mehrfach mit unterschiedlichen Bedeutungen versehen ist, habe ich mich dafür entschieden, den von

Shapiro eingeführten Begriff »Floatback« zu verwenden, um Unklarheiten zu vermeiden.

Der Floatback wird vom Therapeuten initiiert. Das Ziel ist, Zugang zu Erinnerungen zu erhalten, die nicht bewusst sind, aber vermutlich die Ursache der Belastung der Patienten in der Gegenwart. Der Floatback kann angewandt werden, sobald der Patient bereit ist, an einem konkreten Problem und den noch verborgenen Grundlagen zu arbeiten (*informed consent*). Hier werden Affekt und negative Überzeugung genutzt.

**ANLEITUNG FLOATBACK**

Bild und negative Überzeugung paaren:

*»Bitte nehmen Sie diese gegenwärtige Erfahrung intensiv wahr. Was ist das Schlimmste, das Sie über sich sagen können? ... Achten Sie auf Bilder, die auftauchen, und die damit verbundenen negativen Überzeugungen über sich selbst, zusammen mit allen Emotionen und Empfindungen. Gehen Sie dann in die Vergangenheit zurück, in eine Zeit, in der Sie so oder ähnlich empfunden oder gedacht haben. Was kommt Ihnen in den Sinn?«*

**FALLBEISPIEL Was steckt hinter der Phobie?**

Eine 52-jährige Patientin leidet unter Angst in engen Räumen, besonders in Fahrstühlen und Tunneln. Während sie es geschafft hat, durch wiederholte Exposition in einen Fahrstuhl einzusteigen, kann sie sich nicht überwinden, durch Tunnel zu fahren. Sie vermeidet massiv und nimmt auf Autofahrten lange Umwege in Kauf. Als ich sie bitte, sich eine Fahrt durch einen Tunnel vorzustellen, entwickelt sie massive Angst mit somatischen Symptomen. Auf meine Frage nach Worten, die jetzt in ihr auftauchen, kann sie die negative Kognition »Ich sterbe« benennen. Ich bitte die Patientin, mit dem Gefühl der Angst und dem Satz »Ich sterbe« in Kontakt zu bleiben. Dann fordere ich sie auf, in die Vergangenheit zurückzugehen, in eine Zeit, in der sie ähnlich gedacht oder empfunden habe. Rasch kommt ihr eine Erinnerung aus dem 14. Lebensjahr ins Bewusstsein: Sie steht mit ihrer Mutter am geöffneten Fenster und wartet auf die Drehleiter der Feuerwehr, da es in der darunterliegenden Wohnung und dem Treppenhaus brennt. Die Mutter ist völlig panisch und dem Kind keine Hilfe.

Die Patientin ist überrascht. Sie berichtet, über diese Erinnerung einige Male gesprochen zu haben. Allerdings wird ihr jetzt zum ersten Mal der Zusammenhang zu dem intensiven Affekt bewusst. Wir können diese Erinnerung aus Zeitgründen nicht direkt bearbeiten. Dennoch ist die Diagnostik für die Patientin sehr entlastend. Da die Verbindung zwischen Erinnerung und Symptom wahrnehmbar wird, versteht sie jetzt die Hintergründe ihrer Symptomatik und kann sich als Mensch anders erleben.

Nicht jede gefundene Erinnerung muss auch (sofort) reprozessiert werden. Die Erinnerung kann erst einmal »verwahrt« oder mit einer anderen Technik bearbeitet werden. Beispielsweise eignet sich die CIPOS-Technik zur subjektiven Belastungsreduktion (SUD). Entscheiden Sie mit Blick auf das Gesamtbild und die aktuelle Situation.

### Der Affektscan

Die Anwendung des Affektscan ist hilfreich, wenn frühere Erinnerungen nicht so gut erreichbar sind oder der Patient Schwierigkeiten hat, eine negative Überzeugung zu verbalisieren. Es gelten dieselben Vorsichtsregeln wie bei der Affektbrücke (der Affektscan kann auch während des Reprozessierens als Einwebeintervention genutzt werden).

**ANLEITUNG AFFEKTSCAN**

*»Halten Sie diese Erfahrung in der Aufmerksamkeit, zusammen mit allen Emotionen und Empfindungen, und gehen Sie in die Vergangenheit zurück, in eine Zeit, in der Sie Ähnliches empfunden haben. Was taucht auf …?«*

**FALLBEISPIEL Es ist nie genug!**

Ein erfolgreicher 56-jähriger Mann, Manager in einem mittelständischen Unternehmen, fühlt sich zunehmend erschöpft und depressiv gestimmt. Obwohl er im Unternehmen von Inhabern und Kollegen gleichermaßen geschätzt wird, arbeitet er immer mehr als nötig. Er ist verheiratet und hat zwei Kinder, die ihren Weg gehen. Es gibt keine materiellen Probleme. Wir besprechen das Muster, das ihn in die Erschöpfung führte. Ausgehend von einer aktuellen Situation des Zu-viel-Tuns, des Mehr-als-alle-anderen-Tuns, bitte ich ihn, sich vorzustellen, ausnahmsweise nicht mehr als alle anderen zu tun. Diese Vorstellung löst ein Gefühl von Angst und Minderwertigkeit aus. Ich bitte den Patienten, das gegenwärtig außer Acht zu lassen und mit diesen Gefühlen in die Vergangenheit zu gehen. Es taucht eine Kindheitserinnerung auf: Er kommt aus einer extrem leistungsorientierten Familie und wurde immer mit seiner älteren Schwester verglichen. Die auftauchende Erinnerung beinhaltet ein Gespräch mit seinem Vater, in dem dieser Angst wegen der Schulleistungen äußerte und dem Jungen sagte: *»Was du tust, reicht nicht. Du wirst dich immer mehr bemühen müssen als deine Schwester.«*

### Anwendung und Kombination

Naheliegend ist der Einsatz der AIP-spezifischen Diagnostik in der Phase 1 der EMDR-Therapie zur Unterstützung der AIP-basierten Anamnese. Allerdings greift dies viel zu kurz. Bei allen komplexeren Patienten werden wir die AIP-spezifische Diagnostik über den gesamten Therapieverlauf nutzen. Die Patienten kommen immer wieder mit durch den Alltag aktivierten Netzwerken und Erinnerungen in die Stunde. Dann ist es eine große Chance, mit der Diagnostik die Verbindung zwischen der aktuellen Belastung und der aktivierten Erinnerung herzustellen. Wenn wir so die Chance haben, mit diesem Material unmittelbar erfolgreich zu arbeiten, können wir noch in derselben Stunde eine Belastungsreduktion erreichen und zur Stabilisierung der Patienten beitragen. Würden wir in einer solchen Situation »stur« nach einem festgeschriebenen Behandlungsplan vorgehen und die nächste Erinnerung des Behandlungsplans, die

»jetzt dran ist«, bearbeiten, könnte es sein, das wir zu dem jetzt via naturalis aktivierten Netzwerk ein weiteres Netzwerk therapeutisch aktivieren und damit die aktuelle Belastung zumindest vorübergehend erhöhen.

**FALLBEISPIEL »Kriegserinnerungen«**

Ich arbeite mit einem 56-jährigen Patienten im Netzwerk »Kriegserinnerungen«. In der Phase 8 (Nachbefragung) der Stunde berichtet der Patient von einer Situation mit seiner Frau, einem Gespräch, das er »wie Folter« erlebte. Ich nutze den Floatback und stoße auf eine Erinnerung aus dem Netzwerk »Kindheit/Familie«. Da die Erinnerung aus der Vorstunde komplett bearbeitet wurde und auch aktuell entladen ist, kann die mit der Diagnostik gefundene Erinnerung angegangen werden. Die Reprozessierung dieser Erinnerung führt zu einer Entlastung und entspannt die Situation im Paar.

Das Ergebnis der AIP-spezifischen Diagnostik könnte auch ergeben, dass die via naturalis aktivierte Erinnerung aus dem Netzwerk stammt, indem wir schon arbeiten, und uns so bestärken, dort weiterzuarbeiten.

Wir können die verschiedenen Techniken durchaus kombinieren. Wir beginnen z.B. mit dem direkten Fragen, das uns in die Schulzeit zwischen dem zehnten und zwölften Lebensjahr führt. Mit dem damit verbundenen Affekt nutzen wir jetzt den Affektscan, um zu einer bestimmten Erinnerung zu kommen, die dann die Zielerinnerung für die folgende Arbeit mit der Standardtechnik wird.

Die AIP-spezifische Diagnostik ist ein wertvolles Werkzeug für die flexible Behandlungsplanung und -durchführung. Ich möchte dies mit einem weiteren Fallbeispiel illustrieren:

**FALLBEISPIEL Vom Symptom zur Erinnerung**

Eine Frau, Anfang 60, befindet sich etwa in der Mitte einer Therapie von 60 Sitzungen. In der Kindheit war sie emotionaler Gewalt und Vernachlässigung ausgesetzt. Auch spielte transgenerationale Traumatisierung eine Rolle. Im Verlauf des Lebens machte sie weitere traumatische Erfahrungen. Es konnten schon einige maladaptiv gespeicherte Erinnerungen nachverarbeitet werden, sodass es zu einer deutlichen Besserung kam. In der Vorstunde tauchte das Thema der Sorge um ihre erwachsenen Kinder in einer Intensität auf, die sie selbst als unangemessen empfand. Zu Beginn der jetzigen Stunde thematisiert sie eine Erschöpfung, die sie mit Erinnerungen an die belastenden Schwangerschaften verbindet. Die Patientin wirft aber auch die Frage auf, ob es mit dem Thema der empfundenen Verantwortung für den Vater zusammenhänge. Ich entscheide mich für Diagnostik und bitte die Patientin, sich die empfundene Angst um die Kinder auszumalen. Sie imaginiert das Bild, dass ein Kind auf einer Bergwanderung in die Tiefe stürze und sterbe. Diese Vorstellung ist von Affekt begleitet, sodass ich gleich den Affektscan anleite. Die Patientin gewinnt rasch Zugang zu einer Kindheitserinnerung aus dem dritten oder vierten Lebensjahr. Sie ist vom Auftauchen dieser Kindheitserinnerung überrascht: In der

Erinnerung liegt sie abends krank, fiebrig im Bett, sehnt sich nach Hilfe und hat gleichzeitig starke Angst, Hilfe bei den Eltern zu suchen. Die Erinnerung ist aktuell mit einer subjektiv empfundenen Belastung von 9 (maximal 10) hochbelastend und die Affekte von Angst und Verzweiflung werden deutlich. In der folgenden Arbeit mit der Standardtechnik entwickelt sich ein emotional-assoziativer Prozess. Die Patientin erlebt ein Gefühl von Haltlosigkeit und des abgrundtiefen Fallens, das sich im Verlauf löst. Zum Ende der Sitzung ist die Patientin deutlich entlastet und in Kontakt mit ihren Ressourcen.

Die AIP-spezifische Diagnostik ermöglichte es, das Material hinter dem Symptom zu erkennen und individualisiert zu arbeiten, sodass eine Entlastung der Patientin erreicht werden konnte.

Lassen Sie uns die schon bekannte Patientin Frau Treu von Glauben etwas weiter begleiten und sehen, was die Diagnostik in ihrem Fall an Informationen brachte.

**FALLBEISPIEL Frau Treu von Glauben (Fortsetzung)**

An standardisierter Diagnostik kamen die **Dissociative Experience Scale (DES-II)** und der **Childhood Trauma Questionnaire (CTQ)** zum Einsatz. In der DES-II lag der Wert mit einem Summenscore von 4,2 im Bereich des Erwartbaren; somit ergab sich kein Hinweis auf eine Kontraindikation zur intensiveren Arbeit mit Erinnerungsmaterial. Der CTQ ergab den Hinweis auf mäßig ausgeprägte emotionale Gewalt und emotionale Vernachlässigung, was die Patientin überraschte und zum Nachdenken brachte.

Die Frage nach Ressourcen für den Bereich der emotionalen Gewalt führte zu Erinnerungen an Rückzug, an das ruhige Spiel mit sich selbst in dem von den Kindern selbstgestalteten Spielraum in der Scheune und an ruhige Momente mit der Großmutter.

Als Zielerinnerungen aus dem CTQ für den Bereich der emotionalen Gewalt benannte die Patientin die ihr gegenüber wiederholt ungerechte Mutter und das laute, aggressive Schimpfen der Mutter.

Für den Bereich der emotionalen Vernachlässigungen konnte die Patientin keine Ressourcen benennen, sodass hier ein Ressourcendefizit zu bestehen scheint. Hier bietet sich die Fokussierung von aktuellen Ressourcenerfahrungen, insbesondere in der Therapie, unter Nutzung der **Instant Ressource Installation (IRI)** an. Ich werde die IRI-Technik in Kapitel 6.2.11 (Abschn. Basale Ressourcentechniken) ausführlich darstellen.

Als Zielerinnerungen aus dem CTQ, dem Bereich der emotionalen Vernachlässigung, benannte die Patientin die sich wiederholende Abwesenheit der Mutter und den Umstand, dass sie als krankes Kind alleine zu Hause gelassen wurde.

Unter Nutzung AIP-basierter Diagnostik konnten zusätzlich gegenwartsnahe und frühe Erinnerungen identifiziert werden. Hier sind Erinnerungen an die schmerzgeplagte Mutter, Schmerzen von Mitschülern sowie Erinnerungen an die letzten Begegnungen mit Schwager und Schwester zu nennen.

Die AIP-basierte Diagnostik spielt in der EMDR-Therapie eine große Rolle. Ausgangspunkt für die diagnostischen Techniken sind oft gegenwärtige Symptome oder gegenwartsnähere belastende Erinnerungen, wenn wir die Fundierung in frühen Erfahrungen vermuten. Auch in der Zukunft liegende Befürchtungen können Ausgangspunkt für die Anwendung der diagnostischen Techniken sein.

## 6.1.5 Behandlungsplanung

Um den AIP-basierten Behandlungsplan zu erstellen, versuchen wir die Symptome nach Ähnlichkeit zu gruppieren. Diese Gruppen von Symptomen werden auch Cluster genannt. Für die Arbeit mit den ähnlichen Erinnerungen hinter den Symptomen nutze ich allerdings den Begriff Netzwerk. Wir hoffen, durch die Gruppierung Generalisierungseffekte beim Prozessieren unterstützen zu können. Dabei achten wir auf Folgendes:

- vorhandene bzw. fehlende Ressourcen
- irrationale negative Selbstüberzeugungen
- maladaptive Verhaltensweisen (z. B. Selbstverletzendes Verhalten [SVV])
- maladaptive Emotionen
- Körperempfindungen
- Sensorik (visuell, olfaktorisch, auditorisch)
- Trigger (Personen, Orte, Gegenstände)
- Intrusionen bezüglich belastender Lebenserfahrung

Wir sehen im AIP-Modell die Symptomatik nicht als primären Angriffspunkt für unsere Interventionen an, sondern als Ausgangspunkt für die AIP-basierte Diagnostik, die zum Auffinden der Erinnerungen führt, um so den individuellen Behandlungsplan eines Patienten zu erstellen. Der AIP-basierte Behandlungsplan folgt auch dem dreifachen Ansatz; die damit verbundene Behandlungsstrategie ist das Standardprotokoll nach Shapiro.

Bezüglich der **Vergangenheit** achten wir auf die Erinnerungen an belastende Lebenserfahrung, die vermutlich nicht ausreichend verarbeitet, maladaptiv gespeichert und damit Ursache der Symptomatik sind. Wir versuchen, Erinnerungen zu gruppieren (Netzwerke), die frühesten und hochbelastenden Erinnerungen zu identifizieren und dabei andere Erinnerungen im Blick zu behalten. Wir wollen die emotionale Reaktion auf die aktivierten Erinnerungen beobachten und mit den gegenwärtigen Problemen/Symptomen korrelieren. Zudem achten wir auf Erinnerungen, die vielleicht nicht kausal, aber mit einer Symptomatik verbunden sind und das Potenzial besitzen, bei der späteren Nachverarbeitung des Materials zu Komplikationen zu führen.

Ob wir eine tabellarische oder grafische Darstellung im Sinne der »AIP-Landkarte der belastenden Lebensereignisse und Ressourcen« (→ Abb. 6-2) nutzen, bleibt den Vorlieben des Behandlers überlassen.

**Abb. 6-2:** AIP-Landkarte der belastenden Lebensereignisse und Ressourcen.

Ich möchte noch einmal ausdrücklich darauf hinweisen, dass die Einschätzung der Ressourcenlage sowohl bezüglich des Vorhandenseins wie auch der Verfügbarkeit eine wichtige Rolle spielt. Bei unkomplizierten Patienten werden nach singulärer Erfahrung einige wenige Erinnerungen aus einem Netzwerk, einige Trigger und die Reduktion der Vermeidung als gewünschtes zukünftiges Verhalten auf dem individuellen Behandlungsplan stehen. Wenn sich das Material über einen größeren Bereich der Biografie erstreckt, empfiehlt Shapiro, die zehn am meisten belastenden Erfahrungen der Kindheit für die Bearbeitung auszuwählen und ergänzend die weiteren, späteren belastenden Lebenserfahrungen (Shapiro 2018, S. 112).

Je komplexer das klinische Bild wird, desto mehr wird die Behandlungsplanung von dieser Faustregel abweichen. Bei komplexeren Patienten werden wir den Blick auch auf einzelne Netzwerke richten, da sich die Ressourcenlage und damit der Bedarf an Ressourcenstärkung von Netzwerk zu Netzwerk deutlich unterscheiden können. Hierauf werde ich im Kapitel 9 im Zusammenhang mit der Behandlung komplexer Störungsbilder näher eingehen.

Bezüglich der **Gegenwart** möchten wir gegenwärtige Erfahrungen (z. B. Personen oder Orte) identifizieren, die negative emotionale Reaktionen oder Intrusionen (Trigger) auslösen und Erinnerungsmaterial aktivieren. Auch die Erinnerungen daran, die Trigger, werden später, falls notwendig, reprozessiert. Wir achten auch auf das, was vermieden wird, da es einen Hinweis auf das Erinnerungsmaterial gibt. Dabei ist nicht zu vergessen, dass es auch aktuelle Belastungen geben kann.

Bezüglich der **Zukunft** wollen wir gewünschte Antworten auf zukünftige Herausforderungen herausarbeiten und auf kommende Herausforderungen vorbereiten. Wir versuchen, die antizipatorische Angst und das Vermeidungsverhalten zu erkennen, und helfen, angemessene Handlungsmuster zu entwickeln.

Die hier dargestellte Behandlungsplanung in der EMDR-Therapie eignet sich idealerweise für einfache Störungsbilder. Bei diesen Patienten wird das klinische Bild durch wenige maladaptiv gespeicherte Erinnerungen verursacht; falls ein Ressourcenmangel besteht, so ist dieser doch umschrieben. Mit diesen Patienten lässt sich der Behandlungsplan ohne größere Schwierigkeiten entwerfen, wenngleich auch die Diagnostik oftmals notwendig ist, um die Zusammenhänge zu erkennen.

Abhängig von der affektiven Ladung kann die Symptomatik auch bei diesen Patienten ausgeprägt und der Umgang mit dem Erinnerungsmaterial herausfordernd sein. Beispielhaft seien kriegstraumatisierte Soldaten genannt, bei denen die Erinnerung an Gefechtssituationen mit einem hohen Ausmaß an Übererregung versehen sein kann, was die Bearbeitung schwierig macht. Bei komplexen Patienten, die diverse maladaptiv gespeicherte Erinnerungen in vielen Netzwerken aufweisen und darüber hinaus meist einen ausgeprägteren Ressourcenmangel haben, kann die zu Beginn der Behandlung erstellte Behandlungsplanung nur eine Skizze sein. Im Verlauf einer solchen Behandlung wird der Behandlungsplan immer wieder modifiziert werden müssen.

### Symptomentlastungsbehandlungsplan versus umfassender Behandlungsplan

Einen Schritt hin zu einer differenzierteren Behandlungsplanung hat Shapiro mit der Abgrenzung des Symptomentlastungsbehandlungsplans vom umfassenden Behandlungsplan vorgenommen. Interessanterweise nimmt sie diese Differenzierung in der letzten Aktualisierung ihres Ausbildungsmanuals (Shapiro & Laliotis 2017b) vor, übernimmt diese aber nicht in die dritte Auflage des Lehrbuchs.

Der **Symptomentlastungsbehandlungsplan** orientiert sich an den derzeit prominenten Symptomen der Patienten. Von hier aus wird der Zugang zu den aktiven Erinnerungen gesucht, die dann bei ausreichender Stabilität prozessiert werden. Hier kann durchaus, auch in der Ressourcenstärkung, der Fokus mehr auf der Gegenwart liegen. Es können ebenso biografische frühe Erinnerungen prozessiert werden, wenn dieses Material zugänglich ist und die integrative Kapazität des Patienten dafür ausreicht. Es kann durchaus die Standardrichtung von der Vergangenheit über die Gegenwart in die Zukunft bezüglich einzelner Erinnerungen oder auch Netzwerke eingehalten werden. Assoziationen (Affektbrücken) in andere Netzwerke werden meist konsequent und unmittelbar unterbrochen. Bekannte, aber inaktive Netzwerke werden in Ruhe gelassen. Das Ziel ist eine Symptomentlastung, die die Stabilität des Patienten verbessert.

Der **umfassende Behandlungsplan** geht die bekannten Netzwerke maladaptiv gespeicherter Erinnerung systematischer und umfassender an. In der Frühphase kann sich hier durchaus die Orientierung an aktiven Erinnerungen, den Erinnerungen, die derzeit Symptome verursachen, bewähren. Letztlich sollen aber alle bekannten Netzwerke aufgelöst werden. Auch hier wird immer wieder das unmittelbare, aktive Unterbrechen von Assoziationen notwendig sein, um das Material in einer oder mehreren Sitzungen in einem bearbeitbaren Rahmen zu halten. Bei einfachen Patienten werden wir auf einen umfassenden Behandlungsplan hinarbeiten, um das zu verarbeitende Material komplett nachzuverarbeiten und die Symptomatik aufzulösen. Der Patient kann dann mit der vordem gemachten und nun nachverarbeiteten Erfahrung sein Leben weiter gestalten.

Je nach klinischer Situation können wir uns also für einen Symptomentlastungsbehandlungsplan oder einen umfassenden Behandlungsplan entscheiden. Bei komplexen Patienten kann es durchaus ratsam oder sogar geboten sein, einen Symptomentlastungsbehandlungsplan zu wählen, um in einem Teilbereich seiner Symptomatik eine Entlastung zu erreichen und für einen Teilbereich adaptiveres Verhalten zu ermöglichen. Dabei entbindet uns die Entscheidung für diesen Behandlungsplan nicht von der Pflicht einer umfassenden Anamnese. Im Gegenteil, wir treffen die Entscheidung für den Symptomentlastungsbehandlungsplan nur nach gründlicher Abwägung auf der Basis umfassender Kenntnis des Patienten mit seinen Ressourcen und Defiziten sowie aller Netzwerke maladaptiv gespeicherter Erinnerung.

**FALLBEISPIEL Behandlungsplanung etwas komplexer**

Ein chronisch alkoholabhängiger Patient ist mehrfach zur qualitativen Entgiftung in stationärer Behandlung gewesen. Die Station, Personal und Mitpatienten sind ihm vertraut. Er formuliert im Rahmen der qualifizierten Entgiftung einen Wunsch nach weiterführender Entwöhnungsbehandlung, die er jedoch zweimal nicht antritt. Die AIP-Perspektive ermöglicht einen alternativen Blick auf sein Verhalten. Der Patient erfuhr in der Kindheit emotionale Vernachlässigung, emotionale und körperliche Gewalt in der Familie und teilweise auch in der Peergroup. Mit der AIP-basierten Diagnostik wird die Angst vor der neuen Gruppe in der Entwöhnungsklinik mit Erinnerungen an belastende Erfahrungen in der Peergroup in Verbindung gebracht. Weitere Netzwerke sind bekannt, werden aber bewusst nicht zur Auswahl von Ziererinnerungen herangezogen. Nach entsprechender Vorbereitung werden zwei Erinnerungen an Ausgrenzung und Beschämung in der Peergroup mit der Standardtechnik reprozessiert. Dem Patienten gelingt danach der Antritt der Entwöhnungsbehandlung. Die Behandlungsplanung und Durchführung nach dem Symptomentlastungsbehandlungsplan ermöglicht in einem Teilbereich ein adaptiveres Verhalten. Ein umfassender Behandlungsplan wäre in der klinischen Situation und dem Setting nicht zu realisieren gewesen.

Die Entscheidung für einen der beiden Behandlungspläne wird natürlich nicht für die Ewigkeit getroffen, sondern kann im Verlauf variiert werden. So könnte es sein, dass wir uns mit einem Patienten für einen umfassenden Behandlungsplan entscheiden und dann eine berufliche Veränderung einen Ortswechsel des Patienten erzwingt, sodass wir auf einen Symptomentlastungsbehandlungsplan umschwenken. Genauso ist im Verlauf der Wechsel von einem Symptomentlastungsbehandlungsplan zum umfassenden Behandlungsplan möglich, wenn sich der Patient für die Therapie öffnet und seine Stabilität zunimmt.

### Spezifische Behandlungsstrategien

Als Ergänzung der AIP-basierten Behandlungsplanung können spezifische Behandlungsstrategien zu Rate gezogen werden, so diese für eine bestimmte Diagnose oder ein bestimmtes Problem zur Verfügung stehen. Solche spezifischen Behandlungsstrategien geben Hinweise für die Auswahl von Erinnerungsmaterial und der Sequenzierung in der Bearbeitung. So empfiehlt die Behandlungsstrategie z. B. für die unipolare Depression, früh in der Behandlung mit Erinnerungen an die Ereignisse zu arbeiten, die eine depressive Episode auszulösen scheinen. Die Behandlungsstrategie für Substanzabhängigkeit (CravEx; → Kap. 12.2.6) empfiehlt, nach Stabilisierung der Ressourcenlage zu entscheiden, ob das Drogenverlangen mehr durch den Affektdruck maladaptiv gespeicherter Erinnerungen oder durch das sogenannte Suchtgedächtnis getrieben wird, und dann entsprechend in dem Bereich zu beginnen, der die Pathologie antreibt. Bei der Darstellung ausgewählter Behandlungsstrategien werde ich dies näher ausführen (→ Kap. 12).

**FALLBEISPIEL Frau Treu von Glauben (Fortsetzung)**

Grundsätzlich wird der individuelle Behandlungsplan nach dem Standardprotokoll nach Shapiro aufgebaut, d. h. wir beginnen nach ausreichender Stärkung der Ressourcen in der Vergangenheit. Folgende Behandlungsstrategien wurden ergänzend zur Erstellung des individuellen Behandlungsplan zu Rate gezogen: Behandlungsstrategie bei chronischen Schmerzen, Behandlungsstrategie bei Depression.

Am Ende der Phase 1 inklusive der AIP-basierten Diagnostik stehen nun folgende Erinnerungen, Themen und Ressourcenbereiche auf dem Behandlungsplan:

1. Etablierung bzw. Stärkung von Ressourcen im Bereich Wahrgenommen-Werden, Beachtung erfahren, Affekttoleranz
2. Initialerfahrung der Schmerzsymptomatik
3. belastende Kindheitserinnerungen
4. Krebserkrankung des Schwagers, Suizid der Schwester
5. weitere belastende biografische Erinnerungen, z. B. Insolvenz der Firma des Mannes
6. gegenwärtige Trigger und momentan erlebter Schmerz
7. Angst vor erneuter Symptomatik

Ein letzter Gedanke zur Beruhigung: Ich verstehe mich in meiner therapeutischen Rolle in der EMDR-Therapie als Begleiter eines individuellen Verarbeitungs-, Veränderungs- und Heilungsprozesses. Natürlich bemühe ich mich um eine sorgfältige Behandlungsplanung. Mir ist jedoch bewusst, dass der individuelle Prozess des Patienten immer wieder Überraschungen mit sich bringt und Anpassung erfordert.

## 6.2 Phase 2 – Vorbereitung

Ziele der Vorbereitung sind, die Patienten für die aktivere Auseinandersetzung mit belastendem Erinnerungsmaterial, besonders für die Arbeit mit der Standardtechnik, dem klassischen Reprozessieren, vorzubereiten und zu erkennen, ob sie dafür bereit sind.

**IN DER AIP-PERSPEKTIVE BEDEUTET DIES:**
Wir wollen die Erreichbarkeit der Erinnerungsnetzwerke erkennen – sowohl der Ressourcen als auch der maladaptiven Erinnerungen. Wir wollen Ressourcennetzwerke stärken oder aufbauen.

Diese Phase 2 der EMDR-Therapie widmet sich der Vorbereitung des Patienten für die weitere Arbeit. Gelegentlich wird die Vorbereitung mit dem Konzept der Stabilisierung aus der allgemeinen Psychotraumatherapie verwechselt. Aus dieser Verwechselung entsteht manchmal eine irritierende Diskussion, teils mit der Feststellung, die EMDR-Therapie brauche keine Stabilisierung. Dies beruht, wie gesagt, auf einem Missverständnis. Bislang stellt niemand die Phase 2 insgesamt infrage. Die Vorbereitung kann Elemente der klassischen Stabilisierung enthalten, geht aber über dieses Konzept weit hinaus. Insgesamt ist die EMDR-Therapie hier sehr offen für Beiträge aus anderen therapeutische Ansätzen. Darauf werde ich unter dem Punkt Stabilität (→Kap. 6.2.6) noch näher eingehen. Basale Vorbereitung ist immer notwendig. Das wird sich Ihnen bei der Lektüre dieses Kapitels erschließen. Des Weiteren sollten wir immer überlegen, wie viel Vorbereitung der einzelne Patient braucht. Es gilt hier: so viel wie nötig, aber so wenig wie möglich. Denn wir können durch eine zu ausgedehnte, übermäßig lange Vorbereitung den Verlauf der Erkrankung chronifizieren. Grundsätzlich müssen wir uns als Therapeuten immer wieder kritisch hinterfragen, ob eine Vermeidung auf unsere eigenen Ängste zurückzuführen ist. Grundsätzlich rate ich aber zu einem behutsamen, eher entschleunigten Vorgehen.

Bevor wir uns mit dem Thema der Vorbereitung im Detail beschäftigen, möchte ich auf das Makro- und Mikrosetting der EMDR-Therapie eingehen. Die EMDR-Therapie wird sowohl im ambulanten wie auch im teilstationären und stationären Kontext angeboten. Sie findet weit überwiegend im Einzelsetting in Präsenz statt. Die Begleitung des Patienten insbesondere bei intensiverer Arbeit mit dem Erinnerungsmaterial bedarf der ungeteilten Aufmerksamkeit des Therapeuten. Bestimmte Elemente, wir die Psychoedukation oder Ressourcenstärkung, könnten auch im Gruppensetting angeboten werden. Ansonsten sehe ich das Gruppensetting in der EMDR-Therapie zurzeit als wirkliche Ausnahme an (→Kap. 6.2.4). Ich halte die therapeutische Beziehung für einen wichtigen Faktor in der Behandlung und damit eine Therapeutenkonstanz, besonders im ambulanten Kontext, für wichtig. Im stationären Kontext sehe ich auch durchaus eine therapeutische Beziehung zur Institution, sodass hier darüber nachgedacht werden kann, ob ein anderer als der Primärtherapeut eine EMDR-Intervention anbietet, falls diese indiziert ist und der Primärtherapeut diese Kenntnisse nicht hat.

Ich habe in solchen Fällen oft den Primärtherapeuten mit in die von mir durchgeführte EMDR-Sitzung genommen, um die therapeutische Beziehung zu stärken. Es gibt Berichte aus Behandlungssettings, in denen regelmäßige Behandlerwechsel beschrieben werden (van Minnen et al. 2018). Mir erschließt sich die Logik eines erzwungenen Behandlerwechsels nicht und ich habe auch nichts über positive Langzeitkatamnesen aus einem solchen Programm lesen können.

Eine Entwicklung der jüngeren Zeit ist die Online-Anwendung der EMDR-Therapie. Die COVID-Epidemie mit der erzwungenen Distanzierung hat dieser Entwicklung, die ich persönlich nicht für möglich hielt, Vorschub geleistet. Mittlerweile wissen wir, dass die Online-Anwendung gut möglich und sicher ist (Bursnall et al. 2022; Kaptan et al. 2024; McGowan et al. 2021; Sheiki et al. 2024). Hierbei handelt es sich allerdings immer um die Anwendung im Einzelsetting. Grundsätzlich kann in der Online-Anwendung auch die manuelle Führung der Augen mit den sich über den Bildschirm bewegenden Fingern des Therapeuten genutzt werden. Auf Therapeutenseite bedarf dies aber einer sehr präzisen und anstrengenden Führung der Hand. Als Alternative wäre die taktile Selbststimulation möglich, bei welcher der Therapeut auf der anderen Seite des Bildschirms den Takt vorgibt. Es gibt mittlerweile mehrere Hersteller, die eine Softwarelösung anbieten. Dabei läuft auf dem Bildschirm des Patienten ein Lichtpunkt, der vom Therapeuten gesteuert wird. Alternativ stehen in der Regel bilaterale Töne zur Verfügung, für die es einen Kopfhörer braucht. Patientenseitig sollte ein großer Bildschirm vorhanden sein (PC, Laptop, großes Tablett), damit eine ausreichende Bewegungsbreite der Augen realisiert werden kann. Beidseits braucht es eine stabile Internetverbindung; es sollte ein Notfallkontakt über Telefon möglich sein, falls die Internetverbindung in einer Sitzung zusammenbricht.

Aber keine Angst, Störungen gibt es auch im Präsenzsetting.

Ich arbeite viel mit der Online-Anwendung. Unter den vielen Anbietern möchte ich beispielhaft zwei erwähnen, die schon lange etabliert sind. Das in den USA beheimatete **EMDR Remote** bietet eine sehr stabil laufende Plattform. Das in Großbritannien ansässige **BilateralBase** bietet ebenfalls eine stabile und sehr benutzerfreundliche Plattform. Die Tastatursteuerung des Lichtpunktes ist sehr komfortabel und erlaubt es, die Dosierung der Augenbewegungen flexibel anzupassen. Die Server von BilateralBase stehen in Irland und somit im Bereich der europäischen Regularien zur Datensicherheit. Beide Anbieter bieten eine kostenlose Testphase an, für die man sich registrieren muss. BilateralBase bietet einen kostenlosen Basistarif von fünf Stunden pro Monat an. Für diejenigen, die nicht viel online arbeiten, ist das ein interessantes Angebot. Beide sollten sich in von der Kassenärztlichen Vereinigung (KV) zertifizierte Onlinedienste integrieren lassen. Die Online-Anwendung eröffnet neue Möglichkeiten. Sie scheint sogar z.B. für sehr bindungsdefizitäre Patienten zu Beginn der Therapie weniger ängstigend zu sein.

### 6.2.1 Konkrete Durchführung

**DAS STOPP-SIGNAL**

Die EMDR-Therapie lebt von kleinen Elementen. Ein solches Element, das in der Vorbereitung keinesfalls fehlen darf ist das sogenannte Stopp-Signal. Ich erkläre und vereinbare das Stopp-Signal früh in der Behandlung, spätestens in der zweiten Sitzung. Selbst wenn sich die Behandlung nicht in Richtung der EMDR-Therapie entwickeln sollte, ist es nützlich, denn das dieses Signal gibt dem Patienten Kontrolle. Es ist ein mit ihm vereinbartes Zeichen, mit dem der Patient den therapeutischen Prozess unterbrechen kann.

Da Worte durchaus trügen können, denn es könnte sein, dass sich das gesprochene Wort »Halt« oder »Stopp« auf die sich verändernde therapeutische Handlung bezieht, ist es hilfreich, ein anderes Zeichen zu definieren. Ich schlage den Patienten in der Regel ein Handzeichen vor, z. B. die rechte oder linke Hand zu heben. Bislang konnte sich jeder Patient darauf einlassen. Es kann natürlich auch ein anderes Signal sein.

Wenn der Patient das Stopp-Signal nutzt, unterbreche ich meine therapeutische Handlung, egal, an welcher Stelle wir uns im therapeutischen Prozess befinden. Zum Beispiel würde ich in der Arbeit mit der Standardtechnik unter Nutzung von Augenbewegungen diese sofort einstellen und mich dem Patienten zuwenden, um die Unterbrechung zu klären. In der Regel lässt sich die Störung besprechen und wir werden danach mit der weiteren Anwendung der therapeutischen Technik bzw. der Sitzung fortfahren.

Ich erkläre dem Patienten, dass wir zu Beginn ein Signal vereinbaren, das ihm die Kontrolle über den therapeutischen Prozess gibt: *»Sie können sich eine Psychotherapie vorstellen wie eine Zugfahrt. Sie sind an einem Ort, an dem es nicht gut ist, und sie möchten sich auf den Weg machen. Da stehen mehrere Züge. Einer fährt zumindest in die richtige Richtung. Das Ziel muss noch nicht unbedingt ganz klar sein. Sie steigen ein und nehmen in dem Zug platz. Die Türen schließen und der Zug fährt ab. Der Zug wird vom Lokführer gesteuert, der dafür gezielt ausgebildet ist. Das ist meine Rolle als Therapeut. Aber Sie haben in diesem Zug die Kontrolle. Es gibt einen roten Hebel, die Notbremse; wenn Sie diesen Hebel ziehen, dann hält der Zug an und der Lokführer kann daran gar nichts ändern. In der Regel wird dann geklärt, was der Hintergrund ist, danach setzt der Zug seine Reise fort. Wir werden jetzt ein solches Signal vereinbaren, das wie die Notbremse im Zug auf den therapeutischen Prozess wirkt. Das ist das sogenannte Stopp-Signal. Da Worte durchaus trügen können, es könnte sein, dass sie Halt oder Stopp sagen, aber eigentlich das meinen, was gerade in ihrer Erinnerungsarbeit geschieht, vereinbaren wir ein Zeichen, das klar definiert ist. Mein Vorschlag wäre, dass Sie die rechte oder die linke Hand heben. Wäre das für Sie möglich?«*

Wenn der Patient bejaht, dann bitte ich ihn, dieses Handzeichen konkret auszuführen. Ich fahre danach mit weiteren Erklärungen fort.

*»Ich erkläre Ihnen jetzt, wie das genau funktioniert. Wenn Sie das Stopp-Signal nutzen, dann unterbreche ich das, was ich gerade tue. Ganz egal, ob wir im Gespräch sind oder mit Augenbewegung arbeiten. Ich werde innehalten und Sie fragen, was der Hintergrund Ihres Stopp-Signals ist. Wir klären dann, was los ist, und in der Regel werden wir danach weiterarbeiten. Selten ist das Stopp-Signal das Ende einer Sitzung. Ich möchte Ihnen noch zwei Beispiele geben, die Ihnen helfen, zu verstehen, wann Sie das Stopp-Signal einsetzen könnten. Wenn wir in der EMDR-Therapie mit Augenbewegung arbeiten, kommt es extrem selten vor, dass ein Patient einen intensiven Schmerz im Auge erlebt, so, als würde man mit einer Nadel hineinstechen. Die Augen können müde sein, brennen oder reiben, das ist alles ganz normal. Aber sollten Sie einen solchen stechenden Augenschmerz während der Augenbewegung erleben, dann nutzen Sie bitte unmittelbar das Stopp-Signal. Ich würde die Augenbewegung unterbrechen, Sie fragen und wenn Sie mir diese Rückmeldung geben, dann würden wir auf eine der Alternativen ausweichen, die wir später noch besprechen werden. Es ist im Übrigen im Rahmen der EMDR-Therapie noch nie ein Schaden durch die Augenbewegung aufgetreten. Das ist eine reine Vorsichtsmaßnahme.*

*Ein weiteres Beispiel betrifft die Rückmeldung während einer therapeutischen Sitzung. Ich sage: Wenn wir mit Erinnerungsmaterial arbeiten, dann werde ich Sie bitten, meinem Finger mit den Augen zu folgen. Wenn Sie nur dem Finger folgen, ist es eigentlich optimal. Nach einer Serie Augenbewegungen werde ich etwas sagen wie ›einmal durchatmen, ausblenden‹ [als würde man den Bildschirm kurz ausschalten], ›loslassen‹ und nach einer kurzen Pause fragen, was jetzt gerade in Ihrer Aufmerksamkeit ist. Dann benötige ich von Ihnen eine kurze Rückmeldung in zwei oder drei Sätzen, was gerade in ihrem Bewusstsein ist. Danach sage ich in der Regel: ›Jetzt folgen Sie bitte wieder nur meinen Fingern!‹, und wir beginnen mit der nächsten Serie Augenbewegungen. An der Stelle könnten Sie das Stopp-Signal nutzen, weil gerade noch etwas in Bewusstsein gekommen ist, was sie mir unbedingt mitteilen möchten. Haben Sie noch Fragen zur Anwendung des Stopp-Signals?«*

Das Stopp-Signal wird nach meiner Erfahrung von den Patienten angemessen genutzt. Patienten mit einem höheren Kontrollbedürfnis oder Misstrauen setzen das Stopp-Signal manchmal zu Beginn einer Therapie probehalber ein. Wenn sie dann die Erfahrung machen, dass ich darauf wie abgesprochen reagiere, normalisiert sich die Nutzung des Stopp-Signals. In Relation zu den manualisierten Techniken der EMDR-Therapie scheint das Stopp-Signal banal. Dennoch ist es von großer Bedeutung. Bitte vergessen Sie es nicht. Folgendes Fallbeispiel soll dies erläutern:

**FALLBEISPIEL Es braucht das Stopp-Signal**

Ein etwa 45-jähriger Mann kommt wegen einer schweren Posttraumatischen Belastungsstörung und Phantomschmerz zulasten der Berufsgenossenschaft in stationäre Behandlung, da sich seine Symptomatik trotz Therapie nicht bessert. Er befindet sich schon in ambulanter Therapie im Rahmen des Psychotherapeutenverfahrens der beruflichen Unfallversicherungsträger. Da ich weiß, dass in diesem Rahmen die ambulanten Therapeuten meist auch in der EMDR-Therapie ausgebildet sind, frage

ich den Patienten im Erstgespräch, ob die behandelnde Psychotherapeutin auch die EMDR-Therapie anwende. Der Patient berichtet, dass seine Therapeutin ihm die EMDR-Therapie angeboten habe, er dies aber ablehne. Er fühle sich bei dem Gedanken daran nicht wohl. Ich frage den Patienten daraufhin nach dem Stopp-Signal. Der Patient ist überrascht und entgegnet mir, dass er es nicht kenne. Ich etabliere das Stopp-Signal und gebe danach noch einige Informationen zur EMDR-Therapie.
In der Folgestunde nutzen wir ohne Probleme die Standardtechnik der EMDR-Therapie.

### 6.2.2 Die therapeutische Beziehung stärken

Ein wichtiger Teil der Vorbereitung ist die Etablierung der therapeutischen Beziehung. Die therapeutische Beziehung, eine ganz besondere Art von Beziehung, gilt als integraler Bestandteil jeder Psychotherapie und da die EMDR-Therapie Psychotherapie ist, gilt dieser Grundsatz auch für die EMDR-Therapie. Dabei bietet die EMDR-Therapie besonders gute Möglichkeiten. Die Anamnese und Diagnostik im AIP-Modell, also das Suchen nach Zusammenhängen zwischen Symptomen und den zugrunde liegenden Erfahrungen, wird vom Patienten oftmals als ein Interesse an seiner Person und seinem Sein erlebt. Die Anwendung der manualisierten Techniken, hierzu sind natürlich auch die diagnostischen Techniken zu rechnen, macht mich als Therapeut vorhersagbar, verlässlich. Wenn es mir gelingt, das Material in einer Sitzung, sowohl in der Anamnese als auch in der Diagnostik, in einer Intensität zu halten, die für den Patienten angemessen ist, dann stärkt dies das Vertrauen und die Entwicklung der therapeutischen Beziehung.

Der wichtigste Beitrag für die Entwicklung der therapeutischen Beziehung ist das feinfühlige Verhalten des Therapeuten, das ich schon vorgehend beschrieben habe. Nichtsdestotrotz können wir auch Techniken der EMDR-Therapie nutzen, um die therapeutische Beziehung zu stärken. Hier bietet sich besonders die IRI-Technik aus dem Bereich der Ressourcentechniken an. Ich werde den Einsatz der IRI-Technik auch zur Stärkung der therapeutischen Beziehung im betreffenden Kapitel 6.2.11 näher beschreiben.

### 6.2.3 Psychoedukation

Wissen ist nicht nur Macht, Wissen gibt auch Sicherheit. Ich muss also den Patienten angemessen und in für ihn verständlichen Worten über die EMDR-Therapie informieren. Dies gilt nicht nur für den Erstzugang zur Psychotherapie, sondern auch für Patienten, die Psychotherapie schon kennen. Denn die EMDR-Therapie ist anders als andere Therapieverfahren. Auch geht es in der Psychoedukation darum, die Symptomatik des Patienten in eine individuelle Interpretation des AIP-Modells zu transkribieren. Damit werben wir um Verständnis, wecken das Interesse und stärken die Motivation zur EMDR-Therapie. Wir adressieren auch Wissensdefizite. Diese hier angebotene Information wird der Patient eventuell später in der Nachverarbeitung benötigen, sodass wir mit der Psychoedukation auch späteren Problemen vorbeugen.

Zur Psychoedukation gehört neben dem angemessenen Erklären der EMDR-Therapie, des AIP-Modells und der Bilateralen Stimulation auch ein Erklären der grundlegenden Behandlungsplanung (dreifacher Ansatz) und der Techniken. Wichtig ist ein genaues Überprüfen und ggf. Korrigieren von Erwartungen, besonders bezüglich der Anwendung der Standardtechnik, des Reprozessierens. Patienten kommen immer wieder mit überzogenen Heilserwartungen oder Erwartungen an mögliche Belastung in die Behandlung. Quellen dieser Erwartungen sind teils falsche Informationen im Internet oder auch Berichte durch andere Menschen, z. B. Mitpatienten im stationären Kontext.

Grundsätzlich halte ich meine Erläuterungen zur Psychoedukation und zu den Techniken so kurz und knapp wie möglich. Ich möchte durch meine Informationen keine Erwartungen wecken, nichts suggerieren. Aber es ist natürlich notwendig, dort falsche Vorstellungen zu korrigieren, wo sie vorhanden sind. Ich weise auch stets darauf hin, dass die Anwendung von EMDR-Techniken immer wieder ein Versuch sei, die große Chance, gemeinsam Erfahrungen zu machen und daraus zu lernen.

**KURZE INFORMATION ÜBER DIE EMDR-THERAPIE**

Eine belastende Erfahrung kann unter bestimmten Umständen nicht von selbst verarbeitet werden. Die Erinnerung bleibt dann im Gehirn in einer bestimmten Weise gespeichert, mit den ursprünglichen Bildern, Geräuschen, Gedanken, Gefühlen und Körperempfindungen. In einer typischen EMDR-Nachverarbeitungssitzung wird das im Menschen angelegte Informationsverarbeitungssystem stimuliert, sodass die Erinnerung nachträglich verarbeitet wird. So ähnlich geschieht es wahrscheinlich auch in der natürlichen Verarbeitung im Schlaf, nur sind Sie in der Sitzung immer wach. Die Augenbewegungen (oder Alternativen) unterstützen Ihr Gehirn in der Verarbeitung. Durch die Therapie wird nichts ausgelöscht. Sie werden sich an das erinnern, was wichtig ist, aber in einer angemessenen Art und Weise. Wir werden mit den alten, nicht ausreichend verarbeiteten Erinnerungen arbeiten, uns aber auch den gegenwärtigen Auslösereizen zuwenden und angemessene Verhaltensweisen für die Zukunft stärken, falls dies notwendig ist.
Es gibt verschiedene Techniken in der EMDR-Therapie, die helfen können, das Vergangene zu verarbeiten und hinter sich zu lassen. Wir werden Erfahrungen sammeln müssen, mit welcher Technik Sie am besten weiterkommen. In der Therapie können auch positive Erinnerungen mittels der Augenbewegungen gestärkt werden. So werden wir sehr wahrscheinlich beginnen.
Egal, was wir tun, es gilt: Es ist Ihr Gehirn, das verarbeitet. Und Sie haben die Kontrolle über den Prozess. Bitte erinnern Sie sich an das Stopp-Signal.

Sie können verschiedene Metaphern zur Erklärung der EMDR-Therapie nutzen. Ich spreche gerne von der seelischen Verdauung und nutze das meist gut bekannte Wissen um die Verdauung: Wir nehmen Neues in uns auf, verarbeiten es, scheiden das aus, was wir nicht mehr brauchen, und behalten das, was für uns hilfreich ist. Ich verweise dann noch auf den Schlaf, in dem diese seelische Verdauung stattfindet.

Gerne gebe ich auch schriftliches Informationsmaterial mit. Eine Information über die EMDR-Therapie auf einer DIN-A4-Seite finden Sie in den ergänzenden Materialien zu diesem Buch im Internet (→ Arbeitsblatt »Vorbereitungscheckliste«).

**EXKURS**

Eine weitere gute Informationsquelle sind in der Veröffentlichung »Die Neue Medizin der Emotionen« von David Servan-Schreiber (2006) die Kapitel 5 und 6. Diese Kapitel sind jedoch einige Jahre alt und dahingehend zu korrigieren, dass wir mittlerweile sehr genau wissen, wie die EMDR-Therapie wirkt. Auch fehlt in diesem Buch ein Hinweis auf die Ressourcen, sodass ich auch dies ergänze. Ansonsten ist es aber eine sehr lebendig geschriebene und verständliche Lektüre.

Hin und wieder gebe ich einen Fachartikel zur Lektüre. In der Folgestunde werde ich den Patienten die Möglichkeit geben, Fragen zu stellen, damit wir ein möglichst gutes Verständnis und somit eine gute Vorbereitung der folgenden Sitzungen haben.

Auch sind einige Informationen bezüglich rechtlicher Fragen wichtig und folgende Hinweise unbedingt anzusprechen, falls der Patient noch zur Identifizierung eines Täters beitragen oder als Zeuge vor Gericht auftreten muss:

- Ein vor der Therapie klares Bild kann abblassen oder verschwinden.
- Die Erinnerung kann evtl. ohne Belastung erinnert und berichtet werden, was zu diskutieren ist, wenn der Patient Opfer ist und dann als Zeuge vor Gericht aussagen muss.
- Eine sachliche Wiedergabe der Erinnerung kann dem Opfer als mangelndes Leiden ausgelegt werden.
- Auch kann grundsätzlich an der Validität einer Aussage gezweifelt werden, wenn vorher an der Erinnerung gearbeitet wurde. Es gibt keine belastbaren Befunde, die diese Annahme rechtfertigen. Dennoch ist dies immer wieder zu hören.
- Es kann durch die Therapie mehr oder weniger Erinnerung werden oder bleiben. Diese Erinnerung ist emotional valide, nicht notwendigerweise faktisch korrekt.

Weitere wichtige Informationen, besonders vor Anwendung der Standardtechnik, sind:

- Reprozessieren einer Erinnerung muss nicht, kann aber emotional fordernd sein.
- Reprozessieren ist anstrengend.
- Die Absprache von Sicherheitsmaßnahmen bei einer Vorgeschichte von Abhängigkeit, Selbstverletzendem Verhalten, Impulsivität und dissoziativen Zügen ist notwendig.

**FALLBEISPIEL Frau Treu von Glauben (Fortsetzung)**

Ich greife eine Information auf, welche die Patientin mir gegeben hat. Sie hatte berichtet, dass Schmerzmedikation manchmal wirkt und manchmal überhaupt nicht. Darauf aufbauend erkläre ich, dass das Erleben von starken Schmerzen unabhängig von der Ursache ggf. vom Gehirn nicht verarbeitet werden kann und dann maladaptiv gespeichert wird. Ich erläutere, dass eine solche Erinnerung bei Aktivierung wie ein tatsächlicher Schmerz erlebt wird, aber kein üblicher Schmerz ist, sondern ein Erinnerungsschmerz. Dies würde mir auch erklären, warum Schmerzmittel manchmal wirkten und manchmal nicht. Die Patientin wird hellhörig. Ich berichte weiter über Studien, die es zur Anwendung der EMDR-Therapie im Bereich chronischer Schmerzen gäbe. Ich erkläre ihr, dass, obwohl die EMDR-Therapie aus der Traumatherapie komme, mittlerweile die Anwendung bei anderen Störungen, wie auch der Depression, gut etabliert sei. Ich erkläre ihr weiterhin, dass es keine Möglichkeit gebe, zu »messen«, ob es ein Erinnerungsschmerz sei oder nicht und dass wir daher die Therapie ausprobieren müssten. Ich führe nebenbei an, dass es möglicherweise noch andere Belastungen im Verlaufe ihres Lebens gegeben habe, die zu berücksichtigen wären, selbst wenn sie ihr Leben so gut bewältigt habe.

Die zu Beginn skeptische Patientin, die doch deutlich fremdmotiviert in die Behandlung kam, fühlt sich hier in ihrem Leiden wahrgenommen. Es gelingt, einen Behandlungsplan zu skizzieren, der im Sinne des Symptomentlastungsbehandlungsplans sicherlich limitiert ist, aber von der Patientin nachvollzogen und akzeptiert werden kann. Ich spreche gern von dem Behandlungsplan, der »von Patient und Therapeut unterschrieben werden kann«.

Im Ergebnis ist die Patientin hinlänglich motiviert und aufgrund ausreichender Aufklärung soweit vorbereitet, dass ich ihr Einverständnis für den Fortgang der Behandlung erhalte. Zum Ende der Stunde – das Stopp-Signal ist schon etabliert – führe ich sie in das typische Setting der EMDR-Therapie und in die Anwendung der Bilateralen Stimulation ein.

**AUFKLÄRUNGSBOGEN**

Ich dokumentiere die Psychoedukation und das Einverständnis der Patienten in meinen Unterlagen, lasse mir aber keinen gesonderten Aufklärungsbogen unterschreiben; es sei denn, es ist eine besondere Situation, wie die Durchführung einer Studie. Es spricht aber nichts gegen einen Aufklärungsbogen.

Es gilt, bei der Psychoedukation soviel angemessene Information zu geben wie nötig, aber auch nicht mehr. Besonders wichtig ist es, die Motivation oder das Interesse des Patienten zu stärken, ohne falsche Erwartungen zu wecken oder Befürchtungen zu schüren. Francine Shapiro (Wetherford 2014) selbst gab an, etwa 80 % der Patienten mit der EMDR-Therapie effektiv behandeln zu können. Ich zitiere gern Francine Shapiro und ergänze an dieser Stelle, dass m. E. diese Zahl sehr konservativ geschätzt ist und nach meiner Erfahrung die Erfolgsquote höher liegt.

Gleichwohl bleibt es dabei, dass wir den Beginn der EMDR-Therapie als einen wohlbegründeten Versuch beschreiben sollten, eine Situation, in der wir gemeinsam wertvolle Erfahrungen machen können. Dies nimmt Druck von Patient und Therapeut. Die Einführung in die EMDR-Therapie sollte möglichst barrierefrei sein. Daher rate ich auch dazu, die Situation im Therapiezimmer so zu gestalten, dass ein möglichst flüssiger Übergang von der normalen Gesprächssituation in das typische Setting für die Nutzung der Bilateralen Stimulation möglich ist. Eine spezielle »EMDR-Ecke« ist oft zu überladen mit Erwartungen oder Befürchtungen.

### 6.2.4 Das Setting der EMDR-Therapie und die Bilaterale Stimulation

Zur Vorbereitung der EMDR-Therapie gehören das klassische Setting und die Einführung in die Bilaterale Stimulation. Ich nutze beides früh in der EMDR-Therapie bzw. auch dann, wenn ich noch nicht sicher bin, ob aus dem Erstkontakt überhaupt eine EMDR-Therapie wird. Aber ich kann Ressourcentechniken durchaus auch außerhalb des AIP-Modells einbringen und habe ja immer die Möglichkeit, in eine anders geartete Psychotherapie oder in einem der Richtlinienverfahren an geeigneter Stelle eine EMDR-Technik einzubinden. Insofern lohnt es sich, früh in das Setting und die Mechanik der Bilateralen Stimulation einzuführen. Ich erhalte auch Informationen über den Patienten, die ggf. für die Planung weiterer Schritte, besonders die aktivere Auseinandersetzung mit belastendem Erinnerungsmaterial, wichtig sind.

Das klassische Setting, die Sitzposition, ist in der EMDR-Therapie etwas anders, als wir das aus der Psychotherapie im Allgemeinen kennen. Wir sitzen dem Patienten näher als gewohnt, dabei seitlich versetzt, als würden zwei Schiffe aneinander vorbei einen Kanal passieren (→ Abb. 6-3).

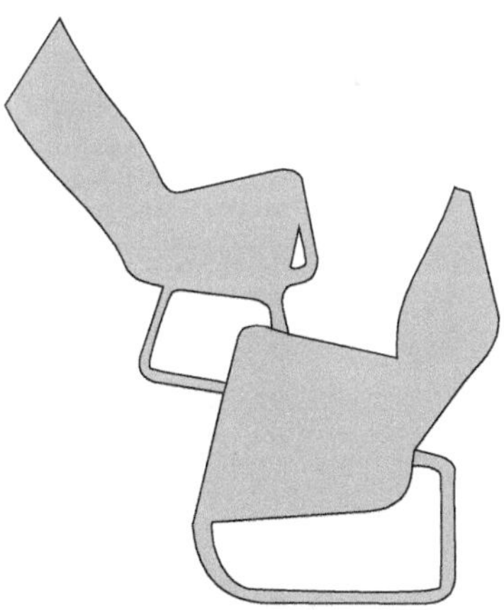

**Abb. 6-3:** Die Sitzposition in der EMDR-Therapie.

Ob ich als Therapeut rechts oder links vom Patienten sitze, hängt von meiner Händigkeit ab, da ich meist mit der Hand die Augenbewegungen führen werde. Es ist durchaus hilfreich, wenn der für den Patienten sichtbare Hintergrund eher ruhig und wenig ablenkend ist. Selbstverständlich sollte das Setting nicht einengen. Ich achte immer darauf, dass dem Patienten der Weg zur Tür offensteht. Die Sitzposition ist in der Mechanik der Bilateralen Stimulation begründet. Wenn wir einen relativ geringen Abstand unserer Hand vor dem Gesicht des Patienten haben, dann können wir mit einer geringen Amplitude die Augen über die gesamte Bewegungsbreite führen, was uns die Durchführung der Bilateralen Stimulation mittels Augenbewegung deutlich einfacher macht, wenn keine Kontraindikationen vorliegen.

**KONTRAINDIKATIONEN FÜR EINE EMDR-THERAPIE**

Kontraindikationen für Augenbewegungen sind akute Augenerkrankungen, Zustand nach akuter Augenverletzung und Augenoperationen. Eine angeborene Augenmuskelschwäche kann die Augenfolgebewegungen erschweren, weil die Augenmuskeln oder ihre Ansteuerung nicht richtig entwickelt sind. Zu den häufigsten angeborenen Störungen gehört das Duane-Syndrom, bei dem die Augen eine eingeschränkte Beweglichkeit aufweisen.

Bei einer behandelten Schielerkrankung in der Kindheit besteht grundsätzlich keine Kontraindikation.

Wir sollten die Augenbewegungen ausprobieren und lediglich bei extremem Schwindel oder Übelkeit auf eine Alternative ausweichen.

Nur bei der Stimulation mit Augenbewegungen haben wir Evidenz für die Anwendung der Standardtechnik. Wir stehen durch die geöffneten Augen in einem direkten Kontakt mit dem Patienten, bekommen schneller Rückmeldung und haben mit der **Diagonale** eine gute Intervention zur Verfügung, falls der Verarbeitungsprozess stagniert (→ unten).

Diese Sitzposition dient auch dazu, dass wir während der Stimulation durch die Augenbewegungen etwas außerhalb des Gesichtsfeldes des Patienten sitzen. Gelegentlich führt das zu einem Missverständnis, wenn Patienten vermuten, dass sie uns nicht sehen sollen. Das trifft aber nicht zu: Patienten nehmen uns durchaus wahr und besonders in den Phasen zwischen den Augenbewegungsserien nehmen Sie gezielt Blickkontakt auf. Dieser Blickkontakt ist auch im Sinne der Feinfühligkeit als Grundlage der therapeutischen Beziehung in der EMDR-Therapie wünschenswert und nicht auszuschließen.

Die erste Erfahrung mit dem klassischen Setting und der Bilateralen Stimulation sollte ohne größere Belastung erfolgen. Es wird also kein Fokus auf zu verarbeitendes Material gelegt. Es geht nur darum, dass die Patienten eine erste, sichere, gute Erfahrung mit dem Setting und der Stimulation machen. Ich vergleiche es gerne mit dem Trockenschwimmen: Zuerst werden die Schwimmbewegungen im Trocknen geübt, bevor man ins Wasser geht. Ziel ist es also, den Patienten mit dem Setting der EMDR-Therapie und der Bilateralen Stimulation vertraut zu machen.

Vor dem Einstellen der Sitzposition und dem Anbieten der Probestimulation sollte unbedingt das Stopp-Signal eingeführt sein, damit die Kontrolle beim Patienten bleibt. Ich erinnere dann noch einmal an das Stopp-Signal: »*In der Therapie sollen Sie über die Kontrolle verfügen. Da Worte manchmal täuschen können, haben wir eine Geste, eine Handbewegung vereinbart, das sogenannte Stopp-Signal. Welche Hand war es bei Ihnen? Die rechte oder die linke Hand? Bitte zeigen Sie es mir noch einmal. Wenn Sie das Stopp-Signal nutzen, dann halte ich inne und werde Sie fragen, was der Anlass ist. Wir werden es klären und danach meist weiterarbeiten.*«

Das Setting der EMDR-Sitzung mit der Nutzung von Bilateraler Stimulation unterscheidet sich vom gewohnten Setting in der Gesprächstherapie. Die Sitzposition ist ungewohnt, sie kann jedoch meist einfach eingenommen werden, wenn dies vorher erklärt wurde und das Stopp-Signal vereinbart ist. Bei Nutzung einer alternativen Form der Bilateralen Stimulation kann und muss die Sitzposition durchaus angepasst werden. Wenn die klassische Sitzposition eingenommen wurde, kann die Bilaterale Stimulation eingeführt werden.

Es sind mehrere Formen der **Alternierenden Bilateralen Stimulation (ABS)** bekannt, von denen zumindest die primäre Stimulationsform der Augenbewegung und wenigstens eine Alternative demonstriert und damit eingeführt werden müssen.

Welche **Stimulationsformen** stehen uns zur Verfügung? Es sind die Stimuli durch Augenbewegungen auf dem taktilen und auf dem auditiven Sinnesgebiet. Bezüglich der Augenbewegungen gehe ich übrigens davon aus, dass es sich hier nicht um den visuellen Kanal handelt, sondern um die Motorik, die Aktivierung der Augenmuskelkerne. Grundlage meiner Überlegung sind die theoretischen Annahmen von Stickgold (2002) zur Wirksamkeit der Bilateralen Stimulation durch Augenbewegungen, die ich immer noch für interessant halte, auch wenn sie derzeit noch nicht durch Daten gestützt sind. Es sind also:

1. geführte Augenbewegungen
2. a) taktile Stimuli (manuell oder gerätegestützt)
   b) angeleitete taktile Selbststimulation (z.B. Butterfly)
3. auditive Stimuli (bilaterale Töne)

### 1. Geführte Augenbewegungen

Aus verschiedenen Gründen sind die geführten horizontalen Augenbewegungen zu bevorzugen. Alle klinischen Studien, welche die Evidenz der EMDR-Therapie in der Behandlung der Posttraumatischen Belastungsstörung begründen, sind mit Augenbewegungen durchgeführt worden. Insofern sprechen wir von der Stimulation durch Augenbewegungen, wenn wir von Evidenzbasierung sprechen. Auch aus klinisch-praktischer Sicht spricht vieles für die meist horizontalen Augenbewegungen. Bei den geführten Augenbewegungen sind die Augen natürlich geöffnet, sodass ein (seltenes) Dissoziieren in der Sitzung unmittelbar bemerkt würde. Die geführten Augenbewegungen bieten auch die Möglichkeit, die Stimulation an das Reprozessieren anzupassen und mit dem Richtungswechsel eine elegante Intervention bei einer Stagnation im Prozess der Informationsverarbeitung durchzuführen (→Phase 4, Kap. 6.4.3).

**MERKE**

**Kurz zum Richtungswechsel:** Wir können bei einer Stagnation in der nächsten Serie die Augen diagonal führen. Diese Intervention wird meist als die »Diagonale« bezeichnet.

Die anderen Stimulationsarten sind bei Kontraindikationen gegen Augenbewegungen (Augenverletzung, Zustand nach Augen-OP, starkes Schielen, Blindheit) eine Alternative.

In einer Untersuchung wurde durch Messung der subjektiven Belastung (SUD) die Intensität der Stimulationsarten Augenfolgebewegungen und taktile Reize verglichen (Servan-Schreiber et al. 2006). Zusätzlich wurde noch zwischen Bilateral Alternierender und Bilateral intermittierend seitengleicher und nicht kontinuierlicher Bilateraler Stimulation unterschieden. Hier zeigte sich die Bilateral Alternierende Stimulation als wirksamer. Es war kein Unterschied zwischen der Stimulation durch Augenfolgebewegungen und taktiler Stimulation zu erkennen. Die Ergebnisse dieser Studie mit kleiner Stichprobengröße sind aber nicht zu generalisieren.

Aus klinischer Erfahrung sollte bei Nutzung der Alternativen die Anzahl der Stimuli etwa um ein Drittel pro Stimulationsserie erhöht werden, um einen den Augenbewegungen vergleichbaren Effekt zu erreichen. Es sind üblicherweise 25–30 Augenbewegungen in den ersten ein oder zwei Serien, die danach auf 35–40 Augenbewegungen pro Serie gesteigert werden. Analog wären es 35–40 taktile oder auditive Stimuli in den ersten ein oder zwei Serien und 45–60 taktile oder auditive Stimuli in den weiteren Serien.

Wie schon ausgeführt, geht es letztendlich um das individualisierte Angebot der Bilateralen Alternierenden Stimulation. Hier sind die vom Therapeuten angeleiteten Augenfolgebewegungen klinisch klar im Vorteil. Wir bekommen durch die geöffneten Augen ein Mehr an Informationen, wenn sich beispielsweise durch feucht werdende Augen eine neue Emotion ankündigt. Wir würden sofort einen glasigen Blick erkennen, der ein mögliches Dissoziieren in der Sitzung anzeigt. Wir können sofort reagieren. Nur mit den vom Therapeuten angeleiteten Augenfolgebewegungen können wir so flexibel auf Veränderungen unter der Stimulation reagieren, indem wir die Serie verlängern, die Geschwindigkeit anpassen oder die Diagonale anbieten. Mit dieser Anpassung auf das, was wir im Verlauf der Stimulation erleben, fühlen sich Patienten auch ohne Worte sehr gehalten. Der einzige Nachteil der vom Therapeuten angeleiteten Augenfolgebewegungen ist, dass die Patienten diese gelegentlich als anstrengender empfinden im Vergleich zur z. B. taktilen Stimulation und wir die Anstrengung der Armbewegungen auf uns nehmen müssen. Aber der Vorteil wiegt diese kleinen Strapazen auf.

Ein Stimulus, eine Augenbewegung, ist immer eine Rechts-Links-Stimulation, d. h. die Augen werden einmal ganz zu einer Seite und zurück geführt. Da wir in der Mitte des Gesichts (»vor der Nase«) beginnen, bedeutet ein Stimulus die Bewegung von der Mitte ganz zur anderen Seite, über die Mitte zurück zur Ausgangsseite und danach wieder zur Mitte. Die Augen werden über die gesamte Bewegungsbreite geführt. Dabei bewegen wir unsere Hand etwa von Schulter zu Schulter. Die Fingerspitzen sollten etwa auf Pupillenhöhe des Patienten sein, da eine horizontale Folgebewegung für den Patienten leichter umzusetzen ist. Wir sollten immer daran denken, dass wir unsere Hand normalerweise in einer geraden Horizontale führen. Bezüglich der Handhaltung hat sich eine aufrechte Handhaltung bewehrt. Dabei ist der Daumen nach innen gelegt, Zeige- und Mittelfinger sind gestreckt und Ring- und kleiner Finger im Grundgelenk gebeugt. Diese Handhaltung wird vom Patienten meist als neutral erlebt.

### 2a. Taktile Stimuli

Bei taktiler Stimulation ist ein Stimulus eine rechts- und linksseitige, vom Patienten wahrnehmbare Berührung. Der Stimulus, meist mit einer oder zwei Fingerkuppen gesetzt, muss ausreichend kräftig sein, sollte jedoch keinen Schmerz auslösen oder einen blauen Fleck hinterlassen. Ob der Therapeut dabei mit einer Hand oder mit rechter und linker Hand alternierend stimuliert, darf den persönlichen Vorlieben überlassen werden.

> MERKE
> Bei der **manuellen taktilen Stimulation** handelt es sich um eine Berührung, die vom Patienten erlaubt werden muss.

Auch bei vorliegender Erlaubnis kann die Berührung weniger neutral wahrgenommen werden als die Augenbewegungen. Es gibt technische Stimulationslösungen, die hier eine Abhilfe anbieten, z. B. die auditive Stimulation (→ unten).

### 2b. Angeleitete taktile Selbststimulation

Eine Sonderstellung nimmt die angeleitete taktile Selbststimulation ein. Hier gibt der Therapeut den Rhythmus der Stimulation vor, während sich der Patient durch taktile Reize auf dem oberen Brustkorb, den Oberarmen oder den Oberschenkel selbst stimuliert. Die angeleitete taktile Selbststimulation wurde für die Gruppenbehandlung von durch eine Naturkatastrophe traumatisierten Kindern entwickelt (Jarero & Artigas 2012). Weitergehende Evidenz für diese Form der Stimulation findet sich derzeit nicht.

Meiner Erfahrung nach ist die angeleitete taktile Selbststimulation im Vergleich mit den anderen Stimulationsformen weniger wirksam. Im klinischen Kontext ist sie, neben der seltenen Anwendung im Gruppensetting, indiziert, wenn sich bei Kontraindikation oder Intoleranz für Augenbewegungen und für taktile oder auditive Stimuli keine andere Möglichkeit bietet. Bei Patienten mit einem extrem hohen Kontrollbedürfnis kann die angeleitete taktile Selbststimulation eine Alternative sein. Eine weitere Indikation findet sich bei der Online-Therapie. Wenn die Stimulation durch Augenfolgebewegungen aus technischen oder anderen Gründen nicht möglich ist und die auditive Stimulation nicht zur Verfügung steht, bleibt nur die angeleitete taktile Selbststimulation.

**3. Auditive Stimuli**

Bei auditiver Stimulation entspricht ein Ton auf dem rechten oder linken Ohr einem Stimulus. Um die auditive Stimulation wirklich bilateral alternierend anzubieten, bedarf es eigentlich eines Tongenerators und eines Kopfhörers. Auch ist das generell vorstellbare Schnipsen mit den Fingern mechanisch kaum über längere Zeit durchzuhalten.

Die Stimulationsgeschwindigkeit ist in der EMDR-Therapie schnell, etwa eine Augenbewegung pro Sekunde (1 Hz). Bei Ressourcenstärkung jedweder Art ist die Stimulation langsam, etwa ein Drittel der normalen Stimulationsgeschwindigkeit. Shapiro (2018) hat darauf hingewiesen, dass diese Angaben eine Orientierungshilfe für den Beginn der Therapie darstellen. Grundsätzlich bedeutet »schnell« die schnellstmögliche Geschwindigkeit, die der Patient mit Anstrengung noch leisten kann, ohne dass es überwältigend wäre. Den Grad der Schnelligkeit müssen wir bei jedem Patienten neu definieren, denn die optimale, »schnelle« Stimulationsgeschwindigkeit hängt von individuellen Faktoren wie Alter, Vorerkrankungen, Erschöpfung oder affektiver Ladung der Erinnerung ab. Die optimale Stimulationsgeschwindigkeit kann sich von Sitzung zu Sitzung oder auch innerhalb einer Sitzung verändern.

Die Applikation Bilateraler Stimulation ist dem Entwicklungsalter anzupassen. Es liegt auf der Hand, dass ein sechs Monate altes Baby – tatsächlich wird die EMDR-Therapie bereits für dieses Alter angeboten – nicht zu schnellen Augenfolgebewegungen in der Lage ist. Über die notwendigen Anpassungen erfahren Sie mehr in Kapitel 12.15 (EMDR-Therapie bei Kindern und Jugendlichen).

Zusammenfassend ist zu sagen, dass die vom Therapeuten angeleiteten Augenfolgebewegungen die bislang einzige evidenzbasierte Stimulationsform darstellen, selbst wenn es wenige Hinweise auf eine Äquivalenz zur taktilen Stimulation gibt. Ob die im Labordesign erhobenen Befunde (Stingl et al. 2025b) tatsächlich für eine äquivalente Dosierung der taktilen Stimulation sprechen, bleibt offen, das wird in der Praxis zu klären sein. Die Bilaterale Stimulation durch auditive Reize scheint in Laboruntersuchungen weniger wirksam zu sein (Nieuwenhuis et al. 2013). Neben der Evidenz gibt es zahlreiche praktische Vorteile, dass die vom Therapeuten angeleiteten Augenfolgebewegungen derzeit die primäre Stimulationsform darstellen. Ich hoffe, dass die Forschung in diesem Bereich weitergeht, denn es ist für die Praxis so wichtig, dass wir die EMDR-Therapie auf der Basis der besten Evidenz anbieten.

**Technische Stimulationshilfen**

Bevor ich im nächsten Kapitel in die Praxis der Bilateralen Stimulation einführe, möchte ich an dieser Stelle noch kurz auf technische Stimulationshilfen eingehen. Es gibt eine Reihe von technischen Stimulationshilfen. Anbieter wie Karl Ware, Neurotek, EMDR Kit oder i-motion Wellness Solutions sind schon lange am Markt. Die Geräte unterscheiden sich in Nuancen. Es wird den Vorlieben des Benutzers überlassen werden müssen, eine Entscheidung zu treffen. Ich als EMDR-Trainer habe mehrere solcher

Geräte (→Abb. 6-4); die meisten benutze ich allerdings nur selten, da ich die manuell geführten Augenbewegungen bevorzuge.

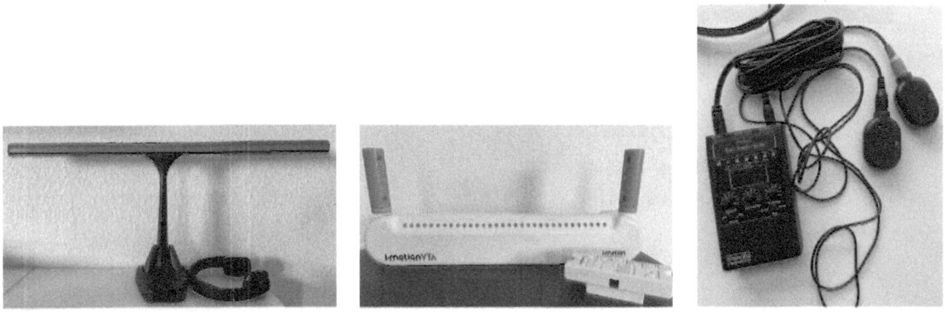

**Abb. 6-4:** Verschiedene Geräte zur Bilateralen Stimulation (https://neurotekcorp.com/; https://imotion-tech.com).

Grundsätzlich sind meine Finger nur eine Hilfe, die Augen zu bewegen. Dies kann man auch mit einem Lichtpunkt erreichen, mit Leuchtdioden, die hin und her laufen. Das mag aus narzisstischer Sicht etwas kränkend sein, ist jedoch so. Meine Finger sind nur eine Hilfe, um die Augen zu bewegen.

Es ist jedoch noch etwas anderes: Ich kann mich mit den manuell geführten Augenbewegungen in Sekundenschnelle auf Veränderungen unter der Stimulation einstellen, z. B. meine Geschwindigkeit anpassen. Keine der mir bekannten technischen Möglichkeiten bietet mir diese Flexibilität in der Führung der Augenbewegungen. Dennoch haben diese Geräte auch einen Vorteil: Es ist besonders die Möglichkeit der taktilen oder auditiven Stimulation, die mit den Stimulationshilfen leichter möglich ist. Wenn ich taktil stimulieren muss, weil z. B. meine Patientin nach einer Augenverletzung zu mir kommt, dann nutze ich bei der taktilen Stimulation gerne ein Gerät. Denn damit vermeide ich die körperliche Berührung, die oft im Vergleich mit dem Gerät als weniger neutral empfunden wird. Im Einzelfall kann jedoch ein Patient das Gerät als kalt erleben und die manuelle taktile Stimulation bevorzugen. Das muss ich im Einzelnen sehen. Es gibt Stimulationshilfen, die nur eine auditive und taktile Stimulation anbieten. Diese sind meist relativ günstig zu erwerben. Die Lichtbalken bieten zusätzlich zur auditiven und taktilen Stimulation die Führung der Augenbewegung über Leuchtdioden an.

Wenn Sie oft mit der EMDR-Therapie arbeiten, dann empfiehlt sich die Anschaffung eines Gerätes. Sie sind jedoch relativ teuer und haben ihre Vor- und Nachteile. Ich kann hier leider keine Kaufempfehlung geben. Allerdings kann ich aus eigener Erfahrung sagen, dass das einfache und robustere Gerät der bessere Kauf ist. Viele Gadgets, wie z. B. eine Steuerung über eine App, haben sich nach meiner Erfahrung als zu kompliziert erwiesen. Eine Alternative zu den teuren Geräten sind Apps für iOS oder Android. Da sich das Angebot ständig ändert, vermag ich keine Empfehlung zu geben. Diese Apps bieten meist für wenig Geld, manchmal sogar kostenfrei, mindestens die Möglichkeit der auditiven Stimulation. Die Patienten können ihre eigenen Kopfhörer mitbringen und ich kann auf den auditiven Modus übergehen, wenn ich den Stimulationsmodus wechseln muss. So hätten Sie für den Beginn erst einmal eine Art Nothilfe.

Im Rahmen der sich zunehmend etablierenden Online-Therapien wird überwiegend auf eine per Software erzeugte Stimulationshilfe zurückgegriffen. Der Therapeut steuert einen Lichtpunkt, der sich auf dem Bildschirm des Patienten hin und her bewegt. Der Therapeut kann durch seine Sicht auf den Patienten dessen Augenbewegungen steuern. Abhängig von der Software lässt sich die Stimulation unterschiedlich gut an den Verlauf anpassen. Die meisten Online-Applikationen bieten zusätzlich einen auditiven Stimulus an, der auf Patientenseite den Einsatz von Kopfhörern verlangt.

Seit Langem am Markt sind **BilateralBase** (https://app.bilateralbase.com) und **EMDRremote** (www.emdrremote.com). Die Server von BilateralBase stehen in der EU, sodass hier die recht strengen gesetzlichen Regelungen zur Datensicherheit gelten. Beide Plattformen ermöglichen eine Integration in von der Kassenärztlichen Vereinigung (KV) zugelassene Plattformen zur Online-Therapie. Sowohl BilateralBase als auch EMDRremote laufen stabil. BilateralBase lässt sich durch die Möglichkeit der Tastatursteuerung flexibler bedienen und bietet einen kostenfreien Tarif für fünf Stunden pro Monat an.

### 6.2.5 Praktische Einführung in die Bilaterale Stimulation

Nach Etablierung bzw. Überprüfung des Stopp-Signals wird die EMDR-typische Sitzposition eingenommen.

Bevor wir mit den Probestimuli beginnen, ist es sinnvoll, dem Patienten eine Instruktion für sein Verhalten unter Stimulation anzubieten.

**INSTRUKTION ZUM VERHALTEN UNTER STIMULATION**

*»Nach einer Stimulation, meist der Augenbewegungen, werde ich Sie bitten, durchzuatmen und innerlich loszulassen. Nach einer kurzen Pause werde ich sie nach ihrem Erleben fragen. Ich benötige dann von Ihnen möglichst klare kurze Rückmeldungen, am besten in ein, zwei Sätzen. Ich werde Sie fragen, was in dem Moment gerade da ist – manchmal ist eine Veränderung da, manchmal nicht. Bei diesem Prozess gibt es kein ›Muss‹. Versuchen Sie nur, so genau, wie es Ihnen möglich ist, zu schildern, was jetzt gerade da ist, ohne es zu bewerten. Lassen Sie während der Stimulation das, was passiert, einfach geschehen. Wenn Sie während der Augenbewegungen nur den Fingern folgen können, ist es optimal. Versuchen Sie, nach Möglichkeit nicht auf den Prozess Einfluss zu nehmen, etwa festzuhalten oder wegzuschieben. Wir werden eine Weile die Augenbewegungen durchführen, dann werden wir ganz kurz sprechen. Sie können jederzeit das Stopp-Signal nutzen, wie wir es besprochen haben. Wir werden jetzt die Augenbewegungen und eine Alternative ausprobieren.«*

Danach versuche ich, mit dem Patienten einen angemessenen Abstand von Hand zu Gesicht festzulegen. Dabei kommen wir in der Mitte des Gesichtsfeldes (vor der Nase) nach oben. Die Fingerspitzen sollten auf Pupillenhöhe sein, damit der Blick des Patienten geradeaus gerichtet ist. Ich frage dann, ob der Abstand von Hand zu Gesicht angenehm ist, und bewege meine Hand dabei etwas vor und zurück. Ich fordere den Patienten auf, mir mitzuteilen, welches der angenehmste Abstand ist, oder es mit dem Stopp-Signal zu signalisieren.
Dann bitte ich den Patienten, den Kopf ruhig zu halten und nur den Fingern mit den Augen zu folgen. Ich beginne, die Finger (von mir aus gesehen) von der Mitte (ich sitze als Rechtshänder links vom Patienten) nach links (also zu mir) zu bewegen, bis die Augen die maximale Auslenkung erreicht haben. Meine Fingerspitzen sind etwa auf Höhe der rechten Schulter des Patienten. Dann bewege ich die Hand zur Gegenseite, bis die Augen (auf der von mir aus gesehenen rechten Seite) die maximale Auslenkung erreicht haben. Ich bewege die Finger dann wieder in meine Richtung.
Wenn die Augen die Mittellinie passieren, haben wir einen Stimulus vollendet. Ich beginne langsam mit horizontalen Augenbewegungen und steigere die Geschwindigkeit bis auf die Frequenz von einem Stimulus pro Sekunde.
Am Anfang zählen wir die Stimuli leise mit. Zum Ende der Serie – für das Probieren reichen etwa zehn bis 15 Stimuli aus – werde ich etwas langsamer und ende wieder in der Mitte (vor der Nase).

Nach der Bitte, durchzuatmen, loszulassen oder auszublenden, als würde man den Bildschirm der Wahrnehmung einmal kurz ausschalten, frage ich den Patienten nach seiner Erfahrung. Ich gehe auf seine Wahrnehmung ein. Oft werden die Augenbewegungen als anstrengend erlebt. Hier können wir erklären, dass dies bei der späteren Arbeit mit Erinnerungsmaterial oft leichter fällt.

Sollte der Patient Schwindel berichten, biete ich eine erneute Serie an, wo ich etwas langsamer stimuliere. Sollte der Schwindel persistieren, frage ich erneut nach Vorerkrankungen, insbesondere einer früheren Schielerkrankung.

Ich erkläre, dass auch eine andere Richtung der Augenbewegungen als Alternative sinnvoll sein kann, und biete eine Serie diagonaler Augenbewegungen an. Ich biete auch eine Serie langsamer Augenbewegungen an und verweise darauf, dass diese bei der Ressourcenstärkung zum Einsatz kommen. Ich frage nach Gleitsichtbrillen oder Kontaktlinsen und probiere mit dem Patienten praktisch aus, wie es am besten geht. Danach klären wir die Notwendigkeit, eine Alternative zu nutzen, und führen eine der Alternativen, am besten die taktile Stimulation, ein.

Die erste Erfahrung mit der Bilateralen Alternierenden Stimulation sollte möglichst sicher und belastungsfrei sein.

**MERKE**

Versuchen Sie auf jeden Fall, mit den Augenbewegungen (Bilaterale Stimulation) zu arbeiten, falls nicht eine Kontraindikation wie eine akute Augenerkrankung besteht. Ich habe z. B. mit schweren Schielfehlstellungen, bei Zustand nach Schlaganfall oder Hirnoperation, Migräne und Einäugigkeit effektiv und belastungsarm mit Augenbewegungen gearbeitet.
Wechseln Sie den Stimulationsmodus nur, wenn es notwendig ist.

Ich werde im Weiteren von Augenbewegungen sprechen, auch wenn ich Bilaterale Stimulation meine. Die Alternativen sind immer mitgedacht!

Ergänzend könne wir auch Metaphern anbieten, die dem Patienten das Verhalten unter der Stimulation erleichtern. An dieser Stelle möchte ich beispielhaft die »Zugmetapher« erwähnen.

**METAPHER Zug**

»Es kann während der Augenbewegungen hilfreich sein, sich vorzustellen, man säße im Zug, schaute aus dem Fenster und ließe die Landschaft einfach an sich vorüberziehen. So kann man alle Bilder, Gedanken, Gefühle und Empfindungen, die möglicherweise während der Augenbewegungen auftauchen (Stimulation), einfach vorbeiziehen lassen.«

### 6.2.6 Die Stabilität erhöhen

Was wird benötigt, bevor eine intensivere Arbeit mit dem Erinnerungsmaterial möglich ist? Es sind natürlich der Zugang zum Erinnerungsmaterial, der nicht erzwungen werden sollte, und die Affekttoleranz. Dabei ist nicht nur die Affekttoleranz der Patienten gemeint, sondern die Affekttoleranz der therapeutischen Dyade! Aufseiten der Patienten wird die Fähigkeit zur dualfokussierten Aufmerksamkeit benötigt. Die Fähigkeit, zwischen dem Erinnerungsmaterial der Vergangenheit und der Präsenz in der therapeutischen Gegenwart zu unterscheiden, beides wahrzunehmen, gleichsam mit einem Fuß in der Vergangenheit und mit dem anderen Fuß in der sicheren therapeutischen Gegenwart zu stehen. Grundlage jeder Veränderung einer zu bearbeitenden Erinnerung ist das Toleranzfenster (Siegel 1999). Nur in der optimalen Zone zentralnervöser Erregung kann verarbeitet werden. Ist das Toleranzfenster zu eng, wird das Reprozessieren entweder durch Übererregung oder durch eine vagotone Reaktion bzw. Dissoziation im Prozess unterbrochen werden. In der Vorbereitung ist Ressourcenstärkung notwendig, um das Toleranzfenster zu verbreitern sowie die Affekttoleranz und damit die Stabilität zu verbessern. Hilfreiche Fähigkeiten bzw. Skills sind, zwischen Erinnerungsstate/Traumastate und Gegenwartsstate wechseln bzw. eine Veränderung einleiten zu können. Auch ist die Fähigkeit, eine beobachtende Position bezüglich des eigenen Erlebens einnehmen und halten zu können, vs. von der Erinnerung komplett absorbiert zu sein, sehr hilfreich und durch geeignete EMDR-Techniken zu stärken, bevor das klassische Reprozessieren beginnt. Es ist gut, wenn Patienten Zugang zu Ressourcen aktiv aufnehmen und zwischen den Sitzungen nutzen zu können. Dies gilt besonders für das klassische Reprozessieren und instabilere Patienten.

Nochmals: Dieser Teil der EMDR-Therapie in Phase 2 sollte nicht mit der Stabilisierung der allgemeinen Psychotraumatherapie verwechselt werden, wenngleich auch Techniken daraus hier angewandt werden können. Die EMDR-Therapie verfügt ja über eigene Ressourcentechniken. Auf den Bereich der Ressourcen gehe ich in Kapitel 6.2.7 ein. Für die Vorbereitung haben sich besonders folgende Techniken als hilfreich erwiesen:

- imaginative Übungen, wie der Tresor, der sichere (Wohlfühl-)Ort
- sicherer Ort/Wohlfühlort mit Augenbewegungen
- Entspannung jeder Art (ohne Drogen)
- Skills aus der Dialektisch-Behavioralen Therapie (DBT)

Die imaginative Übung der Orts der gefühlten Sicherheit (sicherer Ort/Wohlfühlort) kann auch mit Augenbewegungen kombiniert werden. Dabei wird die Übung in klassischer Weise gestaltet und bei Erreichen einer positiven Körperempfindung werden langsame Augenbewegungen angeboten. Die Bilaterale Alternierende Stimulation ist hier niedrig dosiert. Ich beginne meist mit vier bis sechs Augenbewegungen pro Serie und wiederhole die Stimulation zwei- bis dreimal, solange das Erleben positiver wird. Da die imaginative Übung des Ortes der gefühlten Sicherheit vielen Patienten und Therapeuten bekannt ist, eignet sich diese Technik, ergänzt durch Bilaterale Alternierende Stimulation, um von den Probestimuli in die praktische Anwendung zu kommen. Die Übung ist auch eine Checkbox für das weitere Vorgehen. Wenn die Stimulation effektiv ist und vertragen wird, dann kann ich im Behandlungsplan weitergehen.

## 6.2.7 Entwicklung eines Ortes der gefühlten Sicherheit

Die Entwicklung eines Ortes der gefühlten Sicherheit (sicherer innerer Ort/Wohlfühlort) kann bei fragileren Patienten Unwohlsein auslösen; alternativ kann ein Ruheort versucht werden. Die Augenbewegungen in der Aktivierung des Ortes der gefühlten Sicherheit (sicherer Ort/Wohlfühlort) sollten den Zugang zu angenehmen Empfindungen erleichtern.

> **MERKE**
> Augenbewegungen können vor allem bei fragilen Patienten zu aktivierend wirken.
> **Tipp:** Dosis der Stimulation reduzieren, notfalls darauf verzichten.
> Augenbewegungen können negative Emotionen aktivieren.
> **Tipp:** Zurück zum Bild. Dosis reduzieren. Alternativ ein anderes Bild nutzen.

Es ist eine gelenkte, imaginative Erfahrung, die durch Augenbewegungen verstärkt wird.

## Indikation, Ablauf, Ressourcen

### Indikationen

- Zum temporären Statewechsel
- Zum Ausstieg aus dem Reprozessieren, falls indiziert
- Zum Abschluss einer inkompletten Sitzung (ggf. ohne Bilaterale Stimulation)

### Ablauf

Auch vor dieser einfachen Ressourcenstärkung mit Augenbewegungen müssen das Stopp-Signal etabliert und die Stimulation eingeführt sein. Danach wird der Patient gebeten, ein Bild zu imaginieren, das einen Ort darstellt, der ein Gefühl von Sicherheit oder Wohlgefühl vermittelt.

Der Patient wird dann gebeten,

- das Bild möglichst intensiv wahrzunehmen.
- damit verbundene Empfindungen und Gefühle intensiv wahrzunehmen.
- das Wahrgenommene sensorisch anzureichern.
- Augenbewegungen anzubieten: vier bis sechs langsame Stimuli; bei Verstärkung einer positiv getönten Wahrnehmung, Gefühl von Sicherheit etc. zwei bis drei Serien von Bilateraler Stimulation (BLS) zu wiederholen.
- ein Schlüsselwort für den Ort der gefühlten Sicherheit (sicherer innerer Ort/Wohlfühlort) zu finden.
- den Ort der gefühlten Sicherheit (sicherer innerer Ort/Wohlfühlort) unter Nutzung des Schlüsselwortes selbst zu aktivieren.
- sich an eine belastende Erfahrung zu erinnern und dann den Ort der gefühlten Sicherheit (sicherer innerer Ort/Wohlfühlort) mit therapeutischer Hilfe unter Belastung zu aktivieren.
- den Ort der gefühlten Sicherheit (sicherer innerer Ort/Wohlfühlort) unter Belastung eigenständig zu aktivieren.

### Ressourcen

- Der EMDR-Therapie eigene Ressourcentechniken
- Ressource der Präsenz im Hier und Jetzt
- Instant Ressource Installation (IRI)

Die EMDR-Therapie wird von außen nicht selten als kalt und technisch kritisiert. Daher überraschte die Studie von Contractor et al. (2022), in der Therapiemanuale verschiedener evidenzbasierter Therapien der Posttraumatischen Belastungsstörung verglichen wurden. Die Autoren fanden heraus, dass das Therapiemanual der EMDR-Therapie am stärksten den Fokus auf positive innere Erfahrungen legt.

Ein Aspekt, der immer wieder übersehen wird: Das AIP-Modell ist nicht nur ein Modell des Unverarbeiteten. Es war und ist auch ein Modell der Ressourcen!

Dieser Aspekt wurde von Shapiro (2018) immer wieder betont, geht aber in der üblichen Ausrichtung der EMDR-Ausbildung auf die Vermittlung der Standardtechnik meist etwas unter.

Die Bedeutung der Ressourcen wird von Shapiro (2018) in jeder Ausgabe ihres Grundlagenbuchs zur EMDR-Therapie betont. In der letzten Ausgabe schreibt Shapiro: *»Therapeuten müssen in der Lage sein, ihre Klienten angemessen vorzubereiten und deren Bedürfnisse im Blick zu behalten, während das Informationsverarbeitungssystem aktiviert ist, damit Lernen stattfinden kann. Therapeuten müssen eine umfassende Anamnese erheben, um angemessene Zielerinnerungen für das Reprozessieren auszuwählen und um Entwicklungsdefizite angehen zu können.«* (Shapiro 2018, S. 3) In ihrem Ausbildungsmanual in der Ausgabe 2017 formuliert Shapiro wie folgt: *»Netzwerke adaptiver Erinnerung enthalten Erinnerungen, die prozessiert und integriert sind. Dies beinhaltet auch negative Erfahrungen, die verarbeitet wurden, in dem Sinne, dass die Information nun kongruent mit der emotionalen Antwort ist und nicht länger belastend. Ebenso enthalten diese Netzwerke positive Lebenserfahrung (Bilder, Gedanken, Gefühle, Körperempfindungen, Glaubenssätze), die, wenn erreicht, durch Bilaterale Stimulation gestärkt und angereichert werden können.* ***Netzwerke adaptiver Erinnerung müssen vorhanden und erreichbar sein, damit Reprozessierung möglich ist*** [Hervorh. d. A.]. *Die therapeutische Beziehung ist Teil eines Netzwerks adaptiver Erinnerung.«* (Shapiro & Laliotis 2017a, S. 12) Der unterstrichene Satz ist die entscheidende Botschaft! Shapiro ist hier sehr klar: Bestehende und erreichbare adaptiv gespeicherte Erinnerungen (Ressourcen) sind für ein effektives Prozessieren der maladaptiv gespeicherten Erinnerungen unbedingt notwendig. Etwas anders formuliert: Ohne vorhandene und erreichbare Ressourcen brauchen wir die Standardtechnik gar nicht zu versuchen. Denn erfolgreiches Reprozessieren bedeutet die Verbindung von maladaptiv gespeicherter Erinnerung mit einer entsprechenden Ressource. Damit können wir in der EMDR-Therapie zwei gleichermaßen wichtige Bereiche beschreiben: den Bereich der Ressourcen und den Bereich der maladaptiv gespeicherten Erinnerungen. Beide sind für das Erreichen der Therapieziele von Wichtigkeit. Das AIP-Modell ist eben das Modell der Ressourcen und der maladaptiv gespeicherten Erinnerungen.

In der individuellen Behandlung wird sich zeigen, wie wir vorzugehen haben. Bringt ein Patient ausreichend vorhandene, passende und erreichbare Ressourcen mit in die Behandlung, dann können wir rasch in die intensivere Arbeit mit dem Erinnerungsmaterial gehen, am besten unter Nutzung der Standardtechnik. Mangelt es an Ressourcen, dann müssen wir unbedingt mit Etablierung von Ressourcen, Stärkung von Ressourcen und Anreicherung von Ressourcennetzwerken beginnen, bevor wir intensiver mit den maladaptiv gespeicherten Erinnerungen arbeiten. Dies gilt vor allem für die Anwendung der Standardtechnik. Mehr zu den einzelnen Ressourcentechniken finden Sie im Kapitel 6.2.11.

## Behandlungsaufbau

Unter dem Aspekt der Vorbereitung möchte ich auch den Aufbau der Behandlung ansprechen. Selbst wenn bei einfachen Patienten eine Behandlungsplanung fast eins zu eins in die Behandlung umgesetzt werden kann, ist ein achtsames Vorgehen doch sinnvoll. Ich unterscheide also die Behandlungsplanung vom Behandlungsaufbau, der in die Umsetzung der Behandlungsplanung führt. Der Begriff Behandlungsaufbau geht über die Behandlungsplanung hinaus, da hier noch einige grundsätzliche Überlegungen hinzugenommen werden. Grundsätzlich gilt es, den Patienten abzuholen und in angemessener Geschwindigkeit in die EMDR-Therapie einzuführen. Erste Erfahrungen in der EMDR-Therapie sollten sicher sein.

Warum sollen wir weitere Schritte im Behandlungsaufbau vornehmen? Eine Studie von Lee et al. (2006) an 44 Patienten in EMDR-Therapie unterstreicht das Gesagte. Im Fokus der Untersuchung standen die erste Reprozessierungssitzung und das Gesamtergebnis der Therapie. Es wurde auf die Reduktion der Belastung und auf Veränderungen der Impact of Event Scale geschaut, des Weiteren wurden Assoziation, Nacherleben und Distanzierung in der Reprozessierung eingeschätzt. In der Analyse erwiesen sich Assoziation und Nacherleben als nicht signifikant für ein positives Gesamtergebnis der Behandlung. Distanzierung in der ersten Reprozessierungssitzung erwies sich hingegen als signifikant ($p < .001$). Die Entlastung in der ersten Reprozessierungssitzung korrelierte mit einem positiven Ausgang der Therapie. Diese Studie legt den Schluss nahe, dass es wichtig ist, den Patienten zuerst angemessene, entlastende Erfahrungen in der EMDR-Therapie zu ermöglichen. Dies gilt m. E. nicht nur für die Reprozessierungssitzungen. Auch die ersten Erfahrungen in der Anamnese, in der Vorbereitung mit Bilateraler Stimulation sollen den Patienten nicht überfordern, sondern ihm eine positive Erfahrung ermöglichen.

Aus einer anderen Richtung kommen neue Daten (Wälchli et al. 2025). Es ist bekannt, dass Behandlungserwartungen die Therapieergebnisse beeinflussen. Während sich frühere Forschungen hauptsächlich auf Erwartungen der Patienten als Prädiktor vor der Behandlung konzentriert haben, deuten neue Erkenntnisse darauf hin, dass frühe Prozessprädiktoren, besonders sich während der Behandlung entwickelnde Erwartungen, möglicherweise relevantere Bedeutung für die Therapieergebnisse haben. Eine Sekundäranalyse einer früheren Studie untersuchte die Rolle von Behandlungserwartungen sowohl als Prädiktor vor der Behandlung wie auch als Prädiktor für den Verlauf der Therapie bei Depressionen. Die Erwartungen an die Behandlung zu Beginn der Studie ließen keine signifikanten Vorhersagen hinsichtlich depressiver Symptome nach der Behandlung zu. Die nach zwei und vier Wochen gemessenen Erwartungen erlaubten jedoch signifikante Vorhersagen hinsichtlich depressiver Symptome zum Behandlungsende.

Die Behandlungserwartungen entwickeln sich im Laufe der Therapie weiter und scheinen ein unabhängiger Prädiktor für eine Symptomverbesserung zu sein. Diese Befunde stützen meinen Ansatz: Wenn sich die Behandlungserwartungen zu Beginn der Therapie verändern und eine Bedeutung für den Verlauf der Therapie haben, dann sollten wir darauf achten, unseren Patientinnen und Patienten möglichst gute frühe Erfahrungen in der EMDR-Therapie zu ermöglichen. Dabei können wir die Ergebnisse der Studie von Lee et al. (2006) interpretieren.

Aber sollte das nicht für jede Technik gelten? Die erste sichere Erfahrung mit Bilateraler Alternierender Stimulation stärkt das Vertrauen in das Setting. Eine neutrale oder positive Erfahrung mit einer Ressourcentechnik macht Mut. Die Reduktion der Belastung durch einen Trigger mit der CIPOS-Technik (eine Übersicht über die Techniken folgt im nächsten Kapitel 6.2.8) stabilisiert. Die Bearbeitung einer maladaptiv gespeicherten Erinnerung mit der CIPOS-Technik mit dem Ergebnis der Belastungsreduktion bereitet diese Erinnerung auf die folgende komplette Nachverarbeitung mit der Standardtechnik vor. Meiner Erfahrung nach sind langsame kleine Schritte zu Beginn der Behandlung besser als zu große. Wir können immer einen Zahn zulegen, wenn es besser läuft als erwartet (Abb. 6-5).

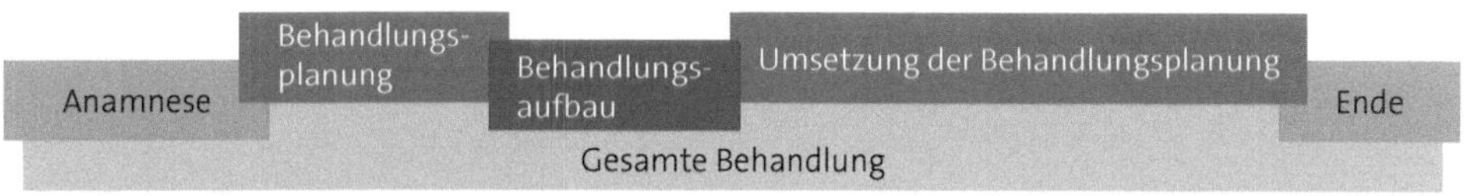


**Abb. 6-5:** Ablauf der gesamten EMDR-Behandlung.

Das Konzept der »wenig belastenden Beispielerinnerung« (Hase 2003) ist für mich im Behandlungsaufbau wichtig. Bevor ich mit der Standardtechnik am primären Erinnerungsmaterial arbeite, werde ich eine andere, die »wenig belastende Beispielerinnerung« mit der Standardtechnik bearbeiten. Ich frage den Patienten nach einer anderen, milde belastenden Erfahrung. Hier eignen sich auch Erinnerungen, die schon vorher mit einer anderen Technik bearbeitet wurden, aber noch eine Restbelastung tragen. Es ist wichtig, darauf zu achten, dass der Affekt und die negative Überzeugung/negative Kognition der »wenig belastenden Beispielerinnerung« vom eigentlichen Material des Patienten möglichst weit entfernt sind. Geht es z.B. im primären Netzwerk des Patienten um Lebensgefahr und Todesangst, verbunden mit der Überzeugung »Ich sterbe« (klinisches Thema Sicherheit/Verletzbarkeit), dann suche ich nach einer Erinnerung, bei der es eher um Schuld oder Scham, verbunden mit dem Gedanken (klinisches Thema Verantwortung/Fehlerhaftigkeit), geht. Sind die klinischen Themen Kontrolle/Stärke/Wahlmöglichkeiten und Verantwortung/Fehlerhaftigkeit betroffen, suche ich nach einer Beispielerinnerung aus dem klinischen Thema Sicherheit/Verletzbarkeit. Die subjektiv empfundene Belastung, der SUD-Wert, kann durchaus niedrig sein. Auch bei einem SUD von 1 können Patienten eine Distanzierung und adaptive Veränderung erleben. Idealerweise liegt der SUD an der Beispielerinnerung bei 2, 3 oder 4.

**FALLBEISPIEL Frau Treu von Glauben (Fortsetzung)**
Bei der Patientin sind die klinischen Themen Kontrolle/Stärke/Wahlmöglichkeiten und Verantwortung/Fehlerhaftigkeit betroffen. Also suche ich nach einer Beispielerinnerung aus dem klinischen Thema Sicherheit/Verletzbarkeit. Ich frage die Patientin nach einer anderen kleinen belastenden Erinnerung und gebe dabei Beispiele, z. B. ein kleiner Sportunfall, Fahrradunfall oder Autounfall, wobei ich darauf hinweise, dass die Belastung ruhig gering sein darf. Die Patientin benennt drei Erinnerungen, zwei davon beziehen sich auf belastende Erfahrungen im Medizinsystem. Hier vermute ich eine Nähe zum klinischen Thema Kontrolle/Stärke/Wahlmöglichkeiten, sodass ich diese hintan stelle. Die dritte Erinnerung betrifft einen kleinen Fahrradunfall mit einer Bagatellverletzung, die mir am ehesten geeignet erscheint. In der folgenden Reprozessierung mit der Standardtechnik erlebt sie eine Distanzierung vom belastenden Bild, eine Distanzierung von der Erinnerung insgesamt und eine komplette Reduktion der Belastung. Zum Ende kann sie angemessen positiv über sich denken, bezogen auf die Erinnerung. Insgesamt geht die Patientin ermutigt in die folgenden Sitzungen, in denen die Standardtechnik an den primären Erinnerungen zum Einsatz kommen kann.

Abschließend möchte ich einige Fragen aufzählen, die Ihnen helfen sollen, zu entscheiden, ob der Patient für die intensivere Arbeit mit maladaptiv gespeicherten Erinnerungen bereit ist:

- Erfüllt der Patient die Kriterien zur Auswahl von Patienten für die EMDR-Therapie?
- Wie ist die Beziehungsfähigkeit?
- Wie ist die therapeutische Beziehung?
- Ist der Rahmen der Behandlung klar bestimmt?
- Gelingt der Alltag?
- Hat der Patient Zugang zu externen Ressourcen?
- Können wir mit dem Patienten eingehender über belastenderes Erinnerungsmaterial sprechen, ohne dass es zu einer Verschlimmerung oder Verstärkung von Symptomatik oder zu selbstschädigendem Verhalten kommt?

Ein Arbeitsblatt »Vorbereitungscheckliste«, welches an die wesentlichen Punkte der Vorbereitung erinnert, finden Sie in der Materialsammlung im Downloadbereich.

### 6.2.8 Behandlungsstrategien und Techniken

Die Kunst der EMDR-Therapie liegt in der angemessenen Auswahl des zu bearbeitenden Materials und der Technik zur Bearbeitung. Gelingt das unter Berücksichtigung der integrativen Kapazität des Patienten, dann werden wir den Patienten in einer Sitzung fordern, aber nicht überfordern, und zu seinem Verarbeitungs- und Entwicklungsprozess beitragen.

Es ist sehr wichtig, zwischen Behandlungsstrategien und Techniken zu unterscheiden. Hier sehe ich in der Literatur und in der Lehre oft eine grauenvolle Unschärfe, die zur Verwirrung der Lernenden beiträgt. Auch aus diesem Grund habe ich in der Struktur der EMDR-Therapie die Behandlungsstrategien und die Techniken auf unterschiedlichen Ebenen beschrieben (Hase 2021).

Eine **Behandlungsstrategie** organisiert eine Abfolge der Behandlung. Sie weist uns an, womit wir zu Beginn und in welcher Reihenfolge wir danach arbeiten sollten.

Das EMDR-Standardprotokoll nach Shapiro (2018) ist die am häufigsten angewandte und am besten durch Forschung unterlegte Behandlungsstrategie der EMDR-Therapie. Ich werde das Standardprotokoll wegen seiner großen Bedeutung im nächsten Kapitel im Detail beschreiben.

Kurz zusammengefasst beinhaltet das Standardprotokoll Arbeit in den drei Zeitbereichen Vergangenheit, Gegenwart und Zukunft und gibt dem Ablauf eine zeitliche Orientierung. Wir beginnen in der Vergangenheit, an den maladaptiv gespeicherten Erinnerungen, welche die Ursache der Symptome sind. Dies ergibt sich aus der Grundorientierung des AIP-Modells. Das Standardprotokoll ist gut erforscht und nicht nur in der Behandlung der Posttraumatischen Belastungsstörung anwendbar. Mit dem Standardprotokoll lassen sich die Behandlungen der meisten Störungsbilder planen. Dabei weist Shapiro (2018) darauf hin, dass bei komplexen und fragilen Patienten von der zeitlichen Grundorientierung abgewichen werden kann, sodass wir dann nicht notwendigerweise in der Vergangenheit beginnen, wenn das Material die integrative Kapazität des Patienten überfordert; es kann auch mit gegenwartsnahem Material begonnen werden. Die spezifischen Behandlungsstrategien für bestimmte Störungsbilder folgen in der Regel der Struktur des Standardprotokolls, geben aber manchmal sinnvolle Hinweis für die Auswahl und Sequenzierung des Erinnerungsmaterials.

Die **manualisierten Techniken** in der EMDR-Therapie dienen der Diagnostik und Bearbeitung des Materials. Die diagnostischen Techniken habe ich schon beschrieben.

Zentral in der EMDR-Therapie ist die Standardtechnik mit den Phasen 4, 5 und 6, den Reprozessierungsphasen nach Shapiro. Es gibt gelegentlich das Missverständnis, dass die Standardtechnik die Phasen 3–7 enthalte, aber dem hat Shapiro eindeutig widersprochen (Shapiro 2018, S. 160). Und dies ist auch wichtig, denn wir finden die Phase 3 nicht nur in der Standardtechnik, sondern auch in der EMD-Technik. Und mit der Phase 7 schließen wir jede Sitzung strukturiert ab, nicht nur nach dem Einsatz der Standardtechnik.

Die Standardtechnik ist gut erforscht. Die überwiegende Zahl der Studien, in denen die EMDR-Therapie untersucht wurde, bezieht sich auf die Standardtechnik. Die Standardtechnik kann assoziiertes Erinnerungsmaterial aktivieren und im günstigen Fall mitverarbeiten, selbst wenn wir nur wenige Erinnerungen gezielt fokussieren. Dies ermöglicht ein ökonomisches Arbeiten. Aber für fragile Patienten mit belastendem Erinnerungsmaterial in den Netzwerken kann dies zu viel sein. Die Standardtechnik kann die integrative Kapazität des Patienten überfordern. Solche Fälle sind aus der Frühzeit der EMDR-Therapie bekannt, als es noch keine anderen Techniken gab. Daher ist es gut, dass wir heute eine Reihe verschiedener Techniken zur Verfügung haben, um die Behandlungen zu individualisieren. Selbst wenn wir so oft wie möglich mit der Standardtechnik arbeiten werden, ist es gut, auf eine andere Technik zurückzugreifen, wo es nötig ist. Die Zukunftstechnik ›Flash Forward‹ ist eine Variation der Standardtechnik.

Die nächste wichtige Gruppe stellen die **Ressourcentechniken** dar. Shapiro hat darauf hingewiesen, dass ohne vorhandene und erreichbare Ressourcen ein Reprozessieren nicht möglich ist (Shapiro & Laliotis 2017a). Daher sind die Ressourcentechniken immer dann obligat zu nutzen, wenn Ressourcen nicht vorhanden oder nicht erreichbar sind. Ich werde die Grundzüge der Arbeit mit Ressourcen und die wichtigsten Ressourcentechniken in einem eigenen Kapitel beschreiben (→Kap. 6.2.11).

Es gibt noch eine kleine Gruppe von Techniken, die ich als **Brückentechniken** beschreibe (→Kap. 9.2). Diese Gruppe enthält die Balance- und die CIPOS-Technik. Ich habe diesen Begriff gewählt, da bei diesen Techniken die Bilaterale Alternierende Stimulation nur an der Ressource erfolgt und die Exposition in sensu am Material ohne Stimulation ansetzt. Damit bilden diese Techniken gleichsam eine Brücke zwischen den reinen Ressourcentechniken und der Standardtechnik und den Techniken mit reduzierter assoziativer Kraft.

Die Gruppe der Techniken mit reduzierter Assoziativität ergänzt den Technikkorb der EMDR-Therapie (→Kap. 9.3). Zu dieser Gruppe zählen die EMD-Technik, die Vier-Felder-Technik und die Traumaerzählgeschichte. In der differenzierten Beschreibung der Techniken wird deutlich werden, wie die Reduzierung der Assoziativität in jeder Technik auf unterschiedliche Weise erreicht wird.

Eine Sonderstellung nimmt das Zukunftstableau nach Shapiro ein. Diese Technik ist ressourcenorientiert, nutzt aber schnelle Stimulation.

Die Techniken der EMDR-Therapie sind manualisiert. Jeder Therapeut sollte sich in der Anwendung der Technik daran halten, da die Manuale sehr gründlich erarbeitet wurden. Der Erfolg der EMDR-Therapie liegt auch in der Präzision der Anwendung. Mehrere Metaanalysen zeigen diesen Zusammenhang auf. Beispielhaft wird dies in der Metaanalyse von Maxfield & Hyer (2002) deutlich.

Zur Orientierung möchte ich eine Visualisierung der Techniken einführen (→Abb. 6-6) und dann die Techniken in Bezug zu den drei Zeitbereichen setzen (→Tab. 6-1).

Der »Schieberegler« visualisiert die assoziative Kraft der Erinnerungen in Relation zur Stabilität der Patienten und soll uns Anregungen bei der Wahl der Technik geben.

Kommt ein stabiler, ressourcenstarker Patient in die Behandlung, dann schieben wir in unserer Vorstellung den Schieberegler nach rechts und werden rasch mit der Standardtechnik arbeiten. Kommt ein sehr fragiler Patient mit schweren Bindungsdefiziten in die Behandlung, bei dem Ressourcen kaum zu erkennen sind, dann schieben wir den Regler nach links und werden zuerst mit einer basalen Ressourcentechnik arbeiten. Dieses Modell ermöglicht eine erste Orientierung auf der Ebene der Techniken.

Wenn wir die Techniken in Beziehung zu den drei Zeitdimensionen Vergangenheit, Gegenwart und Zukunft setzen, ergeben sich andere Überlegungen, da manche Tech-

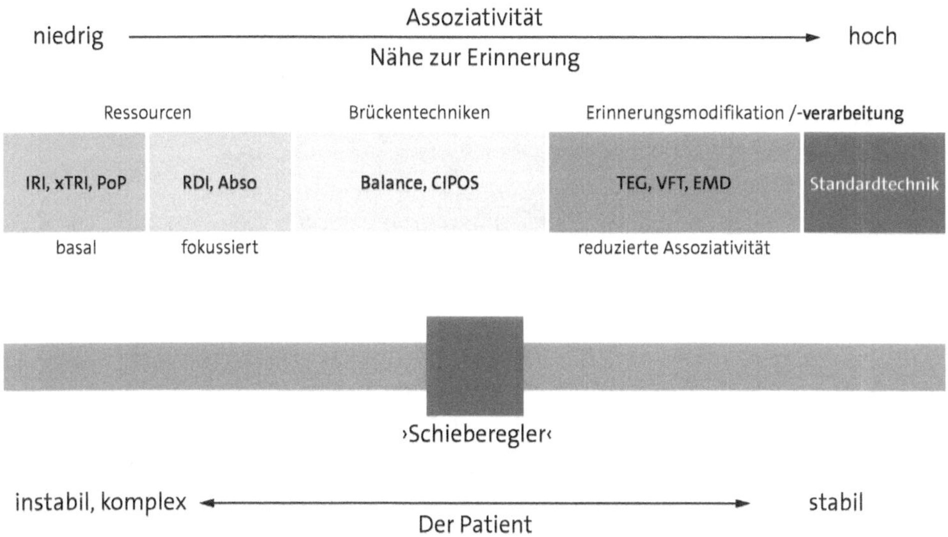


**Abb. 6-6:** Der ›Schieberegler‹ zur Visualisierung der assoziativen Stärke der Techniken in Bezug auf die Patientenstabilität (nach einer Idee von Franziska von Arb; didaktische Aufbereitung Dr. Michael Hase).

niken für den Einsatz in verschiedenen Zeitdimensionen einmal besser, ein anderes Mal aber weniger gut geeignet sind. Die Tabelle 6-1 gibt einen Überblick.

| Vergangenheit | Gegenwart | Zukunft |
|---|---|---|
| Ressourcentechnik | Ressourcentechnik | Ressourcentechnik |
| Standardtechnik | Standardtechnik | Zukunftstableau* |
| EMD | EMD | Flash Forward* |
| Vier-Felder-Technik | Vier-Felder-Technik | Balance, CIPOS |
| TEG | TEG (bei kleinen Kindern) | |
| Balance, CIPOS | Balance, CIPOS | |

* falls das zugrunde liegende Material schon nachverarbeitet ist

**Tab. 6-1:** Techniken der EMDR-Therapie in Beziehung zu den drei Zeitdimensionen Vergangenheit, Gegenwart und Zukunft.

Der Einsatz der Techniken hängt auch davon ab, inwieweit bereits in anderen Zeitdimensionen gearbeitet wurde. Ist das Material der Vergangenheit schon nachverarbeitet, dann können bezüglich der Zukunft auch das Zukunftstableau und die Flash-Forward-Technik eingesetzt werden. Sollte das zugrunde liegende Material noch nicht verarbeitet sein, aber der Ansatz an der Zukunft notwendig sein, weil z. B. eine Prüfung ansteht, dann wäre bei den genannten Techniken durch die hier genutzte schnelle Stimulation ein Risiko gegeben, da der Verarbeitungsprozess doch in die Tiefe assoziiert, was wir in dieser Situation meist nicht wollen. Die Brückentechniken und die Ressourcentechniken sind sehr flexibel über alles Zeitbereiche einsetzbar.

Ich werde im Folgenden zuerst das Standardprotokoll nach Shapiro (2018) und den darauf aufbauenden individuellen Behandlungsplan beschreiben. Abschließend gehe ich auf die Ressourcen- und Standardtechniken in der EMDR-Therapie ein.

### 6.2.9 Standardprotokoll nach Shapiro

Das Standardprotokoll nach Shapiro (2018) ist die am besten untersuchte und am meisten angewandte Behandlungsstrategie in der EMDR-Therapie. Das Standardprotokoll berücksichtigt alle drei Zeitdimensionen, die Vergangenheit, die Gegenwart und die Zukunft. Das Standardprotokoll gibt dem Ablauf eine zeitliche Orientierung. Wir beginnen in der Vergangenheit, an den maladaptiv gespeicherten Erinnerungen früherer Erfahrungen, die die Ursache der Symptome sind. Dies ergibt sich aus der Grundorientierung des AIP-Modells. Nach Bearbeitung der Vergangenheit schauen wir auf die Gegenwart. Bei ressourcenstarken Patienten kann durch die Nachverarbeitung des Erinnerungsmaterials die Triggerung sistieren. Wenn es keine ›triggerbaren‹ Erinnerungen mehr gibt, wird auch der bisherige Triggerreiz bedeutungslos, die Vermeidung wird aufgehoben und die Patienten tun das bisher Vermiedene. Dann brauchen wir nicht mehr aktiv in der Zeitdimension Gegenwart und Zukunft zu arbeiten. In diesem Sinne ist im Standardprotokoll, zumindest in seiner klassischen Anwendung, die Vergangenheit Pflicht und die Gegenwart und Zukunft sind die Kür. Das bedeutet natürlich nicht, dass wir den Patienten nach der Bearbeitung der Vergangenheit allein lassen. Nein, wir werden ihn begleiten und die Erfahrungen durch Aktivität und Exposition aufmerksam beobachten. Denn manchmal zeigt sich erst in der Realexposition bis dahin verborgenes Material.

Es kann sein, dass auch nach erfolgreicher Arbeit mit den Erinnerungen der Vergangenheit Trigger aktiv bleiben, denn auch die Erfahrung kann eventuell nicht verarbeitet werden und zur Bildung von maladaptiv gespeicherter Erinnerung führen. Wir sprechen hier von einem sekundären Netzwerk. Dies sehen wir besonders dann, wenn Auslösereize zu massiven Reaktionen führten oder die Triggerung über lange Zeit wirksam war. Dann müssen wir aktiv in der Zeitdimension Gegenwart arbeiten. Sollte nach der Bearbeitung der Auslösereize noch vermieden werden, müssen wir auch in der Zeitdimension Zukunft arbeiten. Shapiro selbst sagte: *»Erfolg mit der EMDR-Therapie erfordert die Nutzung aller drei Zeitdimensionen des Standardprotokolls.«* (Shapiro 2018, S. 193)

Das Standardprotokoll ist hier besonders konsequent. Wir bearbeiten zuerst die maladaptiv gespeicherten Erinnerungen (Zeitdimension Vergangenheit) und danach die Auslösereize, die aktiv bleiben. Für jeden bearbeiteten Auslösereiz nutzen wir obligat ein Zukunftstableau. Wenn wir in dieser Struktur bleiben, dann haben Patienten oft das Gefühl einer »kompletteren« Behandlung. Diese klassische Anwendung des Standardprotokolls lässt sich bei einfachen Patienten mit einem überschaubaren Behandlungsplan gut umsetzen. Bei komplexen Patienten mit mehreren ausgedehnten Netzwerken maladaptiv gespeicherter Erinnerung und vielen aktiven Auslösereizen wird es komplizierter. Wenn wir jedoch eine netzwerkorientierte Betrachtung vornehmen, können wir das Standardprotokoll durchaus umsetzen.

Wenn wir über das Standardprotokoll nachdenken, ist zu berücksichtigen, dass der Terminus Vergangenheit im Standardprotokoll nicht notwendigerweise Kindheit bedeutet. Wenn die nicht ausreichend verarbeitete Erfahrung sechs Monate zurückliegt, wie es z. B. bei der Angst vor dem Autofahren nach einem Verkehrsunfall möglich ist, dann bedeutet Vergangenheit des Standardprotokolls, das sich dieser Thematik widmet, sechs Monate vor der Therapie. Derselbe Patient kann an einer Selbstwertproblematik leiden, deren Ursachen tatsächlich in der Kindheit liegen. Der Bereich Vergangenheit des Standardprotokolls, das sich der Selbstwertproblematik widmet, reicht dann bis in die Kindheit zurück. Es kann aus behandlungsplanerischen Gründen sehr sinnvoll sein, den Patienten nicht monolithisch zu betrachten, sondern abgrenzbare Störungsbilder mit separaten Standardprotokollen anzugehen. In etwas anderer Betrachtungsweise können wir das Standardprotokoll auch auf einzelne Netzwerke anwenden. Besonders die Behandlungsplanung und Durchführung wird so bei komplexen Patienten viel flexibler und bildet die tatsächliche Behandlung dieser Patienten am besten ab (→ Kap. 9). Dabei hat Shapiro (2018) selbst darauf hingewiesen, dass wir bei komplexen, fragilen Patienten nicht notwendigerweise in der frühen Vergangenheit beginnen können, weil die Bearbeitung dieses Materials diese Patienten überfordern könnte. Wir können mit einer gegenwartsnäheren Erinnerung beginnen. Dann sollten wir aber über die Wahl der Technik oder eine Modifikation der Standardtechnik nachdenken.

Es liegen mittlerweile in der EMDR-Therapie viele spezialisierte Behandlungsstrategien für unterschiedlichste Diagnosen vor. Bei genauerem Hinsehen können wir erkennen, dass die allermeisten der Struktur des Standardprotokolls folgen – zuerst die Vergangenheit, dann die Gegenwart, dann die Zukunft. Im Idealfall gibt so eine spezialisierte Behandlungsstrategie Hinweise für die Wahl und Sequenzierung des Erinnerungsmaterials für eine bestimmte Patientengruppe, verändert aber sonst so wenig wie möglich an den etablierten Strukturen. In der von mir beschriebenen Behandlungsstrategie zur Therapie von Menschen, die durch eine somatische Erkrankung und/oder Erfahrungen mit dem Medizinsystem belastet sind, findet sich z. B. der Hinweis, Erinnerungen an ungerechte Erfahrungen mit dem Medizinsystem zu priorisieren und früh zu bearbeiten. Darüber hinaus folgt diese Behandlungsstrategie der Struktur des Standardprotokolls.

Das Standardprotokoll ist in seiner klaren und einfachen Struktur gut geeignet, bei den verschiedensten Problemen und Diagnosen angewandt zu werden, wenn sich diese im AIP-Modell abbilden lassen. Mit einer guten Umsetzung des Standardprotokolls lassen sich sehr viele verschiedene Patienten behandeln und die Behandlung planen. Denn erst mit der Abstimmung des Standardprotokolls auf den individuellen Patienten entsteht der individuelle Behandlungsplan, der dann in konkrete Behandlungsschritte umgesetzt wird.

### 6.2.10 Der individuelle Behandlungsplan

Um den AIP-basierten Behandlungsplan zu erstellen, versuchen wir die Symptome nach Ähnlichkeit zu gruppieren. Diese Gruppen von Symptomen werden auch Cluster genannt. Wir hoffen, durch die Gruppierung Generalisierungseffekte beim Prozessieren sehen zu können. Dabei achten wir auf Folgendes:

- irrationale negative Selbstüberzeugungen
- maladaptive Verhaltensweisen (z. B. Selbstverletzendes Verhalten [SVV])
- maladaptive Emotionen
- Körperempfindungen
- Sensorik (visuell, olfaktorisch, auditorisch)
- Trigger (Personen, Orte, Gegenstände)
- belastende Lebenserfahrungen (z. B. Trauma, Mobbing)

Der AIP-basierte Behandlungsplan folgt auch der Struktur des Standardprotokolls.

Bezüglich der **Vergangenheit** achten wir darauf, eine Landkarte der belastenden Lebensereignisse zu entwickeln und damit Erinnerungen ins Bewusstsein zu bringen. Wir versuchen, Erinnerungen zu gruppieren (zu clustern), die frühesten und hochbelastenden Erinnerungen zu identifizieren und dabei andere Erinnerungen im Blick zu behalten. Wir wollen die emotionale Reaktion auf die aktivierten Erinnerungen beobachten und mit den gegenwärtigen Problemen und Symptomen korrelieren.

Im Zusammenhang mit der **Gegenwart** möchten wir momentane Erfahrungen (wie Personen, Orte) identifizieren, die negative emotionale Reaktionen auslösen oder Erinnerungsmaterial aktivieren und Intrusionen auslösen (Trigger). Auch die Erinnerungen daran, die Trigger, werden später, falls notwendig, reprozessiert. Wir achten auch auf das, was vermieden wird, da es einen Hinweis auf das Erinnerungsmaterial gibt. Dabei ist nicht zu vergessen, dass es auch aktuelle Belastungen geben kann.

Hinsichtlich der **Zukunft** wollen wir gewünschte Antworten auf zukünftige Herausforderungen herausarbeiten und auf kommende Herausforderungen vorbereiten. Wir versuchen, die antizipatorische Angst und das Vermeidungsverhalten zu erkennen und helfen angemessene Handlungsmuster zu entwickeln.

In der Umsetzung des Behandlungsplans in konkrete Schritte dürfen wir von der zeitlichen Ausrichtung abweichen und gegenwartsnäher beginnen. In aller Regel wird der Einstieg in die Umsetzung des Behandlungsplans über die Arbeit mit Ressourcentechniken erfolgen.

### 6.2.11 Ressourcentechniken

Ressourcentechniken haben ihre festen Platz in der EMDR-Therapie. Die Arbeit mit Ressourcentechniken ist im AIP-Modell begründet und genauso bedeutsam wie der Einsatz anderer Techniken bei maladaptiv gespeicherter Erinnerung. Sehr häufig ist die Arbeit mit den Ressourcentechniken der Einstieg in die EMDR-Therapie. Die Notwendigkeit zum Einsatz von Ressourcentechniken entscheidet sich am individuellen Patienten und seiner Ressourcenlage. Bei genauerem Hinsehen geht es eigentlich um die Ressourcenbalance bezüglich einzelner Netzwerke maladaptiv gespeicherter Erinnerung. Das bedeutet auch, dass Ressourcentechniken über den gesamten Verlauf einer Behandlung eingesetzt werden können und müssen. Selbst wenn wir über die Ressourcentechniken einfach in die Arbeit mit Bilateral Alternierender Stimulation einsteigen, diese also zu Beginn der Behandlung so gut wie immer einsetzen, können wir sie bis zum Schluss der Behandlung nutzen. Auch in der letzten Sitzung können wir die Freude über das in der Therapie Erreichte mit einer Ressourcentechnik stärken.

Zu Beginn der Arbeit, d. h. in der Frühphase einer Behandlung, sollten wir vom Einsatz der Ressourcentechniken nicht zu viel erwarten. Besonders bei fragilen und in der Ressourcenlage schwachen Patienten sehen wir am Anfang keine großen Effekte. Dies ist durchaus gut, führen wir so den Patienten doch langsam in die Arbeit mit Bilateraler Alternierender Stimulation ein. Es empfiehlt sich, den Patienten darauf vorzubereiten, dass bei den ersten Anwendungen möglicherweise keine großen Veränderungen eintreten werden; ich weise aber immer darauf hin, dass sich der Einsatz der Technik bewährt hat und wir es deshalb einige Male versuchen werden. Nebenbei gesagt kann bei sehr fragilen und belasteten Patienten auch ein »Neutral« als Erfahrung oder Empfindung zu Beginn positiv genug sein.

Können wir die Intensität einer Ressource messen? Diese Frage hat mich beschäftigt, als ich die Instant-Ressourcen-Installation(IRI)- und die Extensive-Ressourcen-Installation(xtRI)-Techniken entwickelte (→folgenden Abschn. »Basale Ressourcentechniken«). In der EMDR-Therapie messen wir mit der gefühlten Validität der positiven Kognition (VoC-Wert) einen positiven Aspekt, der aber nicht direkt die Kraft eine Ressource abbildet. Knipe (2005) hat mit dem **Level of Positive Affect (LoPA)** ein Konzept eingeführt. In Knipes Sicht bildet der LoPA aber Pathologie ab und sollte unter Stimulation abnehmen. Die Ressourcenstärkung und der damit oft verbundene Anstieg eines positiven Gefühls ist jedoch etwas fundamental anderes. Deshalb habe ich den Level of Positive Emotion (LOPE), auf deutsch das **Ausmaß positiver Emotion**, beschrieben (Hase 2021b), um eine Veränderung bei Anwendung einer Ressourcentechnik abzubilden. Wie der LOPE zu nutzen ist und wo er Sinn macht, darauf gehe ich bei Besprechung der IRI- und xtRI-Techniken ein (→Basale Ressourcentechniken).

Vor dem Einsatz jeder Ressourcentechnik muss eine basale Vorbereitung im Sinne einer einfachen Erklärung der EMDR-Therapie, des Dissoziationsscreenings, eine Vereinbarung des Stopp-Signals, der Ausschluss von Kontraindikationen gegen Augenbewegungen und das Probieren der Bilateralen Alternierenden Stimulation erfolgt sein.

Die Ressourcentechniken lassen sich in basale und fokussierte Ressourcentechniken unterscheiden. Die basalen Ressourcentechniken zielen nur auf die Aktivierung und Stärkung einer adaptiv gespeicherten Erinnerung oder einer aktuellen positiven Erfahrung, um die adaptive Speicherung zu unterstützen. Basale Ressourcentechniken sind z. B. die **Instant Ressourcen Installation (IRI)**, die **Extensive Ressourcen Installation (xtRI)** oder die **Point-of-Power-Technik** (Popky 2005). Fokussierte Ressourcentechniken nutzen die Aktivierung einer Ressource, um etwas Bestimmtes, z. B. eine Verhaltensänderung, zu erreichen. Dies kann zu Beginn einer Behandlung oder für stärker beeinträchtigte Patienten fordernder sein. Beispiele für fokussierte Ressourcentechniken sind die Absorptionstechnik (Hofmann 2009a) und die **Ressource Development and Installation (RDI)** (Korn & Leeds 2002).

> Grundsätzlich wird in einer Ressourcentechnik Bilaterale Alternierende Stimulation nur an der positiven Aktualerfahrung oder der adaptiven Erinnerung, also der Ressourcenerinnerung, eingesetzt. Die Stimulationsgeschwindigkeit ist generell langsam (0,1–0,5 Hz) und die Anzahl der Stimuli pro Serie wie auch die Anzahl der Serien begrenzt. Bezüglich der Anzahl der Stimuli und Serien stellt die xtRI-Technik eine Ausnahme dar. Neben der positiven Aktualerfahrung können Ressourcen aus eigenen, aktuellen und früheren Erfahrungen, den Erinnerungen daran, aus Erfolgen, positiven Beziehungserfahrungen oder auch aus dem symbolischen Bereich gewonnen werden. Im symbolischen Bereich sind es neben Symbolen auch Vorbilder aus der Literatur oder aus Filmen, die das Material für eine Ressource liefern können (Leeds 2009). Die aktuelle therapeutische Beziehung ist ebenfalls eine Ressource, die wir mit Ressourcentechniken stärken können.

Die Datenlage ist im Bereich der Ressourcentechniken im Vergleich zur Standardtechnik der EMDR-Therapie weniger eindeutig. In einer bildgebenden Studie konnte jedoch gezeigt werden, dass Bilaterale Alternierende Stimulation (BLS) an einer positiven Erinnerung zu positiver Veränderung der Stimmung führt (Amano & Toichi 2016). Im Vergleich mit non-BLS war der Zugang zu positiver Emotion erleichtert und die Versuchspersonen waren unter der Bilateralen Alternierenden Stimulation entspannter. Es zeigte sich ein gesteigerter Blutfluss im rechten oberen temporalen Sulcus (STS) und ein verminderter Blutfluss im präfrontalen Kortex, was als Reduktion frontaler Kontrolle interpretiert werden kann. Die durch Bilaterale Alternierende Stimulation induzierten Veränderungen im Sulcus temporalis superior (STS), einem Areal, das mit Erinnerungsaktivierung in Verbindung gebracht wird, spricht dafür, dass die Bilaterale Alternierende Stimulation den Abruf angenehmer Erinnerungen erleichtert. Es gibt einige wenige Studien, die den Effekt der Ressourcenstärkung belegen, spannenderweise oftmals unter schwierigen äußeren Bedingungen, wie in Post-Conflict-Settings in Kambodscha (Steinert et al. 2017) oder am Rande des Syrienkrieges (Hofmann & Hase 2019).

Aktuell analysieren wir Daten aus Behandlungsverläufen, die zu zeigen scheinen, dass gezielte Ressourcenstärkung in der Frühphase der EMDR-Behandlung Probleme in der Arbeit mit der Standardtechnik signifikant verringert. Wir sehen bei systematischem Einsatz der IRI-Technik in der Frühphase der Behandlung signifikant weniger Stagnation im Reprozessieren, erkennbar daran, dass weniger auf die Einwebetechnik zurückgegriffen werden muss (Hase et al. in press).

Es gibt mehr als die im Folgenden beschriebenen Ressourcentechniken. In diesem Kapitel beginne ich mit den wichtigsten Ressourcentechniken, die für die Arbeit hilfreich sind. Gibt es für die Arbeit mit besonderen Patientengruppen eigene Ressourcentechniken, werde ich dies in dem jeweiligen Kapitel einbringen. Ich stelle zuerst einige ausgewählte basale Ressourcentechniken vor, danach beschreibe ich zwei fokussierte Ressourcentechniken.

## Basale Ressourcentechniken

### Ressource der Präsenz im Hier und Jetzt

Die Ressource der »Präsenz im Hier und Jetzt« wurde zuerst von Knipe (2010) im Rahmen der CIPOS-Technik beschrieben. Ich setze die Ressource auch pur, ohne den Rest der CIPOS-Technik, ein. Diese Ressource ist früh in der Behandlung einsetzbar und stärkt nach meiner Erfahrung auch bei sehr fragilen Patienten die Beobachterfunktion und die Fähigkeit zur dualen Aufmerksamkeitsfokussierung. Dabei bedarf es bei fragilen Patienten der geduldigen Wiederholung, bis sich erste Veränderungen einstellen. Es empfiehlt sich auch bei dieser Technik, den Patienten darauf einzustellen, dass bei den ersten Anwendungen keine großen Veränderungen eintreten werden. Ich weise darauf hin, dass sich der Einsatz der Technik bewährt hat und wir es deshalb einige Male versuchen werden.

**PRAXISTIPP Ablauf der Ressource »Präsenz im Hier und Jetzt«**

Ich frage den Patienten an geeigneter Stelle, wie präsent er sich hier mit mir in dieser Sekunde fühlt, und bitte ihn, die gefühlte Präsenz von 0 (gar nicht) oder 10 (maximale Präsenz) einzuschätzen.[3] Gelegentlich muss ich das Konzept der Präsenz erklären, ich umschreibe es dann mit Worten wie: *»Wie sehr Sie mit Ihrer Aufmerksamkeit hier mit mir in dieser Sekunde sind«*. Ich ergänze in der Regel, dass man selten mit 10, also voll und ganz, in der jetzigen Situation ist und dass sehr selten keine Präsenz (0) besteht. Wichtig ist, das Momentane der Ressource zu betonen. Es geht um diese Sekunde, diesen kurzen Moment im Hier und Jetzt. Ich frage: *»Wie präsent sind Sie in diesem Moment, in dieser Sekunde hier mit mir, auf einer Skala von 0 (gar nicht) bis 10 (maximal)?«* Für diese Ressourcentechnik kann ich eine Angabe der Präsenz von minimal 3 tolerieren. Wenn der Patient diese Präsenz mindestens neutral im Körper spürt, dann kann ich eine kurze Serie langsamer Bilateraler Sti-

---

3 Ich habe mich hier bewusst für die 0- bis 10-Punkte-Skalierung entschieden, da dies für Patienten einfacher ist. In der CIPOS-Technik nutze ich die 0- bis 100-Skalierung, wie von Knipe (2010) beschrieben.

mulation von etwa sechs bis acht Augenbewegungen anbieten. Nach der Serie bitte ich den Patienten, tief durchzuatmen, und nach einer kurzen Pause von etwa drei Sekunden um Rückmeldung (*»Wie ist es jetzt?«* Oder *»Was ist jetzt da?«*). Wenn die Patient stabil bleibt, biete ich weitere Serien von Augenbewegungen an, solange die Präsenz ansteigt. In der Regel sind es hier drei oder vier Stimulationsserien. Sollte belastendes Material auftauchen, werde ich versuchen, den Patienten wieder in die Präsenz zu bringen, und die Stimulationsdosis in der nächsten Serie reduzieren. Selbstverständlich kann ich geeignete Grounding-Techniken nutzen, z. B. die 5-4-3-2-1-Übung, die systematische Wahrnehmung der Umgebung, das Rückwärtsrechnen oder Bewegung (einen weichen Gegenstand hin- und herwerfen), um die Präsenz im Hier und Jetzt vor der Bilateralen Alternierenden Stimulation zu stärken. Hier ist es mir wichtig, darauf hinzuweisen, dass eine Präsenz im Hier und Jetzt auch das Wahrnehmen von bestehenden Schmerzen oder anderen körperlichen Missempfindungen beinhalten kann. Die Präsenz im Hier und Jetzt bedeutet genau das, nämlich die Präsenz im Hier und Jetzt und nicht die absolute Glückseligkeit. Die Präsenz im Hier und Jetzt soll ein Versinken in der Vergangenheit verhindern, genau darin liegt ihr Wert.

Diese Technik kann durchaus mehrfach in einer Stunde eingesetzt werden.

**Instant Ressource Installation (IRI)**

Die Instant Ressource Installation (IRI) zählt zu den basalen Ressourcentechniken. Die IRI-Technik fokussiert eine **gegenwärtig erreichbare Mikroressource**, die sich im Rapport des Patienten, innerhalb der therapeutischen Beziehung zeigt oder die therapeutische Beziehung selbst repräsentiert. Dies scheint auch die Entwicklung der therapeutischen Beziehung zu fördern. Damit ist die IRI-Technik bei Patienten nutzbar, die wenige Ressourcen mit in die Therapie bringen und bei denen Ressourcenerinnerungen schwer erreichbar sind. Die IRI-Ressourcenstärkung ist schon früh in den Phasen 1 und 2 oder wann immer sinnvoll einsetzbar. Erwünscht sind auch der Aufbau und die Stärkung eines positiven Körpergefühls. Die IRI-Technik eignet sich gut zur Etablierung der therapeutischen Beziehung, besonders bei Patienten mit Bindungsproblemen. Selbstverständlich ist die übliche Vorbereitung notwendig (→ Materialsammlung zu diesem Buch im Internet, Arbeitsblatt »Vorbereitungscheckliste«).

Bei der IRI-Technik sind zwei unterschiedliche Strategien zur Fokussierung der Ressource möglich:

- Strategie A fokussiert eine sich im Verlauf der Sitzung spontan zeigende Mikroressource.
- Strategie B sucht aktiv nach einer Ressource nahe am Sitzungsende.

**PRAXISTIPP IRI-Technik: Strategie A kurz beschrieben**

Sie sind mit Ihrem Patienten im Gespräch. Es kann die Schilderung des aktuellen oder des Vergangenen sein. Wenn Sie im Gespräch mit Ihrem Patienten eine positive Veränderung wahrnehmen (*on-spot,* vor Ort), z. B. im Gesichts-

ausdruck, in der Atmung, in der Körperhaltung oder im verbalen Ausdruck, unterbrechen Sie das Gespräch und versuchen Sie die Aufmerksamkeit des Patienten möglichst unmittelbar darauf zu lenken, indem Sie z. B. fragen: *»Bemerken Sie, dass Sie gerade berichtet haben, sich ein wenig besser zu fühlen?«* Oder: *»Bemerken Sie ein leichtes Lächeln in Ihrem Gesicht?«* Oder: *»Ihr Atem hat sich etwas beruhigt, können Sie das wahrnehmen?«* Wenn der Patient dies bejaht, können Sie fragen, ob er das angenehm, positiv oder zumindest neutral wahrnimmt und ob dies im Körper anklingt (z. B.: *»Können Sie dies im Körper wahrnehmen?«*). Antwortet der Patient positiv, bieten Sie eine kurze Serie langsamer Bilateraler Stimulation, vorzugsweise durch Augenbewegungen, an. Die Geschwindigkeit ist langsam (z. B. 1 Augenbewegung über 2–3 Sekunden) und zu Beginn das Serie kurz, etwa drei bis vier Stimuli pro Serie. Nach der Stimulationsserie wird der Patient aufgefordert, tief durchzuatmen, und nach einer kurzen Pause wird er um eine Rückmeldung gebeten (*»Was ist jetzt da?«, »Wie ist es jetzt?«*). Wenn die Rückmeldung bestätigt, dass der Patient weiterhin im Kontakt mit der Ressource ist, wird eine weitere Serie Augenbewegungen angeboten. Nun kann die Anzahl der Stimuli pro Serie vorsichtig gesteigert werden. Dabei sollte die Anzahl der Stimuli pro Serie nicht höher als 8 gewählt werden. Danach wird die therapeutische Konversation wie üblich fortgesetzt.
Die Ressourcenstärkung mit IRI kann mehrere Male in einer Sitzung angewandt werden.

Wenn das Feedback des Patienten einen Verlust des Kontakts zur Ressource, ein Auftauchen von Belastung oder eine anderweitige Verschlechterung andeutet, sollten Sie zuerst versuchen, den Patienten erneut auf die Mikroressource zu orientieren. Wenn dies gelingt, sollten Sie die Stimulationsdosis bei der nächsten Serie reduzieren (z. B. weniger Stimuli per Serie, langsamere Stimulation). Bei erneuter negativer Reaktion ist von weiterer Stimulation abzusehen.

**EXKURS Level of Positive Emotion (LOPE)**

Als ich die IRI-Technik entwickelt habe, wollte ich, wie so oft in der EMDR-Therapie, etwas messen und habe den Level of Positive Emotion (LOPE) eingeführt. Dazu fragte ich vor und nach der Bilateral Alternierenden Stimulation: *»Wie intensiv ist diese Empfindung im Moment auf einer Skala, wo 0 neutral und 10 die schönst mögliche Empfindung darstellt?«* Ich habe die Erfahrung gemacht, dass das Erfragen des LOPE wenig Information bietet, sodass ich in der klinischen Anwendung der IRI-Technik darauf verzichte. Eventuell könnte der Wert in Forschungsfragen genutzt werden, sodass ich ihn auf dem Arbeitsblatt »IRI-Technik« (→ Materialsammlung im Internet) belassen, aber in Klammern gesetzt habe.

**PRAXISTIPP IRI-Technik: Strategie B kurz beschrieben**

Wenn Sie als Therapeut kein Anzeichen einer Mikroressource bemerken oder den Einsatz verpassen, kann etwa zehn Minuten vor Sitzungsende nach einer neutralen oder positiven Erfahrung in der Sitzung gefragt werden. Wenn der Patient dies bejaht, versuchen Sie, den Patienten auf diese Erfahrung zu orientieren. Häufig bezieht sich der Patient auf eine Interaktion mit dem Therapeuten, die als eine positive Erfahrung innerhalb der (sich entwickelnden) therapeutischen Beziehung verstanden werden kann. Sie fragen dann, ob der Patient dies angenehm, positiv oder zumindest neutral wahrnimmt und ob dies im Körper anklingt (z. B.: *»Können Sie dies im Körper wahrnehmen?«*). Sie bieten dann Bilaterale Stimulation vorzugsweise durch Augenbewegungen an. Die Geschwindigkeit ist langsam (z. B. 1 Augenbewegung über 2–3 Sekunden) und zu Beginn ist die Serie kurz, etwa drei bis vier Stimuli pro Set. Nach der Stimulationsserie wird der Patient aufgefordert, tief durchzuatmen, und nach einer kurzen Pause wird er um eine Rückmeldung gebeten (*»Was ist jetzt da?«* oder *»Wie ist es jetzt?«*). Wenn die Rückmeldung bestätigt, dass der Patient weiterhin Kontakt zur Ressource hat, wird eine weitere Serie Augenbewegungen angeboten. Nun kann die Anzahl der Stimuli pro Serie vorsichtig gesteigert werden. Der Wechsel von Rückmeldung und Stimulation wird wiederholt, solange der Kontakt zur Ressource hält. Dabei sollte die Anzahl der Stimuli pro Serie nicht höher als 8 gewählt werden.

Sollte das Feedback des Patienten einen Verlust des Kontakts zur Ressource, das Auftauchen von Belastung oder eine anderweitige Verschlechterung andeuten, sollten Sie zuerst versuchen, den Patienten erneut auf die Mikroressource zu orientieren. Wenn dies gelingt, sollte die Stimulationsdosis bei der nächsten Serie reduziert werden (z. B. weniger Stimuli per Serie, langsamere Stimulation). Bei erneuter negativer Reaktion sollte von weiterer Stimulation abgesehen werden.

Sie finden in den ergänzenden Materialien zu diesem Buch im Internet ein Arbeitsblatt (→Arbeitsblatt »IRI-Technik«).

### Extensive Ressource Installation (xtRI)

Die xtRI-Technik nutzt eine Ressource, die in typischer Weise fokussierbar ist, indem nach einer Erinnerung an eine positive Erfahrung gefragt wird, die gegenwärtig mit einer positiven Empfindung erinnert werden kann. Die xtRI-Technik zielt auf die Entwicklung und Anreicherung von Netzwerken adaptiver Erinnerung. Bei der xtRI-Technik wird die Intensität der Ressource mit dem Level of Positive Emotion (LOPE) gemessen. Die folgende Beschreibung des Ablaufs der xtRI-Technik soll dies illustrieren.

**PRAXISTIPP Ablauf der xtRI-Technik**

Wir fragen den Patienten nach einer Erinnerung an eine frühere oder gegenwärtige Erfahrung von Bewältigung, Erfolg, erfahrener Unterstützung und Wertschätzung oder anderweitiger positiver Erfahrung in interpersonellen

Beziehungen oder darüber hinaus. Falls eine bestimmte Qualität gesucht wird, aber keine Erfahrung verfügbar ist, ist auch eine symbolisierte Ressource möglich. Wenn der Patient eine Erinnerung oder ein Symbol benennen kann, fragen wir nach einem zugänglichen Bild oder einer anderen sensorischen Komponente der Ressourcenerinnerung. Die Erinnerung, ein kleines Netzwerk in sich selbst (Shapiro 2018), wird durch Fragen, meist nach sensorischen Komponenten, maximal aktiviert. Wir fragen dann nach der Körperresonanz der Ressourcenerinnerung, danach kann der Level of Positive Emotion (LOPE) erfragt werden: *»Wie intensiv ist das positive Gefühl jetzt auf einer Skala, wo 0 neutral bedeutet und 10 das schönste Gefühl, das Sie sich vorstellen können?«* Wir bitten den Patienten dann, mit der Erinnerung in Kontakt zu gehen. Es empfiehlt sich, die vorher erfragten Komponenten erneut zu benennen. Die Aktivierung wird mit der Frage nach der Körperresonanz abgeschlossen: *»Wo spüren Sie das positive Gefühl jetzt im Körper?«*, um danach mit langsamer Bilateral Alternierender Stimulation (3–15 Stimuli/Serie), vorzugsweise durch Augenbewegungen, zu stimulieren. Die Stimulation sollte mit wenigen Stimuli per Serie begonnen werden, um diese langsam zu steigern, solange der Kontakt zur Ressourcenerinnerung hält oder anderes Ressourcenmaterial auftaucht. Nach der Stimulationsserie wird der Patient aufgefordert, tief durchzuatmen, und nach einer kurzen Pause von etwa drei Sekunden wird er um Rückmeldung gebeten (*»Was ist jetzt da?«* oder *»Wie ist es jetzt?«*). Wenn die Rückmeldung bestätigt, dass der Patient weiterhin in Kontakt mit der Ressource ist oder anderes Ressourcenmaterial auftaucht, wird eine weitere Serie Augenbewegungen angeboten. Nun kann die Anzahl der Stimuli pro Serie gesteigert werden. Der Wechsel von Rückmeldung und Stimulation wird wiederholt, solange der Kontakt zur Ressource hält bzw. anderes Ressourcenmaterial auftaucht. Dabei folgen wir assoziativen Verbindungen innerhalb der Ressourcennetzwerke, bis sich das Material nach zwei konsekutiven Serien von Augenbewegungen nicht mehr verändert. Danach bitten wir den Patienten, zur Ausgangserinnerung (ursprüngliche Ressourcenerinnerung) zurückzugehen, und fragen: *»Was ist jetzt da?«* Falls der Patient einen neuen positiven Aspekt berichtet, wird abermals Bilaterale Alternierende Stimulation angeboten, bis sich erneut ein »Kanalende« zeigt. Danach bitten wir den Patienten, zur Ressourcenausgangserinnerung zurückzugehen, und fragen: *»Was ist jetzt da?«* Falls ein neuer positiver Aspekt berichtet wird, werden erneut Augenbewegungen angeboten usw. Sollte das Feedback einen Verlust des Kontakts zur Ressource, das Auftauchen von Belastung oder eine anderweitige Verschlechterung andeuten, versuchen wir zuerst, den Patienten erneut auf die Ressourcenausgangserinnerung zu orientieren. Wenn dies gelingt, sollte die Stimulationsdosis bei der nächsten Serie reduziert werden (z. B. weniger Stimuli per Set, langsamere Stimulation). Bei erneuter negativer Reaktion sollte von weiterer Stimulation abgesehen werden.

Sollte sich an der Ressourcenausgangserinnerung kein neuer Aspekt zeigen und eine weitere Stimulationsserie nichts Neues bringen, kann man davon ausgehen, dass der assoziative Prozess im Ressourcennetzwerk beendet ist. Jetzt kann der LOPE erneut

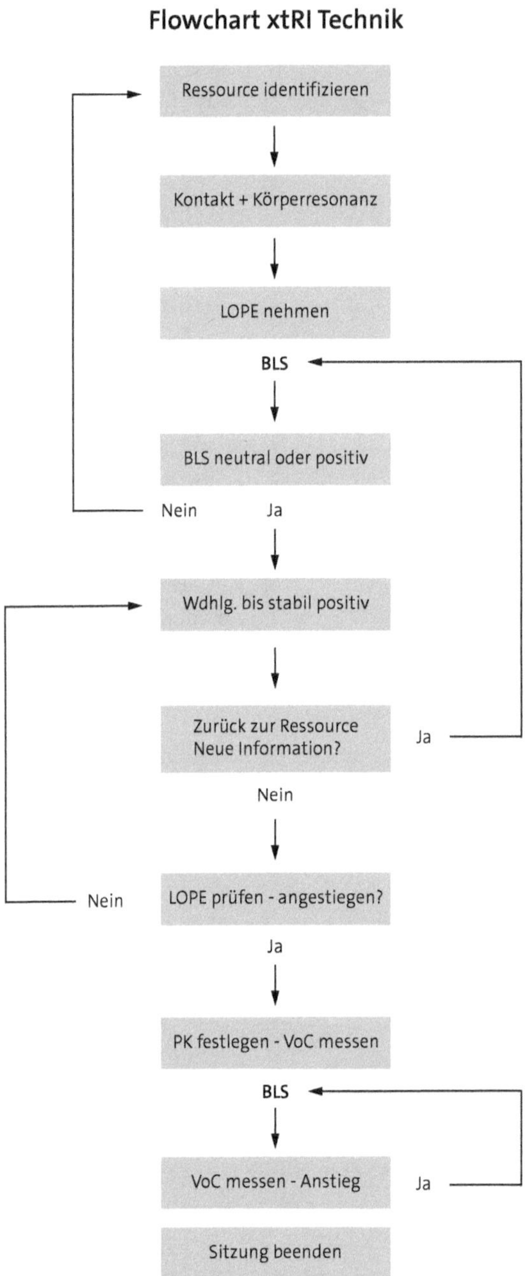


**Abb. 6-7:** Flowchart zur xtRI-Technik.

erhoben werden. Wenn der LOPE moderat ansteigt, kann eine positive Selbstaussage (positive Kognition [PK]), bezogen auf die Ressourcenstärkung, erarbeitet und verstärkt werden. Die positive Selbstaussage soll grundsätzlich eine gewünschte Entwicklungsrichtung abbilden und realistisch erreichbar sein, sie reflektiert den hier durchgeführten Prozess der Ressourcenstärkung. Wir fragen: *»Wie würden Sie gerne über sich denken, bezogen auf das, was sich hier gerade entwickelt hat?«* Es wird dann die Validität der positiven Selbstaussage (VoC) geprüft: *»Wie stimmig fühlt sich dieser Satz jetzt zusammen mit dem hier Erreichten auf einer Skala von 1 bis 7 an, wo 1 völlig falsch oder unstimmig und 7 völlig zutreffend oder stimmig bedeuten?«* Die positive Selbstaussage kann diese Entwicklung, das Erreichte oder eine gewünschte Veränderung abbilden und wird mit langsamer Stimulation in typischer Weise verankert, wobei die VoC mehrfach erhoben wird; sie muss hier nicht 7 erreichen.

Die xtRI-Technik wird meist nur einmal in einer Sitzung angewandt werden, da Sie etwas mehr Zeit benötigt. Eine Wiederholung ist aber durchaus möglich. Das entsprechende Arbeitsblatt finden Sie in der Materialsammlung zu diesem Buch im Internet (→ Arbeitsblatt »xtRI-Technik«). Der Flowchart zur xtRI-Technik soll Ihnen das Vorgehen in der Technik noch einmal grafisch verdeutlichen (Abb. 6-7).

## Fokussierte Ressourcentechniken

### Die Absorptionstechnik

Die Absorptionstechnik (Hofmann 2009a) ist eine fokussierte Ressourcentechnik. Ihre Anwendung erfordert vorhandene und erreichbare Ressourcen. Sie ist daher komplizierter als z. B. die IRI-Technik.

Die Absorptionstechnik geht auf das von Kiessling (2009) beschriebene »Wedging« zurück. Im ursprünglichen Ansatz von Kiessling wurde hier eine Ressource für das folgende Reprozessieren verankert, wenn der Patient bezüglich des Reprozessierens ängstlich oder vermeidend war.

Die Absorptionstechnik ist eine gerichtete Ressourcentechnik. Hier werden Ressourcen aktiviert, um etwas zu erreichen. Die Ressourcenaktivierung zielt auf eine adaptive Reaktion bezüglich kommender Herausforderungen.

**FALLBEISPIEL**

So berichtet z. B. ein Patient, dass er beim Durchqueren einer sehr vollen Bahnhofshalle durch die Menschenmenge massiv irritiert war. Besonders erschreckte ihn, dass er seine Tochter aus den Augen verlor, weil er so massiv angetriggert und mit der Aufmerksamkeit gebunden war.

Die Absorptionstechnik zielt auf die Aktivierung von Ressourcen, mit denen der Patient eine ähnliche Herausforderung besser bewältigen kann, hier: konkret angetriggert zu werden, ohne die Aufmerksamkeit für sein Kind zu verlieren.

Die Aktivierung von Ressourcen zur adaptiveren Bewältigung einer Herausforderung setzt natürlich voraus, dass Ressourcen vorhanden und erreichbar sind. Insofern kann bei sehr komplexen Patienten die Absorptionstechnik schwierig sein. Auch impliziert die Anwendung der Absorptionstechnik, dass der Patient in der Zukunft alleine besser zurechtkommt. Stark bindungsdefizitäre Patienten erleben dies gelegentlich als ein »Alleingelassen-Werden« und sind nicht bereit, sich auf die Absorptionstechnik einzulassen. Meist ist die Absorptionstechnik jedoch eine sehr gut anwendbare, leicht durchführbare und hilfreiche Technik.

**PRAXISTIPP Ablauf der Absorptionstechnik**

In der Durchführung der Absorptionstechnik wird zuerst ein Thema, ein Problem benannt, für welches der Patient zukünftig eine adaptivere Lösung wünscht. Um bei unserem eben genannten Fallbeispiel zu bleiben, wünschte sich der Patient, für die kommende Herausforderung durch eine solche Situation besser gerüstet zu sein, um auf sein Kind in einer Menschenmenge gut achten zu können.

Die subjektiv empfundene Belastung wird hier mit der SUD-Skala gemessen. Danach wird der Patient gebeten, ein bis drei hilfreiche Fähigkeiten zur besseren Bewältigung der zukünftigen Herausforderung zu benennen. Es müssen nicht unbedingt drei sein, wenn es zwei Fähigkeiten sind, dann arbeiten wir erst mal damit. So werden z. B. Fähigkeiten wie Mut, Gelassenheit oder Präsenz genannt. Der Patient wird sodann gebeten, einzuschätzen, welches die wichtigste, die zweit- und die drittwichtigste Fähigkeit ist. Danach wird nach einer Erinnerung für die wichtigste Fähigkeit gefragt: *»Wann haben Sie diese Fähigkeit* [z. B. diesen Mut] *schon einmal gespürt?«* Die Erinnerung wird möglichst intensiv sensorisch wachgerufen und dann mit langsamer Bilateraler Stimulation verstärkt. Es sind üblicherweise zu Beginn sechs bis acht Augenbewegungen. Die Augenbewegungen pro Serie können gesteigert werden. Wie bei jeder Ressourcenaktivierung ist die Geschwindigkeit langsam. Solange die positive Qualität besser gespürt werden kann, kann stimuliert werden. Es sind üblicherweise drei bis vier Serien, bevor zur zweiten bzw. dritten Fähigkeit gegangen wird.

Sollte während der Stimulation negatives Material aufkommen, dann versuchen wir die Ressourcenerinnerung erneut zu fokussieren und reduzieren die Stimulationsdosis. Gelingt dies nicht, können wir versuchen, über eine andere Erinnerung einen besseren Zugang zu der Ressource zu gewinnen oder die Ressource zu wechseln.

Nachdem alle drei Fähigkeiten durch Bilaterale Stimulation gestärkt wurden, wird der Patient gebeten, noch einmal an alle drei Fähigkeiten zu denken, die Erinnerung wachzurufen, diese Fähigkeiten so gut wie möglich zu spüren und zusammenzubringen. Dies kann mit einer Metapher wie »Drei Haarstränge zu einem Zopf binden« unterstützt werden; ich sage zu dem Patienten: *»Stellen Sie sich vor, dass Sie diese drei Fähigkeiten zusammenbringen, wie man aus drei Haarsträhnen einen schönen Zopf flechten kann.«* Danach wird der Patient gebeten, mit diesen Fähigkeiten in die zukünftige Herausforderung zu gehen und wahrzunehmen, wie es sich jetzt anfühlt. Es wird noch einmal der SUD bestimmt, der üblicherweise etwas sinkt. Danach wird die Sitzung abgeschlossen. In der Phase 8 sollte geprüft werden, ob die Absorptionstechnik zu einer Veränderung im Verhalten führt.

Die Absorptionstechnik hatte ihre klassische Indikation zur Ressourcenstärkung bezüglich einer später zu reprozessierenden Erinnerung (*»Welche Fähigkeiten brauchen Sie, um besser mit der Erinnerung arbeiten zu können?«*). Hier werden also Ressourcen zur späteren Verarbeitung gestärkt. Manchmal wird ein Teil der Belastung oder des Affekts absorbiert, was die Namensgebung erklären mag. Mit dieser Technik kann aber jedwedes Material, wie z. B. Auslösereize oder auch Zukunftsangst, angegangen werden. Die Technik eignet sich sehr gut zur Reduzierung der Vermeidung, wenn das zugrunde liegende Erinnerungsmaterial noch nicht bearbeitet werden konnte, aber eine Bewältigung der Herausforderung schon ansteht, z. B. ein dringender Arztbesuch.

Noch einmal zusammengefasst sieht der Ablauf der Absorptionstechnik folgendermaßen aus:

- Thema/Problem festlegen
- Fokussieren eines Themas/Problems – subjektive Belastung (SUD) einschätzen
- Frage nach ein bis drei Ressourcen, die helfen würden
- Frage, ob Erinnerungen an Erfahrungen in den Ressourcen 1 bis 3 zugänglich waren
- Fokussieren der Erinnerung bzgl. Ressource 1 – Bilaterale Alternierende Stimulation
- Fokussieren der Erinnerung bzgl. Ressource 2 – Bilaterale Alternierende Stimulation
- Fokussieren der Erinnerung bzgl. Ressource 3 – Bilaterale Alternierende Stimulation
- alle drei Ressourcen zusammenbringen – Bilaterale Alternierende Stimulation
- Thema/Problem in Kontakt mit den Ressourcen – SUD-Abschluss

Sie finden das Arbeitsblatt dazu in der Materialsammlung im Internet (→ Arbeitsblatt »Absorptionstechnik«).

**Ressource Development and Installation (RDI)**

Die RDI-Technik nach Andrew Leeds ist eine etablierte Ressourcentechnik der EMDR-Therapie, die darauf abzielt, positive Ressourcen, Fähigkeiten und innere Stärken beim Patienten aufzubauen und zu stabilisieren. Leeds & Korn (2002) haben den Einsatz zuerst beschrieben und in einer Fallserie positive Auswirkungen bei komplexen Patienten dargestellt. Man könnte die RDI-Technik auch als Blaupause für andere Ressourcentechniken verstehen, die von ihr abgeleitet zu sein scheinen, wie z. B. die Wedging-

Technik, die wiederum eine Vorlage für die Absorptionstechnik zu sein scheint. Die Auswahl der Ressourcen orientiert sich an den im Vorgehenden beschriebenen Kategorien.

**PRAXISTIPP Ablauf der RDI-Technik**

Zu Beginn der RDI-Technik wird ein Problem fokussiert, um danach eine für die Problembewältigung hilfreiche Ressource zu beschreiben. Es können auch mehrere Ressourcen benannt werden.

Wir fragen: *»Welcher Schwierigkeit müssen Sie derzeit begegnen? ... Wenn Sie an diese Herausforderung denken, welche Fähigkeit oder Erfahrung würde Ihnen helfen? Wie würden Sie gerne über sich denken ... fühlen? Wie würden Sie gerne handeln können?«*

Danach wird eine Erinnerung an eine solche Ressourcenerfahrung oder eine anderweitige Repräsentation der Ressource, z. B. ein Symbol wie ein Tier, das die Ressource verkörpert, gesucht. Die gefundene Erinnerung oder Repräsentation wird durch Fragen des Therapeuten aktiviert und möglichst intensiv sensorisch angereichert. Im Anschluss wird die Validität der Ressource (VoR) auf einer Skala von 1 bis 7 gemessen, wo sich 1 komplett falsch oder nicht hilfreich und 7 völlig wahr oder hilfreich anfühlen. Die noch einmal aktivierte Ressource wird dann mit langsamer Bilateral Alternierender Stimulation von sechs bis zwölf Augenbewegungen verstärkt. Es sind meist drei bis vier Stimulationsserien. Nach Verstärkung der Ressource wird der Patient gebeten sich die Zukunft mit Präsenz der Ressource vorzustellen. Auch hier wird mit Serien von Augenbewegungen verstärkt, solange es sich positiv entwickelt. Zum Ende wird erneut die VoR gemessen, die in der Regel ansteigen wird.

Es können durchaus mehrere Ressourcen für eine Herausforderung verstärkt werden.

Ein Arbeitsblatt finden Sie in der Materialsammlung zu diesem Buch im Internet (→ Arbeitsblatt »RDI«).

Die RDI-Technik stärkt die innere Stabilität, indem sie Ressourcen anlegt oder die Erreichbarkeit vorhandener Ressourcen verbessert. Dadurch fördert sie das Erleben von Selbstwirksamkeit und bereitet den Patienten auf die intensivere Arbeit mit Erinnerungsmaterial vor. Die RDI-Technik ist allerdings im Aufbau etwas komplexer und somit nicht der ideale Einstieg bei hochkomplexen Patienten. Hier sind die basalen Ressourcentechniken besser geeignet.

## 6.3 Phase 3 – Auswahl und Vorbereitung des Erinnerungsmaterials

Mit der Phase 3 wollen wir Erinnerungsmaterial auswählen und für die spätere Anwendung der Standardtechnik (Phasen 4–6) oder der EMD-Technik vorbereiten. Diese Vorbereitung ist für die Standardtechnik und EMD-Technik gleich.

Die frühere Bezeichnung der Phase 3 als »Bewertung« ist irreführend. Es werden zwar auch Ausgangswerte bestimmt, die subjektive Einheit der Belastung (SUD) und die Validität der positiven Kognition (VoC), aber diese Phase hat ein anderes Ziel: Es geht um die gestufte Aktivierung der Erinnerung, die damit für die folgende Bearbeitung, die komplette Reprozessierung mit der Standardtechnik oder teilweise Nachverarbeitung mit der EMD-Technik, möglichst optimal vorbereitet wird. Dies geschieht über eine gestufte Aktivierung von Teilnetzwerken. Francine Shapiro (2018) hat die Erinnerung als ein kleines Netzwerk beschrieben hat. In der Phase 3 soll der Zugang zur Erinnerung gesucht werden, wie diese zu diesem Zeitpunkt aktuell gespeichert ist. Die prozedurale Abfolge in der Phase 3 soll zudem sicherstellen, dass die Erinnerung maximal aktiviert und der Patient nicht überlastet wird, da gleichsam kleine Pausen eingebaut sind.

**IN DER AIP-PERSPEKTIVE BEDEUTET DIES:**

Die **Zielerinnerung** ist nicht nur eine »Erinnerung«, sondern auch das Portal für das assoziative Netzwerk ähnlicher Erinnerungen. Die Aktivierung der Zielerinnerung bringt oft auch belastende Gefühle und maladaptive Lernerfahrung, besonders auch negative Überzeugung bezüglich des Selbst und Anderer, in das Bewusstsein.

Bevor wir uns den prozeduralen Schritten der Phase 3, dem Ablauf, widmen, ist es notwendig, das Konzept der negativen und positiven Überzeugungen zu besprechen. Denn ein wichtiger Teil der Arbeit in der Phase 3 widmet sich den negativen und positiven Selbstüberzeugungen, die in dieser Phase durch die negative Kognition (NK) und die positive Kognition (PK) adressiert werden. Die Selbstüberzeugungen sind eben auf das Selbst bezogen, aber dennoch relational, da sie meist aus Erinnerungen an die Interaktion mit Anderen stammen. In der AIP-Perspektive entstehen negative Überzeugungen, wenn die primäre Verarbeitung gestört wird und die belastende Lebenserfahrung zustandsspezifisch, wie zum Zeitpunkt des Erlebens, gespeichert wird.

Eine negative Überzeugung ist eine Schlussfolgerung (Meta-Perzeption) dieser maladaptiv gespeicherten Erfahrungen. Negative Überzeugungen sind Symptome, nicht Ursache! Sie sind ein Verbalisieren des gespeicherten Affekts, eine Schlussfolgerung über sich selbst auf der Grundlage der gefühlten Qualität der Erfahrung (Abb. 6-8). Da Erinnerungen mit ähnlichen Schlussfolgerungen im Behandlungsplan zusammengefasst werden können und damit eine ökonomische Bearbeitung auch größerer Netzwerke ermöglichen, haben diese eine große praktische Bedeutung.

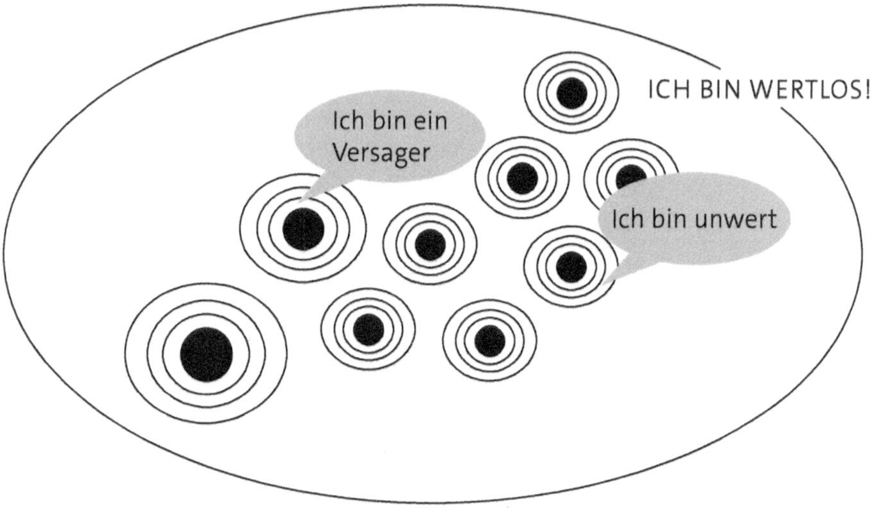


**Abb. 6-8:** Negative Überzeugung: Ich bin wertlos!

Negative Überzeugungen sind per Definition irrational, auf das Selbst bezogen, gegenwärtig gültig formuliert, bilden das Problem des Patienten ab, sollen möglichst generalisiert formuliert werden und haben eine affektive Resonanz, wobei der Affekt meist aversiv ist. Eine solche treffend verbalisierte Überzeugung *»geht unter die Haut«*.

Es ist wichtig, die negative Überzeugung von der negativen Kognition abzugrenzen. Die **negative Überzeugung** ergibt sich aus einem Netzwerk von maladaptiv gespeicherten Erinnerungen ähnlicher Art und ist eine generalisierte negative Selbstaussage mit übergreifendem Charakter. Die **negative Kognition** bezieht sich per Definition nur auf eine spezifische Erinnerung dieses Netzwerks. Sie folgt dem Generalthema des Netzwerks, kann sich aber in Nuancen von Erinnerung zu Erinnerung unterscheiden. Wenn die negative Überzeugung des Netzwerks »Ich bin wertlos« aus dem Bereich Verantwortung/Fehlerhaftigkeit, Unterthema Selbstwert, stammt, könnte eine negative Kognition an einer maladaptiv gespeicherten Erinnerung »Ich bin ein Versager«, »Ich bin unwert« oder »Ich bin wertlos« sein.

Da wir in der EMDR-Therapie überwiegend mit einer Erinnerung als Stellvertreter für die dysfunktionale Information arbeiten, werden wir in der praktischen Umsetzung mit der negativen Kognition arbeiten. Die negative Überzeugung verändert sich dann als Folge der Arbeit mit dem Erinnerungsmaterial.

**FALLBEISPIEL Die Frau, die an sich zweifelte (PTBS nach Vergewaltigung)**

Eine Unternehmerin, Mitte 50, kommt gezielt zur EMDR-Therapie, da sie Gründe für aktuelle Probleme in der Partnerschaft mit der Erfahrung einer sehr massiven Vergewaltigung vor etwa 25 Jahren vermutet. Eine gute Freundin, selbst EMDR-Therapeutin, hatte sie auf die möglichen Zusammenhänge aufmerksam gemacht. Neben dieser schwerwiegenden Erfahrung, in der sie sich hilflos ausgeliefert fühlte, gibt es keine erhebliche Lebensbelastung, sodass es sich tatsächlich um ein Monotrauma zu handeln scheint.

Nach angemessener Vorbereitung kann die maladaptiv gespeicherte Erinnerung in drei Sitzungen mit der Standardtechnik komplett reprozessiert werden. Die Patientin berichtet nicht nur von einer Verbesserung in ihrer Partnerschaft. Ihr fällt auf, dass sich ihre Wahrnehmung bezüglich ihrer Geschäftspartner verändert hat. Während sie sich vordem, trotz aller Erfolge, einigen Geschäftspartnern gegenüber hilflos ausgeliefert fühlte, kann sie jetzt ihren Wert, ihre Stärke wahrnehmen und sich angemessen positionieren.

**PRAXISTIPP**

Für eine nachhaltige Veränderung einer negativen Überzeugung bedarf es oft der Reprozessierung mehrerer Erinnerungen aus dem betreffenden Netzwerk.

**Positive Überzeugungen** entstehen, wenn die primäre Verarbeitung gelingt und die (belastende) Lebenserfahrung zu einer ausreichend genauen, gegenwärtig angemessenen Information über sich Selbst und Andere wird. Eine **positive Kognition** bezieht sich nur auf eine bestimmte Erinnerung. In Phase 3 wird vor der weiteren Bearbeitung das Erinnerungsmaterial erarbeitet, um assoziative Verbindungen in Netzwerke adaptiver Erinnerung zu bahnen und eine Richtung der Veränderung festzulegen. Für die positive Überzeugung in Abgrenzung zur positiven Kognition gelten die gleichen Überlegungen wie für die oben dargelegte negative Überzeugung.

## 6.3.1 Aktivierung der Zielerinnerung

In der Phase 3 gilt eine bestimmte Abfolge, die eine Aktivierung der Zielerinnerung ermöglicht, ohne den Patienten zu überfordern:

a. Zielerinnerung festlegen
b. Sensorisches Fragment (Bild etc.) fokussieren
c. Negative Kognition erarbeiten
d. Positive Kognition erarbeiten
e. Validität der positiven Kognition erheben
f. Affekte fokussieren
g. Subjektive Einheit der Belastung erheben
h. Körperlokalisation der Belastung erfragen

Wir werden diese prozeduralen Schritte im Folgenden einzeln durchgehen. Grundsätzlich ist es wichtig, dass wir so genau wie möglich an der Wahrnehmung des Patienten bleiben. Bitte stellen Sie sich auf Überraschungen ein. Die EMDR-Therapie wird nicht langweilig werden, das kann ich versprechen. Und die Phase 3 ist nicht simpel, aber zu erlernen.

Nutzen Sie für die Phase 3 das entsprechende Arbeitsblatt in der Materialsammlung zu diesem Buch im Internet (→ Arbeitsblatt »Standardtechnik«). Es leitet Sie nicht nur durch die Technik, sondern bietet auch Raum zur Dokumentation.

### A. Zielerinnerung festlegen

Zuerst wird die Zielerinnerung für das Reprozessieren benannt. Fragen Sie: *»Mit welcher Erinnerung möchten Sie heute arbeiten?«* Oder: *»Ist es okay, wenn wir mit der Erinnerung* ____________ [benennen] *aus dem Behandlungsplan arbeiten?«*

Sie können den Patienten durchaus nach dem schlimmsten Aspekt der Erinnerung fragen. Patienten müssen nicht über alle Details der Erinnerung berichten. Es ist für uns hilfreich, wenn sie dieses tun können, aber es ist nicht unbedingt notwendig, was z. B. für Träger von militärischen Geheimnissen wichtig ist. Wir müssen aber sicher sein, dass der Patient so intensiv wie möglich mit der Erinnerung in Kontakt ist. Eine Tendenz zur Vermeidung aufseiten der Patienten ist nachvollziehbar, aber nicht hilfreich. Ein intensiver Kontakt zur Erinnerung erleichtert den nächsten Schritt, die Erarbeitung des sensorischen Fragments.

### B. Sensorisches Fragment (Bild etc.) fokussieren

Nach dem Festlegen der Zielerinnerung wird das sensorische Fragment erarbeitet. Da das sensorische Fragment in 80 % der Fälle ein Bild ist, machen wir es uns leicht und fragen: *»Welches Bild stellt die Erfahrung für Sie dar?«* Oder: *»Welches Bild stellt den schlimmsten Teil der Erfahrung dar, wenn Sie jetzt daran denken?«* Es geht um die gegenwärtige, in diesem Moment präsente Wahrnehmung, um etwas, was in diesem Moment gesehen, gehört, gerochen, geschmeckt oder im Körper wahrgenommen wird.

Wenn der Patient kein Bild benennen kann, fragen Sie: *»Wenn Sie jetzt an die Erfahrung denken, was ist der schlimmste Teil?«* Oder: *»Was ist jetzt da? Etwas, was Sie jetzt sinnlich präsent wahrnehmen?«* Helfen Sie Ihrem Patienten, eine präsente sensorische Wahrnehmung zu fokussieren. Es können auch auditive, gustatorische, olfaktorische, taktile und somatosensorische Eindrücke oder mehrere sensorische Erfahrungen sein. Wenn das so sein sollte, fragen Sie, welches davon gegenwärtig präsenter, intensiver und belastender wahrgenommen wird. Bitte machen Sie sich von Vorannahmen frei und bleiben Sie an der Wahrnehmung des Patienten. Auch nach 30 Jahren Anwendung der EMDR-Therapie bin ich immer wieder überrascht, wie das sensorische Fragment ist. Ein Fehler auf Patientenseite besteht oft darin, zu beschreiben, wie es »Damals« gewesen sein könnte (*»Ich erinnere mich, dass ein roter PKW von rechts kam«*) und nicht, wie diese Erinnerung jetzt, in diesem Moment repräsentiert ist (*»Ich sehe die weit aufgerissenen Augen des anderen Fahrers und höre den Knall des Aufpralls«*).

**PRAXISTIPP**

Achten Sie schon bei der Schilderung der Ereignisse in der Phase 1 oder im Schritt B der Phase 3 auf sensorische Elemente. Wir können diese hier gezielt ansprechen: *»Sie hatten nicht nur vom Bild des Autos berichtet, sondern auch von dem Knall. Klingt ihnen der Knall jetzt noch in den Ohren? Was ist präsenter, belastender: das Bild oder der Knall?«*

Da das sensorische Fragment meist belastendes Material abbildet, tendiert der Patient auch hier zur Vermeidung. Auch hier dürfen wir nicht empathisch ko-vermeiden. Es ist nicht notwendig, dass der Patient alles haarklein beschreibt, aber wir müssen ihn ermutigen, mit dem sensorischen Fragment so intensiv wie möglich in Kontakt zu sein. Ist das sensorische Fragment gut fokussiert, fällt der nächste Schritt, die Erarbeitung der negativen Kognition, leichter.

## C. Negative Kognition erarbeiten

Als Nächstes wird die negative Kognition erarbeitet. Die negative Kognition ist eine irrationale, selbstbezogene Aussage, die gegenwärtig gültig formuliert werden muss, das Problem des Patienten abbildet, möglichst generalisiert formuliert wird und eine negative affektive Resonanz trägt. Die affektive Resonanz ist für die Wahl der negativen Kognition von großer Bedeutung, denn wir werden bei mehreren zur Auswahl stehenden negativen Kognitionen diejenige mit der größten affektiven Resonanz wählen. Dies ist jedoch nicht einfach, denn der mobilisierte Affekt ist in der Regel aversiv. Die negative Kognition ist mehr als eine Aneinanderreihung von Buchstaben; wie es ein Patient treffend formulierte, geht sie *»unter die Haut«*. Dieser Satz zielt auf den Kern der maladaptiv gespeicherten Information.

Fragen Sie: *»Wenn Sie an die Erinnerung denken* [auf das Bild achten] ____________, *welche Worte kommen jetzt in Ihnen auf?«* Wenn der Patient dies nicht versteht oder ein Gefühl benannt wird, fragen Sie: *»Was sagt das über Sie als Person jetzt aus?«*

Alternativ können Sie fragen: *»Was ist das Schlimmste, was Sie jetzt über sich sagen können, wenn Sie damit* (Erinnerung benennen) *in Kontakt sind?«*

Die negative Kognition ist keine Beschreibung, sondern eine Schlussfolgerung, z. B. nicht *»Ich kann es nicht«*, sondern *»Ich bin ein Versager«*. Die negative Kognition ist keine Gefühlsangabe, sondern eine Schlussfolgerung aus dem Gefühl z. B. nicht *»Ich habe Angst«*, sondern *»Ich bin in Gefahr«*.

Die negative Kognition bezieht sich auf das klinische Thema, bei dem der Patient »feststeckt«: Verantwortung/Fehlerhaftigkeit (Selbstwert/Scham; Handlung/Schuld), Sicherheit/Vulnerabilität und Stärke/Kontrolle/Wahlmöglichkeiten. Es wichtig, dies zu berücksichtigen, um nicht am Thema vorbei zu arbeiten.

Wenn es um eine Erinnerung von Beschämung aus dem klinischen Thema Verantwortung/Fehlerhaftigkeit geht, wird die negative Kognition nicht *»Ich bin in Lebensgefahr«* sein, da diese dem klinischen Thema Sicherheit/Verletzlichkeit zuzuordnen ist.

Die Erarbeitung der negativen Kognition ist nicht einfach, weil das Verbalisieren Affekte mobilisiert. Die treffend formulierte negative Kognition *»geht unter die Haut«* erreicht die fokussierte Erinnerung im Kern. Dies erleichtert die folgende Erarbeitung der positiven Kognition und aktiviert die Erinnerung deutlich. Darin liegt wiederum eine Schwierigkeit: Patienten tendieren dazu, die treffend formulierte Kognition zu umschiffen, um den damit verbundenen Affekt zu vermeiden. Dies ist menschlich nachvollziehbar, aber dem Fortgang der Arbeit nicht förderlich. Wir als Therapeuten dürfen hier nicht ko-vermeiden, sondern müssen uns bemühen, den Patienten zur bestmöglichen Kognition zu führen. Wir dürfen an dieser Stelle auch entsprechende Aussagen vorschlagen. Die Liste der negativen und positiven Kognitionen gibt uns hier Anhaltspunkte (→Tab. 6-2; →auch Materialsammlung im Internet, Arbeitsblatt »Beispielliste negativer und positiver Kognitionen«). Diese Liste hat nur Beispielscharakter. Am besten sind eigensprachlich formulierte Aussagen der Patienten, wenn diese den Kriterien der negativen Kognition genügen. So kann die Aussage *»Ich bin ein Weichei«* durchaus eine negative Kognition sein.

Von manchen Autoren wird neben den drei klinischen Themen Verantwortung/Fehlerhaftigkeit (Selbstwert/Scham; Handlung/Schuld), Sicherheit/Vulnerabilität und Stärke/Kontrolle/Wahlmöglichkeiten ein vierter Bereich unter der Überschrift »Bindung/Beziehung« benannt. Dies scheint auf den ersten Blick bezüglich der tief greifenden Bedeutung des Bindungs- bzw. Beziehungsthemas eine gute Idee zu sein.

Es gibt jedoch auch ernst zu nehmende Kritik. So wäre zu überlegen, ob ein Kognitionspaar »Ich bin allein – Ich kann in Kontakt sein« nicht schon im klinischen Thema Stärke/Kontrolle/Wahlmöglichkeiten gut untergebracht ist. Vielleicht ist es auch wichtig, zu ergründen, was sich hinter dem *»Ich bin allein«* verbirgt. Eventuell kommen wir zu einem *»Ich bin nicht wichtig«* oder *»Ich bin nicht liebenswert«* und ein Bereich Bindung/Beziehung könnte uns davon abhalten, weiter zu explorieren. Ich habe mich entschieden, bei den klassischen, von Shapiro benannten Bereichen der Kognition in Anlehnung an die klinischen Themen zu bleiben.

Wichtig ist auch eine möglichst generalisierte Formulierung der negativen Kognition: *»Ich bin ein Versager«* anstelle von *»Ich bin ein schlechter Redner«*. Wir unterstützen damit den assoziativen Prozess der Verarbeitung, sodass auch andere als die hier fokussierten Erinnerungen verarbeitet werden. Dies gilt besonders für die Anwendung der hochassoziativen Standardtechnik.

Wenn wir Kognitionen vorschlagen, ist es sehr wichtig, auf die affektive Resonanz zu achten. Wenn die von mir vorgeschlagenen Worte mehr Affekt hervorrufen, dann darf ich mich in meinem Vorschlag bestätigt fühlen. In der praktischen Umsetzung werde ich immer die vom Patienten formulierten Worte zuerst und meinen Vorschlag im Anschluss anbieten, indem ich z. B. sage: *»Wenn Sie noch einmal an die Erinnerung denken* [auf das Bild etc. achten], *nehmen Sie die Worte ›Ich kann nichts tun‹ oder ›Ich sterbe‹ dazu. Welcher Satz löst mehr negative Gefühle in Ihnen aus?«*

Mit meinen Vorschlägen möchte ich den Patienten unterstützen. Keinesfalls will ich eine von mir bevorzugte negative Kognition aufdrängen, den Patienten überzeugen oder ihn in Grund und Boden diskutieren. Leitend wird immer die affektive Resonanz sein. Ich arbeite hier gründlich, werde aber eine negative Kognition akzeptieren, die nicht meine erste Wahl wäre, wenn die affektive Resonanz in eine andere Richtung weist. Wir müssen zwischen dem Risiko einer unpräzisen Formulierung und dem Risiko, dem Patienten etwas aufzudrängen, einen guten Weg finden.

## D. Positive Kognition erarbeiten

Nach der Erarbeitung der negativen Kognition gehen wird zur Erarbeitung der positiven Kognition über. Dies bietet sich zum einen wegen des engen Bezugs zur negativen Kognition an, zum anderen gibt die Formulierung dieser positiven Selbstaussage an dieser Stelle Hoffnung und wird in der Regel nicht noch mehr negativen Affekt mobilisieren.

Die positive Kognition (PK) bildet eine Gegenposition zur negativen Kognition (NK), sie ist gleichsam die andere Seite der Medaille. Fragen Sie: *»Wenn Sie noch einmal an die Erinnerung denken* [auf das Bild etc. achten], *wie würden Sie jetzt gerne über sich anstelle von* ___________ [NK wiederholen] *denken?«*

Haben Sie etwas bemerkt? An dieser Stelle müssen wir die negative Kognition wiederholen! Das scheint erst einmal einfach, aber wenn Sie später mit Ihrem ersten EMDR-Patienten vielleicht noch etwas aufgeregt und naturgemäß auch ungeübt in den ersten Reprozessierungssitzungen sind, dann könnte es sein, dass Sie nicht mehr den genauen Wortlaut präsent haben. Und das ist durchaus wichtig. Für den Patienten sind es bedeutsame Worte und wir sollten diese mühsam erarbeiteten Worte auch genauso wiedergeben. Aber es gibt eine einfache Lösung: Benutzen Sie das entsprechende Arbeitsblatt »Standardtechnik« (→ Materialsammlung im Internet). Es leitet Sie nicht nur durch die Technik, sondern bietet auch Raum zur Dokumentation!

Die positive Kognition ist per Definition eine auf das Selbst bezogene Aussage, die thematischen Bezug zur negativen Kognition (klinisches Thema) hat, realistisch erreichbar ist, sich zu Beginn relativ unstimmig anfühlt, möglichst generalisierbar formuliert werden sollte und die vom Patienten gewünschte Entwicklungsrichtung abbildet. Die positive Kognition, wird vor dem Reprozessieren erarbeitet, um assoziative Verbindungen in Netzwerke adaptiver Erinnerung zu bahnen, also Ressourcennetzwerke mit zu aktivieren und eine Richtung der Veränderung festzulegen. Dies gibt dem Patienten auch Hoffnung.

Es ist wichtig, darauf zu achten, dass die negative Kognition und die positive Kognition aus demselben klinischen Thema kommen. Wir sprechen hier auch von der Passung des Kognitionspaars (→ Tab. 6-2). So haben z. B. die Kognitionen »Ich bin nicht liebenswert« und »Ich bin sicher« keine Passung. Dies würde im späteren Verlauf der Nachverarbeitung möglicherweise zu einem Problem werden und weist uns schon jetzt auf einen Fehler hin. Dann dürfen wir die beiden Kognitionen noch einmal überprüfen und verändern. Es kann bei fehlender Passung durchaus sein, dass die negative Kognition das kognitive Teilnetzwerk der Erinnerung besser abbildet und wir die negative Kognition noch einmal verändern werden. Ein weiteres Problem kann darin bestehen, dass Patienten eine angemessene positive Kognition ablehnen, weil sie spüren, dass der angemessene Satz nicht stimmig gefühlt wird. Dies ist an dieser Stelle ganz normal und wir können fragen, ob diese Worte nur theoretisch angenommen werden. Das reicht an dieser Stelle meist aus.

| Informationsplateau | Negative Kognition | Positive Kognition |
|---|---|---|
| Verantwortung/<br>Fehlerhaftigkeit | Ich bin nicht gut genug.<br>Ich verdiene keine Liebe.<br>Ich bin ein schlechter Mensch.<br>Ich bin inkompetent.<br>Ich bin wertlos.<br>Ich bin eine Schande.<br>Ich bin nicht liebenswert.<br>Ich bin ein Versager.<br>Ich verdiene nur Schlechtes.<br>Ich bin beschädigt.<br>Ich bin hässlich.<br>Ich verdiene nichts Besseres.<br>Ich bin dumm.<br>... | Ich bin gut genug/okay, wie ich bin.<br>Ich verdiene/bekomme Liebe.<br>Ich bin ein guter Mensch.<br>Ich bin kompetent.<br>Ich bin wertvoll.<br>Ich bin akzeptabel.<br>Ich bin liebenswert.<br>Ich kann erfolgreich sein.<br>Ich verdiene Besseres.<br>Ich bin okay.<br>Ich bin schön.<br>Ich verdiene Besseres.<br>Ich bin klug.<br>... |
| Verantwortung/<br>Handlung | Ich hätte etwas tun müssen.*<br>Ich habe etwas falsch gemacht.*,**<br>Ich hätte es besser wissen müssen.*<br>* Hilfsfrage: *»Was sagt das über Sie aus?«*<br>Führt oft zu anderer NK.<br>Ich bin eine schlechte Person.<br>... | Ich habe getan, was ich konnte.<br>Ich bin okay, so wie ich bin.<br>Bei Realschuld: Ich kann daraus lernen/habe daraus gelernt.*,**<br>... |
| Sicherheit/<br>Verletzbarkeit | Ich kann niemandem vertrauen.<br>Ich kann mich nicht schützen.<br>Ich bin in Gefahr.<br>Ich bin nicht sicher.<br>Es ist nicht sicher, Gefühle zu zeigen.<br>... | Ich kann anderen vertrauen.<br>Ich kann mich schützen.<br>Ich bin nicht in Gefahr.<br>Ich bin sicher.<br>Es ist sicher, Gefühle zu zeigen.<br>... |
| Stärke/Kontrolle/<br>Wahlmöglichkeiten | Ich habe keine Kontrolle.<br>Ich bin hilflos.<br>Ich habe keine Wahlmöglichkeiten.<br>Ich kann nicht bekommen, was ich möchte.<br>Ich bin nicht vertrauenswürdig.<br>Ich kann nicht für mich eintreten.<br>Ich kann es nicht nach außen lassen.<br>Ich kann mir nicht vertrauen.<br>Ich kann meiner Einschätzung nicht vertrauen.<br>Ich kann nicht erfolgreich sein.<br>... | Ich habe jetzt Kontrolle.<br>Ich kann heute etwas tun.<br>Ich habe Wahlmöglichkeiten.<br>Ich bekomme, was ich möchte.<br>Ich bin vertrauenswürdig.<br>Ich kann für mich eintreten.<br>Ich kann es nach außen lassen.<br>Ich kann mir vertrauen.<br>Ich kann meiner Einschätzung trauen.<br>Ich kann erfolgreich sein.<br>... |

**Tab. 6-2:** Beispiele für negative und positive Kognitionen.

## E. Validität der positiven Kognition erheben

Im nächsten Schritt wird die sogenannte Validität der positiven Kognition (VoC) erfragt. Die Validität der positiven Kognition bildet die kognitiv-affektive Dissonanz zwischen der maladaptiv gespeicherten Erinnerung und der zuvor erarbeiteten positiven Kognition zu diesem Zeitpunkt ab. Die angemessene und für die Zukunft angestrebte positive Kognition ist mit dem Affekt der maladaptiv gespeicherten Erinnerung zu diesem Zeitpunkt nicht kongruent, was wir möglicherweise kurz zuvor als Schwierigkeit bei der Erarbeitung der positiven Kognition erlebt haben. Wir messen gleichsam den Unterschied zwischen »Kopf und Bauch« ab. Wir wollen die Dissonanz an dieser Stelle messen und quantifizieren, um einen Ausgangswert für die Beurteilung der im Reprozessieren erreichten Veränderung zu gewinnen und eine Relation mit im Folgenden zu erarbeitenden subjektiv empfundenen Belastungen zu überprüfen.

Die VoC wird auf einer 7-stufigen Likert-Skala bestimmt. Der Punkt 1 entspricht einer völligen gefühlten Unstimmigkeit der positiven Kognition und der Punkt 7 einer völligen gefühlten Stimmigkeit der positiven Kognition in Bezug auf die fokussierte Erinnerung.

Zur Bestimmung des VoC-Wertes fragen Sie: *»Auf einer Skala von 1 bis 7, wo 1 völlig falsch und 7 völlig stimmig bedeutet, wie stimmig fühlt sich der Satz* ___________ [PK wiederholen] *jetzt an, wenn Sie an das Ereignis denken … (im Kontakt mit der Erinnerung sind)?«* Ich ergänze hier gerne mit *»aus dem Gefühl, aus dem Bauch heraus«*.

Eine Schwierigkeit bei der Erhebung des VoC-Wertes liegt in den drei Zeitebenen. Es ist zum einen die aus der Vergangenheit stammende Erinnerung, die mit dem Satz für die Zukunft, der positiven Kognition, jetzt im gegenwärtigen Moment eingeschätzt werden soll. Damit tun sich manche Patienten schwer und es bedarf der mehrfachen Erläuterung. Häufig wird die Stimmigkeit für die Vergangenheit eingeschätzt (*»Aber damals konnte ich doch nichts tun«*) und wir müssen erneut darauf hinweisen, dass es sich um die Einschätzung der Stimmigkeit jetzt in diesem Moment handelt. Wenn das sensorische Fragment ein Bild ist, kann man sich diesen Umstand zunutze machen. Ich instruiere dann den Patienten wie folgt: *»Bitte legen Sie den Satz* [PK wiederholen] *über das Bild, wie es auch in einer Zeitschrift oder im Fernsehen zu sehen ist. Wie stimmig fühlt sich der Satz zusammen mit diesem Bild jetzt auf einer Skala von 1 bis 7 an, wo 1 völlig falsch und 7 völlig stimmig bedeutet?«* Dies macht es dem Patienten leichter.

## F. Affekte fokussieren

Danach erarbeiten wir die Affekte und beginnen mit der Aktivierung des affektiven Teilnetzwerks. Bitte fragen Sie: *»Wenn Sie an die Erinnerung* [das Bild wachrufen] *zusammen mit den Worten* ___________ [NK wiederholen] *denken, welche Gefühle kommen jetzt in Ihnen auf?«* Wenn mehrere Gefühle benannt werden, fragen Sie nach dem stärksten Affekt. Dies ist der sogenannte Leitaffekt. Bitte notieren Sie alle Affekte auf dem Arbeitsblatt »Standardtechnik« (→ Materialsammlung Onlinematerial) und markieren Sie ggf. den Leitaffekt, der am stärksten zu spüren ist. Wir benötigen diese Information, um einen Affektwechsel während des Reprozessierens erkennen zu können.

### G. Subjektive Einheit der Belastung erheben

Im Anschluss erfragen Sie die aktuell empfundene Belastung durch die nunmehr weitgehend aktivierte Erinnerung, indem Sie die subjektive Einheit der Belastung (SUD) erheben. Der SUD-Wert ist eine subjektive Einschätzung der aktuellen Belastung durch die Zielerinnerung auf einer Skala von 0 bis 10. Shapiro (2018) hat die SUD-Skala von Wolpe (1969) übernommen.

Die SUD-Skala ähnelt mehr einer numerischen Rating-Skala als einer Likert-Skala. Fragen Sie: *»Auf einer Skala von 0 bis 10, wo 0 gar keine Belastung darstellt und 10 die schlimmste Belastung, die Sie sich vorstellen können, wie belastend fühlt sich diese Erinnerung jetzt an?«* Bitte markieren Sie den SUD-Wert an der entsprechenden Stelle auf dem Arbeitsblatt »Standardtechnik« (→ Materialsammlung Onlinematerial).

Wenn die subjektive Belastung (SUD) erhoben wurde, können wir die bisherige Arbeit in der Phase 3 überprüfen, indem wir die Relation zur Validität der positiven Kognition (VoC) betrachten. Ein hoher SUD-Wert korreliert mit einer niedrigen VoC, z. B. SUD 9 – VoC 2. Haben wir einen niedrigen SUD-Wert, dann kann die VoC durchaus höher sein, z. B. SUD 5 – VoC 4. Ein SUD-Wert von 8 und ein VoC-Wert von 5 werfen Fragen auf. Wahrscheinlich war der Kontakt der positiven Kognition (→ Schritt E) nicht ausreichend. Sind die SUD 3 und die VoC 1, dann müssen wir noch einmal zum Start und die Schritte A bis E überprüfen.

### H. Körperlokalisation der Belastung erfragen

Die Phase 3 wird mit der Frage nach der Körperlokalisation der Belastung abgeschlossen, denn der SUD-Wert ist mit einer Körperwahrnehmung verbunden. Fragen Sie: *»Wo spüren Sie diese Belastung* [SUD nennen] *jetzt in Ihrem Körper?«* Bitte notieren Sie dies an der entsprechenden Stelle auf dem Arbeitsblatt »Standardtechnik« (→ Materialsammlung Onlinematerial).

## 6.3.2 Zusammenfassung

Damit ist die Phase 3 beendet und wir können jetzt mit schneller Bilateraler Stimulation das Informationsverarbeitungssystem aktivieren, um die Nachverarbeitung in der Standardtechnik oder der EMD-Technik einzuleiten. Der Übergang in die Phase 4, das Reprozessieren, kann der Situation des Patienten angepasst werden. Es gibt zwei Möglichkeiten, den Übergang zu gestalten.

Wenn der Patient gut in Kontakt mit der Erinnerung und dem Affekt ist oder eine deutliche vegetative Reaktion zeigt, dann beginnen Sie unmittelbar mit der Bilateralen

Stimulation, indem Sie sagen: *»Nehmen Sie alles zusammen wahr und folgen Sie jetzt nur meinen Fingern mit den Augen (ggf. achten Sie nur auf die Berührungen, Töne)!«*, und die erste Stimulationsserie einleiten.

Sollte der Patient distanziert von der Erinnerung wirken, dann bitten Sie ihn noch einmal, an die Erinnerung zu denken, das Bild oder Ähnliches wahrzunehmen, die Gefühle wahrzunehmen und der Belastung im Körper nachzuspüren, also die Zielerinnerung erneut zu aktivieren, um dann die erste Stimulationsserie einzuleiten, indem Sie sagen: *»Nehmen Sie alles zusammen wahr und folgen Sie jetzt nur meinen Fingern mit den Augen (ggf. ... achten Sie nur auf die Berührungen, Töne)!«*

Zusammenfassung: Phase 3 dient der strukturierten Aktivierung der Erinnerung vor der weiteren Bearbeitung. Dabei werden auch Ausgangswerte bestimmt. Die Struktur der prozeduralen Schritte ist wichtig. Mit der Aktivierung der sensorischen und der kognitiven Teilnetzwerke wird die Erinnerung aktiviert. Damit ist durchaus eine Belastung verbunden. Mit der Etablierung der positiven Kognition und der Bestimmung der VoC versuchen wir schon jetzt, Ressourcennetzwerke zu aktivieren, und steigern die Belastung an dieser Stelle nicht. Wir nehmen quasi den Fuß vom Gas und ermöglichen eine kleine Pause, bevor wir mit der Aktvierung des affektiven Teilnetzwerks die Belastung erneut steigern. Wenn wir dieser Struktur folgen, gelingt es uns meist, die Erinnerung ausreichend zu aktivieren, ohne die Patienten zu überfordern. Ich empfehle Ihnen sehr, den Ablauf der prozeduralen Schritte nicht ohne guten Grund zu verändern oder Elemente wegzulassen. Wenn ich einmal die Erarbeitung der positiven Kognition vergesse, wird das vom Patienten oft bemerkt und kritisch rückgemeldet: *»Da hat mir der positive Satz gefehlt!«* Eine gut gestaltete Phase 3 erleichtert die folgende Verarbeitung.

Die Phase 3 ist nicht simpel und nicht unbedingt einfach durchzuführen. Mit etwas Übung wird es Ihnen jedoch gut gelingen. Probleme in der Phase 3 sind oft auf deren Beginn zurückzuführen und meist in der nachvollziehbaren Vermeidung begründet. Die Erinnerung ist nicht gut fokussiert, der Kontakt zum sensorischen Fragment nicht ausreichend oder die negative Kognition trifft nicht den Kern der Information. Wir können Probleme mit unserer klinischen Erfahrung an einer fehlenden Passung von negativer und positiver Kognition oder an einem Missverhältnis zwischen SUD und VoC erkennen.

Wir dürfen immer einige Schritte zurückgehen. Die Phase 3 ist keine Einbahnstraße. Wir sollten Modifikationen an den prozeduralen Schritten aber nur vorsichtig vornehmen. Dabei ist zu bedenken, dass das Ziel der Phase 3 die Aktivierung der Erinnerung und nicht das Ausfüllen eines Arbeitsblattes ist. Wenn der Affekt schon nach der negativen Kognition massiv ist, dann werde ich den Patienten möglichst schnell durch die Phase 3 führen, um in der folgenden Phase 4 Entlastung zu erreichen. Ich kann dann eine gewisse Unschärfe an der positiven Kognition tolerieren, zumal diese zu Beginn der Phase 5 noch einmal zur Disposition steht.

Wir müssen die Gestaltung der Phase 3 dem Entwicklungsniveau anpassen. Dies betrifft den sprachlichen Ausdruck. Bei kleinen Kindern werden wir Modifikationen vornehmen müssen. Aber dazu mehr im entsprechenden Kapitel 12.15.

Warum Francine Shapiro bei der Gestaltung der VoC-Skala nicht auf das Konzept der SUD-Skala zurückgegriffen hat und die 7-stufige Likert-Skala wählte, ist mir leider nicht bekannt. Es sind natürlich nicht die entgegengesetzten Pole, sondern SUD und VoC sind etwas anderes. Die Unterschiedlichkeit der Skalen reduziert auf jeden Fall die Verwechslungsgefahr.

Den Übergang in die Phase 4 gestalten wir flexibel nach Aktivierung der Erinnerung. Die Phasen 4, 5 und 6 bilden die Standardtechnik der EMDR-Therapie (Shapiro 2018, S. 160). Shapiro weist immer wieder darauf hin, dass erst mit freiem Körpertest die Reprozessierung einer Erinnerung als abgeschlossen angesehen werden kann. Vollständiges Reprozessieren der Zielerinnerung und assoziierter Erinnerungen mit der folgenden Integration der Erfahrung und einer adaptiven Lösung ist also das Ziel der Phase 4. Die sich anschließenden Phasen 5 und 6 sollen die umfassende Nachverarbeitung absichern und sind wichtig. Dennoch findet der wesentliche Teil der Reprozessierung in der im Folgenden beschriebenen Phase 4 statt.

## 6.4 Phase 4 – Reprozessieren

Die Phase 4 wird sowohl in der Standardtechnik als auch in der EMD-Technik durch die Phase 3 vorbereitet. Das Vorgehen in Phase 4 unterscheidet sich in der EMD-Technik von der Standardtechnik. Ich stelle hier wegen der überragenden Bedeutung das Vorgehen in der Standardtechnik dar und werde auf die Modifikationen in der EMD-Technik an entsprechender Stelle eingehen.

Die Phase 4 ist darauf ausgerichtet, die Zielerinnerung in ihrer gegenwärtigen Speicherung zu erreichen und durch die Bilaterale Stimulation das AIP-System zu aktivieren, um die Erinnerung zu reprozessieren. Die Aktivierung von Erinnerungen schafft eine Verbindung von Bewusstsein und Speicherung der Information in ihrer zustandsspezifischen Form. Netzwerke maladaptiv gespeicherter Erinnerung werden erreicht, reprozessiert. Danach verbinden sich diese mit Netzwerken adaptiv gespeicherter Erinnerung (Ressourcen). Das mit der Bilateralen Stimulation verbundene Dearousal trägt zur Nachverarbeitung und den Verbindungen in Ressourcenetzwerken bei. Die assoziative Komponente der Bilateralen Stimulation durch Augenbewegungen, oder der alternativen Stimuli, führt zu einer weitreichenden Wirkung in den Netzwerken assoziativer Erinnerungen. Dies bringt auch Generalisierungseffekte in der Therapie mit sich. Erfolgreich reprozessierte Erinnerungen werden adaptiv in entsprechenden Netzwerken gespeichert.

**IN DER AIP-PERSPEKTIVE BEDEUTET DIES:**

Die **Zielerinnerung** wird in ihrem gegenwärtigen Zustand aktiviert. Dadurch werden auch assoziativ verbundene Erinnerungen aktiviert, die ebenfalls reprozessiert werden können. Im Reprozessieren entstehen Verbindungen zu Netzwerken adaptiver Information.

Der assoziative Effekt hat den großen Vorteil, dass auch andere Erinnerungen einbezogen werden können. Dies trägt wahrscheinlich bei ressourcenstarken Patienten zur raschen Wirkung und vergleichsweise schnellen Therapie bei. Wir müssen aber berücksichtigen, dass bei schwächeren Patienten mit viel Material in den Netzwerken maladaptiv gespeicherter Erinnerung auch zu viel Material mobilisiert werden kann. Diesem Umstand lässt sich durch eine gute Behandlungsplanung und Modifikation der Technik begegnen.

Wir aktivieren das Informationsverarbeitungssystem durch die Erinnerung in Phase 3 und die Bilaterale Stimulation in Phase 4. Die Bilaterale Stimulation hält das Informationsverarbeitungssystem normalerweise auch während der gesamten Phase 4 in dynamischer Form. Dazu bieten wir wiederholte Serien von Augenbewegungen an. Typisch ist eine Dauer von 15–30 Sekunden mit 20–25 Augenbewegungen pro Serie zu Beginn und 30–40 Augenbewegungen im weiteren Verlauf. Bitte denken Sie daran, dass wir bei der Nutzung taktiler oder auditiver Stimulation etwa ein Drittel mehr Stimuli benötigen, um denselben Effekt wie mit Augenbewegungen zu erreichen. Wir beginnen langsam und steigern die Augenbewegungen schrittweise auf die schnellst mögliche Geschwindigkeit, die der Patient mit Anstrengung toleriert, ohne ihn dabei zu überfordern. Ein Richtwert wäre eine Hin- und Zurückbewegung pro Sekunde von 1 Hz. Zum Ende einer Serie werden wir etwas langsamer und enden in der Mitte. Als Instruktion eignet sich eine Aussage wie: *»Folgen Sie nur meinen Fingern, nehmen Sie während der Augenbewegungen nur wahr, was geschieht, ohne es zu beeinflussen.«* Wir beobachten den Patienten und unterstützen verbal angemessen und zurückhaltend. Die verbale Unterstützung während der Stimulation sollte möglichst neutral sein. Ein *»Okay«* oder *»einfach nur Folgen«* oder *»einfach nur wahrnehmen«* ist hier angemessen. Komplizierte Interventionen sind an dieser Stelle ungeeignet. Oft nehmen Patienten den Inhalt der verbalen Unterstützung nicht im Detail wahr. Sie erinnern sich daran, meine Stimme gehört zu haben. Die therapeutische Präsenz ist für den Patienten hilfreich und gibt ihm Sicherheit.

Nach einer Stimulationsserie sagen wir *»Tief durchatmen, loslassen (oder ausblenden)«* und fragen nach einer kurzen Pause von drei Sekunden: *»Was ist jetzt da?«* Nach dieser offenen Frage wird der Patient kurz schildern, was **jetzt** in seinem Bewusstsein ist. Wir haben den Patienten ja in der Vorbereitung instruiert, dass es eine möglichst kurze Rückmeldung, am besten in ein oder zwei Sätzen, sein sollte und dass er einfach berichtet, was jetzt in seiner Aufmerksamkeit ist, ganz egal, um welchen Inhalt es sich handelt. Auch hier gilt, wie in Phase 3, dass Patienten mir nicht alles berichten müssen. Ich bitte sie allerdings, mir mitzuteilen, ob sie etwas für sich behalten. Die Rückmeldung des Patienten wird abweichend von der basalen Instruktion einmal kürzer, ein anderes Mal, was häufiger vorkommt, länger sein als in ein oder zwei Sätzen. Letztlich wollen wir dem Patienten nicht das Wort abschneiden, aber auch verhindern, dass er sich aus dem assoziativen Verarbeitungsprozess herausredet. Wir leiten also möglichst rasch die nächste Stimulationsserie ein, indem wir sagen: *»Nehmen Sie es wahr« oder »Damit geht es weiter«,* um dann zu sagen: *»Folgen Sie bitte nur meinen Fingern mit Ihren Augen!«* Unter der Stimulation entwickelt sich ein Veränderungsprozess. Material taucht auf, blasst ab, Emotionen werden präsenter und distanzierter. Solange sich etwas verändert, sind wir im Prozess der Nachverarbeitung. In dem Wechsel von Rückmeldung und Stimulation geht es immer weiter, bis die Dynamik der Veränderung nachlässt.

Es wird im Verlaufe der Anwendung der Standardtechnik zu Momenten kommen, in denen das Material neutral oder positiv ist und sich nach einer weiteren Stimulationsserie nicht mehr verändert. Dies sind die »Kanalenden«, an denen wir erneut Kontakt zu der Erinnerung suchen, mit der wir begonnen haben.

Jeder Nachverarbeitungsprozess ist individuell und eigendynamisch. Je eigendynamischer sich der Verarbeitungsprozess in Richtung des Ziels der Phase 4, der subjektiven Belastung (SUD) von 0, entwickelt, desto nachhaltiger ist oft das Ergebnis.

### 6.4.1 Veränderungen beim Reprozessieren

Unter der Bilateralen Stimulation verändert sich das Erinnerungsmaterial. Zur einfacheren Verständigung haben sich in Anlehnung an Shapiro (2018) einige Begriffe etabliert, die wir als EMDR-Therapeuten benutzen.

Der **Knoten**: Dies ist eine Metapher für die zur Nachverarbeitung ausgewählte Erinnerung, auf die wir uns in einer EMDR-Reprozessierungssitzung immer wieder beziehen werden. Dieser in der Übersetzung ins Deutsche etwas sperrige Begriff gehört in die Fachsprache, mit der wir Therapeuten uns untereinander besser verständigen. Selbstverständlich spreche ich dem Patienten gegenüber nicht von dem »Knoten«. Ich selbst benutze diesen Begriff nicht mehr und spreche stattdessen von maladaptiv gespeicherter Erinnerung oder, wenn es um die technischen Aspekte des Reprozessierens geht, von Ziel- oder Ausgangerinnerung.

Die **Zielerinnerung** ist die Erinnerung, die wir für die weitere Bearbeitung auswählen. Sie kann die älteste Erinnerung, die sogenannte Schlüsselerinnerung, oder eine gegenwärtigere Erinnerung sein, die mit dem Problem des Patienten verbunden ist.

Durch Aktivierung in der Phase 3 und Stimulation in der Phase 4 verändert sich die Zielerinnerung. Wenn wir an geeigneter Stelle zu der Erinnerung zurückkehren, sprechen wir nun von der **Ausgangserinnerung**. Das ist auch der Begriff, den ich dem Patienten gegenüber benutze *(»Gehen Sie bitte zur Ausgangserinnerung zurück«)*.

Der **Informationskanal**: Unter Bilateraler Stimulation verändert sich das Erinnerungsmaterial oft in einer bestimmten Komponente, z. B. visuell. Ein Bild verändert sich oder andere assoziativ damit verbundene Bilder tauchen auf. Wir sprechen dann von einem »visuellen Informationskanal«. Selbstverständlich kann auch emotionales oder kognitives Material in einem Informationskanal bewegt werden oder eine Mischung von unterschiedlichen Komponenten zu sehen sein. Der Informationskanal hat immer ein Ende, das sogenannte Kanalende.

**Kanalende:** Nach einer unbestimmten Anzahl von Serien Bilateraler Stimulation wird das Material neutral oder positiv, z. B. das Bild ist blass und klein und verändert sich nach einer weiteren Stimulationsserie nicht mehr. Wir nehmen an, dass Ressourcen vorhanden sein müssen, damit sich ein Kanalende ausbildet. Durch die Kanalenden ergibt sich eine natürliche Struktur des Reprozessierens.

### 6.4.2 Modi des Reprozessierens

Der Nachverarbeitungsprozess ist sehr individuell und eigendynamisch. Dennoch lassen sich einige typische Modi der Veränderung beschreiben. Francine Shapiro (2018) betonte immer wieder die assoziative Qualität des Reprozessierens. Andere mit der Zielerinnerung assoziierte Komponenten, Erinnerungen oder ganze Netzwerke von Erinnerungen können in der Reprozessierungssitzung in den Nachverarbeitungsprozess kommen und damit bewusstseinsfähig werden. Neben dem Verweis auf die assoziative Natur des Reprozessierens hat Shapiro nur eine emotionalere Variante beschrieben und hierfür den Begriff »Abreaktion« benutzt (Shapiro 2018, S. 163 ff.). Dieser Bergriff ist im deutschsprachigen Raum teilweise verlassen worden, da er nur unzureichend beschreibt, was in der Anwendung der Standardtechnik zu sehen ist.

Nach meiner Erfahrung lassen sich verschiedene Modi des Reprozessierens voneinander abgrenzen und häufiger in den Reprozessierungssitzungen beobachten. Es handelt sich um den assoziativen Modus mit seinen drei Subtypen assoziativ-emotionaler, assoziativ-somatosensorischer und assoziativ-imaginativer Subtyp sowie um den sympathikotonen Modus und den distanzierten Modus.

#### Assoziativer Modus

Der assoziative Modus ist durch das Auftauchen von assoziiertem Material gekennzeichnet, das sowohl kognitiv, sensorisch, emotional als auch imaginativ sein kann. Wegen der Bedeutung für die Prozesse scheint es mir sinnvoll zu sein, diese klinisch wichtigen Subtypen zu beschreiben. Im **assoziativ-emotionalen Subtyp** werden Emotionen deutlich, die durchaus auch im Verlauf der Reprozessierungssitzung wechseln, z. B. ein Wechsel von der Angst vor dem Täter zu einer Wut auf den Täter. Im **assoziativ-somatosensorischen Subtyp** wird überwiegend somatosensorisches Material prozessiert, während im **assoziativ-imaginativen Subtyp** assoziiertes Material auftaucht, das sich spontan imaginativ, auch in fantasievoller Weise, entwickeln kann. Wichtig ist mir, dass sich die imaginativen Veränderungen spontan und eigendynamisch entwickeln, wie im folgenden Fallbeispiel beschrieben.

**FALLBEISPIEL Die traumatische Vergangenheit hinter sich lassen**

Eine 38-jährige Patientin erfuhr in der Kindheit immer wieder emotionale und körperliche Gewalt. Bei ihr wurde die Bestrafung immer durch die Mutter initiiert, um dann vom Vater später vollzogen zu werden. Ein typisches Szenario sah so aus, dass das Kind von der Schule nach Hause kam und von der übel gelaunten Mutter an Tür empfangen wurde. Die Mutter suchte dann einen Grund, um eine Bestrafung anzukündigen. Einige Male wurde das Kind dann in den Keller gesperrt wurde, wo es warten musste, bis der Vater nach Hause kam, um die Strafe zu vollstrecken. Wir arbeiten an einer solchen Erinnerung etwa aus dem zwölften Lebensjahr. Nach mehreren Stimulationsserien berichtet die Patientin verwundert, dass sie jetzt eine Tür in der Kellerwand sehe, wo nie eine Tür gewesen sei. Nach einer weiteren Serie öffnet sich die Tür, die auf die Straße vor dem Haus führt. In den weiteren Serien imaginiert sie spontan, den Keller zu verlassen und die Straße entlang zu gehen, sich vom Elternhaus zu entfernen. Am »Kanalende« bleibt ein kleines, verblasstes Bild des Hauses und sie realisiert mit großer Erleichterung, dass sie die Vergangenheit schon längst hinter sich gelassen hat.

**Sympathikotoner Modus**
Der sympathikotone Modus ist durch ein höheres Maß an Übererregung gekennzeichnet. Da die Übererregung die Nachverarbeitung erschweren bis verhindern kann, sind solche Nachverarbeitungsprozesse nicht unbedingt einfach zu führen. Es geht also darum, die Übererregung zu begrenzen. Dies gelingt uns in der Regel durch gute Vorbereitung und Ressourcenstärkung, Wahl des Materials und Interventionen in Anwendung der Standardtechnik, auf die ich in Kapitel 10.2 eingehen werde.

**Distanzierter Modus**
Im distanzierten Modus wird ohne stärkere, sichtbare emotionale Beteiligung prozessiert. Selbst wenn diese Prozesse fast langweilig erscheinen mögen, kann es doch ein effektives Reprozessieren sein. Aufklärung gibt oft die Nachbefragung in der Phase 8, in der die Nachhaltigkeit der Ergebnisse oder die Veränderungen im Alltag der Patienten beobachtet werden können.

**MERKE**
Jeder der genannten Modi hat seinen eigenen Charakter, seine eigenen Vor- und Nachteile. Die Art des Reprozessierens wird im Wesentlichen von der Zielerinnerung bestimmt, kann sich also von Sitzung zu Sitzung bei demselben Patienten verändern. Auch ein distanziertes Reprozessieren kann sehr effektiv sein. Entscheidend sind die Entwicklung des Patienten im Gesamtprozess der EMDR-Therapie und die ständige Überprüfung des Erreichten in der Phase 8.

Durch die Reprozessierung der Zielerinnerung erleben wir Veränderungen von Komponenten dieser Erinnerung. Die sensorischen Komponenten verlieren an Intensität, z. B. blasst ein Bild ab. Kognitiv entstehen neue Einsichten. Manchmal kommt es zu einer überraschenden Einsicht, z. B.: *»Nein, meine Eltern hatten die Verantwortung«* (polare Antwort). Gelegentlich entwickelt sich ein innerer Dialog zu der Erinnerung. Emotionen werden milder, distanzierter. Es kann jedoch eine Emotion bleiben, die in dem Überzeugungssystem des Patienten angemessen ist (ökologische Validität). Körperempfindungen können bewusstseinsnäher werden, bevor sie sich lösen. Unabhängig vom Modus kann jeder Verarbeitungsprozess eine Veränderung des Erinnerungsmaterials mit sich bringen. Jede Veränderung hat Auswirkungen. Das häufige Abblassen des Bildes kann schwierig sein, wenn ein Patient noch Täter identifizieren muss. Die gewünschte innere Distanz und Reduktion der Emotionalität kann bei Zeugenaussagen vor Gericht ein Problem sein. Das Auftauchen von Erinnerungsmaterial ist für den Verarbeitungsprozess von Vorteil, kann jedoch Patienten punktuell überfordern. Dies gilt besonders für somatosensorische Erinnerungen, z.B. nach Nahtoderfahrung (Abb. 6-9).

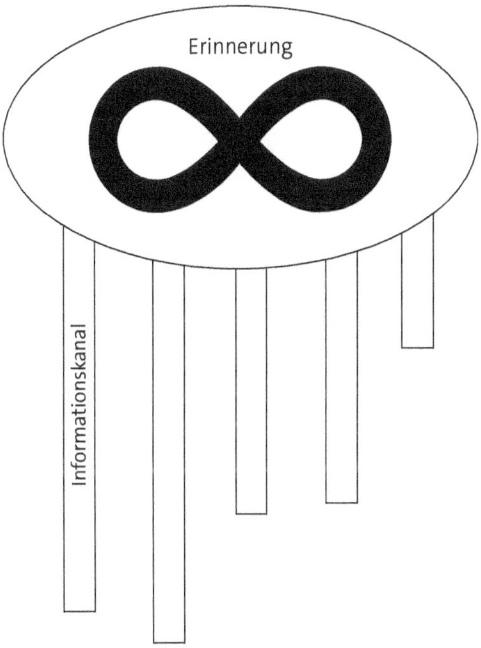


**Abb. 6-9:** Die maladaptiv gespeicherte Erinnerung und Informationskanäle/Assoziationskanäle.

Die Reprozessierung der Zielerinnerung kann auch in den Netzwerken assoziierter Erinnerungen Auswirkungen haben. Wir beobachten Veränderungen bezüglich beteiligter Personen, von Auslösereizen, assoziierten Erinnerungen, Körperempfindungen, Emotionen und Überzeugungen.

## 6.4.3 Verlauf der Reprozessierungssitzung

Nach jeder Serie der Stimulation bitten wir den Patienten, durchzuatmen, und weisen ihn mit den Worten »*Loslassen*« oder »*Ausblenden*« zur kurzen Distanzierung an. Nach einer Pause von etwa drei Sekunden folgt dann die offene Frage: »*Was ist jetzt da?*« Nach der kurzen Rückmeldung des Patienten, am besten in ein oder zwei Sätzen, leiten wir dann mit den Worten *»Nehmen Sie es wahr und folgen Sie wieder nur meinen Fingern mit den Augen!«* die nächste Stimulationsserie ein. Wir folgen der Dynamik der Reprozessierung. Wenn ein Kanalende erreicht wird, also das Material neutral oder positiv wird und sich nach einer weiteren Serie Bilateraler Stimulation nicht mehr verändert, nehmen wir wieder Kontakt mit der ursprünglich zur Reprozessierung ausgewählten Erinnerung auf. Per Definition wird jetzt die »Zielerinnerung« zur »Ausgangserinnerung«. Dem Patienten gegenüber wird es so formuliert: *»Bitte gehen Sie zurück zur Ausgangserinnerung/alten Erinnerung.«* Wenn diese Instruktion nicht verstanden wird sage ich auch *»[...] zu der Erinnerung, mit der wir in dieser Sitzung begonnen haben«*. Gegebenenfalls benenne ich die Erinnerung kurz als *»der Autounfall«*, ohne dabei zu sehr ins Detail zugehen. Danach schließt sich die offene Frage an: *»Was ist jetzt da?«* Es ist wichtig, dass diese Frage ganz offen formuliert wird, um den Prozess des Patienten nicht zu beeinflussen. Mit der Rückmeldung des Patienten leiten wir dann die nächste Stimulationsserie ein. Wir sagen: *»Nehmen Sie es nur wahr und folgen Sie nur meinen Fingern mit Ihren Augen!«* Dann folgen wir wieder der Dynamik der Veränderung, bis ein weiteres Kanalende erreicht wird. Wir gehen auch zur Ausgangserinnerung zurück, wenn es nach zwei Serien von Augenbewegungen (Stimulation) keine Veränderung gibt oder die Assoziationen zu vage oder zu weit entfernt von der Ausgangserinnerung sind.

Beim Zurückgehen zur Ausgangserinnerung können wir beurteilen, wie sich die Erinnerung im Erleben des Patienten verändert. Das Zurück zur Ausgangserinnerung kann neue Assoziationskanäle an der Erinnerung selbst oder in das Netzwerk öffnen. Wenn die Rückmeldung des Patienten neutral oder positiv ist und es nach zwei weiteren Serien keine Veränderung gibt, gehen wir erneut zur Ausgangserinnerung zurück und prüfen jetzt zum zweiten Mal die subjektive Einschätzung der Belastung (SUD) (nach Wolpe 1969). Wir haben jetzt die Hoffnung, dass die Ausgangserinnerung komplett reprozessiert ist, und prüfen unsere Hypothese, indem wir den SUD-Wert abfragen und wiederholt fragen: *»Wenn Sie die Erinnerung wachrufen, wie belastend fühlt sich diese Erinnerung auf einer Skala von 0 bis 10 an, wo 0 keine Belastung oder neutral und 10 die höchste Belastung darstellt?«* Wenn der SUD-Wert mit 0 angegeben wird, dann können wir uns innerlich auf die Schultern klopfen, denn unsere Hypothese wurde bestätigt und wir können in die Phase 5, die Verankerung der positiven Kognition, übergehen.

Wird die subjektive Belastung größer als 0 angegeben, leiten wir die nächste Stimulationsserie ein: *»Nehmen Sie es wahr und folgen Sie nur meinen Fingern ...«* Idealerweise wird der SUD-Wert nur zweimal gemessen, zuerst in der Phase 3 und dann am Ende der Phase 4. Aber in der Praxis ist es häufig anders. Wenn der SUD-Wert höher als 1 angegeben wird, können Sie auf die Körperlokalisation fokussieren lassen und die Bilaterale Stimulation (BLS) anbieten: *»Wo spüren Sie die 1* [oder 2 oder ...] *im Körper? Folgen Sie nur meinen Fingern ...«*

Führt dies zu keiner Veränderung, fragen Sie: *»Was lässt es eine 1* [oder 2 oder ...] *sein?«* Oder: *»Nehmen Sie wahr, was es eine 1* [oder 2 oder ...] *sein lässt.«* Stagniert der Prozess, fragen wir: *»Was hält es bei 1* [oder 2 oder ...]*?«* Die Antwort verweist in der Regel auf bisher nicht ausreichend reprozessiertes Restmaterial und wird erneut stimuliert (BLS). Wir hoffen, durch diese etwas aktivere Fokussierung des Materials und die folgende Stimulation die Reprozessierung wieder in die Dynamik zu bringen. Gibt es keine weiteren Veränderungen, ist der Prozess in Stagnation. Wir suchen nach blockierenden Überzeugungen oder Quellerinnerungen.

## Stagnation der Informationsverarbeitung

Solange sich das Erinnerungsmaterial bewegt und verändert, sind wir auf dem richtigen Weg. Dabei darf es durchaus auch mal belastender werden. In der EMDR-Reprozessierungssitzung darf gelacht, geweint, geschrien und getrampelt werden. Aber wie bereits gesagt, es können auch ganz ruhige, fast langweilige Sitzungen, in denen sich Material nur unscheinbar verändert, hocheffektiv sein. Vielleicht sind diese sogar zu Beginn zu bevorzugen. Jedenfalls sollte der Patient im Toleranzfenster bleiben. Das Problem der Reprozessierung ist die Stagnation (→ auch Kap. 10.1), denn jeder lebendige Prozess ist dynamisch. Wir beschreiben zwei Formen der Stagnation: die Blockade und das Kreiseln (Looping).

**Blockade:** Nach zwei Serien Stimulation bleibt das **belastende Material** unverändert.
**Kreiseln (Looping):** Es scheint »Neues« aufzutauchen, aber das **belastende Material** changiert nur und die Belastung verändert sich nicht.

Eine Stagnation des Reprozessierens kann in den Phasen 4, 5 und 6, also in jeder der Reprozessierungsphasen, auftreten. Natürlich können wir eine Stagnation auch in der Anwendung einer anderen Technik sehen, wenn die Ressource nicht an Kraft gewinnt, oder in der CIPOS-Technik, wenn sich keine Distanz zum Fokus der Erinnerung einstellt. Da wir Stagnationen meistens in der Anwendung der Standardtechnik begegnen, beziehe ich mich im Folgenden hierauf.

Wir müssen nun als Therapeut aktiv werden, um die Stagnation zu lösen und den Prozess zu dynamisieren. Zuerst werden wir strukturell intervenieren, indem wir die Bilaterale Stimulation variieren. Dazu können wird die Geschwindigkeit erhöhen, die Serie verlängern, d. h. die Stimulationsdosis erhöhen. Nur bei Nutzung der Augenbewegungen gibt es die elegante Intervention einer Veränderung der Bewegungsrichtung, indem wir statt der üblichen horizontalen Bewegung eine Diagonale anbieten. Meiner Erfahrung nach löst die Diagonale 80 % aller Blockaden. Auch ein Wechsel des Stimulationsmodus von Augenbewegungen zu taktil oder Tönen ist eine strukturelle Intervention. Eine Rückführung zur Ausgangserinnerung kann den Prozess zentrieren und die Stagnation lösen.

Wenn wir die Aufmerksamkeit des Patienten auf andere Aspekte der Erinnerung lenken (z. B. von Gedanken zu Gefühlen oder Körperempfindungen) können wir die Reprozessierung dynamisieren. Aber Vorsicht: Hiermit greifen wir inhaltlich ein und können die Richtung der Nachverarbeitung verändern.

## Ursachen der Stagnation

Als Ursache der Stagnation nehmen wir blockierende Überzeugungen oder Quellerinnerungen an. Eine blockierende Überzeugung weist in der Regel auf umprozessierte Reste der Ausgangserinnerung, meist des Netzwerks der maladaptiv gespeicherten Erinnerungen, hin und hat das Potenzial, die Reprozessierung zu blockieren. Wir fragen den Patienten: *»Was verhindert, dass sich die Erinnerung verändert?«* oder *»Was verhindert, dass es eine 0 wird?«* (gemeint ist der SUD-Wert) *oder »Was verhindert, dass es eine 6 oder 7 wird?«* (hier ist die VoC gemeint). Typische Antworten sind z.B.: *»Ich verdiene nichts Besseres.«* Wenn eine blockierende Überzeugung benannt wird, lassen wir die Patienten darauf fokussieren und bieten erneut Bilaterale Stimulation an.

Quellerinnerungen sind maladaptiv gespeicherte Erinnerungen, die mit der Ausgangserinnerung assoziativ verbunden sind, aber nicht spontan in den Prozess gelangen und somit nachverarbeitet werden können. Gleichwohl »quillt« Belastung aus dieser Erinnerung in den Prozess. Wir bitten die Patienten dann, an die negative Kognition der Ausgangserinnerung zu denken und nach einer Erinnerung zu suchen, die genau dazu passt. Oder wir nutzen den Affektscan vom jetzt vorherrschenden Gefühl, um zu der Quellerinnerung zu kommen. Wenn eine Quellerinnerung benannt werden kann, dann lassen wir den Patienten darauf fokussieren und bieten erneut Bilaterale Stimulation an.

**PRAXISTIPP**

Das Erinnerungsnetzwerk hinter der Quellerinnerung oder der blockierenden Überzeugung kann zu groß sein, um es im »Shortcut« zu reprozessieren. Dann sollte dieses Netzwerk in einer separaten Sitzung bearbeitet werden.

## Unterstützen des Reprozessierens

Die Arbeit in den Phasen 4–6 ist die Standardtechnik der EMDR-Therapie. Wenn sich der Prozess der Nachverarbeitung entwickelt und dynamisch bleibt, dann unterstützen wir nur durch Bilaterale Stimulation und folgen dem Prozess. Allerdings kann der Zugang zu der maladaptiv gespeicherten Information das Informationsverarbeitungssystem an die Grenzen seiner Leistungsfähigkeit bringen, sodass wir intervenieren müssen. Die integrative Kapazität des Patienten reicht nicht aus, um das Material eigendynamisch zu verarbeiten. Die Interventionen sollen dem Patienten helfen, in der dual-fokussierten Aufmerksamkeit zu bleiben. Mit gezielten Interventionen unterstützen wir den Nachverarbeitungsprozess. Dies gilt besonders für Situationen, in denen der Prozess blockiert ist oder der Patient sehr zu kämpfen hat. Damit aktivieren wir auch Ressourcen und unterstützen den Patienten, im Toleranzfenster zu bleiben. Wir erkennen die Notwendigkeit der Unterstützung des Prozesses an folgenden Anzeichen:

- Der Patient wirkt verwirrt.
- Der Patient wirkt überfordert.

- Der Patient hat Mühe, die dual-fokussierte Aufmerksamkeit zu halten.
- Der Patient stagniert im Reprozessieren.
- Der Zugang zu relevanten Teilen der Information ist blockiert (z. B. Gefühle, Körperempfindungen).
- »Nichts« passiert.

Um den Patienten in der dual-fokussierten Aufmerksamkeit zu halten, können wir verbale Unterstützung während der Stimulationsserien anbieten. Die verbalen Äußerungen sollten eher inhaltsneutral sein, z. B. *»Gut so«, »Einfach nur mit den Augen folgen«, »Nur wahrnehmen«,* um das Material im Reprozessieren nicht inhaltlich zu beeinflussen. Auch eine Erinnerung an die sichere Gegenwart ist möglich, z. B. *»Es ist vorbei [...] in der Vergangenheit«, »Sie sind im Hier und Jetzt, blicken auf die Vergangenheit zurück«.*

Wir können auch die Zeit zwischen den Stimulationsserien variieren, dem Patienten etwas Raum geben oder durch kürzere Stimulationsserien, die dicht aufeinander folgen, den Prozess im Fluss halten. Wenn die Nachbearbeitung emotionaler wird, versuchen wir, die Verarbeitung durch Verlängerung der Stimulationsserie zu unterstützen. Wir stimulieren so lange, bis die Emotion etwas an Intensität verliert. Dabei kann es notwendig sein, die Geschwindigkeit etwas zu reduzieren, da es unter Affektdruck schwieriger ist, mit den Augen zu folgen. Grundsätzlich intervenieren wir zuerst strukturell, d. h. innerhalb der Stimulation. Sollte der Patient die Augen schließen, dann bitten wir ihn, die Augen ganz bewusst offen zu halten, da dies die dual-fokussierte Aufmerksamkeit stärkt. Auch ein Richtungswechsel bei den Augenbewegungen kann hilfreich sein. Zu guter Letzt ist noch ein Wechsel des Stimulationsmodus möglich, z. B. von Augenbewegungen zu taktiler Stimulation und vice versa.

**PRAXISTIPP**

Bei starker Emotion sollten etwas langsamere Augenbewegungen veranlasst, aber die Serie verlängert werden, bis die Emotion milder wird.

Wenn Emotionen im Prozess prominent werden, ist es grundsätzlich ein gutes Zeichen. Es bedeutet, Information wird zugänglich. Für den Patienten kann es gelegentlich anders aussehen. Der Patient gewinnt Zugang zu einer zugrunde liegenden Emotion oder erlebt die Emotion zum ersten Mal, was durchaus fordernd sein kann. Wir wissen: Emotionen haben einen Anfang, eine Mitte und ein Ende. Daher begleiten wir den Patienten gelassen durch das Erleben der Emotion. Da ihm unter Affektdruck die Augenfolgebewegungen schwerer fallen, können wir die Geschwindigkeit verringern, verlängern aber die Stimulationsserie, bis die Emotion etwas abklingt, um dann die Rückmeldung einzuholen. Wir beobachten den Patienten genau und begleiten feinfühlig. Wir bieten während der Stimulationsserie etwas mehr verbale Unterstützung an, um das Sicherheitsgefühl zu stärken und die dual-fokussierte Aufmerksamkeit zu stützen. Gegebenenfalls bedarf es kleinerer Pausen zwischen den Stimulationsserien (Tränen trocknen, Nase putzen ...).

Die verbale Unterstützung während der Stimulationsserie ist eher unspezifisch: *»Das ist es. Bleiben Sie dran.«, »Es ist die Verarbeitung ...«, »Nur wahrnehmen.«, »Es ist vorbei.«, »Gut so.«, »Es ist altes Zeug ... in der Vergangenheit.«, »Sie sind jetzt sicher.«*

Helfen können auch Metaphern, z. B. die folgenden Tunnel- und Zugmetaphern.

**TUNNELMETAPHER**

»Stellen Sie sich vor, wie es ist, durch einen Tunnel zu fahren. Wenn es sich unangenehm anfühlt, macht es am meisten Sinn, gleichmäßig weiterzufahren.«

**ZUGMETAPHER**

»Nehmen Sie alles, was auftaucht, wahr und lassen Sie es vorbeiziehen, beispielsweise wie die Landschaft am Zug vorbeizieht, wenn Sie aus dem Fenster schauen.«

## Weitere Interventionsmöglichkeiten

Wenn diese strukturellen Interventionen nicht ausreichend wirksam sind, dann versuchen wir, die Aufmerksamkeit des Patienten sanft zu lenken. Bei sehr starker emotionaler Beteiligung kann es hilfreich sein, auf die Gedanken zu fokussieren. Gleichermaßen können wir uns auf den Körper konzentrieren, falls ein Gedanken- oder Gefühlschaos im Vordergrund steht. Ein Zurück zur Ausgangserinnerung (Knoten) ist auch eine Möglichkeit, um das Reprozessieren zu zentrieren und zu ordnen.

Es ist wichtig, die psycho-physische Aktivierung im Toleranzfenster zu halten. Sowohl starke Über- als auch Untererregung bergen das Risiko, dass die Verarbeitung zusammenbricht.

Bei Übererregung versuchen wir, durch eine Modifikation von Komponenten eine Distanz zum Erinnerungsmaterial herzustellen und damit die Aktivierung zu reduzieren. Wir können den Patienten bitten, ein belastendes Bild zu modifizieren, indem der Patient sich vorstellt, das Bild in ein »Schwarz-Weiß-Foto« zu verwandeln, die Bewegung aus der Szene zu nehmen (»Standbild«, »Schnappschuss«), eine Distanz zum Bild zu gewinnen oder eine imaginative Glaswand einzuführen. Wir können hier die »Kino-Metapher« nutzen, indem wir den Patienten bitten, sich vorzustellen, im Kino von der ersten in die letzte Reihe zu gehen, um so eine Distanzierung vom Material einzuleiten. Bei Überlastung durch zu viele Gedanken oder negative Überzeugungen bitten wir den Patienten, auf nur einen Gedanken zu fokussieren, und bieten dann die nächste Stimulationsserie an. Genauso können wir bei einer Überfülle von Emotionen oder auch Körperempfindungen vorgehen.

Bei **Untererregung** müssen wir ebenfalls intervenieren, um den Prozess im Toleranzfenster zu halten. Wirkt der Patient blockiert, nimmt er »nichts« wahr, auch keine Veränderung, oder ist er vom Erleben zu distanziert, sind das Hinweise für Untererregung. Auf der strukturellen Ebene können wir die Stimulationsdosis schrittweise steigern (mehr Stimuli pro Serie, Geschwindigkeit schneller), einen Wechsel der Bewegungsrichtung bei Augenbewegungen anleiten, den Stimulationsmodus wechseln und nach Quellerinnerungen oder blockierenden Überzeugungen suchen.

Wir können auch aktiv nach im Hintergrund vorhandenen Belastungen suchen, indem wir den Patienten bitten, beim Rückgang zur Ausgangserinnerung gezielt nach einer Belastung zu suchen, an der Ausgangserinnerung gezielt sensorische Kanäle zu aktivieren (nach Geräuschen, Gerüchen etc. fragen) oder beim Feedback an der Ausgangserinnerung auf belastende Inhalte zu achten.

Wir können versuchen, Komponenten zu modifizieren, indem wir die negative Kognition an der Ausgangserinnerung aktivieren. Wir können den Patienten bitten, Bilder farbiger oder heller oder schärfer werden zu lassen. Auch können wir den Patienten bitten, in ein eher »eingefrorenes« Bild Bewegung zu bringen oder sich vorzustellen, die Distanz zum »Geschehen« zu verringern (»Kino-Metapher«, s. oben, nur jetzt in umgekehrter Richtung). Gegebenenfalls ist auch eine Anweisung zur Veränderung der Körperhaltung hilfreich (z. B. sich aufrecht hinsetzen), wenn der Patient eher schlaff wirkt.

Überhaupt können wir mit dem Körper arbeiten, indem wir Körperempfindungen nachverfolgen, wobei wir auch gezielt nach »neutral« oder »Betäubung« fragen, darauf fokussieren lassen und die Bilaterale Stimulation anbieten. Eine Spannung in Kiefer oder Hals kann auf unausgesprochene Worte hinweisen. Wir machen ein Angebot, dies zu verbalisieren, z. B. *»Sprechen Sie es aus!«*, um danach die Bilaterale Stimulation anzubieten. Auch sollten wir auf blockierte Handlungen (z. B. geballte Faust, zitternde Beine) achten, das verbalisieren lassen und anbieten, dies zu imaginieren. Die folgende Stimulationsserie kann zur Verarbeitung des Materials führen.

Ein Grund für einen blockierten, adynamen Nachverarbeitungsprozess kann eine Tendenz zur Vermeidung von Affekten sein. Wir versuchen, den Hintergrund der Vermeidung zu verstehen, indem wir nach Ängsten hinsichtlich Veränderung, Versagen, Kontroll- oder Identitätsverlust fragen. Bestehen Ängste davor, durch Eltern gesetzte Normen zu verletzen, einer gewissen Illoyalität der Familie gegenüber oder die Sichtweise auf die Eltern korrigieren zu müssen? Auch ein sekundärer Krankheitsgewinn kann die Vermeidung begründen. Andere mögliche Gründe sind die Angst, verrückt zu werden oder die Kontrolle zu verlieren. Wir versuchen im Gespräch, die Katastrophenfantasien zu verstehen und sachlich damit umzugehen. Es kann auch sein, dass es unrealistische Befürchtungen bezüglich der EMDR-Therapie gibt, die wir korrigieren können. Auch die Sorge, den Respekt des Therapeuten oder den Kontakt zu verlieren, sowie Angst oder eine negative Einstellung gegenüber Gefühlen können das Reprozessieren beeinträchtigen.

Wichtig bleibt, dass der Rückgang zur Ausgangserinnerung unbedingt notwendig ist, um ein komplettes Reprozessieren einer Erinnerung zu erreichen. Eine Intervention sollte davon nicht abbringen. Man sollte durchaus eine Intervention versuchen, wenn der Patient im Prozess nicht reagiert. Es geht auch darum, zu explorieren, zu erfahren, »was« geschieht bzw. »was« gebraucht wird. Es kann notwendig sein, die Befürchtungen des Patienten in Ruhe zu besprechen, bevor man erneut versucht, zu reprozessieren. Es kann auch nötig sein, das Material hinter den Ängsten, der blockierenden Überzeugung bzw. das Netzwerk dahinter separat anzugehen.

Es ist hilfreich, zu Beginn jeder Sitzung, manchmal auch in deren Verlauf, an die Möglichkeit des Stopp-Signals zu erinnern. Es kann auch ein Weiter-Signal vereinbart werden, mit welchem der Patient signalisieren kann, dass die Stimulation fortgesetzt werden soll.

Wenn der Patient das Stopp-Signal nutzt, werden wir darauf unmittelbar reagieren und die Stimulationsserie beenden. Und wir erfragen den Hintergrund: »*Was ist der Grund für Ihre Unterbrechung?*« Es gibt viele Möglichkeiten:

- Geht es zu schnell?
- Braucht der Patient eine Pause?
- Muss der Patient sein Erleben mitteilen?
- Hat der Patient Bedenken? Falls ja, welche?
- Was ist notwendig, um weiter reprozessieren zu können?

In aller Regel ist das Stopp-Signal nicht das Ende der Sitzung. Der Patient signalisiert eine Störung, die in diesem Moment Vorrang hat. Wir klären das und versuchen, die Störung zu beseitigen, um danach das Reprozessieren fortzusetzen. Wenn der Patient die Sitzung beenden möchte, was in Ausnahmefällen vorkommt, können wir Stabilisierungstechniken nutzen wie z. B. die aus der allgemeinen Psychotraumatherapie bekannte »Tresor-Übung«. In diesem Fall verzichten wir auf weitere Bilaterale Stimulation, um die Reprozessierung nicht erneut zu aktivieren. Gemeinsam mit dem Patienten erkunden wir, was notwendig ist, um in den nächsten Sitzungen weiter reprozessieren zu können. Denn wir wollen den unterbrochenen Nachverarbeitungsprozess sobald wie möglich fortführen.

**PRAXISTIPP**

Nach erfolgreicher Intervention sollte bei der Rückkehr zur Ausgangserinnerung keine Modifikation vorgenommen werden, um dem Prozess die Chance einer natürlichen Entwicklung zu geben.

Zur Unterstützung zwischen den Sitzungen eignen sich unter anderem die Tresor-Übung, der Ort der gefühlten Sicherheit/Wohlfühlort, Entspannungstechniken und Skills aus der Dialektisch-Behavioralen Therapie.

Die Phase 4 kann unterschiedlich viel Zeit in Anspruch nehmen. Bei ressourcenstarken Patienten kann schon nach wenigen Stimulationsserien eine wirkliche Veränderung eintreten. Hierbei spielt auch die Erreichbarkeit von Ressourcen eine bedeutsame Rolle. In einer retrospektiven Untersuchung konnten wir zeigen, dass die systematische Aktivierung von Ressourcen vor dem Reprozessieren Probleme in der Phase 4 signifikant verringert (Hase A et al., in press). Allerdings können Patienten auch trotz der assoziativen Kraft in Vermeidung sein oder sozial erwünschte Antworten geben. Dieses Phänomen erlebe ich bei angemessener Vorbereitung zwar selten, es lässt sich aber auch nicht ausschließen. Letztlich kann eine Phase 4 hochinteressant und dynamisch oder sehr langweilig sein. Das Ergebnis zeigt sich erst, wenn wir in der Phase 8, der Nachbefragung, das Ergebnis der Sitzung überprüfen und Auswirkungen auf Symptome oder andere Veränderungen im Leben des Patienten wahrnehmen. Denn wir behandeln ja für den Alltag und nicht für ein Arbeitsblatt.

Es scheint mir, dass bei einer ausgedehnten Phase 4, in der viel Material verarbeitet wurde, die Phase 5 kürzer ist. Dabei ist es klinische Realität, dass die Phase 4 nicht unbedingt in einer Sitzung abgeschlossen werden kann. Besonders bei einer Erinnerung aus einem Netzwerk mit vielen Erinnerungen und entsprechend reichlicher Assoziation braucht eine Phase 4 viel Zeit.

**MERKE**

Der partielle Abschluss in einer Sitzung mit Wiederaufnahme der Arbeit an der Erinnerung in der Folgesitzung ist besonders bei komplexen Patienten klinische Realität und kein Versagen von Therapeut oder Patient!

## 6.5 Phase 5 – Verstärken der positiven Kognition

In der Phase 5 soll die Verbindung der positiven Kognition mit der nun weitestgehend reprozessierten Erinnerung gestärkt werden.

**IN DER AIP-PERSPEKTIVE BEDEUTET DIES:**

Die Verbindung mit adaptiven Erinnerungsnetzwerken soll gestärkt werden und die Generalisierung in den Netzwerken wird erleichtert.

Zuerst möchten wir sicherstellen, dass die in der Phase 3 erarbeitete positive Kognition noch die gewünschte und mögliche Entwicklungsrichtung des Patienten abbildet. Nach der Reprozessierung der Erinnerung kann eine andere, stärkere positive Kognition möglich sein. Daher werden wir zuerst die in der Phase 3 erarbeitete positive Kognition zur Überprüfung anbieten, indem wir fragen: *»Wenn Sie an die Erinnerung denken, sind die Worte* ____________ [positive Kognition benennen] *noch angemessen oder möchten Sie es jetzt anders ausdrücken?«* Nicht selten wird die positive Kognition an dieser Stelle neu formuliert.

Achten Sie hier wieder auf die Kriterien zur Formulierung der positiven Kognition. Es kann sein, dass sich im Verlauf der Phase 4 das klinische Thema (→ Kap. 6.1.3) verändert hat. So kann die Reprozessierung mit den Kognitionen *»Ich bin schuld – Ich bin frei von Schuld«* aus dem klinischen Thema »Verantwortung/Fehlerhaftigkeit« beginnen und erst im Verlauf des Prozesses die empfundene Todesangst auftauchen. Das klinische Thema hätte in diesem Beispiel in den Bereich »Sicherheit/Verletzlichkeit« gewechselt. Dann müssen wir darauf achten, dass die positive Kognition aus diesem Thema kommt.

Ansonsten achten wir auf die Passung der neu formulierten positiven Kognition zur negativen Kognition. Auch ist hier auf die realistische Erreichbarkeit zu achten.

Notieren Sie eine veränderte positive Kognition auf dem Arbeitsblatt »Standardtechnik« (→Materialsammlung im Internet).

Danach wird die Stimmigkeit der positiven Kognition an den Resten der nunmehr reprozessierten Ausgangserinnerung erhoben, indem erneut die Validität der positiven Kognition (VoC) geprüft wird: *»Wie stimmig vermittelt sich dieser Satz* [positive Kognition nennen] *jetzt zusammen mit der Erinnerung auf einer Skala von 1 bis 7, wo sich 1 völlig falsch oder unstimmig und 7 völlig zutreffend oder stimmig anfühlt?«* Mit dem nunmehr benannten VoC-Wert wird sie positive Kognition an der Erinnerung verstärkt! Wir sagen: *»Bitte denken Sie an die Erinnerung zusammen mit den Worten ___________* [jetzt gültige positive Kognition aussprechen] *und folgen Sie meinen Fingern …«* Die Geschwindigkeit der Stimulation und die Anzahl der Stimuli pro Serien sind genau gleich, wie in der Phase 4. Nach jeder Serie der Bilateralen Stimulation wird erneut die VoC geprüft. Wir fahren mit dem Wechsel von VoC prüfen und Stimulation fort, solange sich etwas verändert und die VoC ansteigt. Die Validität der positiven Kognition (VoC) sollte 7 erreichen und sich nach einer weiteren Serie von Augenbewegungen nicht mehr verändern. Erst dann gilt die Phase 5 als abgeschlossen.

Wenn die VoC unterhalb von 7 verharrt, fragen wir: *»Was verhindert, dass die VoC 7 erreicht?«* Wir warten die Antwort ab. Wenn eine blockierende Überzeugung benannt wird, lassen wir diese fokussieren und leiten die nächste Stimulationsserie ein: *»Nehmen Sie es wahr und folgen Sie meinen Fingern mit Ihren Augen …«*

Die Antwort auf die oben genannte Frage kann gleichfalls eine Quellerinnerung in das Bewusstsein bringen. Auch hier wollen wir das Material durch Stimulation in der Verarbeitung halten.

**PRAXISTIPP**

Das Erinnerungsnetzwerk hinter der Quellerinnerung oder der blockierenden Überzeugung kann zu groß sein, um im »Shortcut« reprozessiert zu werden. Dann sollte dies Netzwerk in einer separaten Sitzung bearbeitet werden.

Bei einer Stagnation intervenieren wir, wie oben beschrieben, z. B. durch Veränderung der Stimulationsdosis oder der Bewegungsrichtung.

Verharrt die Validität der positiven Kognition (VoC) unterhalb von 7, können wir prüfen, ob es eine nachvollziehbare Erklärung gibt:

- Braucht der Patient evtl. neue Fähigkeiten?
- Müssen wir das Erinnerungsnetzwerk hinter der blockierenden Überzeugung suchen und separat bearbeiten?
- Oder müssen wir die positive Kognition überprüfen und ggf. (realistisch erreichbar) korrigieren?

Wie bereits erwähnt, streben wir eine VoC von 7 an. Es kann allerdings sein, dass eine VoC von 6 mit einer nachvollziehbaren Begründung wie *»Ich muss es ja erst noch tun/ erleben«* erklärt wird, sodass wir in diesem Fall in die Phase 6, den Körperscan, übergehen können.

Die Dauer der Phase 5 ist sehr unterschiedlich. Einfluss auf ihre Dauer hat sicherlich die Erreichbarkeit von Netzwerken adaptiv gespeicherter Erinnerung, den Ressourcennetzwerken. Auch scheint mir eine ausgedehnte, gründliche Phase 4 ein Umstand, der einen schnelleren Anstieg der VoC erleichtert und damit die Dauer der Phase 5 beeinflusst. Dabei dürfen wir uns für die Phase 5 durchaus Zeit nehmen und geduldig stimulieren. Besonders wenn die VoC zu Beginn nicht ansteigt, ist es gut, dem Patienten den Druck zu nehmen und darauf hinzuweisen, dass sich etwas verändern darf, aber nicht muss, und einige Male geduldig zu stimulieren. Oftmals sehen wir dann doch einen Anstieg der VoC. Auch ist ein gradueller Anstieg ein durchaus übliches Phänomen. Die VoC darf von 6 auf 6,1 oder auf 6,2 etc. ansteigen. Wir stimulieren geduldig, bis die Validität der positiven Kognition nach einer weiteren Serie nicht mehr ansteigt. Selten kommt es vor, dass Patienten bei der VoC von 7 nach einer weiteren Serie eine 8 angeben, da sie sich vorher das mögliche Ausmaß der gefühlten Stimmigkeit gar nicht vorstellen konnten. Also sollten Sie bei einer VoC von 7 auf jeden Fall noch einmal stimulieren, selbst wenn dieser VoC-Wert spontan am Beginn der Phase 5 angegeben wird.

Manchmal taucht die Frage auf, warum wir in der Phase 5 auch schnelle und hochdosierte Stimulation anbieten, denn es kämen ja Ressourcen in den Prozess. Shapiro (2018) verwies darauf, dass die Phase 5 Teil der Standardtechnik ist. Zudem bietet die schnelle Stimulation die Chance, Material, das noch unprozessiert ist, hier noch in die Reprozessierung zu bekommen. Die VoC wird auch bei intensiver Stimulation ansteigen. Verlassen Sie sich darauf.

## 6.6 Phase 6 – Körperscan

Mit dem Körperscan wollen wir die Reprozessierung komplettieren! Wir suchen nach übrig gebliebenen Körperempfindungen, die mit der Ausgangserinnerung verbunden sind. Wir wollen eine Kongruenz der Körperempfindungen mit der nachverarbeiteten Erinnerung und der positiven Kognition erreichen.

> **IN DER AIP-PERSPEKTIVE BEDEUTET DIES:**
> Übrig gebliebene Reste der Information, besonders somatosensorische, die noch etwas Zeit und eine erneute Stimulation brauchen, werden komplett reprozessiert.

Dazu bitten wir unseren Patienten, sich auf die Reste der Ausgangserinnerung und die positive Kognition zu fokussieren und gleichzeitig achtsam den Körper wahrzunehmen: *»Bitte konzentrieren Sie sich auf die Reste der Erinnerung zusammen mit den Worten* ___________ [positive Kognition sagen]. *Schließen Sie Ihre Augen und spüren Sie sorgfältig durch Ihren Körper, vom Kopf bis zu den Füßen. Bitte teilen Sie mir mit, wenn Sie etwas Ungewöhnliches wahrnehmen.«* Wenn belastende Empfindungen berichtet werden, wollen wir diese unter Nutzung Bilateraler Stimulation in normaler Geschwindigkeit und Dauer reprozessieren. Wiederholen Sie Serien Bilateraler Stimulation, bis keine weitere Veränderung berichtet wird. Nachdem sich eine belastende Empfindung gelöst hat, wiederholen wir den Körperscan. Erst mit dem freien Körperscan ist die Reprozessierung der Erinnerung abgeschlossen.

Belastende Empfindungen, die mit maladaptiv gespeicherter Information verbunden sind, sollten sich auflösen. Folgen Sie ggf. neu auftauchenden Assoziationen. Nur bei freiem Körperscan ist die Reprozessierung der Ausgangserinnerung beendet.

Positive Empfindungen könnten mit Bilateraler Stimulation gestärkt werden, wobei ich hier eher zurückhaltend bin, da wir uns dem Ende der Reprozessierung nähern. Führen Sie den Körperscan nur durch, wenn ausreichend Zeit für den Umgang mit ggf. auftauchendem Restmaterial zur Verfügung steht.

Der Körperscan ist eine Suche nach unprozessiertem Restmaterial der Erinnerung. Wenn wir vermuten, dass noch Restmaterial vorhanden ist, werden wir den Körperscan nicht durchführen. Voraussetzung für den Körperscan sind also die abgeschlossenen Phasen 4 und 5. Es kann durchaus sein, dass wir eine abgeschlossene Phase 4 und Phase 5 haben, aber wir davon ausgehen müssen, dass noch viel assoziiertes Erinnerungsmaterial unprozessiert geblieben ist. Dies kann z. B. der Fall sein, wenn wir von anderen Erinnerungen in dem Netzwerk wissen, aber keine bis wenige Assoziationen in der Phase 4 zu beobachten waren. Auch Schwierigkeiten beim Verstärken der positiven Kognition mit nur zähem Anstieg der VoC können ein Hinweis sein. Bei komplexen Patienten mit mehreren Netzwerken, die jeweils zahlreiche maladaptiv gespeicherte Erinnerungen enthalten, können wir besonders in der Frühphase der Therapie davon ausgehen, dass noch viel assoziiertes und möglicherweise auch durch die intensive Stimulation der Phasen 4 und 5 leicht mobilisierbares Erinnerungsmaterial vorhanden ist. Dann sollten wir auf den Körperscan verzichten, vor allem wenn wir zeitlich in der Nähe des Sitzungsendes sind.

## 6.7 Zusammenfassung der Phasen 4 bis 6

Die Phasen 4, 5 und 6 bilden die Standardtechnik der EMDR-Therapie. Die Standardtechnik zielt auf das komplette Reprozessieren der dafür ausgewählten Erinnerung und durchaus auch assoziierter Erinnerungen. Die Standardtechnik hat die höchste assoziative Kraft, da wir mit intensiver Stimulation arbeiten und dem assoziativen Prozess freien Lauf lassen. Dadurch haben wir die Chance, schnell und in die Tiefe zu arbeiten. Die damit verbundenen Generalisierungseffekte können eine Therapie beschleunigen. Wir müssen uns aber bewusst sein, dass die Anwendung der Standardtechnik eine ausreichende integrative Kapazität des Patienten und damit das Vorhandensein und die Erreichbarkeit von Ressourcennetzwerken voraussetzt. *»Ohne vorhandene und erreichbare Netzwerke adaptiv gespeicherter Erinnerung kann nicht reprozes-*

*siert werden«*, sagt Shapiro (Shapiro & Laliotis 2017, S. 13). Wir werden, wann immer möglich, mit der Standardtechnik arbeiten, dürfen jedoch die oben genannten Hinweise nicht außer Acht lassen. In den Phasen 4–6 bieten wir intensive Stimulation an. Es gibt keinen Unterschied zwischen der Phase 4 und der Phase 5. Ziel der Phase 4 ist ein SUD-Wert von 0. Wir sollten auch versuchen, eine subjektive Belastung (SUD) von 0 anzustreben. Gleiches gilt für die Phase 5, in welcher wir auf eine Validität der positiven Kognition (VoC) von 7 zielen. Auch dies sollten wir versuchen. Nur mit freiem Körpertest ist die Reprozessierung angeschlossen. Natürlich lässt sich die Reprozessierung einer Erinnerung nicht unbedingt in einer Sitzung erreichen. Ein partieller Abschluss ist klinische Realität, wir erleben dies bei hochbelasteten Einzelerinnerungen und besonders bei komplexen Patienten. Wichtig ist eine Würdigung des individuellen Verarbeitungsprozesses, den wir unterstützen, aber nicht erzwingen. Das Stopp-Signal werden wir immer berücksichtigen.

Es gibt immer wieder Veröffentlichungen, die der EMDR-Therapie unterstellen wollen, dass Erinnerungsmaterial verfälscht oder etwas suggeriert würde. Diese beziehen sich meist auf Laborstudien. Mich ärgert das, denn bei korrekter Anwendung der Techniken mit der gebotenen inhaltlichen Zurückhaltung halte ich das Risiko verfälschter oder suggerierter Werte für extrem gering.

Eine aktuelle Veröffentlichung gibt mir Hoffnung, dass die Debatte versachlicht wird (Aleksic et al. 2025). In dieser Laborstudie wurden die EMDR-Therapie und andere traumazentrierte Techniken untersucht. 265 Teilnehmer unterzogen sich dem **Trier Social Stress Test (TSST)** und erhielten am folgenden Tag EMDR-Standardtechnik, eine andere aktive oder keine Intervention. Eine Woche später wurde das Gedächtnis für den TSST anhand einer Zwangswahl-Erkennungsaufgabe (ein Ziel, drei plausible Ablenkungen) bewertet. Die Anzahl der richtigen Antworten war in allen Interventionsgruppen mit der Gruppe, die keine Intervention erhielt, vergleichbar. Bei der EMDR-Therapie verbanden frühere experimentelle Studien Augenbewegungen mit einer schlechteren, verzögerten, freien Erinnerung und Reizunterscheidung und Ja/Nein-Erkennung. In dieser Studie beobachteten die Autoren keine Beeinträchtigung bei der verzögerten Zwangswahl-Erkennung, was darauf hindeutet, dass die zuvor berichteten negativen Auswirkungen möglicherweise nicht auf alle Gedächtnisergebnisse oder Aufgabenformate verallgemeinert übertragen werden können. Insgesamt deuten diese Ergebnisse darauf hin, dass traumafokussierte Interventionen kein allgemeines Risiko für Gedächtnisstörungen bergen. Es bleibt immer kritisch zu diskutieren, inwieweit sich Ergebnisse von Laborstudien auf klinische Populationen übertragen lassen. Für die EMDR-Therapie stimmt das Ergebnis mit meiner langjährigen klinischen Erfahrung überein.

Um das Vorgehen mit der Standardtechnik nachvollziehbar darzustellen stelle ich das Transkript einer Sitzung vor.

**FALLBEISPIEL**

**Transkript einer Sitzung mit der Standardtechnik der EMDR-Therapie**

Ein Patient, ungefähr 64 Jahre alt, stellt sich mit einer zweiten depressiven Episode vor. Vorausgegangen waren der Verdacht auf ein Prostatakarzinom, der sich nicht erhärtete, ein Augeninfarkt, der jedoch wenige Folgen hatte, und eine Unregelmäßigkeit im elektronischen Zahlungsverkehr in Verbindung mit einer Phishing-Mail. Dies hatte keinen Schaden zur Folge, verunsicherte den Patienten dennoch massivst. Etwa drei Wochen danach begann die depressive Episode. Der Patient war vor Jahren schon einmal in der EMDR-Therapie gewesen, sodass ich rasch mit der aktiven Arbeit am Erinnerungsmaterial beginnen konnte. Der Augeninfarkt bedeutete keine Kontraindikation für die Bilaterale Stimulation durch vom Therapeuten geführte Augenbewegungen.

Es ist die dritte Sitzung. In der Vorsitzung wurde mit der On-Spot-Technik (→ Kap. 12.3) an dem Affekt der Erinnerung, bezogen auf ein belastendes Telefonat, gearbeitet. Das führt zu einer Beruhigung. Es bleibt jedoch eine massive Verunsicherung im Umgang mit dem Computer und allen elektronischen Medien, die der Patient so vorher nicht kannte. Er fühlt sich durch die teilbearbeitete Erinnerung nicht mehr wesentlich belastet. Ich schlage ihm vor, noch einmal mit der Erinnerung zu arbeiten. Er möchte jedoch lieber an seiner Angst vor dem PC und allen elektronischen Medien arbeiten. Seine schlimmste Vorstellung ist der »Identitätsdiebstahl« im Internet. Durch direktes Fragen erreiche ich eine Zielerinnerung, und zwar eine bestimmte E-Mail.

**Phase 3**

- Zielerinnerung: die E-Mail
- Bild: ich sehe den Bildschirm mit der E-Mail
- Negative Kognition: ich habe keine Kontrolle
- Positive Kognition: ich habe daraus gelernt
- VoC-Wert: 2
- Gefühle: starke Angst
- SUD-Wert: 8
- Körperlokalisation der subjektiven Belastung (SUD): Herzgegend

**Phase 4**

**Therapeut (T):** »Nehmen Sie es wahr und folgen Sie bitte nur meinen Fingern mit ihren Augen!«

*(Therapeut leitet eine Serie von 25 Augenbewegungen an.)*

**T:** »Bitte durchatmen, loslassen ... Was ist jetzt da?«

**Patient (P):** »Das Bild wird blasser.«

**T:** »Nehmen Sie es wahr und folgen Sie bitte nur meinen Fingern mit ihren Augen!«

*(Therapeut leitet eine Serie von 35 Augenbewegungen an.)*

**T:** »Bitte durchatmen, loslassen ... Was ist jetzt da?«

**P:** »Das Bild verliert an Farbe, wird gräulich.«
**T:** »Nehmen Sie es wahr und folgen Sie bitte nur meinen Fingern mit ihren Augen!«
*(Therapeut leitet eine Serie von 35 Augenbewegungen an.)*
**T:** »Bitte durchatmen, loslassen ... Was ist jetzt da?«
**P:** »Das Bild ist ganz schwach und ich fühle mich deutlich entspannt.«
**T:** »Nehmen Sie es wahr und folgen Sie bitte nur meinen Fingern mit ihren Augen!«
*(Therapeut leitet eine Serie von 35 Augenbewegungen an.)*
**T:** »Bitte durchatmen, loslassen ... Was ist jetzt da?«
**P:** »Alles ist gut.«
**T:** »Bitte gehen Sie noch einmal zur Ausgangserinnerung zurück. Was ist jetzt da?«
**P:** »Es sind die verschiedenen Probleme, die mich in ihrer Häufung belasten.«
**T:** »Nehmen Sie es wahr und folgen Sie bitte nur meinen Fingern mit ihren Augen!«
*(Therapeut leitet eine Serie von 35 Augenbewegungen an.)*
**T:** »Bitte durchatmen, loslassen ... Was ist jetzt da?«
**P:** »Ich habe schon viel davon erledigt.«
**T:** »Nehmen Sie es wahr und folgen Sie bitte nur meinen Fingern mit ihren Augen!«
*(Therapeut leitet eine Serie von 35 Augenbewegungen an.)*
**T:** »Bitte durchatmen, loslassen ... Was ist jetzt da?«
**P:** »Ich bin deutlich entspannter.«
**T:** »Nehmen Sie es wahr und folgen Sie bitte nur meinen Fingern mit ihren Augen!«
*(Therapeut leitet eine Serie von 35 Augenbewegungen an.)*
**T:** »Bitte durchatmen, loslassen ... Was ist jetzt da?«
**P:** »Alles wird gut.«
**T:** »Bitte gehen Sie noch einmal zur Ausgangserinnerung zurück. Was ist jetzt da?«
**P:** »Es ist die Erinnerung, wie ich diesen Telefonanruf bekomme.«
**T:** »Nehmen Sie es wahr und folgen Sie bitte nur meinen Fingern mit ihren Augen!«
*(Therapeut leitet eine Serie von 35 Augenbewegungen an.)*
**T:** »Bitte durchatmen, loslassen ... Was ist jetzt da?«
**P:** »Ich sitze vor dem PC und sehe die Phishing-Mail.«
**T:** »Nehmen Sie es wahr und folgen Sie bitte nur meinen Fingern mit ihren Augen!«
*(Therapeut leitet eine Serie von 35 Augenbewegungen an.)*
**T:** »Bitte durchatmen, loslassen ... Was ist jetzt da?«
**P:** »Ich habe danach richtig gehandelt und es geklärt.«
**T:** »Nehmen Sie es wahr und folgen Sie bitte nur meinen Fingern mit ihren Augen!«
*(Therapeut leitet eine Serie von 35 Augenbewegungen an.)*
**T:** »Bitte durchatmen, loslassen ... Was ist jetzt da?«
**P:** »Die Panik ist nicht mehr da.«
**T:** »Nehmen Sie es wahr und folgen Sie bitte nur meinen Fingern mit ihren Augen!«
*(Therapeut leitet eine Serie von 35 Augenbewegungen an.)*
**T:** »Bitte durchatmen, loslassen ... Was ist jetzt da?«
**P:** »Ich habe nichts falsch gemacht.«
**T:** »Nehmen Sie es wahr und folgen Sie bitte nur meinen Fingern mit ihren Augen!«
*(Therapeut leitet eine Serie von 35 Augenbewegungen an.)*

**T:** »Bitte durchatmen, loslassen ... Was ist jetzt da?«
**P:** »Ich fühle mich sicher.«
**T:** »Bitte gehen Sie noch einmal zur Ausgangserinnerung zurück. Was ist jetzt da?«
**P:** »Jetzt muss ich mich nur noch an den PC setzen und tun, was zu tun ist.«
**T:** »Nehmen Sie es wahr und folgen Sie bitte nur meinen Fingern mit ihren Augen!«
*(Therapeut leitet eine Serie von 35 Augenbewegungen an.)*
**T:** »Bitte durchatmen, loslassen ... Was ist jetzt da?«
**P:** »Ich schaffe das.«
**T:** »Bitte gehen Sie noch einmal zur Ausgangserinnerung zurück. Was ist jetzt da?«
**P:** »Da ist nichts Neues.«
**T:** »Wenn Sie noch einmal an die Erinnerung, mit der wir begonnen haben, zurückdenken, auf einer Skala von 0 bis 10, wo 0 gar keine Belastung darstellt und 10 die schlimmste Belastung, die Sie sich vorstellen können, wie belastend fühlt sich diese Erinnerung jetzt an?«
**P:** »Jetzt ist das eine 0,5.«
**T:** »Spüren Sie diese 0,5 im Körper?«
**P:** »Nein, ich spüre dies nicht im Körper.«
**T:** »Was lässt es denn eine 0,5 sein?«
**P:** »Ich muss es noch tun, um ganz sicher zu sein.«
*(Der Therapeut schätzt dies als eine im Überzeugungssystem stimmige Erklärung, aber keinen echten SUD ein und entscheidet sich, in die Phase 5 überzugehen.)*

**Phase 5**

**T:** »Möchten Sie mit dem Satz ›Ich habe daraus gelernt‹ weiterarbeiten oder würden Sie ihn gerne verändern?«
**P:** »Ich möchte denken: ›Ich kann damit umgehen‹.«
*(Therapeut notiert die neue positive Kognition auf dem Arbeitsblatt.)*
**T:** »Auf einer Skala von 1 bis 7, wo 1 völlig falsch und 7 völlig stimmig bedeutet, wie stimmig fühlt sich der Satz ›Ich kann damit umgehen‹ jetzt an, wenn Sie an das Ereignis denken?«
**P:** »Das ist jetzt eine 6.«
**T:** »Nehmen Sie es wahr und folgen Sie bitte nur meinen Fingern mit ihren Augen!«
*(Therapeut leitet eine Serie von 35 Augenbewegungen an.)*
**T:** »Bitte durchatmen, loslassen. Auf einer Skala von 1 bis 7, wo 1 völlig falsch und 7 völlig stimmig bedeutet, wie stimmig fühlt sich der Satz ›Ich kann damit umgehen‹ jetzt an, wenn Sie an das Ereignis denken?«
**P:** »Das ist jetzt eine 7.«
**T:** »Nehmen Sie es wahr und folgen Sie bitte nur meinen Fingern mit ihren Augen!«
*(Therapeut leitet eine Serie von 35 Augenbewegungen an.)*
**T:** »Bitte durchatmen, loslassen. Auf einer Skala von 1 bis 7, wo 1 völlig falsch und 7 völlig stimmig bedeutet, wie stimmig fühlt sich der Satz ›Ich kann damit umgehen‹ jetzt an, wenn Sie an das Ereignis denken?«
**P:** »Das bleibt eine 7.«

**Phase 6**

**T:** »Bitte konzentrieren Sie sich auf die Reste der Erinnerung zusammen mit den Worten ›Ich kann damit umgehen‹. Schließen Sie Ihre Augen und spüren Sie sorgfältig durch Ihren Körper, vom Kopf bis zu den Füßen. Bitte teilen Sie mir mit, wenn Sie etwas Ungewöhnliches wahrnehmen.«

**P:** »Ich fühle mich frei.«

Damit ist die Bearbeitung der Erinnerung mit der Standardtechnik abgeschlossen. Es folgt der strukturierte Abschluss der Sitzung mit der Phase 7. Der Patient erlebt eine deutliche Erleichterung und kommt zu der Einschätzung: »Ich habe mein Leben im Griff.«

## 6.8 Phase 7 – Abschluss

**MERKE**
Jede Sitzung wird mit einer Phase 7 beendet! Egal, ob die Reprozessierung komplett oder inkomplett ist, ob es eine Sitzung der Phase 1, 2 oder 8 ist!

Mit der Phase 7 schließen wir jede EMDR-Therapiesitzung ab, egal, ob es sich um eine Anamnesesitzung, eine Ressourcenstärkung oder eine Sitzung mit einer anderen Technik handelt. Besonders bedeutsam ist der Abschluss jedoch nach einer Reprozessierungssitzung.

**IN DER AIP-PERSPEKTIVE BEDEUTET DIES:**
Es geht darum, Verarbeitungsprozesse zu beenden, in den Alltagsstate zu wechseln und die Integration der Erfahrung zu fördern. Dazu werden wir die Erfahrung in der Sitzung reflektieren. Wir führen mit dem Patienten eine Nachbesprechung durch und motivieren ihn, ein Therapietagebuch zu führen.

Wir schließen jede Sitzung sorgfältig ab; bei Anwendung der Standardtechnik oder anderer intensiver Arbeit am Erinnerungsmaterial hat dies jedoch noch einmal besondere Bedeutung.

Der in der Sitzung initiierte Prozess der Nachverarbeitung lässt sich nicht einfach beenden, wie wir z. B. das Licht ein- und ausschalten. Der einmal angestoßene Prozess kann nach der Sitzung weitergehen. Wir wollen den Patienten allerdings wieder gut in den Alltag bringen. Dies ist im ambulanten Setting wichtiger, weil der Patient ja nach der Sitzung seinen Alltagsaufgaben nachkommen muss. Hierbei denke ich besonders an die aktive Teilnahme im Straßenverkehr.

Da das »normale« Gespräch den Verarbeitungsprozess stört, bietet sich das Gespräch hier an, um den assoziativen Prozess zu beenden. Ich spreche mit dem Patienten gern über seine Lieblingsthemen. Sollte es notwendig sein, werden wir stabilisieren. Die Tresor-Übung bietet sich hier in besonderer Weise an. Allerdings ist jede andere Technik auch hilfreich. Wenn der Patient über Skills verfügt, dann können wir anregen, diese zu nutzen. Bei hoher vegetativer Ladung im sympathikotonen Modus nutze ich gerne die NADA-Akupunktur (Hase & Hase 2014). Allerdings bedarf diese ausreichender Erfahrung in der Anwendung. Die Terminplanung, das Timing der Sitzungen, ist ein wichtiger Punkt. Wir werden auch die Erreichbarkeit zwischen den Sitzungen besprechen. Beispielsweise teile ich mit, wenn ich aus beruflichen oder anderen Gründen nicht erreichbar bin. Es ist auch gut, eine Möglichkeit der Krisenkommunikation, z.B. per E-Mail, zu besprechen. Es ist wichtig, sich der Alltagsstabilität der Patienten und ihrer Wegefähigkeit zu vergewissern, wenn sie nach einer Reprozessierungssitzung aktiv am Straßenverkehr teilnehmen. Ich biete Patienten an, nach einer intensiveren Sitzung noch eine Weile im Wartezimmer zu bleiben, und rate ihnen, sich mit einem kleinen Spaziergang schnellen Schrittes zu aktivieren, bevor sie sich hinter das Steuer setzen. Einige Patienten entscheiden sich auch dafür, sich nach einer intensiveren Sitzung nach Hause fahren zu lassen und nicht selbst zu fahren, womit auch immer.

Wir unterscheiden den kompletten vom partiellen (teilweisen) Abschluss.

Beim **kompletten Abschluss** haben wir mit unserem Patienten einen SUD von 0, einen VoC von 6 bis 7 und einen freien Körpertest erreicht. Wir werden dann die Sitzung nachbesprechen und den Patienten bitten, ein Therapietagebuch zu führen.

Beim **partiellen Abschluss** ist der SUD-Wert > 0 und der VoC-Wert < 6, der Körpertest nicht frei bzw. nicht durchgeführt. Meist kommt es zum partiellen Abschluss in der Phase 4. Aber natürlich ist es auch möglich, dass die Phase 4 mit einem SUD von 0 beendet ist, aber die Zeit nicht mehr für die komplette Verankerung reicht. Oder es bleibt keine Zeit zum Körpertest. Also gibt es viele Möglichkeiten. Der partielle Abschluss ist in Phase 4 am wichtigsten. Der Patient muss aus dem assoziativen Prozess in seinen normalen Alltag gebracht werden. Der beste Zeitpunkt für den partiellen Abschluss ist ein Kanalende im Prozess. Am Kanalende ist das Material neutral oder positiv und hat sich nach einer weiteren Serie Bilateraler Stimulation nicht mehr verändert. Also ist der Prozess der Nachverarbeitung hier zur Ruhe gekommen. Insofern dürfen wir beim partiellen Abschluss am Kanalende kaum ein Nachprozessieren nach der Sitzung erwarten.

Ich lasse mir für die Phase 7 gerne etwas Zeit. Wenn ein Kanalende fünfzehn Minuten vor Sitzungsende erreicht wird, dann leite ich den inkompletten Abschluss ein, wenn ich davon ausgehen muss, dass in der Sitzung die Erinnerung nicht komplett reprozessiert werden kann. Es ist allemal besser, Zeit für die Phase 7 zu haben, als zum Ende eine Vollbremsung hinlegen zu müssen.

Sollten wir aus Zeitgründen kein Kanalende erreichen können, versuchen wir eine etwas ruhigere Passage im Prozess zu wählen. Ich schlage dann dem Patienten den partiellen Abschluss mit folgenden Worten vor: *»Sie haben heute viel erreicht. Jetzt ist ein guter Zeitpunkt, für heute zum Ende zu kommen. Wir können in der nächsten Sitzung* *daran weiterarbeiten. Wäre das für Sie in Ordnung?«* In der Regel nehmen Patienten den Vorschlag dankend an. Ich habe es einige Male erlebt, dass erfahrene Patienten noch etwas mehr erreichen wollten, und habe sie dabei begleitet.

Wir werden dann die Sitzung nachbesprechen, das Erreichte wertschätzen und den Patienten bitten, ein Therapietagebuch zu führen.

Folgende Formulierung ist bei beiden Varianten hilfreich: *»Die Verarbeitung kann nach der Sitzung weitergehen. Es kann, muss aber nicht sein, dass nach der Sitzung neue Erkenntnisse, Gedanken, Erinnerungen, Körperempfindungen oder Träume aufkommen. Machen Sie sich Notizen, wann immer etwas mit der Sitzung in Verbindung zu stehen scheint. Nutzen Sie Ihre Skills oder Ressourcen, wenn es hilfreich ist. Ich werde Sie das nächste Mal fragen, ob etwas aufgetaucht ist.«*

## 6.9 Phase 8 – Nachbefragung

Die Phase 8 wird in ihrer Bedeutung oft unterschätzt. Dabei ist sie für die Therapiesteuerung sehr wichtig. Es ist zu klären, was sich nach der letzten Sitzung verändert hat. Auch nach einer Ressourcensitzung kann Material spontan prozessieren. Besonders nach einer Reprozessierungssitzung kann spontan weiter prozessiert werden. Wir müssen entscheiden, ob der Fokus der letzten Sitzung ausreichend bearbeitet ist oder ob wir hier weiterarbeiten müssen:

- Werden wir bei der Technik bleiben oder diese wechseln?
- Ist der Patient stabiler oder instabiler?
- Werden wir mehr Ressourcen stärken oder im Behandlungsplan weitergehen?
- Was hat sich im Leben des Patienten verändert?

Besonders bei komplexen Patienten aktiviert der Alltag zwischen den Sitzungen oft neues Material. Es kann sein, dass der Patient eine Belastung berichtet, die aber gar nicht mit der letzten Sitzung zusammenhängt, sondern mit dem neu aktivierten Material. Bitte fragen Sie konkret nach, z. B.:

- Wie ging es Ihnen direkt nach der letzten Sitzung?
- Was geschah seit der letzten Sitzung?
- Was hat sich verändert?
- Wie geht es Ihnen mit dem Thema der letzten Sitzung? Ist da noch Belastung spürbar?
- Was steht in dem Tagebuch?

Letztlich treffen wir in der Phase 8 wichtige Entscheidungen über den Fortgang der EMDR-Therapie. Hier findet aktive und dynamische Behandlungsplanung statt. Der Behandlungsplan füllt sich mit Leben. Die Dynamik der EMDR-Therapie wird hier deutlich.

Bezüglich der weiteren Behandlungsplanung und ggf. notwendiger Absprachen zur Fortführung werden wir mit dem Patienten Schwierigkeiten besprechen, nach Ursachen suchen und versuchen, Lösungen zu finden. Es gilt, Behandlungsziele und Fokusbildung zu überprüfen, wobei vor allem die Gesamtveränderung im Blick zu behalten ist. Natürliche Unterbrechungen (Urlaubszeit) müssen Berücksichtigung finden.

- Welche allgemeinen Veränderungen sind zu beobachten?
- Gibt es Veränderung der Symptome, Veränderung im Verhalten, eine veränderte Reaktion auf Auslösereize, neue Gedanken, Einsichten, Erinnerungen oder Träume?
- Welche Veränderungen sehen wir an der Ausgangserinnerung?

Wir fragen: *»Wenn Sie an die Erinnerung denken, mit der wir beim letzten Mal gearbeitet haben, was nehmen Sie jetzt wahr? Kommen neue Aspekte der Erinnerung ins Bewusstsein? Werden andere Erinnerungen aktiviert?«*

Bei komplettem Abschluss fragen wir: *»Bleibt der SUD-Wert 0 und der VoC-Wert 7?«*

Es kann durchaus sein, dass sich trotz eines kompletten Abschlusses in der Vorstunde in der Nachbefragung an der Erinnerung wieder Belastung zeigt. Vielleicht hat sich im Nachprozessieren ein neuer Aspekt der Erinnerung aufgetan. Oder die Belastung kommt aus dem Netzwerk und hat gar nichts mit der Erinnerung zu tun. Wir müssen es klären, um zu entscheiden, ob wir an der Erinnerung der letzten Sitzung weiterarbeiten oder den Fokus wechseln werden. Wenn sich erneut Belastung zeigt, dann ist es ein wertvoller Hinweis auf bisher unentdeckte Teile der Erinnerung. Greifen Sie es jetzt auf! Es ist kein Fehler, sondern ein normaler Verlauf der Behandlung.

Wir unterscheiden die Nachbefragung auch anhand des erreichten Abschlusses in der Reprozessierungssitzung. Bei partiellem Abschluss einer Erinnerung werden wir in der nächsten Stunde den SUD-Wert an der Ausgangserinnerung der letzten Sitzung überprüfen. Durch Nachprozessieren nach der Sitzung kann sich etwas verändert haben. Sollte der SUD-Wert jetzt 0 sein, werden wir zur Sicherheit noch eine Stimulationsserie anbieten. Ist keine weitere Veränderung zu beobachten, gehen wir in die Phase 5 und führen die Reprozessierung fort. Sonst suchen wir erneut den Zugang zur Ausgangserinnerung mit Emotion, SUD, Körperlokalisation des SUD und führen die Reprozessierung fort, bis wir einen kompletten Abschluss erreichen.

Shapiro hat in ihrer Keynote auf der EMDR Europe Conference in Edinburgh (Shapiro 2014b) darauf hingewiesen, dass auch eine komplett neue Phase 3 in der Ausgangserinnerung möglich ist, da es sich ja nicht mehr um dieselbe Erinnerung handele. In der Tat sind Teile der Erinnerung reprozessiert. Ich nutze überwiegend das von Shapiro vorgeschlagene klassische Vorgehen, wie oben beschrieben. Sollte der Patient über intensiveres Nachprozessieren berichten oder sich ein gänzlich neuer Aspekt im Rapport des Patienten mit Wechsel des klinischen Themas zeigen, dann führe ich an der Ausgangserinnerung eine komplette neue Phase 3 durch, um diese Entwicklung zu fokussieren. Letztlich ist die komplette Phase 3 immer möglich. Besonders wenn Sie noch nicht so erfahren in der Anwendung der Phase 3 sind, ist es eine gute Möglichkeit zum Üben.

Beim **kompletten Abschluss** in der Vorstunde werden wir den SUD- und den VoC-

Wert überprüfen. Wenn SUD = 0 und VoC = 7 geblieben sind, werden wir in der Behandlungsplanung fortfahren und einen neuen Fokus für die Sitzung bilden. Wenn der SUD-Wert wieder angestiegen ist, suchen wir erneut den Zugang zur Ausgangserinnerung mit Bild, Gefühl, SUD, Körperlokalisation des SUD (komplette Phase 3 ist möglich) und führen die Reprozessierung fort, bis wir einen kompletten Abschluss erreichen.

Wenn Patienten über eine Belastung durch zu viel neues Erinnerungsmaterial berichten oder andere Umstände eintreten, welche die integrative Kapazität zumindest momentan beeinträchtigen, können wir mit Ressourcenaktivierung oder mit weniger stark belastendem Material weiterarbeiten. Manchmal brauchen wir auch ein oder zwei Stunden für die Phase, wenn der Patient das bisher Erreichte reflektieren muss. Auch das ist EMDR-Therapie.

Insgesamt überprüfen wir den Behandlungsplan:

- Sind Generalisierungseffekte eingetreten?
- Sind neue Erinnerungen aufgetaucht?
- Mit welcher Erinnerung wird wie weitergearbeitet? Mit den Phasen 4–6 oder einer anderen Technik?

Wir berücksichtigen das Standardprotokoll mit der Bearbeitung aller drei Dimensionen Vergangenheit, Gegenwart und Zukunft, in denen Restmaterial bzw. weiteres Material vorhanden sein könnte, oder berücksichtigen die Vorgaben einer bestehenden Behandlungsstrategie.

**PRAXISTIPP**

In der Phase 8 überprüfen wir die erreichten Veränderungen und entscheiden über das weitere Vorgehen. Wir passen die Fortführung der Behandlung an den Verlauf an. Manchmal brauchen wir auch ein oder zwei Stunden für die Phase, wenn der Patient das bisher Erreichte reflektieren muss. Auch das ist EMDR-Therapie.

Nach partiellem Abschluss werden wir in aller Regel die Arbeit an der Ausgangserinnerung fortsetzen. Ist der SUD-Wert an der Ausgangserinnerung > 0, nehmen wir erneut Kontakt zur Erinnerung auf: *»Denken Sie an die Erinnerung, mit der wir beim letzten Mal gearbeitet haben. Beschreiben Sie mir bitte, was jetzt da ist.«* Wir fragen: *»Welche Gefühle kommen jetzt auf?«*, erheben dann in typischer Weise den subjektiven Belastungswert (SUD) und die Körperlokalisation der subjektiven Belastung, um mit einer weiteren Stimulationsserie die Reprozessierung einzuleiten.

**PRAXISTIPP**

Die Wiederaufnahme der Arbeit nach inkomplettem Abschluss wird mit der Frage nach den aktuell vorhandenen Gefühlen, der subjektiven Belastung (SUD) und der Körperlokalisation eingeleitet. Eine komplette neue Phase 3 ist möglich. Damit können Sie auch ihre Fähigkeit trainieren.

Wenn der SUD-Wert an der Ausgangserinnerung gleich 0 und die Validität der positiven Kognition (VoC) < 7 ist, dann geht es mit der Verankerung weiter. Wenn der SUD-Wert an der Ausgangserinnerung gleich 0 und der VoC-Wert =7 ist, dann geht es mit dem Körpertest weiter. Es werden immer die Phasen 4–6 komplettiert, bevor die Erinnerung als nachverarbeitet gilt. Ich komplettiere immer das Arbeitsblatt »Standardtechnik« (→ Materialsammlung zu diesem Buch im Downloadbereich).

Es lohnt sich, den Verlauf der EMDR-Therapie zu dokumentieren, besonders nach Einsatz der Standardtechnik. Nutzen Sie dazu das Arbeitsblatt »Sitzungsdokumentation« aus der Materialsammlung zu diesem Buch im Downloadbereich.

# 7 Fortführung der Behandlung

Bevor die Therapie beendet wird, werden wir prüfen, ob die Symptome angemessen reduziert oder remittiert sind. Für eine umfassende Behandlung bewerten wir den generellen Fortschritt: Haben sich die klinischen Themen verändert? Gab es Integration des Erinnerungsmaterials? Wir betrachten das gesamte klinische Bild. Gibt es noch dysfunktionelle Bereiche? Wo muss weiter reprozessiert werden? Entscheidend ist der dreifach fokussierte Ansatz der EMDR-Therapie, der immer die Dimensionen Vergangenheit, Gegenwart und Zukunft berücksichtigt (Abb. 7-1).

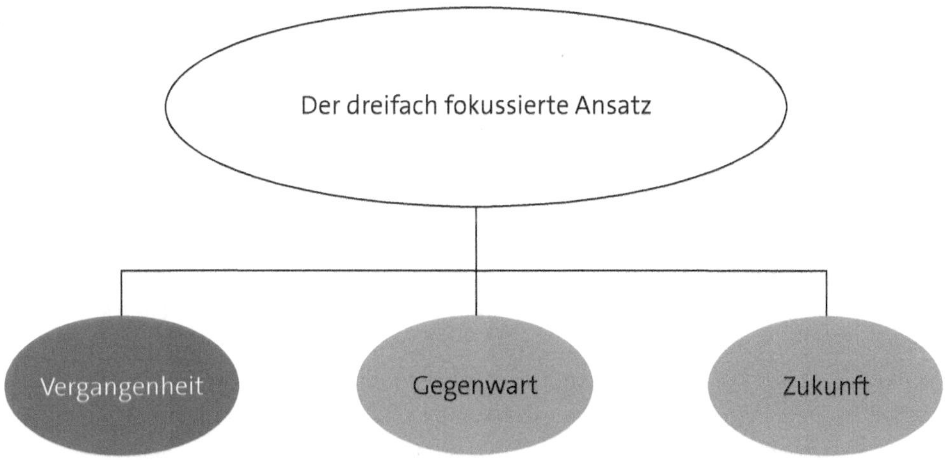


**Abb. 7-1:** Dreifach fokussierter Ansatz der EMDR-Therapie.

Bezüglich der **Vergangenheit** überprüfen wir, ob die Schlüsselerinnerungen und andere maladaptiv gespeicherte Erinnerungen des Behandlungsplans ausreichend reprozessiert wurden. Dies bildet sich in klinischer Verbesserung, im Fortschritt in der Behandlung ab. Wir berücksichtigen die Netzwerke assoziierter Erinnerungen.

Im Zusammenhang mit der **Gegenwart** prüfen wir, ob es noch gegenwärtige Situationen, Bedingungen, Personen oder andere Reize gibt, die unangenehme Gefühle, Belastung oder maladaptives Verhalten aktivieren. Diese bezeichnen wir vereinfachend als Trigger, Auslösereize. Gibt es gegenwärtige Auslösereize, die ein anderes, bisher ungesehenes Netzwerk demaskieren und aktivieren? Dann müssten wir dieses Netzwerk in den Behandlungsplan aufnehmen. Gibt es Körperempfindungen oder Impulse, die auf schon reprozessiertes Material zurückgehen und separat reprozessiert werden müssen? Es kann sein, dass das Erleben einer Triggerung selbst zur Bildung einer maladaptiv gespeicherten Erinnerung führt und so sekundäre Netzwerke entstehen. Diese lösen sich nicht immer automatisch auf, wenn die zugrunde liegende maladaptiv gespeicherte Erinnerung reprozessiert wurde. Dieses Phänomen erleben wir häufiger, wenn Auslösereize über eine längere Zeit aktiv waren oder die Reaktion auf den Auslösereiz besonders stark ausgeprägt war. Dann müssen wir diese sekundären Netzwerke für sich berücksichtigen und das Erinnerungsmaterial reprozessieren.

Wir untersuchen uns bekannte Auslösereize nach dem Reprozessieren der zugrunde liegenden Netzwerke, um zu erkennen ob diese weiter belastend sind, und fragen: *»Denken Sie an diese Situation ____________ und achten Sie darauf, was jetzt in Ihnen aufkommt.«* Wenn der Auslösereiz belastend erlebt wird, dann wird eine Erinnerung daran meist in typischer Weise (Phasen 3–6) komplett reprozessiert. Darauf folgt ein Zukunftstableau für jeden bearbeiteten Auslösereiz (falls notwendig).

**PRAXISTIPP**

Ist der Auslösereiz ein einfacher sensorischer Reiz, kann eine vereinfachte Fokussierung versucht werden: Reiz, Emotion, subjektive Belastung, Körperlokalisation. Wenn es eine soziale Situation ist, dann empfiehlt sich eine übliche Fokussierung mit der Phase 3 und eine Bearbeitung mit der Standard- oder EMD-Technik.

Zur Bearbeitung persistierender Auslösereize empfiehlt sich auch ausdrücklich die CIPOS-Technik, mit der oft eine Belastungsreaktion und durchaus auch Deaktivierung der Auslösereize verbunden ist. Selbstverständlich ist jede andere Technik hier ebenfalls einsetzbar. Das beschriebene Vorgehen setzt die vorausgehende Bearbeitung der zugrunde liegenden Erinnerung voraus. Sollte dies noch nicht geschehen sein, dann können wir auch mit der Bearbeitung von Auslösereizen beginnen, sollten uns jedoch auf Ressourcentechniken wie die Absorptions- oder die CIPOS-Technik beschränken. Die Techniken mit schneller Stimulation tragen das Risiko, doch ungewollt in das zugrunde liegende, meist höher belastende Material zu geraten.

Bezüglich der **Zukunft** berücksichtigen wir das gewünschte Verhalten und adaptive Reaktionen auf die Herausforderungen in der Zukunft. Positive Veränderungen sollten in das Alltagsleben integriert werden. Kann der Patient seine Zukunft jetzt gestalten und bisher Vermiedenes tun? Wenn nicht, werden wir hier mit geeigneten Techniken arbeiten müssen, bis Ziele und Handlung kongruent sind.

Wenn der Patient nach Reprozessierung der zugrunde liegenden Erinnerungen und des aktiven Triggers schon in die Handlung kommt, könnte auf die aktive Arbeit in der Zukunft verzichtet werden. Häufig ist dies aber notwendig und folgt einem Schema: Im klassischen Standardprotokoll wird für jeden aktiven Trigger nach dessen Reprozessierung ein Zukunftstableau durchgeführt. Das Zukunftstableau ist die ursprünglich von Shapiro (2018) entwickelte Technik zur Arbeit mit der Zukunft. Auch hier sind andere Techniken, wie die Ressourcentechniken, CIPOS, die EMD-Technik oder auch die Standardtechnik einsetzbar (Abb. 7-2).

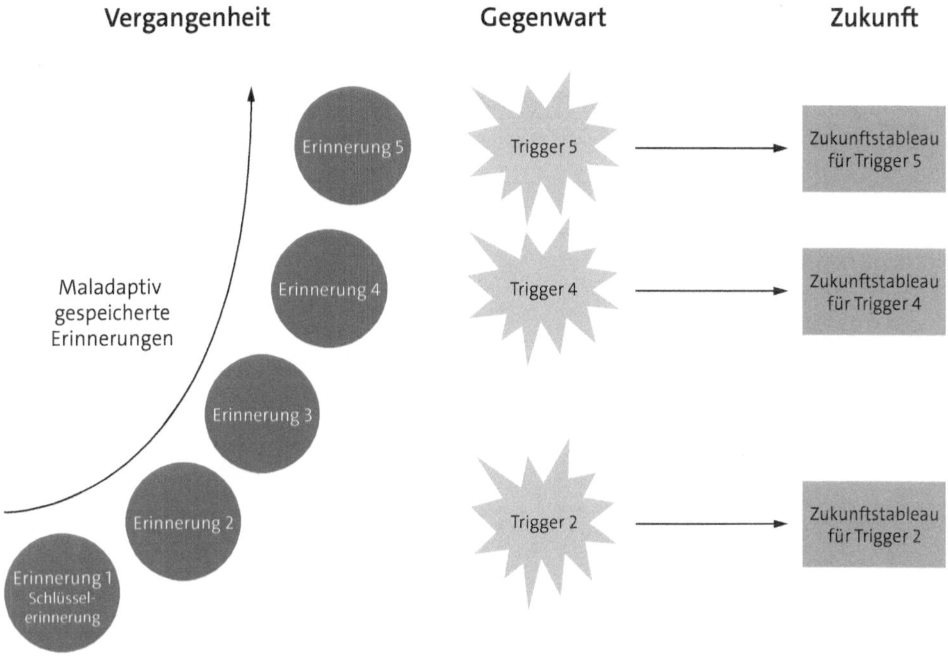


**Abb. 7-2:** Das Standardprotokoll nach Shapiro (2018).

# 7.1 Das Zukunftstableau

Das Zukunftstableau kommt im dritten Strang des Standardprotokolls – der »Zukunft« – zur Anwendung und dient der Konsolidierung der durch die Reprozessierung erreichten Behandlungseffekte. Die Arbeit mit dem Zukunftstableau soll die Fähigkeit des Patienten stärken, adaptiv und flexibel auf zukünftige Herausforderungen zu reagieren, spezifische Fähigkeiten, Verhaltensweisen oder emotionale Reaktionen zu entwickeln oder zu stärken und damit auf die Herausforderungen der Zukunft vorbereiten. Zudem werden Zukunftsangst und Vermeidung minimiert. Es hilft auch, bisher verborgene Ängste, blockierende Überzeugungen, unangemessene Reaktionen und noch ungesehene Assoziationen aufzudecken.

In der AIP-Perspektive soll der Zugang zu Netzen adaptiver Erinnerung entwickelt und gestärkt werden. Damit kann die Integration von Erinnerung an adaptiv gelöste Situationen, Ressourcen und Verhaltensweisen erleichtert werden. Diese Arbeit dient auch dazu, Verhaltensweisen zu entwickeln, die der aktiven Bewältigung des Lebens dienen.

### 7.1.1 Das Zukunftstableau im Überblick

Der Patient wird angeregt zu imaginieren, wie die Bewältigung der zukünftigen Situation gelingt. Beim Auftauchen von Belastung wird schnelle Bilateraler Stimulation (1 Hz) genutzt, um dies zu reprozessieren und im Anschluss eine positive Kognition (PK) zu verankern. In der Folge wird die Szene als inneres Video imaginiert und entsprechend bearbeitet, bis sich dies belastungsfrei vorgestellt werden kann. »Challenges« können eingebaut werden. Eine PK wird für jede »Challenge« bis zur Validität der positiven Kognition (VoC) von 7 verankert. Danach wird erarbeitet, wie der Patient in der Zukunft handeln möchte. Wir identifizieren, ob der Patient noch Fähigkeiten braucht, und unterstützen ggf., um die Fähigkeiten zu erwerben. Im klassischen Standardprotokoll wird jeder reprozessierte Auslösereiz mit einem Zukunftstableau bearbeitet.

### 7.1.2 Vorgehensweise bei der Erarbeitung des Zukunftstableaus

**Schritt 1**

Zukünftige Situationen identifizieren, in denen ein adaptiveres Verhalten benötigt wird. Wir werden mit dem Patienten sprechen und eine positive Kognition (PK) erarbeiten.

Sagen Sie: *»Wir haben bisher an alten Erinnerungen und gegenwärtigen Auslösereizen gearbeitet. Lassen Sie uns jetzt daran arbeiten, wie Sie in der Zukunft gut auf damit verbundene Herausforderungen reagieren könnten. Was könnte es sein? Wie würden Sie jetzt gerne über sich, bezogen darauf, denken?«* Gegebenenfalls muss geklärt werden, ob der Patient noch Fähigkeiten erwerben muss.

Fragen Sie: *»Wie würden Sie jetzt gerne über sich, bezogen darauf, denken?«*

Bitte notieren Sie diese positive Kognition auf Ihrem Arbeitsblatt »Zukunftstableau« (→ Materialsammlung im Internet).

**Schritt 2**

Wir bitten den Patienten, eine Szene zu imaginieren, in der ein adaptives Verhalten in der Zukunft möglich ist, wobei die positive Kognition (PK) und das positive Gefühl im Bewusstsein gehalten werden. Sagen Sie: *»Bitte stellen Sie sich vor, wie Sie diese Situation* [bitte benennen] *gut bewältigen können! Nehmen Sie es mit dem Gedanken* [PK benennen] *und einem Gefühl von* [bitte benennen, z. B. Ruhe, Zuversicht] *wahr. Stellen Sie sich vor, in diese Situation hineinzugehen. Nehmen Sie Gedanken, Gefühle und den Körper wahr. Was nehmen Sie wahr?«*

Wenn die Antwort positiv ist, verstärken Sie mit Bilateraler Stimulation (1–2 Serien) und verankern Sie die PK bis zu einer Validität der positiven Kognition (VoC) von 6 bis 7: *»Wenn Sie an das Gefühl von* [bitte benennen, s. o.] *denken, wie stimmig fühlen sich die Worte* [PK bitte benennen] *jetzt auf einer Skala von 1 bis 7 an, wo sich 1 komplett falsch und 7 völlig stimmig anfühlt?«*

Bieten Sie erneut Stimulation an (12–15 Augenbewegungen) und prüfen Sie dann abermals die Validität der positiven Kognition, bis diese nach Möglichkeit eine 7 erreicht. Eine VoC von 5 bis 6 ist nach klinischer Einschätzung tolerabel.

Ist die Antwort neutral, durch Nachfragen klären und dann wie oben fortfahren.

Ist die Antwort negativ, durch Nachfragen klären, Probleme lösen und dann wie oben fortfahren.

**Schritt 3**

Wir bitten den Patienten, diese Szene wie einen kleinen Film im inneren Kino zu betrachten. Sagen Sie: *»Bitte stellen Sie sich die Situation als einen kleinen Film vor, den Sie von Anfang bis Ende im inneren Kino betrachten, während Sie den positiven Satz* [PK bitte benennen] *gleichzeitig im Bewusstsein halten!«*

Nutzen Sie Bilaterale Stimulation (schnell), um positive Empfindungen zu verstärken und Belastendes zu reprozessieren, bis der Patient den Film in Gänze ohne Belastung wahrnimmt.

**Schritt 4**

Bieten Sie mehrere Herausforderungen an (z. B. beim Vortrag fällt der PC aus) und helfen Sie dem Patienten, sich einen guten Umgang damit vorzustellen. Sagen Sie: *»Was könnte Sie herausfordern? Was nehmen Sie wahr? Was wäre ein guter Umgang damit oder eine gute Lösung? Bitte stellen Sie sich die Herausforderung zusammen mit der Lösung und dem positiven Gedanken* [PK bitte benennen] *vor!«*

Wenn die Antwort positiv ausfällt, mit Bilateraler Stimulation (1–2 Serien) verstärken und dann die positive Kognition bis zu einem VoC-Wert von 5 bis 7 verankern: *»Wenn Sie an die Ressource denken, wie stimmig fühlen sich die Worte* ___________ [PK bitte benennen] *jetzt auf einer Skala von 1 bis 7 an, wo sich 1 komplett falsch und 7 völlig stimmig anfühlt?«*

Bieten Sie erneut Stimulation (12–15 Augenbewegungen) an und prüfen Sie dann wieder die VoC, bis diese nach Möglichkeit 7 erreicht.

Ist die Antwort negativ, versuchen Sie, durch Nachfragen zu klären, Probleme zu lösen und dann wie oben fortzufahren. Zum Ende ein inneres Video laufen lassen und die PK bis zu einer VoC von 5 bis 7 verankern.

Das beschriebene Vorgehen setzt die vorausgehende Bearbeitung der zugrunde liegenden Erinnerung voraus. Sollte dies noch nicht geschehen sein, dann können wir auch mit der Bearbeitung von Auslösereizen beginnen, sollten uns jedoch auf Ressourcentechniken wie die Absorptionstechnik oder die CIPOS-Technik beschränken. Techniken mit schneller Stimulation tragen das Risiko, doch ungewollt in das zugrunde liegende, meist höher belastende Material zu geraten. Dies gilt auch für die folgende Technik des Flash Forward.

## 7.2 Flash-Forward-Technik

In der Flash-Forward-Technik (Logie & de Jongh 2014) wird der Patient gebeten, eine schlimme Befürchtung zu benennen. Eine solche auf die Zukunft bezogene Vorstellung oder Fantasie wird imaginativ ausgestaltet und dann – wie eine alte Erinnerung – mit der Standardtechnik bearbeitet. Die Fantasie wird mit der Phase 3 fokussiert und dann mit den Phasen 4–6 reprozessiert. Es sind nur leichte Modifikationen notwendig. Wir sprechen nicht von der Erinnerung, sondern von der Befürchtung oder Fantasie, auch wenn wir zum Ausgangsmaterial zurückgehen. Wir sagen: *»Bitte gehen Sie zu der Vorstellung/Fantasie zurück. Was ist jetzt da?«* Ansonsten ist es das ganz normale Vorgehen in der Standardtechnik.

Die subjektive Belastung (SUD) kann bei 1–2 bleiben, wobei Sie die 0 gerne versuchen dürfen. Die Validität der positiven Kognition (VoC) bleibt gelegentlich unter 7. Patienten begründen dies oft damit, dass es ihnen ja noch bevorsteht, was auch nachvollziehbar ist.

# 8 Der Morgen danach

Am Morgen nach dem ersten Wochenende der EMDR-Ausbildung hatten Sie hoffentlich Zeit, auszuschlafen. Das Einführungsseminar mit viel Theorie und praktischen Übungen ist anstrengend. Vielleicht haben Sie auch die Erfahrung gemacht, dass Reprozessieren einer Erinnerung mit der Standardtechnik entlastend, befreiend, aber auch aufreibend ist. Dies ist eine wichtige Selbsterfahrung, die Ihnen hilft, Ihre Patienten gut zu begleiten. Meist verlassen Sie das Einführungsseminar mit Begeisterung und haben schon einige Patienten im Kopf. Aber Sie benötigen etwas Zeit, um Arbeitsblätter und ggf. die »Dissociative Experience Scale« (DES) zu kopieren. Vielleicht lesen Sie sich noch einmal die Übersicht der prozeduralen Schritte für die Phase 3 durch, um sich auf die erste EMDR-Sitzung mit einem Ihrer Patienten vorzubereiten. Auch müssen Sie Ihre Patienten psychoedukativ vorbereiten und auf eine dissoziative Störung screenen. Bitte vergessen Sie nicht das Stopp-Signal! Sie entscheiden sich, mit einer Ressourcenverankerung zu beginnen? Eine gute Entscheidung! Es ist sicher richtig, mit der ersten EMDR-Behandlung nicht zu lange zu warten, sondern die im Einführungsseminar erworbene Sicherheit mit in die Praxis zu nehmen. Und es wird immer geeignete Patienten geben.

## 8.1 Die ersten Patienten

Den idealen ersten Patienten gibt es nicht. Die Auswahl der ersten Patienten hängt natürlich vom Patienten selbst, aber auch vom Setting ab. Ich habe direkt nach dem Einführungsseminar mit komplex traumatisierten Patienten gearbeitet, allerdings im schützenden stationären Setting und bei gut etablierter therapeutischer Beziehung.

Es lohnt sich nicht, auf den ersten Patienten zu warten. Fragen Sie sich doch, welche Patienten Sie motiviert haben, die EMDR-Ausbildung zu beginnen! Wenn Sie mit den Patienten beginnen, die Sie schon in Therapie haben, besteht bereits eine therapeutische Beziehung. Dennoch müssen Sie sie auf die EMDR-Therapie vorbereiten, denn diese ist anders als das, was Ihr Patient kennt.

Am besten ist es, mit einem **Monotrauma** zu beginnen. Vielleicht ist es ein Patient mit seelischen Folgen nach einem Arbeitsunfall? Gibt es bei einem Patienten mit einer anderen Diagnose möglicherweise auch ein Monotrauma? Gemäß dem AIP-Modell muss es nicht unbedingt die vollausgebildete Posttraumatischen Belastungsstörung sein. Es macht mehr Sinn, mit einem Teilsyndrom, mit weniger Übererregung zu beginnen. Oder Sie haben schon mit einem Patienten an traumatischer Erinnerung mit anderer Technik gearbeitet und einen Teilerfolg erzielt, aber es bleibt noch eine Restbelastung an der Erinnerung. Bearbeiten Sie diese jetzt mit der Standardtechnik. Ein idealer Einstieg. Auch bei depressiven Patienten im letzten Drittel der Behandlung können Sie nach belastender Lebenserfahrung fragen, besonders wenn solche Erinnerungen mit dem Beginn einer depressiven Episode verbunden sind.

Wenn Sie nur hochkomplexe, fragile und ressourcenschwache Patienten in Behandlung haben, dann können Sie anders beginnen. Das Screening auf strukturell dissoziative Störungen ist wichtig, denn bei Patienten mit z. B. einer Dissoziativen Identitätsstörung ist auch eine niedrig dosierte Bilaterale Stimulation ohne Vorbereitung mit dem inneren System schwierig. Aber diese Patienten sind doch selten.

Also können Sie die Arbeit mit Ihren komplexen Patienten nach ausreichender Vorbereitung meistens mit Ressourcen beginnen. Hier eignen sich zu Beginn die basalen **Ressourcentechniken**, bevor sie später Alltagsprobleme mit fokussierten Ressourcentechniken angehen werden (→ Kap. 6.2.11). Der Einsatz von Ressourcentechniken führt meist nicht zu großen Veränderungen, aber erweist sich später als wertvoll. Die systematische Aktivierung der Präsenz im Hier und Jetzt stärkt im Laufe der Zeit die Fähigkeit, eine sich selbst angemessen beobachtende Position einzunehmen. Der systematische Einsatz der Instant Ressource Installation(IRI)-Technik beugt späteren Problemen bei der Arbeit mit der Standardtechnik vor. Anschließend können Sie auch bei diesen Patienten an schon vorbehandeltem Erinnerungsmaterial mit der Standardtechnik arbeiten. Grundsätzlich gilt, dass wir Patienten und uns fordern, aber nicht überfordern sollen.

**PRAXISTIPP**

Shapiro sagte: *»Zur kompletten Nachverarbeitung eines Ereignisses ist die Arbeit in allen drei Zeitdimensionen des Standardprotokolls notwendig«* (Shapiro 2018, S. 193). Dies trifft nicht immer zu. Arbeit in der Vergangenheit ist Pflicht. Wenn nach Bearbeitung der zugrunde liegenden Erinnerungen und aktiven Auslösereizen die Symptome sistieren und die Vermeidung aufgehoben ist, dann können wir den Patienten erst einmal begleiten und abwarten, ob die Realkonfrontation neues Material aktiviert. Eine Vermeidung sollte aber unbedingt aufgehoben sein.

## 8.2 Supervision in der Ausbildung

Wenn man etwas Neues lernt, dann ist es gut, von den Erfahrenen zu lernen. Im Allgemein ist die Supervision in der Psychotherapie seit Beginn etabliert (Szecsödy 1990). Supervision fördert als reflexiver, lernorientierter Prozess, der die Professionalität und

Menschlichkeit in der therapeutischen Arbeit in den Mittelpunkt stellt, nicht nur die Behandlungsqualität, sondern auch die stetige Selbstentwicklung des Therapeuten. Supervision fördert auch die Identifizierung mit einer bestimmten Form der Psychotherapie. In der EMDR-Therapie dient die Supervision der Sicherung der korrekten Anwendung des Standardprotokolls und der therapeutischen Techniken, der Integration in den Gesamtkontext der psychotherapeutischen Behandlung und im speziellen der Bearbeitung von spezifischen Problemen. Kernaufgaben der EMDR-Supervision sind eine phasenbezogene Reflexion (»Wo stehe ich in den acht Phasen?«), die angemessene Nutzung von Techniken (z. B. »Wie viel Ressourcenaktivierung ist nötig?«), der Umgang mit Stagnation oder andere Probleme in der Anwendung der Techniken, aber auch Beachtung eigener Aktivierung von Material und Resonanz beim Therapeuten. Supervision dient hier zugleich der technischen Präzision und der inneren Haltung des Therapeuten, einer Verbindung von Technik und Selbstreflexion immer auf der Basis des AIP-Modells, ganz im Sinne Shapiros ursprünglicher Idee.

Es ist gut, wenn Sie Ihre Entwicklung in der EMDR-Therapie von Beginn an begleiten lassen. Zu Beginn sind es oft nochmals allgemeine Fragen zu Elementen der EMDR-Therapie, zur Indikationsstellung und der Behandlungsplanung, die im Vordergrund stehen. Später wird es mehr um die Anwendung der Techniken, besonders um Probleme bei der Standardtechnik, gehen. Wenn Sie mit Ihrer Ausbildung vorankommen, dann wird die Auswahl von Techniken zur Arbeit am Erinnerungsmaterial wichtiger. Sie werden im Verlauf Ihrer Entwicklung als EMDR-Therapeut zunehmend komplexere Patienten behandeln. Damit rücken die Fragen des Wann und Wie in den Mittelpunkt: Mit welchem Erinnerungsmaterial und mit welcher Technik arbeite ich wann und wie? Sie werden in der Supervision lernen, die immer wieder notwendigen therapeutischen Entscheidungen zu treffen, die bei komplexen Patienten nicht nur von Stunde zu Stunde, sondern auch innerhalb einer Stunde zu treffen sind, z. B. wenn Sie sich aus Zeitgründen innerhalb der Stunde zu einem Wechsel der Technik entscheiden. Und natürlich werden Sie auch zunehmend über spezialisierte Therapiestrategien zur Behandlung bestimmter Patientengruppen nachdenken.

Inhalt der Supervision kann ein kompletter Fall oder nur eine kleine Beobachtung sein, die eine Frage aufwirft. Jede Frage ist es wert, gestellt zu werden. In der Form sind Einzelsupervision oder Gruppensupervision in Präsenz oder Online möglich. Es ist gut, wenn Sie von Beginn an Videoaufnahmen ihrer EMDR-Sitzungen machen und in die Therapie einbringen. Die EMDR-Therapie ist auch Handwerk und manches kann man nur sehen!

# 9 Komplexe Patienten und scheinbar unlösbare Probleme

Das AIP-Modell der EMDR-Therapie ist ein transdiagnostisches Modell. Historisch ist die EMDR-Therapie aus der Behandlung der Posttraumatischen Belastungsstörung entstanden. Auf die historische Entwicklung Bezug nehmend, erkläre ich die EMDR-Therapie oft am Beispiel der Posttraumatischen Belastungsstörung. Dabei bezeichne ich die PTBS als einen Prototyp einer bestimmten Gruppe von Störungsbildern, nämlich der Gruppe von Störungen, die durch maladaptiv gespeicherte Erinnerungen hervorgerufen werden. Die Komplexe Posttraumatische Belastungsstörung (KPTBS) könnte man sowohl als eine Traumafolgestörung und gleichzeitig als den Prototyp komplexer Störungsbilder im AIP-Modell beschreiben.

Mit der ICD-11 (WHO 2019) wird die Komplexe Posttraumatische Belastungsstörung (KPTBS) Einzug in Diagnostik und Therapie halten. Dies ist ein wesentlicher Fortschritt. Die KPTBS (ICD-11: 6B41) wird mit der klassischen Symptomatik der Posttraumatischen Belastungsstörung und einem Plus beschrieben. Das Plus ist als Störung der Affektregulation, Störung des Selbstwertgefühls mit ausgeprägten negativen Überzeugungen und eine Störung der Beziehungsfähigkeit, insbesondere Beziehungen zu halten, beschrieben. Dies »Plus« kann man im AIP-Modell als Netzwerke maladaptiv gespeicherter Erinnerung und als Ressourcendefizit beschreiben. Es ist nachvollziehbar, dass sich insbesondere die zusätzliche Symptomatik nicht nur im Leben der Patienten problematisch auswirkt, sondern auch in der Therapie zu Problemen führt.

**MERKE**

Es ist zu beachten, dass bei einer Komplexen Posttraumatischen Belastungsstörung durch spätere Ereignisse, z. B. Traumatisierung, auch eine Akutsymptomatik bzw. eine von den Grundnetzwerken abgegrenzte Posttraumatische Belastungsstörung entstehen kann. Dies führt manchmal zur Fehldiagnostik, wenn die zugrunde liegende komplexe Störung nicht erkannt wird. Insofern ist bei akuter Symptomatik eine gründliche, in die Vergangenheit reichende Diagnostik unbedingt angezeigt.

In der AIP-Perspektive vermuten wir bei der Komplexen Posttraumatischen Belastungsstörung in der Regel mehrere Netzwerke, die jeweils viele maladaptiv gespeicherte Erinnerungen enthalten. Dies geht oft auf biografisch frühe Traumatisierung und sich danach durch das Leben ziehende Traumatisierung und Belastung zurück.

Zudem ist in der Regel auch von einem Defizit in der Bindungserfahrung auszugehen. Die Ressourcenlage ist oft karg. Diese Patienten sind durch diese ausgedehnten Erinnerungsnetzwerke mit vielen Erinnerungen durch etliche Reize triggerbar. Dies zeigt sich in der Instabilität im Alltag, aber auch in der Schwierigkeit der Gestaltung der therapeutischen Beziehung in der Psychotherapie.

Nebenbei gesagt ist die EMDR-Therapie in ihrer klaren Strukturierung hier weniger anfällig, wenn Therapeuten der klaren Struktur auch folgen.

Es kann durchaus sein, dass die biografische frühe Traumatisierung sich im Alltag nicht klar und deutlich zeigt, dass andere Diagnosen auf psychischem oder psychosomatischem Gebiet führend sind, bis eine Aktualtraumatisierung oder Aktualbelastung die Kompensation zusammenbrechen lässt und sich das Symptombild dementsprechend demaskiert. Die Symptomatik ist oft vielfältig und die Behandlungsplanung ist schwierig. Oft fühlen wir uns gemeinsam mit dem Patienten wie in einem Labyrinth gefangen.

## 9.1 AIP-basierte Behandlungsplanung und Durchführung bei komplexen Störungsbildern

Erste Erfahrungen mit der EMDR-Therapie bei **chronifizierten Traumafolgestörungen** wurden schon früh beschrieben (van der Kolk et al. 2007). Die EMDR zeigte hier eine Überlegenheit gegenüber der Warteliste und einer Behandlung mit Fluoxetin, besonders in der Verlaufsbeobachtung nach Ende der Interventionsphase. In einer aktuellen Metaanalyse wird die EMDR-Therapie in der Behandlung der Komplexen Posttraumatischen Belastungsstörung (KPTBS) nach den ICD-11-Kriterien als *wahrscheinlich wirksam* eingestuft (Karatzias et al. 2019). In den NICE-Leitlinien wird die Nutzung der EMDR-Therapie bei KPTBS *empfohlen* (NICE 2018).

Ziel der AIP-basierten Behandlungsplanung ist es, ein geteiltes Verständnis der Probleme der Patienten zu entwickeln und darauf aufbauend einen Behandlungsplan zu entwerfen, der von Patient und Therapeut gemeinsam getragen werden kann (*informed consent*). Dafür müssen wir die integrative Kapazität, die Fähigkeit zur Nachverarbeitung des Erinnerungsmaterials des Patienten und seine Bereitschaft für die intensive Arbeit mit dem maladaptiv gespeicherten Erinnerungsmaterial einschätzen. Unabdingbar sind die Beurteilung der Ressourcenlage und gegebenenfalls die Verbesserung auf der Ressourcenseite. Wenn Ressourcen weder vorhanden noch erreichbar sind, ist eine Reprozessierung der maladaptiven Erinnerungen oftmals unmöglich (Shapiro & Laliotis 2017a). Dies wird hier viel mehr zu Buche schlagen als in der Arbeit mit der »normalen« Posttraumatischen Belastungsstörung beim »einfachen« Patienten. Es ist wichtig, Themen und damit verbundene Erinnerungen bzw. Erinnerungsnetzwerke zu priorisieren und auch bei der Wahl der Techniken in der EMDR-Therapie flexibel zu sein. Dies stellt große Anforderungen an den Therapeuten. Ziel ist es, einen umfassenden Behandlungsplan zu entwickeln, der anfangs nur eine Skizze sein kann und die praktische Umsetzung der Behandlungsplanung ermöglicht. Warum genügt es, wenn der Behandlungsplan zu Beginn nur eine Skizze ist? Viel öfter als beim einfachen Patienten erschweren Amnesien – sowohl Kindheits- wie auch spätere Inselamnesien – und Vermeidung das Bild auf das Material. Aber wir werden immer etwas finden, um mit der Therapie zu beginnen.

In der **Anamnese** erkunden wir die Geschichte früher Gewalt und Vernachlässigung. Auch sollten wir an Traumatisierung durch körperliche Erkrankung und/oder medizinische Behandlungen denken. Die Auswirkungen früher Gewalt auf die psychosoziale Entwicklung, familiäre Beziehungen, Ausbildung, das Arbeitsleben und andere soziale Beziehungen werden wir ebenfalls beachten. Ein besonderes Augenmerk widmen wir der Bindungsvorgeschichte, da hier oft erhebliche Defizite sind, die sich als Schwierigkeiten in der Gestaltung der therapeutischen Beziehung und der Vorbereitung auf die intensivere Arbeit mit Erinnerungsmaterial zeigen. Wir versuchen, die negativen Auswirkungen der frühen und späteren Erfahrung auf die Selbstwertregulation zu verstehen und zu erfassen. Wir wollen die Fähigkeit der Affektregulation, die Breite des Toleranzfensters sowohl für negative als auch für positive Emotionen wahrnehmen und einschätzen. Bei schwerer früher Traumatisierung und Vernachlässigung kann die Intensität der Emotion, des Affekts das Problem sein, nicht unbedingt der Inhalt.

An Diagnosen finden wir die Komplexe Posttraumatische Belastungsstörung (nach Einführung der ICD-11), affektive Störungen, Substanzabhängigkeit, Aufmerksamkeitsdefizit-Hyperaktivitätsstörung (ADHS), Störungen der Impulskontrolle, Störungen aus dem dissoziativen Formenkreis und Persönlichkeitsstörungen. Selbst wenn am Konzept der KPTBS im Sinne der ICD-11, Code 6B41, Kritik geäußert wird (Brewin et al. 2021), ist es doch ein Fortschritt, diese Störung einfacher benennen zu können. Früher war oft ein Diagnosenpotpourri notwendig, um die Komplexe Posttraumatische Belastungsstörung abzubilden (→ Abb. 9-1).

Auf welche Probleme stoßen wir in der Arbeit aufseiten der Patienten?

- Die therapeutische Beziehung ist schwierig zu etablieren.
- Interne Ressourcen sind nur begrenzt vorhanden und erreichbar.
- Dissoziative Symptome zeigen sich im Alltag und in der Arbeit mit dem Erinnerungsmaterial.
- Der Patient kann kaum zwischen Selbstwert und Feedback oder Innen und Außen unterscheiden. Es fällt ihm schwer, eine angemessen beobachtende Position für sich Selbst einzunehmen.
- Es ist schwer, die Verbindung zwischen Symptom und Erinnerung/Netzwerk herzustellen.
- Verleugnung, Idealisierung, Vermeidung, Amnesie oder dissoziative Barrieren erschweren den Zugang zum Erinnerungsmaterial.

Also müssen wir die Fähigkeit der Patienten zur Einnahme einer Beobachterposition einschätzen und stärken, wie wir auch die Fähigkeit, zwischen Vergangenheit und Ge-

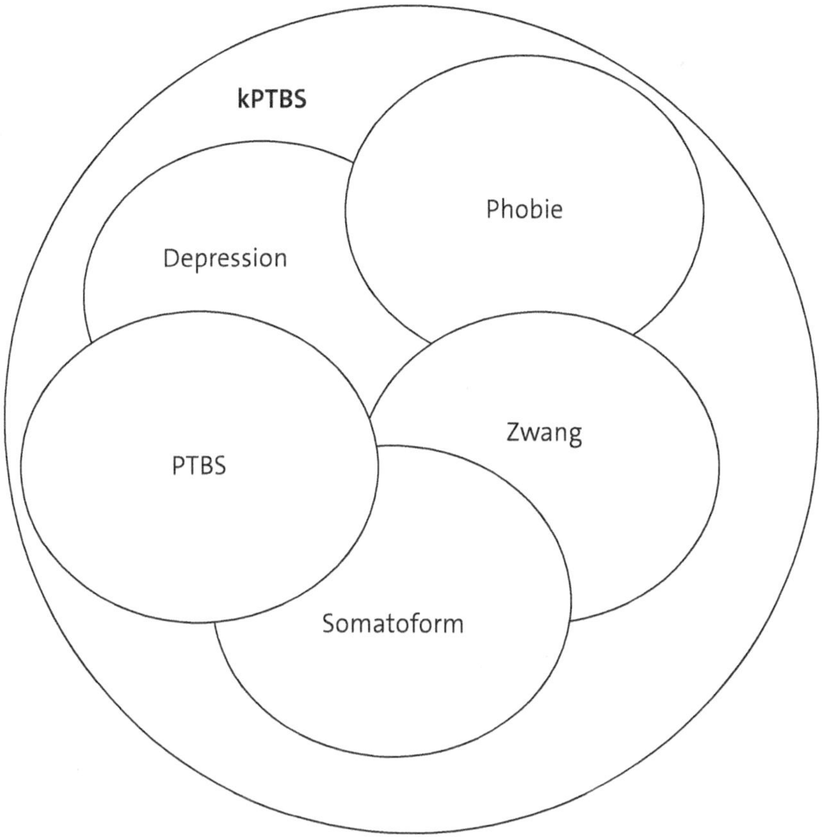


**Abb. 9-1:** Diagnosepotpourri bei Komplexer Posttraumatischer Belastungsstörung vor der ICD-11.

genwart zu differenzieren, stärken, manchmal gar erst entwickeln müssen. Dazu eignen sich die Aktivierung der Ressource der Präsenz im Hier und Jetzt und überhaupt der Einsatz von EMDR-Ressourcentechniken, wie beispielsweise der IRI-Technik (Hase 2022; →auch Kap. 6.2.11). Der frühe und intensive Einsatz der Ressourcenaktivierung fordert von Patient und Therapeut etwas Geduld, da sich die Auswirkungen erst mit Verzögerung zeigen. Wir konnten nachweisen, dass der systematische Einsatz von Ressourcenaktivierung mit der IRI-Technik spätere Probleme in der Reprozessierung des Erinnerungsmaterials signifikant reduziert (Hase A et al. in press). Die Behandlungsmotivation muss ggf. gestärkt werden, indem wir dem Patienten helfen, eine realistisch erreichbare, bessere Vision der Zukunft und ein realistisch erreichbares Therapieziel zu entwickeln. Dies fehlt in Anbetracht der Komplexität zu Beginn einer Behandlung oftmals, sodass wir in der Formulierung von Therapiezielen und Erreichbarem angemessen zurückhaltend sein sollten. All dies bedeutet, dass die Phasen 1 und 2 in der Behandlung dieser Patienten ausgedehnt werden müssen. Auch wird die Phase 1 bis weit in die Therapie hinein geöffnet bleiben müssen, da im Verlaufe einer

Behandlung immer wieder Erinnerungsmaterial bewusstseinsfähig wird bzw. bis dato stumme Netzwerke aktiviert werden. Auch kann es notwendig sein, über den gesamten Verlauf der Behandlung Psychoedukation zu ergänzen und immer wieder Ressourcentechniken einzusetzen, um den Patienten zu stärken. Wenn sich Netzwerke öffnen, müssen wir erneut auf die Ressourcenbalance speziell dieses Netzwerks schauen und möglicherweise erneut systematische Ressourcen aktivieren, bevor wir intensiver mit Erinnerungsmaterial aus diesem Netzwerk arbeiten.

Bei **komplexen Traumafolgestörungen** wird **Dissoziation** immer wieder Thema sein. Wir müssen zwischen der Erinnerung an **peritraumatische Dissoziation** als Teil der Zielerinnerung und der **strukturellen Dissoziation** unterscheiden (→Kap. 6.1). Bei den komplexen Traumafolgestörungen haben wir mehr mit der Dissoziation zu tun. Dennoch bleibt es dabei, dass die strukturellen dissoziativen Störungen selten sind. Auf die Behandlung der strukturellen dissoziativen Störungen gehe ich im Kapitel 12.8 noch näher ein.

Die Dissoziation als Teil der Zielerinnerung ist vielleicht ein Umstand, kein Problem. Ich sehe diese Form der Dissoziation eher als meinen Partner in der Behandlung. Die Dissoziation begrenzt assoziative Prozesse. Dies bedeutet, dass wir weniger Reprozessieren in Tiefe und Breite sehen, aber auch das Risiko von Überflutung, einem Zuviel an Material in der Sitzung, begrenzt ist. Ich erreiche in den einzelnen Sitzungen weniger. Es sind viele kleine Schritte, die den Weg aber gangbarer machen. Meine Grundhaltung ist, dem Rückgang von Dissoziation den natürlichen Raum zu geben und Dissoziation nicht durch behandlungstechnische Tricks, was durchaus denkbar wäre, oder medikamentöse Interventionen durchbrechen zu wollen. Durch das Reprozessieren der Zielerinnerungen wird die peritraumatische Dissoziation verarbeitet und Dissoziation insgesamt reduziert. Patienten beginnen sich mehr zu fühlen und wahrzunehmen. Dies sollte ein gradueller Prozess sein und gilt besonders für die ambulante Behandlung.

Ein weiteres wichtiges Thema ist **Bindung**. Besonders bei komplexen Traumafolgestörungen sehen wir oft Störungen der Bindungsentwicklung – vom Bindungsdefizit bis hin zum Bindungstrauma. Hier müssen wir der Entwicklung der therapeutischen Beziehung mehr Zeit einräumen und diese Entwicklung durch Ressourcenaktivierung unterstützen. Es eignen sich die Aktivierung der Ressource der Präsenz im Hier und Jetzt, die IRI-Technik, besonders bezogen auf Momente in der Therapie, und die Aktivierung von Erinnerungen an gute Bindungserfahrung, wenn es diese im Leben des Patienten gegeben hat.

Die klinischen Themen »Verantwortung/Fehlerhaftigkeit«, »Sicherheit/Verletzlichkeit« und »Stärke/Kontrolle/Wahlmöglichkeiten« sind von Bedeutung für den Behandlungsplan, für die Auswahl der Erinnerungen zur Reprozessierung (→Kap. 6.1.3). Fehlt es an einem Gefühl für die gegenwärtige Sicherheit oder ist ein hartnäckiges Gefühl von Fehlerhaftigkeit ein Hindernis, können zuerst mit dem Themenfeld »Stärke/Kontrolle« verbundene Erinnerungen reprozessiert oder Ressourcen gestärkt werden. Auch die Reprozessierung von Erinnerungsmaterial in anderen klinischen Themen kann den Patienten entlasten, stärken und für die Reduzierung in den schwierigen Bereichen besser vorbereiten. Bei der Arbeit mit mehreren Netzwerken aus verschiedenen klinischen Themen sowie Netzwerken mit vielen Erinnerungen kann die Reprozessierung von Erinnerungen gelingen, aber das Ausmaß von Generalisierung variiert stark. Es kann für Patienten schwierig sein, ein Muster zu verändern, das bisher »funktioniert« hat, selbst wenn die Dysfunktionalität deutlich erkennbar ist und ein Veränderungswunsch besteht. Bezüglich der angestrebten Veränderung besteht nicht selten eine Ambivalenz. Hier hilft auch Ressourcenstärkung. Bei Entwicklungsdefiziten, Bindungsdefiziten und fehlenden Fähigkeiten brauchen wir unbedingt Ressourcenaktivierung. Auch ist oft in der Frühphase der Therapie die Arbeit an aktiven Auslösereizen notwendig, um diese in der Wirkkraft zu reduzieren und damit den Patienten im Alltag zu stabilisieren, bevor mit Erfolg Erinnerungsmaterial reprozessiert werden kann.

**PRAXISTIPP**

Um Trigger zu entkräften, eignen sich Ressourcenaktivierung und Brückentechniken wie z. B. die CIPOS-Technik (→ Kap. 9.2.1).

Bitte vergessen Sie nie: Das AIP-Modell ist nicht nur das Modell der unverarbeiteten Erinnerungen, sondern auch das der Ressourcen. Shapiro (2018; Shapiro & Laliotis 2017a) hat mehrfach darauf hingewiesen, dass ohne vorhandene und erreichbare Ressourcennetzwerke keine erfolgreiche Nachverarbeitung des Erinnerungsmaterials möglich ist. Dies betrifft besonders die hier besprochenen Erinnerungen von früher Traumatisierung und in der Regel auch die erheblichen Bindungsdefizite. Laut Shapiro (2018) ist die Nachverarbeitung, die Reprozessierung des Erinnerungsmaterials durch den Zusammenschluss mit Ressourcen gekennzeichnet, damit dann die Integration in die Netzwerke adaptiv gespeicherter Erinnerung möglich wird. Auch benötigt der Patient vorhandene und erreichbare Ressourcen, um Kanalenden auszubilden.

Die **Kanalenden** bilden eine natürliche Struktur im Reprozessieren, die immer wieder eine kleine Erholungspause ermöglichen und den Nachverarbeitungsprozess auf eine sinnvolle Art und Weise gliedern. Wir sehen in der Arbeit mit den komplex traumatisierten Patienten oftmals Nachverarbeitungsprozesse, in denen Kanalenden zu fehlen scheinen. Das Reprozessieren zieht sich dann in die Länge und wird für Patient und Therapeut sehr anstrengend. Auch dies ist eine weitere Begründung, warum in der Frühphase der Behandlung Ressourcen etabliert und aktiviert und der Zugang zu Ressourcennetzwerken erleichtert werden sollte. Die Ressourcen scheinen das Informationsverarbeitungssystem in einer Art dynamischem Gleichgewicht zu halten. In diesem dynamischem Gleichgewicht ist die Informationsverarbeitung beweglich, die Prozesse bleiben dynamisch und führen letztendlich zur Nachverarbeitung und Integration der vorher maladaptiv gespeicherten Erinnerungen. Die Ressourcenarbeit dient dazu, die Belastung durch die maladaptiven gespeicherten Erinnerungen auszubalancieren (Abb. 9-2).

Die bekannten diagnostischen Techniken der EMDR-Therapie (z. B. der Floatback, der Affektscan oder das direkte Fragen) können grundsätzlich angewandt werden. Es ist jedoch zu beachten, dass der Zugang zu Netzwerken früher Erinnerung zu Beginn

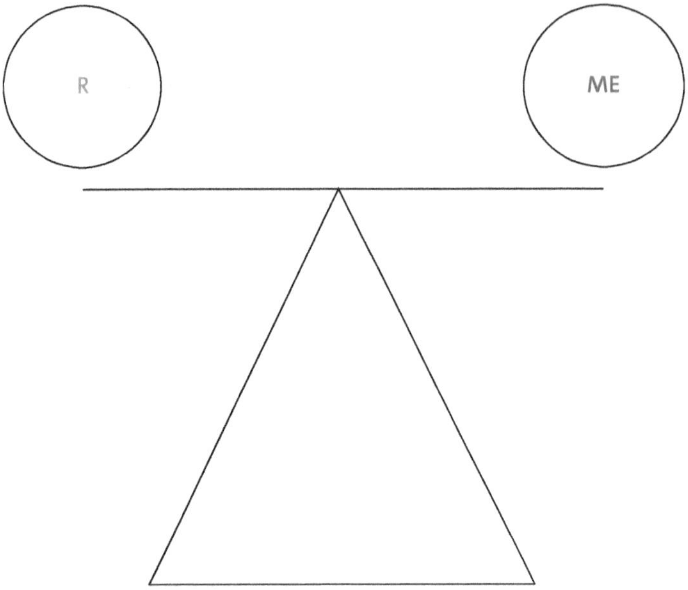


**Abb. 9-2:** Ressourcenbalance (R = Ressource; ME = Maladaptiv gespeicherte Erinnerung).

der Behandlung oft nur eingeschränkt oder gar nicht möglich ist. Technisch ließen sich solche Barrieren durch intensive diagnostische Arbeit durchbrechen; das bietet sich jedoch bei diesen Patienten nicht an. Das Risiko bestünde in einer Überflutung mit bisher unbewusstem und zu intensivem Material. Wir sollten dem Therapieprozess Raum geben und müssen manchmal darauf warten, dass sich das Material auf natürliche Weise öffnet und bewusstseinsfähig wird, ohne die Patienten zu überfluten.

**PRAXISTIPP**

Bei Patienten mit einer Vorgeschichte aus erheblicher früher Gewalt, Vernachlässigung oder struktureller dissoziativer Störung ist Vorsicht und Geduld geboten.

Des Weiteren ist zu berücksichtigen, dass erkennbares oder in der Diagnostik erkennbar gewordenes Erinnerungsmaterial nicht sofort reprozessiert werden muss. Auch die Erkenntnis über den Zusammenhang zwischen Symptom und auslösender Erinnerung bzw. Erinnerungsnetzwerken kann den Patienten entlasten. Es kann durchaus sinnvoll sein, Erinnerungsmaterial, welches in der Diagnostik oder in der Arbeit an Erinnerungen erkennbar wird, in den Behandlungsplan aufzunehmen, aber in der Reprozessierung zurückzustellen, bis die integrative Kapazität des Patienten ausreicht. Oder wir arbeiten mit dem in der Diagnostik gefundenen Material erst einmal entlastend mit der CIPOS-Technik.

Es gibt Patienten, bei denen belastende Lebenserfahrungen in ähnlicher Form gesamte Lebensabschnitte durchziehen, sodass es schwer bis unmöglich ist, einzelne

Erinnerungen zu identifizieren. Wir suchen dann nach »Szenarien«, Erfahrungen, die immer wieder gemacht wurden, die als Einzelereignis vielleicht banal, aber in der Summe eine Bedeutung haben. Wir suchen auch nach Erinnerungen von Zeugenschaft, wenn der Patient beobachtete, wie einem anderen etwas Ähnliches geschah wie dem Patienten selbst. Solche Erinnerungen können oft früher als die Erinnerungen an die eigene Erfahrung reprozessiert werden. Shapiro (2017; Shapiro & Laliotis 2017b, S. 18) hat dies als **Stellvertreter-EMDR (EMDR by Proxy)** bezeichnet.

**FALLBEISPIEL Stellvertreter-EMDR bei Depression**

Ich arbeite mit einem chronisch depressiven Patienten. Es tauchen immer wieder suizidale Gefühle auf, wobei die Absprachefähigkeit erhalten bleibt. Es macht Sinn, mit Erinnerungen an suizidale Momente zu arbeiten. Der Patient hat aber Angst, sich dem zu nähern. Er berichtet in der Phase 8, der Nachbefragung, dass er vom Suizid eines früheren Sportkameraden gehört habe, was ihn seitdem sehr belaste. Bei Patienten mit einer Vorgeschichte von erheblicher früher Gewalt, Vernachlässigung oder strukturell dissoziativer Störung ist Vorsicht und Geduld angezeigt. Wir reprozessieren das Material. Mit der Distanz zur Erinnerung stellt sich auch eine Distanz zu den eigenen Suizidabsichten her und der Patient verlässt die Stunde mit deutlicher Entlastung.

Aus dem Besprochenen ergeben sich jetzt Hinweise für die Anpassung des Behandlungsplans bei Patienten mit Komplexer Posttraumatischer Belastungsstörung und anderen komplexen Störungsbildern.

**PRAXISTIPP**

Wir verstehen im AIP-Modell Komplexität einer Störung als Vorhandensein mehrerer Netzwerke, die jeweils viele maladaptiv gespeicherte Erinnerungen enthalten, in Verbindung mit einem Ressourcenmangel, oftmals besonders im Bereich adaptiver Bindungserfahrung. Diese Patienten sind viel häufiger durch Auslösereize aktiviert und damit insgesamt instabil.

Grundsätze der Behandlungsplanung sind und bleiben:

- Die Behandlungsplanung sollte die Ressourcen des Patienten berücksichtigen.
- Auswahl/Sequenz der Zielerinnerungen sollte die integrative Kapazität des Patienten beachten.
- Auswahl/Sequenz der Zielerinnerungen sollte den Patienten nicht überfordern; eine initiale positive Erfahrungen der Durcharbeitung ist mit einem positiven Gesamtergebnis assoziiert (Lee et al. 2006).
- Nicht mit dem Frühesten und Schlimmsten beginnen! Wir wollen die integrative Kapazität berücksichtigen. Es gibt immer genug anderes Material zu bearbeiten, zu reprozessieren!

Wir suchen gezielt nach intrusiven Symptomen späterer Erinnerung, von Erinnerungen aus der Erwachsenenzeit. Erinnerungen, die aktuell Intrusionen produzieren, werden **aktive Erinnerungen** genannt. Selbst wenn wir aus der Phase 1 Kenntnis von anderen Erinnerungsnetzwerken haben, werden wir uns erst einmal diesen aktiven Erinnerungen zuwenden. Wenn die Bearbeitung, idealerweise die Reprozessierung mit der Standardtechnik, dieser aktiven Erinnerungen gelingt, nimmt der aktuelle Symptomdruck ab und die Stabilität des Patienten zu. Die Behandlungsdurchführung wird also dynamisch und orientiert sich an der aktuellen Entwicklung. Die Phase 8 gewinnt an Bedeutung, da wir immer wieder therapeutische Entscheidungen treffen müssen.

Kommen Patienten mit aktueller Belastung oder Traumatisierung in die Behandlung, so versuchen wir immer das prätraumatische Funktionsniveau einzuschätzen. Dies kann bei sehr früher Traumatisierung schwierig sein. Dann interessiert uns, ob sich das Funktionsniveau durch später im Leben eintretende Traumatisierung geändert hat. Wir fragen uns immer, in welchem Ausmaß frühe Traumatisierung und Bindungsdefizite für die gegenwärtige Symptomatik verantwortlich sind. Wenn Angst und/oder Vermeidung oder Mangel an Vertrauen in die therapeutische Situation den Fortschritt behindern, versuchen wir, den Hintergrund zu verstehen. Aus welchem Netzwerk stammen die Erfahrungen, die diese Angst oder den Mangel an Vertrauen begründen? Stammt die Angst aus der Kindheit oder der Erwachsenenzeit? Wir würden uns dann dem auslösenden Netzwerk zuwenden. Wir versuchen zu verstehen, wie genau vermieden wird, wie das Muster ist. Möglicherweise gibt es eine blockierende Überzeugung bezüglich einer adaptiven Veränderung in der Therapie, die wir dann als Zugangsweg (Diagnostik) zu dem dahinterliegenden Netzwerk nutzen können. Eventuell müssen wir die gegenwärtige Angst bzw. die gegenwärtig präsente blockierende Überzeugung zuerst bearbeiten, eventuell sogar das zugrunde liegende Material reprozessieren, bevor wir einen Fortschritt erreichen können. Falls der Patient stark in der Vermeidung und nicht zu motivieren oder unfähig ist, sich belastenderen, maladaptiv gespeicherten Erinnerungen zu nähern, sollten wir die Arbeit mit der therapeutischen Beziehung vertiefen (Ressourcenstärkung; IRI) und langsam die Nähe zum Erinnerungsmaterial suchen. Wir sollten benötigte Ressourcen identifizieren und systematisch entwickeln oder stärken. Hier eignen sich in der Frühphase der Behandlung besonders die Ressource der »Präsenz im Hier und Jetzt« sowie die IRI-Technik. Mit der wiederholten Nutzung der Ressource der »Präsenz im Hier und Jetzt« fördern wir auch die Entwicklung der Beobachterfunktion. Die systematische Ressourcenstärkung scheint auch spätere Probleme in der Anwendung der Standardtechnik, besonders in der Phase 4, signifikant zu verringern (Hase A et al. in press). Wir versuchen, die Erfahrungen zu identifizieren, in denen die Vermeidung entstanden ist, und die damit verbundenen Erinnerungen zu reprozessieren. Wir können mit gegenwartsnäheren Erinnerungen beginnen, für die die integrative Kapazität des Patienten ausreichend ist, und mit der Wahl der Technik die Belastung des Patienten in einer Sitzung so dosieren, dass mit Gewinn am Erinnerungsmaterial gearbeitet werden kann.

Es kann sein, dass Patienten bei früheren Erinnerungen, die wir für relevant halten, nur wenig oder keine Belastung spüren. Dies könnte daran liegen, dass die Erinnerung tatsächlich schon verarbeitet ist. Häufiger wird es jedoch an peritraumatischer Dissoziation liegen, die ja Teil der Erinnerung ist und die Wahrnehmung des Affekts erschwert. Wenn Patienten nicht zu motivieren sind, mit einer solchen Erinnerung zu arbeiten, können wir eine gegenwartsnähere Erinnerung desselben Netzwerks suchen und im Prozess versuchen, die Assoziation in die Vergangenheit zu unterstützen, wenn wir wissen, welches Material dadurch erreicht werden könnte. Dabei wollen wir aber Dissoziation nicht aushebeln oder den Patienten austricksen. Das Stopp-Signal ist immer zu beachten.

Wir können immer gegenwartsnähere Erinnerungen reprozessieren, sodass der Patient Vertrauen in den Prozess entwickelt. Wir können mit einer anderen Technik, z. B. EMD oder CIPOS, eine Teilentlastung versuchen oder durch Ressourcenstärkung eine bessere Vorbedingung für das spätere Reprozessieren schaffen. Bei ausgeprägter Instabilität, mangelnder Affekttoleranz oder ausgeprägter Dysregulation werden wir zuerst Ressourcen entwickeln und stärken und eher zu einer weniger assoziativen Technik greifen, wie EMD oder der Brückentechnik CIPOS, um eine Teilentlastung und damit Stabilisierung zu erreichen. Damit schaffen wir Vertrauen sowohl für den Patienten als auch für den Therapeuten. Auch die Teilverarbeitung von Erinnerungsmaterial reduziert die Belastung und erhöht die Stabilität.

Wenngleich der klassische Ansatz mit dem Standardprotokoll einfache Störungsbilder gut abbildet und zu klaren, gut umsetzbaren individuellen Behandlungsplänen führt, ist der Umgang mit den komplexen Patienten nicht so einfach. Shapiro hat keine spezifische Behandlungsstrategie für komplexe Patienten beschrieben, sondern es bei den oben beschriebenen Hinweisen belassen. Spät hat sie mit der Differenzierung des Symptomentlastungsbehandlungsplan vom umfassenden Behandlungsplan einen Schritt in diese Richtung getan (Shapiro & Laliotis 2017b).

**PRAXISTIPP**

Bei den komplexen Patienten sehen wir viele Netzwerke mit maladaptiv gespeicherten Erinnerungen. Wir richten unsere Behandlungsplanung an einzelnen Netzwerken aus, werden in einzelnen Netzwerken in allen drei Zeitdimensionen arbeiten, durchaus mit unterschiedlicher Richtung.

### 9.1.1 Symptomentlastung versus umfassende Behandlung

Je nach klinischer Situation können wir uns für einen Symptomentlastungsbehandlungsplan oder einen umfassenden Behandlungsplan entscheiden. Diese Entscheidung ist natürlich nicht für die Ewigkeit getroffen, sondern kann im Verlauf der Therapie variiert werden. So könnte es sein, dass wir uns mit einem Patienten für einen umfassenden Behandlungsplan entscheiden und dann eine berufliche Veränderung einen Ortswechsel des Patienten erzwingt, sodass wir auf einen Symptomentlastungsbehandlungsplan umschwenken. Genauso ist im Verlauf der Wechsel von einem

Symptomentlastungsbehandlungsplan zum umfassenden Behandlungsplan möglich, wenn sich der Patient für die Therapie öffnet und die Stabilität des Patienten zunimmt.

Der **Symptomentlastungsbehandlungsplan** orientiert sich an den derzeit prominenten Symptomen. Von hier aus wird der Zugang zu den aktiven Erinnerungen gesucht, die dann bei ausreichender Stabilität reprozessiert oder anderweitig bearbeitet werden. Hier kann durchaus, auch in der Ressourcenstärkung, der Fokus mehr auf der Gegenwart liegen. Es können auch biografische frühe Erinnerungen prozessiert werden, wenn dieses Material zugänglich ist und die integrative Kapazität des Patienten dafür ausreicht. Es kann durchaus die Standardrichtung von der Vergangenheit über die Gegenwart in die Zukunft bezüglich einzelner Erinnerungen oder auch Netzwerke eingehalten werden. Assoziationen (Affektbrücken) in andere Netzwerke werden meist konsequent und unmittelbar unterbrochen. Bekannte, aber inaktive Netzwerke werden in Ruhe gelassen. Das Ziel ist eine Symptomentlastung, die die Stabilität des Patienten verbessert.

**FALLBEISPIEL Ein Inzestopfer**

Die 33-jährige Patientin kommt mit einem jüngst aufgetretenem Symptom in Behandlung. Seit der Geburt ihrer jetzt neun Monate alten zweiten Tochter leidet sie unter Intrusionen bezüglich einer belastenden Erfahrung bei einer Komplikation in der Nachgeburtsphase. Die Intrusionen beziehen sich auf dies Ereignis. Insbesondere das Schweigen der Behandler, die an ihr »rummachten«, belastet sie sehr. Kognitiv versteht sie die Notwendigkeit des medizinischen Handelns, kommt jedoch mit der emotionalen Belastung nicht klar. Seitdem kann sie Berührungen um Bereich des Unterleibs nicht mehr ertragen, da diese Schmerzen wie bei den damaligen medizinischen Prozeduren auslösen. Sexualität ist mit ihrem Partner seitdem nicht mehr möglich, obwohl sie selbst Verlangen empfindet. Die Symptome belasten sie sehr. In der Vorgeschichte gibt es sexualisierte Gewalt in der Primärfamilie im Rahmen einer Inzestsituation. Eine Besonderheit ist der Umstand, dass die Eltern der Patientin taubstumm waren. Sie selbst hat diesbezüglich keine Einschränkungen. Es besteht kein Täterkontakt mehr, weil die Patientin den Kontakt selbst beendete.

Da die Patientin schon einmal bei mir in Behandlung war, ist die therapeutische Beziehung rasch zu reaktivieren. Nach Ressourcenstärkung ist die Entscheidung für den Symptomentlastungsbehandlungsplan klar. In der jetzigen Lebenssituation mit der Belastung durch zwei kleine Kinder und die notwendige Berufstätigkeit wäre ein umfassender Behandlungsplan nicht umsetzbar, wobei die Verbindung zwischen dem Schweigen der Behandler und dem Schweigen des damaligen Täters klar erkennbar ist. Nach entsprechender Vorbereitung entscheide ich mich für die Arbeit mit der Standardtechnik an der gegenwärtigen Erinnerung. Ich stelle mich innerlich auf eine notwendige Unterbrechung von Affektbrücken oder das Gleiten in die EMD-Technik ein. Beides wird nicht notwendig. Die Erinnerung kann mit einem SUD-Wert von 0,5 und einem VoC-Wert von 7 (positive Kognition: Ich bin nicht allein und mir wird geholfen) komplett reprozessiert werden. Während der Phase 4 wird ihr die Verbindung zum Schweigen des Täters bewusst, was für sie entlastend ist.

Auch wenn wir mit dem Symptomentlastungsplan arbeiten, müssen wir mit dem Patienten besprechen, dass sich besonders unter Arbeit mit der Standardtechnik Assoziationen in früheres Material entwickeln können. Wir brauchen dafür eine konsensuelle Entscheidung, wie wir prinzipiell damit umgehen sollen, ob der Patient grundsätzlich einem Eintauchen in die Tiefe zustimmt. Wir müssen auch darüber aufklären, dass das Unterbrechen von Affektbrücken möglich ist, aber nicht mit hundertprozentiger Sicherheit gelingen muss. Auch ist auf die Möglichkeit des Nachprozessierens hinzuweisen. Selbst wenn in aller Regel die Steuerung des therapeutischen Prozesses gut möglich ist, müssen wir dies diskutieren.

Der umfassende Behandlungsplan geht die bekannten Netzwerke maladaptiv gespeicherter Erinnerung systematisch und umfassend an. In der Frühphase kann sich hier durchaus die Orientierung an aktiven Erinnerungen bewähren. Letztlich sollen aber alle bekannten Netzwerke aufgelöst werden. Auch hier wird immer wieder das unmittelbare, aktive Unterbrechen von Assoziationen notwendig sein (die technische Umsetzung wird später beschrieben), um das Material in einer oder mehreren Sitzungen in einem bearbeitbaren Rahmen zu halten. Die verlängerte Phase 2 ist notwendig.

Wir fahren mit der Bearbeitung, besonders der Reprozessierung intensiven Erinnerungsmaterials fort, wenn die therapeutische Beziehung ausreichend stabil ist, wenn Ressourcen aktiviert werden können, die Ressourcen auch unter Stimulation stabil bleiben, wenn der Alltag bewältigt wird, wenn eine mehr ins Detail gehende Beschreibung des Erinnerungsmaterials möglich ist, ohne dass Patienten instabil werden und nachdem wir erfolgreich eine Beispielerinnerung mit der Standardtechnik reprozessiert haben. Die Beispielerinnerung sollte aus dem klinischen Thema kommen, das am wenigsten belastet ist. Eine gute Beispielerinnerung ist ein Solitär oder kommt aus einem Netzwerk mit guter Ressourcenbalance. Die Beispielerinnerung sollte bezüglich des Affekts und der negativen Kognition möglichst weit von den zentralen Themen des Patienten entfernt sein. Wenn dies nicht zu finden ist, dann wählen wir eine eher gegenwärtige Erinnerung mit einem niedrigen SUD von 2 bis 4 oder eine Erinnerung, die schon anderweitig therapeutisch bearbeitet wurde, aber noch eine Restbelastung trägt.

## 9.1.2 Die Stabilität verbessern

Wir wollen zu Beginn die Grundlagen für erfolgreiches Reprozessieren legen! Shapiro: »Ohne vorhandene und erreichbare Ressourcen kann der Patient nicht Reprozessieren« (Shapiro & Laliotis 2017a). Wir wissen, dass auch die Modifikation oder Reprozessierung einer einzelnen Erinnerung oder eines Teils einer Erinnerung Belastung reduzieren kann und somit die Stabilität erhöhen und auf umfassendes Reprozessieren vorbereiten wird. Ressourcenstärkung soll das Toleranzfenster vergrößern und Toleranz für negative und positive Affekte entwickeln. Die Netzwerke adaptiver Erinnerungen sollen angereichert werden.

Anzeichen für eine Notwendigkeit intensiverer Vorbereitung sind:

- andauernde Probleme mit Affekten, der Affektregulation und in interpersonellen Beziehungen
- Patient kommt leicht in Übererregung, auch bei Alltagssituationen
- Patient zeigt Probleme bei der Impulskontrolle, mit dysfunktionellen Verhaltensmustern
- dissoziative Symptome stören die Alltagsfunktionalität
- Patient zeigt Selbstverletzendes Verhalten (unkontrolliertes SVV), Suizidalität, Gewalt in Vorstellung oder Handlung
- ungenügende externe Ressourcen

Diese notwendige Arbeit soll beim Patienten die Fähigkeit zur Selbstregulation stärken, dem Patienten helfen, mit aktiven Auslösereizen besser umzugehen, die Fähigkeit zur neutralen, beobachtenden Wahrnehmung (Beobachterposition) und die Achtsamkeit entwickeln bzw. stärken.

**PRAXISTIPP**

Ressourcenaktivierung verbessert insgesamt das Gefühl von Sicherheit und Vertrauen in sich selbst, in die therapeutische Situation und den EMDR-Prozess. Ressourcenaktivierung ist nicht nur auf die Phase 2 begrenzt, sondern kann über die gesamte Therapie genutzt werden. Wir können Ressourcenstärkung gezielt auf bestimmte Netzwerke ausrichten.

Zur angemessenen Vorbereitung nutzen wir die AIP-basierte Psychoedukation, sequenzielle Sitzungen zur Affektregulation durch Ressourcenstärkung. Wir ermutigen die Patienten, Ressourcentechniken zur Selbstanwendung ohne Bilaterale Stimulation (Imagination, Skills) zu nutzen.

Die Ressource der »Präsenz im Hier und Jetzt« ist in der Frühphase ein guter Einstieg und hilft, die Beobachterposition zu entwickeln. Wir wollen positive (neutrale) Erfahrungen innerhalb und außerhalb der Sitzungen identifizieren, mit Bilateraler Stimulation stärken (IRI) und mittels der xtRI-Technik (Hase 2021a) die Netzwerke adaptiver Erinnerung anreichern. Die Bearbeitung aktiver Trigger durch Ressourcenaktivierung, CIPOS und EMD setzen deren Wirkkraft herab und tragen zur Stabilität der Patienten bei.

**DER AIP-BEHANDLUNGSPLAN BEI KOMPLEXEN PATIENTEN – ZUSAMMENFASSUNG**

Patienten mit komplexen Störungsbildern, z. B. der Komplexen Posttraumatischen Belastungsstörung, bringen neben Störungen der Affektregulation, Störungen in der Selbstwertregulation und in der Konstanz von Beziehungen ausgedehnte Netzwerke maladaptiv gespeicherter Erinnerungen mit in die Behandlung. Zudem sind oftmals größere Defizite in der psychosozialen Entwicklung und im Bindungsbereich zu finden, also ein Mangel an adaptiv gespeicherter Information. Dies führt zu einer deutlichen Problematik in der Behandlung. Darauf gehen wir in der Behandlungsplanung ein:

- Verschiedene Probleme bzw. Symptome müssen identifiziert und priorisiert werden.
- Probleme im Alltagsleben in drei Bereichen sind zu identifizieren: Affektregulation, Selbstwert, Beziehungen.
- Was will der Patient erreichen? Wir müssen helfen, eine Zielvorstellung zu entwickeln!
- Wie würde das Leben des Patienten aussehen, wenn Behandlungsziele erreicht würden?

Bezüglich der Themenfelder »Verantwortung/Fehlerhaftigkeit«, »Sicherheit/Verletzbarkeit« und »Stärke/Kontrolle/Wahlmöglichkeiten« fragen wir uns, welche Themen prominent sind, und priorisieren dementsprechend.

### 9.1.3 Vergangenheit/Gegenwart/Zukunft

- Wie immer berücksichtigen wir in der AIP-basierten Behandlungsplanung alle drei Zeitdimensionen, aber nicht immer in der klassischen Richtung. Die Priorisierung des Materials nimmt auf die integrative Kapazität, Notwendigkeit von Symptomreduktion, Zeitaspekte und externe Bedingungen Rücksicht.
- Die Erinnerungen hinter den Symptomen haben Vorrang.
- Wir können gegenwartsnah beginnen. Stellvertreter-EMDR (by Proxy) ist eine Alternative.
- Die Bearbeitung von einzelnen Erinnerungen oder Teilen davon mit anderen Techniken trägt zur Symptomreduktion und weiteren Stabilisierung bei.
- Assoziationen (Affektbrücken) in andere Netzwerke werden konsequent und unmittelbar unterbrochen, um das Material in überschaubarem Rahmen reprozessieren zu können.
- Ressourcenstärkung ist wichtig. Der Blick auf einzelne Netzwerke ist hilfreich. Die Phase 2 nimmt viel mehr Raum ein.
- Wollen wir Symptomreduktion erreichen oder streben wir eine umfassende Behandlung an? Dazu muss das ganze klinische Bild gesehen werden. Der Zugang zu Erinnerungen an frühe Erfahrungen und ein Verständnis für den Zusammenhang zwischen frühen Erfahrungen und gegenwärtigen Problemen ist notwendig, die Affekttoleranz und integrative Kapazität des Patienten ist von großer Bedeutung. Auch externe Faktoren wie die Finanzierung der Therapie oder Zeitaspekte sind wichtig. Die Entscheidung kann im Verlauf der Therapie geändert werden.

- Wir fahren mit der Bearbeitung, besonders der Reprozessierung intensiven Erinnerungsmaterials fort, wenn die therapeutische Beziehung ausreichend stabil ist, der Alltag bewältigt wird, Ressourcen aktiviert werden können und unter Stimulation stabil bleiben, wenn eine ins Detail gehende Beschreibung des Erinnerungsmaterials möglich ist, ohne dass Patienten instabil werden und nachdem wir erfolgreich eine Beispielerinnerung mit der Standardtechnik reprozessiert haben.
- Die therapeutische Beziehung ist von fundamentaler Bedeutung!
- Wir schauen auf einzelne Netzwerke und beachten die Ressourcenbalance der Netzwerke. Scheint die Ressourcenlage für das Netzwerk ausreichend, dann können wir durchaus in der klassischen Richtung des Standardprotokolls arbeiten: Wir beginnen in der Vergangenheit und kommen über die Gegenwart in die Zukunft. Ist die Ressourcenlage ungenügend, können wir die zeitliche Richtung verändern und mit Ressourcenaktivierung für die Zukunft und Gegenwart sowie der Bearbeitung von gegenwärtig aktiven Auslösereizen beginnen, bevor wir langsam in die Vergangenheit gehen.
- Wir werden nicht umhinkommen, etwas zu versuchen. Ich kann mich in einer Sitzung für die Anwendung der Standardtechnik entscheiden, um festzustellen, dass ich den Patienten damit überfordere. Das ist kein Fehler. Der einzige Fehler wäre, bei diesem Vorgehen zu bleiben und den Patienten erneut zu überfordern. Die EMDR-Therapie gibt uns viele Möglichkeiten, mit Behandlungsstrategien und Techniken die Therapie an den Patienten anzupassen.

Aus dem Gesagten wird schon deutlich, dass es von zentraler Bedeutung ist, die Belastung in einer EMDR-Sitzung so zu regulieren, dass der Patient nicht überfordert wird. Dies gilt für alle Sitzungen in der EMDR-Therapie, auch die Anamnese- und Vorbereitungssitzungen. Es ist jedoch evident, dass dies besonders für die Arbeit mit belastendem Erinnerungsmaterial gilt.

### 9.1.4 Regulierung der Belastung

Ich hatte in Kapitel 6.2.8 (Behandlungsstrategien und Techniken) bereits das Modell des Schiebereglers vorgestellt, der hilfreich ist (→Kap. 6.2.8, Abb. 6-6). Denn er regt uns an, über die Wahl einer Technik am Material in Bezug auf die Stabilität der Patienten und die assoziative Kraft einer Technik nachzudenken. Die hochassoziative Standardtechnik ist wunderbar, wenn wir in die Breite und Tiefe arbeiten können. Aber bei begrenzter integrativer Kapazität und ausgedehnten Netzwerken kann eben zu viel in den Prozess kommen, sodass wir mit der Wahl einer weniger assoziativen Technik besser beraten sind. Dennoch ist das Modell des Schiebereglers zu vereinfachend: Wir haben nämlich zwei Stellschrauben, an denen wir drehen können, um die Belastung in einer bestimmten Sitzung zu regulieren. Wir können zum einen das Material und zum anderen die Technik für die Arbeit am Material wählen (Schieberegler). So entsteht die Visualisierung der Drehregler (Abb. 9-3).

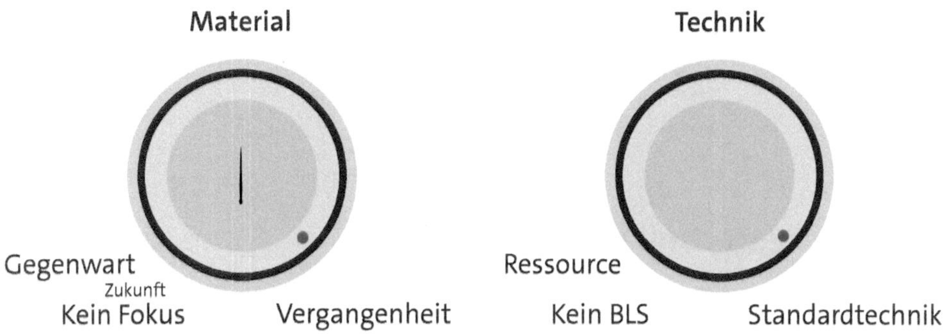


**Abb. 9-3:** Drehregler als Metapher für die Möglichkeiten, durch Wahl von Material und Technik die Belastung in einer Sitzung zu regulieren.

Beim stabilen Patienten, z. B. mit einfacher Posttraumatischer Belastungsstörung, stellen wir den Regler für das Material auf die Vergangenheit. Wir beginnen dort, wo es losging, und den Regler für die Technik stellen wir auf die Standardtechnik. Volle Kraft voraus! Beim instabilen Patienten stellen wir den Regler für das Material auf die Vergangenheit und den Regler für das Material auf die CIPOS-Technik, um eine Belastungsreduktion zu erreichen. Wir könnten auch den Regler für das Material auf die Gegenwart und den Regler für das Material auf die EMD-Technik stellen. Es gibt für eine Behandlungssituation in der Regel mehrere Möglichkeiten. Wir sind mit der Wahl des Materials und der Wahl der Technik flexibel aufgestellt, um die Belastung der Patienten in den Sitzungen so einzustellen, dass wir nicht überfordern, sondern etwas erreichen.

Die EMDR-Therapie der Komplexen Posttraumatischen Belastungsstörung und anderer komplexer Störungen ist effektiv und risikoarm möglich (Voorendonk et al. 2020), wenn wir in der Behandlungsplanung und Behandlungsdurchführung auf die besonderen Bedürfnisse dieser Patienten Rücksicht nehmen. Es bedarf in der Regel einer ausgedehnten Vorbereitung mit intensiver Ressourcenaktivierung. In der Behandlungsplanung werden wir dynamisch der Aktivierung von Erinnerungsmaterial folgen. Wir können hier eine statische, dem zu Beginn fixierten Behandlungsplan folgende Behandlungsdurchführung von der dynamischen, am Verlauf orientierten Behandlungsdurchführung unterscheiden. Der dynamischen Behandlungsdurchführung ist besonders in der Frühphase der Therapie der Vorzug zu geben, da wir hierdurch in der Regel die Belastung des Patienten reduzieren können. Die zeitliche Orientierung kann in Bezug auf einzelne Netzwerke von der zeitlichen Grundorientierung des Standardprotokolls abweichen.

Wir werden in der Behandlungsplanung und Durchführung nicht nur auf das Standardprotokoll, sondern immer wieder auf spezialisierte Behandlungsstrategien zurückgreifen. Abgesehen vom Standardprotokoll mit seiner großen Flexibilität gibt es keine Behandlungsstrategie, mit der man komplexe Patienten umfassend behandeln kann. Im Umgang mit dem Material werden wir immer wieder flexibel auf unterschiedliche Techniken zurückgreifen müssen. Also ist es notwendig, unseren Technikkorb zu füllen. Im Folgenden werde ich die Brückentechniken und die Techniken mit reduzierter Assoziativität beschreiben.

## 9.2 Brückentechniken

Wir können in der EMDR-Therapie grundsätzlich die diagnostischen Techniken (Direktes Fragen, Floatback, Affektscan, Somascan) von den Ressourcentechniken und den erinnerungsmodifizierenden Techniken unterscheiden. Bei den erinnerungsmodifizierenden Techniken nimmt die Standardtechnik der EMDR, das Reprozessieren mit den Phasen 4–6 durch die starke Aktivierung der Erinnerung und die starke assoziative Kraft eine zentrale Position ein. Es gibt andere, weniger stark assoziative Techniken, wie die EMD-Technik. Bei fragilen Patienten kann durchaus eine der Techniken mit geringerer assoziativer Kraft in der Frühphase der Behandlung oder im ersten Kontakt zum Erinnerungsmaterial zu bevorzugen sein.

Die CIPOS-Technik und die Balance-Technik nehmen hier als Brückentechniken zwischen den reinen Ressourcentechniken und den anderen Techniken eine Sonderrolle ein.

### 9.2.1 Die CIPOS-Technik

Ich bezeichne die CIPOS-Technik (Constant Installation of Present Orientation and Safety) nach Jim Knipe (2010) als Brückentechnik, da die Bilaterale Stimulation nur an einer bestimmten Ressource genutzt wird und die Exposition mit dem Material ohne Stimulation erfolgt. CIPOS schlägt demnach die Brücke zwischen reiner Ressourcenaktivierung und intensiverer Auseinandersetzung mit dem Material. Eine Besonderheit ist auch die in der CIPOS-Technik genutzte Ressource. Hier wird die Ressource der Präsenz in der Gegenwart, im Hier und Jetzt, fokussiert. Die Ressource der Präsenz im Hier und Jetzt bildet auch die therapeutische Beziehung ab, die sich bis zum Einsatz von CIPOS ausreichend stabil entwickelt haben muss. Dann allerdings wird auf die aktuell vorhandene Ressource zurückgegriffen. Daher eignet sich CIPOS auch für Patienten, die primär arm an Ressourcen sind.

## Methodik

Die CIPOS-Technik kann sehr flexibel eingesetzt werden. Fokus der Technik kann eine maladaptiv gespeicherte Erinnerung sein, ein aktiver Auslösereiz oder eine zukunftsbezogene Befürchtung. Die CIPOS-Technik kann nur nach entsprechender Vorbereitung eingesetzt werden, wie es insgesamt bei der Anwendung von Bilateraler Stimulation üblich ist. Obwohl sie im deutschsprachigen Raum in der Praxis breite Anwendung findet, gibt es überraschenderweise kaum Forschung dazu. In der einzigen mir bekannten Untersuchung (Stingl et al. 2022) konnte gezeigt werden, dass die CIPOS-Technik bei experimentell traumatisierten Probanden die Schreckreaktion und Hautleitfähigkeit signifikant reduzierte. Die CIPOS-Technik und mentale Exposition in sensu waren hier vergleichbar wirksam. Nur in der CIPOS-Gruppe nahm die subjektive Belastung (SUD) ab. Die CIPOS-Technik reduziert die physiologische Reaktion so effektiv wie Exposition, führt aber zu einer stärkeren Reduktion der subjektiv empfundenen Belastung, möglicherweise durch eine adaptivere Bewertung, schlussfolgern die Forscher.

## Ablauf

Im Ablauf der CIPOS-Technik wird zuerst die gegenwärtige Präsenz erfragt und mit Bilateraler Stimulation gestärkt. Wenn ich mich zum Einsatz der CIPOS-Technik, geplant oder spontan, entschließe, dann gehe ich sofort auf die Ressource der Präsenz. Die Skalierung in dieser Technik erfolgt auf einer Skala von 0 bis 100 %: *»Wie präsent sind Sie jetzt hier mit mir in diesem Moment? Bitte schätzen Sie die gegenwärtige Präsenz auf einer Skala von 0 bis 100 % ein, wenn 0 % keine Präsenz und 100 % die maximal mögliche Präsenz darstellen.«* Die Präsenz sollte bei einfachen Störungsbildern mindestens mit 70 % angegeben werden. Liegt die Präsenz unter 70 %, ist es sinnvoll, den Patienten mit geeigneten Grounding-Techniken noch mehr in die Gegenwart zu bringen (z.B. Gegenstände benennen, Rückwärtsrechnen, Bewegung, 5-4-3-2-1-Übung). Bei komplexen Störungsbildern möchte ich eine Präsenz von mindesten 51 % erreichen.

Erst danach wird das Thema der CIPOS-Sitzung festgelegt und die subjektive Belastung bestimmt: *»An welcher Erinnerung (welchem Problem oder Thema) möchten Sie heute arbeiten?«* Oder: *»Ist es okay für Sie, wenn wir uns diesen Auslösereiz einmal näher anschauen?«* Wir benötigen die Entscheidung des Patienten. Danach können wir die subjektive Belastung erheben. *»Auf einer Skala von 0 bis 10, wo 0 gar keine Belastung darstellt und 10 die schlimmste Belastung, die Sie sich vorstellen können, wie belastend fühlt es sich jetzt an?«* Es sollte dann die Zeit der ersten Exposition (2–10 Sekunden) festgelegt werden: *»Wie lange möchten Sie gleich mit dem Thema in Kontakt gehen, minimal zwei oder maximal zehn Sekunden?«* Danach wird erneut die Präsenz eingeschätzt und stimuliert: *»Wie präsent sind Sie jetzt hier mit mir in diesem Moment? Bitte schätzen Sie die gegenwärtige Präsenz auf einer Skala von 0 bis 100 % ein, wenn 0 keine Präsenz und 100 die maximal mögliche Präsenz darstellen. Bitte nehmen Sie es wahr und folgen Sie meinen Fingern mit den Augen.«* Die Bilaterale Stimulation ist langsam und niedrig dosiert, da wir ja eine Ressource aktivieren. Es sind zu Beginn drei bis sechs langsame Stimuli pro Serie. Nach jeder Serie wird die Präsenz erneut erfragt: *»Wie präsent sind Sie jetzt hier mit mir in diesem Moment? Bitte schätzen Sie die gegenwärtige Präsenz auf einer Skala von 0 bis 100 % ein, wenn 0 keine Präsenz und 100 % völlige Präsenz bedeuten.«* Die Bilaterale Stimulation wird wiederholt, solange die Präsenz ansteigt. Danach wird das Thema eingestellt und gemäß der vereinbarten Zeit fokussiert: *»Gehen Sie gleich in Kontakt mit der Erinnerung (dem Problem oder Thema). Wir nehmen die vereinbarte Zeit von ___________ Sekunden.«* Es kann die vereinbarte Zeit an diesem Punkt noch korrigiert werden: *»Gehen Sie nun damit in Kontakt. Ich stoppe die Zeit. Sie können mir ein Zeichen geben, wenn Sie damit in Kontakt sind, z. B. mit dem Kopf nicken.«* Zählen Sie dann die gewählte Zeit herunter. Danach sagen Sie: *»Bitte kommen Sie zurück! Wie war der Kontakt?«*

Im Anschluss wird erneut die Präsenz eingeschätzt und stimuliert. Die Bilaterale Stimulation ist langsam, wie bei Ressourcentechniken üblich, und es sind drei bis sechs Stimuli pro Serie. Sie sagen: *»Wie präsent sind Sie jetzt hier mit mir in diesem Moment? Bitte schätzen Sie die gegenwärtige Präsenz auf einer Skala von 0 bis 100 % ein, wenn 0 keine Präsenz und 100 die maximal mögliche Präsenz darstellen. Bitte nehmen Sie es wahr und folgen Sie meinen Fingern mit den Augen.«* Nach jeder Serie wird die Präsenz erneut erfragt: *»Wie präsent sind Sie jetzt hier mit mir in diesem Moment? Bitte schätzen Sie die gegenwärtige Präsenz auf einer Skala von 0 bis 100 % ein, wenn 0 keine Präsenz und 100 die maximal mögliche Präsenz darstellen.«*

Die Bilaterale Stimulation wird wiederholt, solange die Präsenz ansteigt. Danach wird der Fokus erneut aktiviert, wobei ggf. die Zeit der Exposition verändert wird. *»Gehen Sie gleich in Kontakt mit der Erinnerung (dem Problem oder Thema). Wie lange möchten Sie damit in Kontakt sein?«* Lassen Sie ihren Patient eine Zeit zwischen zwei und zehn Sekunden wählen. Eventuell müssen Sie korrigierend eingreifen. *»Gehen Sie nun damit in Kontakt. Ich stoppe die Zeit. Sie können mir ein Zeichen geben, wenn Sie damit in Kontakt sind, z. B. mit dem Kopf nicken.«* Zählen Sie dann die gewählte Zeit herunter. Danach sagen Sie: *»Bitte kommen Sie zurück! Wie war der Kontakt?«* Danach wird erneut die Präsenz eingeschätzt und stimuliert.

Dieser Wechsel wird mehrfach und so lange wiederholt, bis sich weniger Veränderung zeigt, eine gewünschte Wirkung, z. B. Beruhigung, erkennbar wird oder die Stunde zu Ende geht. Am Ende der Stunde wird noch einmal die subjektive Belastung (SUD) erhoben.

### ABLAUF DER CIPOS-SITZUNG, SCHEMATISCH DARGESTELLT

- Präsenz im Hier und Jetzt erfragen und skalieren
- Problem(trauma)thema – SUD
- Zeitabsprache
- Präsenz im Hier und Jetzt erfragen und skalieren – **Stimulation**
- Blick auf das Problem – 2–10 Sekunden
- Präsenz im Hier und Jetzt erfragen und skalieren – **Stimulation**
- Blick auf das Problem – 2–10 Sekunden

- Präsenz im Hier und Jetzt erfragen und skalieren – **Stimulation**
- Blick auf das Problem – 2–10 Sekunden
- SUD
- So oft wie nötig und möglich wiederholen

Ziel der CIPOS-Technik ist eine Reduktion der Belastung. In der nächsten Stunde wird das Thema überprüft und entschieden, wie weitergearbeitet wird. Der Einsatz der CIPOS-Technik ist bei Stillstand im klassischem Reprozessieren (auch Typ-I-Trauma), zur ersten Traumabearbeitung bei frühen Netzwerken (z. B. sexualisierte Gewalt in der Kindheit), geringer Affekttoleranz und hohem SUD indiziert, ebenso zur Arbeit an persistierenden Triggern in der Gegenwart (z. B. Arbeitskollege) und bei relativen Kontraindikationen (z. B. Alter, Krankheit).

Eine Frage, die immer wieder aufkommt: Kann ich in der CIPOS-Technik eine **Einwebeintervention** nutzen? Selbstverständlich! Wir können in jeder Technik einweben, wenn der Prozess stagniert (→ Kap. 10.2). Wenn sich z. B. nicht die zu erwartende Distanzierung zum Material einstellt, können wird dies durch eine geeignete Intervention anregen.

**FALLBEISPIEL**

**Komplexe Posttraumatische Belastungsstörung und Komorbidität**

Eine 87-jährige Patientin leidet unter massiven, quälenden Intrusionen bezüglich eines Zeitungsfotos, das ein vernachlässigtes Kind zeigt. Ihre Biografie ist voll von Krieg, Flucht, Vernachlässigung und Gewalt. Sie hat sich nicht mit der Vergangenheit auseinandergesetzt, sondern versucht, alles wegzuarbeiten. Im Alter ist ihr das nicht mehr möglich. Auch ist sie durch mehrere Schlaganfälle, eine Herzinsuffizienz und Diabetes körperlich schwer beeinträchtigt. Es ist offensichtlich, dass in Anbetracht der Menge des Erinnerungsmaterials und ihrer körperlichen Verfassung eine umfassende Therapie nicht realisierbar ist. Mir wird klar, dass die Intrusion auf einen Trigger zurückgeht. Ich entscheide mich für die Anwendung der CIPOS-Technik. Durch drei Sitzungen mit der CIPOS-Technik von jeweils 20 Minuten Dauer gehen die Intrusionen deutlich zurück. Die Patientin rekompensiert und schläft wieder besser.

## Zusammenfassung

Ich schätze die CIPOS-Technik wegen ihrer einfachen Struktur, Robustheit in der Anwendung und der großen Flexibilität. Ich kann mit der CIPOS-Technik an einer alten Erinnerung arbeiten und eine Reduktion in der Belastung erreichen, um damit diese Erinnerung für die folgende Bearbeitung, z. B. mit der Standardtechnik, vorzubereiten. Ich kann aktive Trigger mit der CIPOS-Technik deaktivieren und damit zur Stabilität des Patienten beitragen. Gleichermaßen kann ich Ängste bezüglich der Zukunft mit der CIPOS-Technik bearbeiten. Auch in der Behandlung akuter Traumatisierung ist die CIPOS-Technik sehr hilfreich. Eine Reduktion der Übererregung kann das Anspringen der Spontanverarbeitung ermöglichen. Für die komplex traumatisierten Patienten ermöglicht die CIPOS-Technik oft erstmals die Erfahrung, dass sie sich einer Erinnerung nähern und wieder distanzieren können. Eine oftmals extrem wichtige Erfahrung!

### 9.2.2 Die Balance-Technik

Ich habe im Laufe der Zeit die Ressource der »Präsenz im Hier und Jetzt« (→Kap. 6.2.11) schätzen gelernt und aus der CIPOS-Technik herausgelöst, um diese eigenständig als Ressource einzusetzen. Dies ist mir gerade in der Arbeit mit sehr fragilen bis zu hochdissoziativen Patienten eine wertvolle Technik geworden. Aus dieser Arbeit entwickelte ich die Balance-Technik.

Zur Ressource der »Präsenz im Hier und Jetzt« könnte man viel sagen. Die Ressource der »Präsenz im Hier und Jetzt« erinnert mich durchaus an Sterns Gedanken zum Gegenwartsmoment (Stern 2010). Daniel Stern hat aus der Beobachtung von Mutter-Kind-Interaktionen seine Theorie des impliziten Beziehungswissens entwickelt und auf die Bedeutung des »Gegenwartsmoments« hingewiesen. Laut Stern stehen Mutter und Kind in kontinuierlichem wechselseitigem Such- und Austauschprozess darüber, wie sie Kontakt, Bindung und Nähe herstellen und halten. Dies bildet nach Stern den Grundstein für das implizite Beziehungswissen, das er als unbewusst charakterisiert. Unbewusst nicht etwa, weil es aus innerseelischem Schmerz verdrängt werden musste, sondern weil es statt in sprachlichem Denken in vorsprachlichen Erfahrungen verankert ist, in Gefühlen, Körpersensationen, in nicht beschreibbaren Grundbefindlichkeiten. Gerade deswegen erscheint es uns gleichsam selbstverständlich, unhinterfragbar. Dieses implizite Beziehungswissen aber bildet nach Auffassung Sterns und seiner Kollegen den Dreh- und Angelpunkt von seelischen Störungen und ihrer Bearbeitung. Eine implizite Beziehungserfahrung könnte auf sprachlicher Ebene etwa lauten: *»Immer, wenn ich mich besonders bemühe, Kontakt zu anderen herzustellen, erlebe ich Desinteresse oder gar Rückzug. Deswegen lohnt es sich nicht, es überhaupt zu versuchen.«* Dies könnte eine Ausgangserfahrung von Depression und sozialem Rückzug sein. Genau hier eröffnet sich im Verständnis von Stern der eigentliche Spielraum für therapeutische Veränderung: Der Patient erfährt im Kontakt mit seinem Therapeuten oder seiner Therapeutin das »Zueinander-Finden« und »Miteinander-Sein« auf neuartige Weise, schöpft Mut, Neues zu probieren, und Handlungsfreiheiten zu erweitern. Worum es eigentlich in Psychotherapien geht, bezieht sich auf dieses nicht bewusste, implizite Wissen. Die Vergangenheit lebt primär in der Erfahrung fort, nicht in der Sprache. Kattermann (2013) verweist auf das »Aufeinander-eingestimmt-Sein«, das Therapeut und Patient Schritt für Schritt in der Interaktion erreichen können. Damit entstehe eine neue Beziehungserfahrung, die dem »Gegenwartsmoment« nach Stern (2010) entspreche. Mit der Ressource der »Präsenz im Hier und Jetzt« schaffen wir in der EMDR-Therapie diesen gemeinsamen Raum des »Aufeinander-eingestimmt-Seins«. Diese Arbeit hat auch Bezüge zur Achtsamkeit, gleichsam in einem

Mikromoment, stärkt die Beobachterfunktion und erleichtert es dem Patienten, in der dualen Aufmerksamkeitsfokussierung zu bleiben.

Aus der wiederholten Arbeit mit dieser Ressource entstand die Balance-Technik. Die Balance-Technik ist keine reine Ressourcentechnik. Ich möchte diese Technik gemeinsam mit der CIPOS-Technik in die Gruppe der Brückentechniken einordnen, bei der eine Ressource mit Bilateraler Stimulation gestärkt wird und der Fokus am Material ohne Stimulation erfolgt (Stingl et al. 2022). Die Balance-Technik lässt sich als eine Technik der EMDR-Therapie beschreiben. Es wird Information im verbalen Rapport erreicht und durch Bilaterale Alternierende Stimulation an der Ressource der »Präsenz im Hier und Jetzt« ein Verarbeitungsprozess (Adaptives Informationsverarbeitungssystem [AIP]) angestoßen.

Ich möchte im Folgenden die Entwicklung der Balance-Technik beschreiben.

## Wie es begann

**FALLBEISPIEL Trauma und Bindungsdefizit**

Eine Patientin mit massivem Bindungsdefizit, Dissoziationssymptomen und viel traumatischer Erfahrung ist zu Beginn der Sitzung völlig aufgelöst. An der Arbeit am zugrunde liegenden Kindheitsmaterial ist überhaupt nicht zu denken. Es lässt sich kein Fokus bilden. Es ist nur das kaum noch erträgliche Gefühl von Verlassenheit und Alleinsein. Der Schwall von Reden und Weinen ist kein Gespräch, sondern die Realisierung des impliziten Beziehungswissens. Es gelingt jedoch kurz, die »Präsenz im Hier und Jetzt« zu aktivieren und zu stimulieren. Danach muss ich sie wieder reden lassen, um wieder kurz die »Präsenz im Hier und Jetzt« zu aktivieren und zu stimulieren. Und so weiter ... Die Patientin beruhigt sich im Verlauf der Sitzung.

In der Phase 8, am Beginn der nächsten Sitzung, berichtet die Patientin überraschenderweise, dass es ihr nach der Sitzung anhaltend gut gegangen sei. Sie fühle sich viel klarer und in der Gegenwart. Diese Rückmeldung überraschte mich in Anbetracht des Zustands und des bisherigen Behandlungsverlaufs positiv.

## Methodik

In der Balance-Technik erfolgt die Stimulation an der Ressource der »Präsenz im Hier und Jetzt«, während das im verbalen Vortrag angebotene Material nicht stimuliert wird.

Die Balance-Technik wird aus dem Gespräch heraus eingeleitet. Der Patient wird an geeigneter Stelle im Vortrag unterbrochen und gebeten, die Präsenz im Hier und Jetzt wahrzunehmen. Wenn dies gelingt, was meist der Fall ist, wird der Patient gebeten, die Präsenz im Hier und Jetzt auf einer Skala von 0 = überhaupt nicht präsent bis 10 = maximal präsent einzuschätzen.[4] Liegt die Präsenz bei 3 oder höher, wird eine Serie niedrig

---

4 Ich habe mich zur Skalierung von 0 bis 10 entschlossen, da dies Patienten aus der Diagnostik oder aus anderen Techniken kennen und es ihnen deshalb vertraut ist.

dosierter Bilateraler Alternierender Stimulation, üblicherweise durch geführte Augenbewegungen, eingeleitet. Eine Präsenz unter 3 sollte unter Nutzung geeigneter Reorientierungstechniken intensiviert werden. Die Bilaterale Stimulation ist wie immer bei der Ressourcenstärkung niedrig dosiert, mit etwa 4–6 Augenbewegungen pro Serie und einer Geschwindigkeit von 0,3 Hz oder geringer. Die Dosis kann schrittweise vorsichtig gesteigert werden. Grundsätzlich ist hier die Individualität des Patienten zu berücksichtigen. Sollte die Präsenz unter der verbalen Präsentation des Materials zurückgehen, kann auch reorientiert werden, um dann erneut mit Bilateraler Stimulation zu verstärken. Der Wechsel von Alternierender Bilateraler Stimulation und Bericht wird so lange wiederholt, bis eine adaptive Veränderung eintritt. Diese Veränderung kann in einer zunehmenden Beruhigung, dem Rückgang der Übererregung oder der Kohärenz im verbalen Ausdruck bestehen. Es kann zu Beginn und zum Ende der subjektiven Belastung (SUD) bestimmt werden. Meist zeigt sich eine SUD-Reduktion. Die Sitzung kann entweder abgeschlossen werden, falls das Erreichte ausreichend erscheint oder die Zeit ausläuft. Es kann aber auch durchaus mit einer anderen Technik weitergearbeitet werden, wie es in den folgenden Fallbeispielen deutlich wird.

**FALLBEISPIELE**

**Patientin, 44 Jahre, Komplexe Posttraumatische Belastungsstörung**

Eine 44-jährige Patienten leidet unter einer Komplexen Posttraumatischen Belastungsstörung mit typischer Komorbidität. Wir sind in den letzten Stunden einer insgesamt 110-stündigen Behandlung. Es konnte unter Einsatz verschiedener Techniken mit viel Material gearbeitet werden. Die Patientin profitierte auch von der Standardtechnik und verbesserte sich insgesamt deutlich. Es blieb jedoch eine Amnesie bezüglich des Kerngeschehens früh erlittener sexualisierter Gewalt im fünften Lebensjahr durch ein Familienmitglied. Die Patientin erschien zu einer vereinbarten Stunde und wirkte hochbelastet. Sie konnte, was für sie ungewöhnlich war, ihr Erleben kaum in Worte fassen. Der verbale Bericht war wenig kohärent. Es wurde deutlich, dass sie seit einer körpertherapeutischen Erfahrung vor wenigen Tagen in einem andauernden Ausnahmezustand war, den sie mit der oben benannten sexualisierten Gewalt in Verbindung brachte. Ich entschied mich für die Balance-Technik. Es gelang, die »Präsenz im Hier und Jetzt« unter Reorientierung zu fokussieren und zu stimulieren. Der verbale Bericht wurde zunehmend kohärenter, die Patientin psycho-vegetativ ruhiger. Es waren vier Durchgänge der Bilateralen Stimulation an der Präsenz nötig. Am Ende der Balance-Technik schätzte die Patientin die subjektive Belastung zu Beginn retrospektiv mit 10, zum Ende mit 6 ein. Es waren nun eine Fokussierung der Erinnerung in der Phase 3 und folgende Bearbeitung in der Standardtechnik möglich. Die Amnesie löste sich teilweise auf. Die Sitzung konnte mit einer deutlichen Entlastung partiell prozessiert abgeschlossen werden. In der Phase 8 der Folgesitzung berichtete die Patientin von der Erinnerung an die gute Wirkung der Balance-Technik. Das Material war ruhig geblieben. Die Arbeit an der Erinnerung konnte wiederaufgenommen werden. Die Erinnerung wurde komplett reprozessiert.

**Patientin, 30 Jahre, Überlebende einer Inzestfamilie**

Die etwa 30-jährige Patientin, Überlebende einer Inzestfamilie, kommt in die Stunde und berichtet über eine anhaltend hohe Erregung seit einem Gespräch mit der Aufsichtsbehörde für eine Kindertagespflege. Sie sieht ihr Kind und andere Kinder dort gefährdet. Sie vermutet einen Zusammenhang mit ihrer Kindheit: Das Jugendamt habe sie damals dreimal in der Familie aufgesucht, ihr Leid nicht gesehen und sie in der Familie belassen. Sie habe davon durch ihre Mutter gehört, könne sich jedoch nicht daran erinnern, obwohl sie bei mindestens einem der Besuche schon in der Grundschule gewesen sein müsse. Zeitgleich teilt mir die Patientin mit, dass sie in der achten Woche schwanger sei. Es wird deutlich, dass ich der Patienten helfen muss, von der erkennbaren Erregung herunterzukommen, aber keinesfalls in das Reprozessieren gehen kann. Ich entscheide mich für die Balance-Technik. Die Patientin schätzt ihre subjektive Belastung (SUD) zu Beginn auf 8 ein. Es gelingt, die Präsenz zu fokussieren. Nach vier Serien Bilateraler Stimulation wird die Patientin merklich ruhiger. Es gelingt, mit ihr ein Thema zu beschreiben: *»Ich werde nicht ernst genommen.«* In Anbetracht der Schwangerschaft verbietet sich weitere AIP-spezifische Diagnostik oder gar ein Reprozessieren von Kindheitserinnerung. Die Patientin gewinnt an Ruhe und Verständnis.

## Anwendungsgebiete und Gegenanzeigen

Ich setze die Balance-Technik bei Patienten ein, die sehr erregt in die Sitzung kommen, bei denen Diagnostik oder die Bildung eines Fokus nicht möglich sind. Hier nutze ich die Technik gleichsam zur Krisenintervention, wovon auch akut belastete Patienten profitieren. Ich setze die Balance-Technik gleichfalls bei fragilen Patienten ein, bei denen ich mehr als reine Ressourcenstärkung erreichen möchte, aber der Einsatz einer anderen Technik noch nicht möglich erscheint.

Es kann sein, dass Patienten auch für die Balance-Technik zu instabil sind. Bei akut psychotischen oder suizidalen Patienten gelten die in der EMDR-Therapie üblichen Vorsichtsregeln. Bei hochdissoziativen Patienten bedarf es der Vorbereitung im inneren System. Ich habe auch erlebt, dass ich die aktuelle integrative Kapazität unterschätzt habe. Die von mir angebotene Balance-Technik wurde vom Patienten abgelehnt, da ein Wunsch nach Reprozessierung bestand.

## Bisherige Erfahrungen

Im Verlauf meiner Therapiearbeit wurde mir bewusst, dass ich die Balance-Technik immer häufiger einsetzte, und begann, die Karteikarten zu markieren. Ich habe zum jetzigen Zeitpunkt eine Fallserie von sechs Patientinnen vorläufig ausgewertet, die ich im Folgenden beschreibe. In dieser Fallserie liegt der Mittelwert der SUD-Reduktion bei 3,17 mit Standardabweichung von 0,75.

**FALLBEISPIELE**

**Patientin Nr. 1, 55 Jahre, Inzestfamilie**

Eine 55-jährige Frau überlebte ihre traumatische Kindheit in einer Inzestfamilie. Neben sexualisierter Gewalt gab es emotionale Vernachlässigung und körperliche Misshandlung. Sie litt unter lähmenden Panikattacken, die sie an ihr Zuhause fesselten. Nach einer Krankenhausbehandlung begann sie eine ambulante Psychotherapie. Zu Beginn einer Sitzung war sie stark verstört wegen des Gedankens, an ihren Arbeitsplatz zurückkehren zu müssen, wo sie von ihrem Chef belästigt worden war. Sie berichtete von Selbstmordgedanken. Die Balance-Technik führte zu einer Verringerung der Übererregbarkeit und einer Verringerung der Selbstmordgedanken. Der SUD-Wert sank um 3 Punkte. In Phase 8 der nächsten Sitzung beschrieb sie einen deutlichen Rückgang ihrer Angstzustände. Sie hatte zum ersten Mal seit Monaten ihre Tochter besuchen können und berichtete von einer Verbesserung ihres Schlafes.

**Patientin Nr. 2, 54 Jahre, Depression und Trauer**

Die 54-jährige Patientin leidet an rezidivierender Depression und einer prolongierten Trauer auf dem Boden eines Bindungsdefizits. Sie präsentiert sich in der zweiten Sitzung mit einem massiven Gefühl von Alleinsein. Aufgrund noch unzureichender Vorbereitung für die Standardtechnik entscheide ich mich für die Balance-Technik. Der SUD-Wert fällt von 4 auf 2. In der Phase 8 der Folgestunde berichtet die Patientin, dass es ihr überraschend gut gehe. Es folgt die Arbeit mit der Standardtechnik an einer nun zugänglichen Erinnerung.

**Patientin Nr. 3, 30 Jahre, komorbide KPTBS**

Die 30-jährige Patientin leidet an einer Komplexen Posttraumatischen Belastungsstörung (KPTBS) mit Komorbiditäten. Sie präsentiert sich in einer Sitzung mit einem Gefühl massiver Belastung und Überforderung. Ich entscheide mich für die Balance-Technik. Der SUD-Wert fällt von 9 auf 6. In der Phase 8 der Folgestunde berichtet die Patientin, dass sie sich nach der Sitzung gut stabilisiert habe und der Schlaf gebessert sei.

**Patientin Nr. 4, 24 Jahre, PTBS und Panikstörung**

Die 24-jährige Frau ist wegen einer Posttraumatischen Belastungsstörung (PTBS) und Panikstörung in Behandlung. Es besteht ein erhebliches Bindungsdefizit. Sie kommt mit massivem Ärger in die Stunde. In dieser Übererregung ist eine Erinnerungsfokussierung nicht möglich. Die Patientin will reden. In der Balance-Technik kommt es zur SUD-Reduktion von 9 auf 5. Sie berichtet in der Folgestunde über eine deutliche Stabilisierung.

**Patientin Nr. 5, 64 Jahre, PTBS und Panikstörung**

Die 64-jährige Patientin ist wegen einer Posttraumatischen Belastungsstörung (PTBS) und Panikstörung in Behandlung. Es gibt in ihrem Leben mehrere unverarbeitete Verlusterfahrungen. Die Themen Tod und Verlust sind durch aktuelle Ereignisse aktiviert. Die Patientin kommt mit massiver Erregung und Dissoziationssymptomen in die Stunde. In Anbetracht des klinischen Bildes entscheide ich mich für die Balance-Technik. Der SUD-Wert geht von 6 auf 3 zurück. In der Phase 8 der Folgestunde berichtet Sie über eine deutliche Besserung nach der letzten Sitzung. Sie habe es wie ein »Erwachen« erlebt.

**Patientin Nr. 6, 60 Jahre, Depression und KPTBS**
Die 60-jährige Frau leidet an einer rezidivierenden Depression und Komplexen Posttraumatischen Belastungsstörung (KPTBS) auf dem Boden eines massiven Bindungsdefizits. Sie kommt in die Sitzung mit einem Gefühl massiver Trauer und Schwäche, sodass ich mich für die Balance-Technik entscheide. Der SUD-Wert geht von 7 auf 4 zurück. In der Folgestunde berichtet die Patientin, dass Sie sich nach der Sitzung besser gefühlt habe. Es sei ihr sogar gelungen, seit langer Zeit wieder einmal neue Kontakte zu knüpfen.

## Weitere Erfahrungen

Nachdem ich die Balance-Technik in einem Seminar für Kolleginnen und Kollegen unterrichtete, erreichten mich nach dem Seminar die folgenden Rückmeldungen.

1. Die Patienten, mit denen ich die Balance-Technik nach dem Seminar am Donnerstag und Freitag angewendet habe, haben sehr davon profitiert. Da die Technik ja noch neu ist, schildere ich hier kurz ihre Reaktionen:
   - Ein Patient mit Burnout kam in eine Sitzung; es sollte um die forcierte Wiederaufnahme seiner Arbeitstätigkeit durch die Einschätzung der Versicherung gehen. Im Verlauf der Sitzung mit der Balance-Technik entwickelte der Patient eine große Ruhe und Klarheit. Nach sechsmaliger Verstärkung der Präsenz sagte er spontan, er habe sich in den letzten 20 Jahren noch nie so ruhig und bei sich gefühlt.
   - Bei einer komplex traumatisierten, bulimischen Patientin, die ich zu einer Kriseninterventionssitzung sah, führte ich gleich zu Sitzungsbeginn die Balance-Technik ein und verstärkte die Präsenz während ihrer Schilderung der Ereignisse, die zur Krise geführt hatten, ca. fünf- bis sechsmal. Ich habe die Patientin noch nie seit unserer Zusammenarbeit so ruhig und gefasst erlebt, während sie solche Ereignisse schilderte. Sie stellte auch in der Selbstwahrnehmung fest, dass sie mir die Ereignisse schildern konnte, ohne von ihnen mitgerissen zu werden, obwohl es ein heftiger Trigger war. Anschließend konnten wir den Trigger mit der Standardtechnik noch deutlich entlasten.
   - Eine weitere komplex traumatisierte Patientin mit Selbstvorwürfen bezüglich ihrer Abgrenzung von ihrer Familie erlebte über die Anwendung der Balance-Technik, wie sie die Situation klarer sehen konnte, sie

wurde deutlich ruhiger und ihre Sicht auf sich selber wurde mitfühlender.

Auch die vier Supervisanden, denen ich die Balance-Technik in einem Seminar vermittelt habe, fanden den Input für ihre Fälle sehr hilfreich.

Kurz und gut: Ich bin ganz begeistert und danke dir ganz herzlich für diese äußerst nützliche, einfach anzuwendende, sehr effektive Technik.

2. Und eine kurze Rückmeldung aus der Praxis: Ich habe die Balance-Technik gestern direkt mal ausprobiert und das Ergebnis war wirklich erstaunlich – die Patientin wirkte am Ende der Sitzung deutlich geerdeter und aufgelockert. Voll gut!
3. Ich habe diese Technik heute bei einem 18-jährigen Patienten angewendet. Dieser Patient ist extrem streng erzogen worden, wurde abgewertet, viel geschlagen, durfte nie seine eigene Meinung sagen … Im Dezember war es nicht mal möglich, einen sicheren Ort zu installieren (den ich in der Therapie in Wohlfühlort umbenannt habe); vor Kurzem konnten wir mühsam einen Fantasieort als Wohlfühlort herausarbeiten. Heute habe ich nur die Präsenz verstärkt, ohne diese an eine Erinnerung oder Belastung zu koppeln. Ich wollte erreichen, dass er sich einfach nur im Hier und Jetzt spürt. Gestartet sind wir bei 4, nach 5 Sets Bilateraler Stimulation war er bei 9. Er gab zu Protokoll, dass er fokussiert und konzentriert ist. Danach war das Gespräch mit ihm sehr einfach, flüssig, er war kohärent. Sonst sind die Gespräche mit ihm, trotz seiner hohen Therapiemotivation, eher »abgehakt« und mühsam.

   Ich war sehr begeistert von dieser Möglichkeit, dass man mit so wenig therapeutischem Aufwand beim Patienten eine positive Wirkung erzielen kann. Ich werde es auch noch erweitern und die Technik so anwenden, wie am Mittwoch geübt. Aber fürs Erste war es ein Erfolg!
4. Ich habe am Donnerstag Balance eingesetzt und heute die folgende Rückmeldung bekommen: Last ist abgefallen, die letzten Tage waren unbeschwert, befreit, ich verarbeite … Und das bei einer jungen, komplex traumatisierten Frau!

## Zusammenfassung

Die Balance-Technik ist eine Technik im Methodenpool der EMDR-Therapie. Auch wenn die Balance-Technik sehr flexibel im gesamten Verlauf einer EMDR-Therapie angewandt werden kann, bedarf es doch einer gewissen Vorbereitung. Die allgemeine Psychoedukation und Vorbereitung, besonders Erklären und Einführen der Bilateralen Stimulation in der EMDR-Therapie, sind notwendig. Die Hinweise für bestimmte Patientengruppen, z. B. mit schweren dissoziativen Störungen, sind natürlich ebenfalls zu beachten. Nach meiner Erfahrung und über Rückmeldungen von Kolleginnen und Kollegen ist die Balance-Technik unkompliziert einzusetzen und oftmals hilfreich. Dies trifft besonders für Patienten mit komplexen Störungsbildern zu. Aber natürlich braucht es eine therapeutische Beziehung (→ Materialsammlung im Internet, Arbeitsblatt »Balancetechnik«).

Ich setze die Balance-Technik beispielsweise bei Patienten ein, die sehr erregt in die Sitzung kommen, bei denen Diagnostik oder die Bildung eines Fokus nicht möglich ist. Hier nutze ich die Technik gleichsam zur Krisenintervention. Auch akut belastete Patienten profitieren davon. Des Weiteren setze ich die Balance-Technik bei fragilen Patienten ein, bei denen ich mehr als reine Ressourcenstärkung erreichen möchte, aber der Einsatz einer anderen Technik noch nicht möglich erscheint. Es kann sein, dass Patienten auch für die Balance-Technik zu instabil sind. Bei akut psychotischen oder suizidalen Patienten gelten die in der EMDR-Therapie üblichen Vorsichtsregeln. Bei hochdissoziativen Patienten bedarf es der Vorbereitung im inneren System. Ich habe es allerdings auch erlebt, dass ich die aktuelle integrative Kapazität unterschätzte. Die von mir angebotene Balance-Technik wurde vom Patienten abgelehnt, da ein Wunsch nach Reprozessierung bestand. Letztlich konnte ich es der in der EMDR-Therapie erfahrenen Patientin zutrauen und ihrem Wunsch folgen.

Die Balance-Technik ergänzt die CIPOS-Technik in der Gruppe der Brückentechniken und bietet ein großes Potenzial.

## 9.3 Techniken mit reduzierter Assoziativität

Die hochassoziative Standardtechnik ist von großem Wert, wenn wir in die Breite und Tiefe arbeiten können. Bei begrenzter integrativer Kapazität und ausgedehnten Netzwerken kann jedoch zu viel in den Prozess kommen, sodass wir mit der Wahl einer weniger assoziativen Technik besser beraten sind.

Die älteste Technik mit reduzierter Assoziativität ist die EMD-Technik. Eye Movement Desensitization (EMD) ist der erste Entwurf von Francine Shapiro gewesen, der später im Rahmen der Entwicklung verlassen wurde, weil der Vorteil des assoziativen Prozessierens entdeckt wurde. EMD hat eine Renaissance in der Behandlung fragiler und komplexer Patienten sowie auch in der Akutarbeit erfahren, da im Laufe der Entwicklung Probleme in der Anwendung der Standardtechnik bei komplex Traumatisierten und die Vorteile in der Begrenzung der Assoziativität gesehen wurden.

Unabhängig von der EMD-Technik wurden die Traumaerzählgeschichte (Bar-Sade 2003) und die Vier-Felder-Technik (Jarero & Artigas 2013) entwickelt. Sowohl die Traumaerzählgeschichte als auch die Vier-Felder-Technik wurden zuerst in der Behandlung von Kindern und Jugendlichen eingeführt, sind jedoch mittlerweile auch in der Behandlung von Erwachsenen etabliert.

In allen drei Techniken wird die Assoziativität auf unterschiedliche Weise reduziert. In der EMD-Technik wird dies durch die Limitierung Bilateraler Stimulation und durch die Rückkehr zu Teilen der Ausgangserinnerung mit Erhebung der subjektiven Belastung (SUD) nach jeder Stimulationsserie erreicht. In der Traumaerzählgeschichte wird die zu verarbeitende Information portionsweise angeboten und immer wieder mit Bilateraler Stimulation flankiert. In der Vier-Felder-Technik wird die Information über eine zeichnerische Darstellung aktiviert. Danach wird Bilaterale Stimulation angeboten, die dann bei Erreichen einer signifikanten Veränderung immer wieder durch Zeichnen unterbrochen wird. Es wird klar, wie auf unterschiedlichen Wegen die Reduktion der Assoziativität erreicht wird.

MERKE

Grundsätzlich gilt, dass auch in der Anwendung dieser Techniken eine **Einwebeintervention** angeboten werden kann (→Kap. 10.2). Dies ergibt sich auch aus der Struktur der EMDR-Therapie. Allerdings sollte die grundsätzliche Indikation für eine Einwebeintervention vorliegen, also z. B. eine Stagnation, die nicht auf die basalen Interventionen reagiert.

Ich werde im Folgenden die EMD-Technik ausführlicher und die anderen Techniken umreißend darstellen.

## 9.3.1 EMD-Technik

Die EMD-Technik (Eye Movement Desensitization) wird eingesetzt, um Übererregung zu reduzieren und die Stabilität bei instabilen Patienten zu erhöhen (Shapiro 2018). Die EMD-Technik zielt auf eine Symptomreduktion, bezogen auf eine Erinnerung oder einen Teil einer Erinnerung unter gezielter Minimierung der Assoziationen. Die Technik wird bei Patienten eingesetzt, die leicht emotional überwältigt oder dysreguliert und oftmals außerhalb ihres Toleranzfensters sind und die große Netzwerke maladaptiv gespeicherter Erinnerungen mitbringen. Grundsätzlich wird auch hier die Information in ihrer gegenwärtigen Speicherung aktiviert, was eine emotionale und vegetative Belastung auslösen kann. Die duale Aufmerksamkeitsfokussierung und Bilaterale Stimulation tragen zum Dearousal bei. Durch die reduzierte und fixierte Dosis Bilateraler Stimulation und den Rückgang zu den immer gleichen Teilen der Ausgangserinnerung wird die Assoziation limitiert und dies hilft dem Patienten, im Toleranzfenster zu bleiben. Die Reduktion der Belastung und Teilbearbeitung der Erinnerung erhöht die Stabilität. Wenn durch den Einsatz der EMD-Technik eine komplette Reprozessierung der Erinnerung erreicht werden kann, so lassen wir dies natürlich zu.

Im Ablauf der EMD-Technik wird eine Erinnerung in klassischer Weise ausgewählt und über die Phase 3 aktiviert. Dann bietet der Therapeut eine Serie von 12–15 Augenbewegungen (oder anderen Stimuli) an und bittet danach um Rückmeldung. Nach jeder Serie Bilateraler Stimulation bittet der Therapeut den Patienten zum Ausgangsbild und der negativen Kognition, die vom Therapeuten noch einmal benannt wird, zurückzugehen, und erfragt die subjektive Belastung (SUD). Dann wird erneut stimuliert. Durch die Begrenzung der Stimulationsdosis, die ständige Rückkehr zu Aspekten der Erinnerung und Prüfung des SUD-Wertes werden die assoziativen Prozesse limitiert. Der Therapeut bietet weitere Stimulationsserien an, bis der SUD-Wert auf 0–3 gesunken oder eine ausreichende Entlastung eingetreten ist. Danach wird eine neue verlaufsbezogene positive Kognition erarbeitet und verankert. Die verlaufsbezogene positive Kognition bezieht sich auf das, was in der Sitzung erreicht wurde. Wir fragen: *»Wie möchten Sie gerne, bezogen auf das, was Sie in der Sitzung erfahren haben, über sich denken?«* Darauf folgen oftmals Antworten wie *»Ich beginne, mich zu akzeptieren«, »Ich kann mich sicherer fühlen«, »Ich kann beginnen, es hinter mir zu lassen«*. Die Validität der positiven Kognition (VoC) darf unter 7 bleiben. Ein Körpertest wird in der Regel nicht durchgeführt, da noch Restmaterial zu erwarten ist. Sollten ein SUD-Wert von 0 und ein VoC-Wert von 7 erreicht worden sein, könnte ausnahmsweise ein Körpertest versucht werden, um zu prüfen, ob tatsächlich das Material komplett nachverarbeitet wurde.

Auch in der EMD-Technik sind Einwebeinterventionen möglich. Wenn Assoziation aufkommt, kann ich durch Einweben diesen Prozess unterbrechen. Wenn der Prozess stagniert, kann ich in geeigneter Weise einweben, um z. B. mehr Distanzierung zum Material zu erreichen.

Wenn durch die EMD-Technik eine Reduktion der Belastung erreicht wurde, kann durchaus in einer der nächsten Sitzungen das komplette Reprozessieren in klassischer Technik versucht werden. Auch eine erneute EMD Sitzung ist denkbar.

Ich schätze an der EMD-Technik auch die Möglichkeit in einer Sitzung zwischen der EMD-Technik und der Standardtechnik zu wechseln, gleichsam hin und her zu gleiten. Die Aktivierung der Erinnerung ist mit der Phase 3 identisch. Ich stelle mir die EMD-Technik als eine Standardtechnik mit angezogener Handbremse vor. Die »Bremse« wird durch die Reduzierung der Bilateralen Stimulation und das ständige Zurück zur Erinnerung erreicht. Wenn ich merke, dass sich die Sitzung besser entwickelt als erwartet, kann ich durch mehr Bilaterale Stimulation und ein Laufenlassen der Assoziationen gleichsam die »Bremse« lösen und in die Standardtechnik gleiten. Genauso kann ich im umgekehrten Fall, die Sitzung entwickelt sich schwieriger als erwartet, weil zu viel assoziiert wird oder die Belastung nicht abnimmt, durch Limitierung der Bilateralen Stimulation und ein ständiges Zurück zur Erinnerung von der Standardtechnik in die EMD Technik gleiten und erreiche so zum Sitzungsende noch eine Reduktion der Belastung. Diese Flexibilität finde ich nur hier. Sonst ist ein Technikwechsel innerhalb der Arbeit an einer Erinnerung immer schwierig.

Sie finden das Arbeitsblatt »EMD« in der Materialsammlung im Downloadbereich.

## 9.3.2 Die Traumaerzählgeschichte

Die Traumaerzählgeschichte entstand ursprünglich bei der Behandlung kleinerer Kinder, bei der die klassische Fokussierung über die Phase 3 nicht möglich war. Also liegt der klassische Indikationsbereich für Kleinkinder im präverbalen Alter und vor Beginn des Sprechens bis etwa zum dritten, vierten Lebensjahr. Die Traumaerzählgeschichte dient auch der Bearbeitung von Erinnerungen aus dem frühen Zeitabschnitt, die wenig erinnert werden können, selbst wenn die Kinder zum Zeitpunkt der Therapie älter oder gar erwachsen sind. Diese Anwendung verweist auch auf die Thematik komplexer und früher Traumatisierung und Dissoziation. Die Indikation wurde auf ältere Kinder und Erwachsene ausgedehnt, vor allem dann, wenn es um die Bearbeitung von Erinnerungsmaterial aus einem Zeitabschnitt geht, der wenig erinnert werden kann. Wir können zwei verschiedene Arten von Traumaerzählgeschichten unterscheiden.

Es gibt zum einen die **Entwicklungserzählgeschichten**, die den Zeitraum von der Geburt bis heute umfassen. Hierbei werden die weniger erinnerten Zeiträume erfasst und es ergibt sich ein positiveres Selbstbild. Auch entwickelt das Kind dadurch eine innere Ordnung im Erleben seiner Biografie. Diese Art der Traumaerzählgeschichte ist oft bei Pflege- und Adoptivkindern sinnvoll anwendbar. Die Informationen zur Entwicklung der Traumaerzählgeschichte müssen hier über das Umfeld, ggf. auch unter Heranziehung von Aktenmaterial, gewonnen werden. Im Allgemeinen wird die Geschichte durch die Eltern oder den Therapeuten vorab entworfen.

Die zweite Variante ist eine mit **dem Kind gemeinsam entwickelte Traumaerzählgeschichte**. Hierbei wird ein konkreter Beginn beschrieben (Beispiel: *»Mama brachte mich Morgens zum Kindergarten. Mein kleiner Bruder lag im Kinderwagen. Wir warteten, um über die Straße zu gehen. Als wir auf die Straße traten, fuhr das Auto, das dort stand, einfach rückwärts ...«* [Bilaterale Stimulation]). Auch werden der Verlauf in Portionen und das Ende klar benannt. Dadurch entstehen eine Zuordnung in Zeit und Raum und eine Verstärkung der Sichtweise: *»Es ist vorbei.«* Das Ende sollte als Ressource ausgestaltet werden (z. B.: *»Mama geht es wieder gut und Sie humpelt gar nicht. Ich habe gar keine Angst mehr und ich kann Mama gut trösten!«*). Die Traumaerzählgeschichte wird mit der ersten Portion eröffnet. Im Anschluss wird Bilaterale Stimulation angeboten und Rückmeldung vom Patienten eingeholt. Dann wird die nächste Portion angeboten und danach wieder stimuliert, bis die letzte Portion der Geschichte, gefolgt von Bilateraler Stimulation, angeboten wird. Die Geschichte sollte positiv in der Gegenwart enden (*»Es ist vorbei!«*).

Die Traumaerzählgeschichte kann mit Unterstützung des Umfeldes vorab entworfen oder mit dem Patienten gemeinsam entwickelt werden.

Bei allen Einsatzmöglichkeiten ist es denkbar, mehr Distanz herzustellen und eine schonendere Version anzubieten, indem die Geschichte ins Tierreich verlegt wird oder von »einem Kind« handelt. Genauso ist es möglich, die Geschichte direkt über das Kind zu schreiben und zu erzählen. Dann ist die Wirkung intensiver.

In der Beschreibung der Technik wir deutlich, dass das portionsweise Anbieten der Informationen, unterbrochen von den Serien der Bilateralen Stimulation, die Assoziationen limitiert. Dieser Effekt ist hier gewünscht.

Im Verlauf der Entwicklung wurde die Traumaerzählgeschichte auch in der Therapie von Adoleszenten und Erwachsenen eingesetzt. Indikation kann sein, dass es für einen bekannten Umstand keine Erinnerung gibt. Dies bezieht sich auf sehr frühe Erinnerungen vor dem vierten Lebensjahr. Hier gibt es meist ein Wissen, dass etwas geschehen ist, aber keine Erinnerung. Aus dem Umfeld müssen Informationen erhoben werden können, um die Traumaerzählgeschichte zu schreiben. Dies kann ich als Therapeut alleine tun oder mit dem Patienten gemeinsam. Eine weitere Indikation ergibt sich aus der reduzierten Assoziativität der Technik, die dann eine Alternative zur Standardtechnik wird. In der Beschreibung der technischen Umsetzung beziehe ich mich wieder mehr auf die Anwendung bei Kindern. Für die Anwendung bei Erwachsenen gelten die üblichen Regeln bezüglich der Stimulation und Rückmeldung.

In der technischen Umsetzung kann die Geschichte mit kontinuierlicher Stimulation angeboten werden. In dieser etwas passiveren Variante werden nicht so viele Assoziationen, Emotionen und Körpergefühle aktiviert. Ich bevorzuge es, die Stimulation in Blöcken, also rhythmisch, anzubieten. In der Rückmeldephase sollte bei Kindern aktiver nach Details, Assoziationen, Emotionen und Körperempfindungen gefragt und nach Rückmeldung durch das Kind dann erneut stimuliert werden. Dies bedeutet nicht nur eine stärkere Aktivierung. Die aktive Beteiligung des Kindes kann auch als ein Mehr an Kontrolle erlebt werden.

Die Geschichten können vielfältig ausgedacht und bearbeitet werden:

- die Geschichte mit dem Kind gemeinsam entwickeln
- ein Bild dazu malen
- mehrere Bilder in der Art eines Comics zeichnen (was der Screentechnik nahekommt)
- die Geschichte einfach durchgehend stimulieren
- die Geschichte in der nächsten Sitzung mit Unterbrechungen und Nachfragen nach Details etc. erweitern und vertiefen
- nach der allmählichen Annäherung mit der Standardtechnik bearbeiten

Wir können die Anwendung der Traumaerzählgeschichte durch von den Kindern nach den Stimulationsserien gemalte Bilder modifizieren. Alternativ können auch wir Therapeuten Bilder malen oder skizzieren. So nähert sich die Traumaerzählgeschichte der Vier-Felder-Technik an.

### 9.3.3 Die Vier-Felder-Technik

Die Vier-Felder-Technik ist eine in Mexiko von Nacho Jarero und Lucinda Artigas entwickelte EMDR-Technik, die seit ihrer Erstbeschreibung 1997 nach erfolgreichem Einsatz bei einer Naturkatastrophe in Mexiko große Verbreitung in Entwicklungsländern gefunden hat (Jarero et al. 2006).

Die Vier-Felder-Technik wurde zuerst bei Kindern eingesetzt, die im Rahmen einer Naturkatastrophe traumatisiert wurden. Die Kinder verloren ihr Heim, verblieben aber in ihrem sozialen Umfeld. Die Erstanwendung der Vier-Felder-Technik erfolgte in einer Gruppensituation, wobei die Umstände der Traumatisierung (gemeinsames soziales Umfeld, Naturkatastrophe und keine interpersonelle Gewalt) besonders günstige

Rahmenbedingungen darstellten. In der Folge wurde die Vier-Felder-Technik immer wieder bei traumatisierten Adoleszenten, z. B. bei in der Belagerung von Sarajevo, eingesetzt oder fand bei Erwachsenen (Fernandez et al. 2004) und im Einzelsetting Anwendung.

### Schritt 1

In der technischen Umsetzung wird ein Blatt, meist in der Größe DIN A4, zweimal gefaltet, wobei dann diese vier Felder entstehen, nach denen die Technik benannt wurde.

### Schritt 2

Der Patient zeichnet in das linke obere Feld eine Ressource, die ihm auch bei der weiteren Arbeit mit dem Material helfen soll. Diese Ressource wird mit Serien langsamer Bilateraler Stimulation verstärkt.

### Schritt 3

Als Nächstes zeichnet der Patient ein (skizzenhaftes) Bild der belastenden Situation in das rechte obere Feld. Der Patient wird nach dem Wert der subjektiven Belastung (SUD) gefragt, der in dem Feld notiert wird. Die Anweisung lautet dann, sich auf das Bild zu konzentrieren. Dann werden mehrere Serien Bilateraler Stimulation angeboten, wobei nach jeder Stimulationsserie eine kurze Rückmeldung eingeholt wird. Wenn der Therapeut eine maßgebliche Veränderung wahrnimmt, wird der Patient gebeten, in das nächste freie Feld, hier das untere linke, zu zeichnen, was er jetzt wahrnimmt. Es wird dann auf dem jetzt aktualisierten Focus erneut und wiederholt Bilaterale Stimulation angeboten, bis der Therapeut eine maßgebliche Veränderung wahrnimmt. Erneut wird der Patient gebeten, in das nächste freie Feld zu zeichnen. Dies wird so lange wiederholt, bis eine ausreichend adaptive Veränderung berichtet wird oder die Zeit ausläuft. Gegebenenfalls wird ein weiteres Blatt Papier zweimal gefaltet und wieder gefüllt, erneut im linken oberen Feld beginnend.

### Schritt 4

Ist eine ausreichend adaptive Veränderung erreicht oder nähert sich das Sitzungsende, wird das nunmehr teil- oder vollprozessierte Material wieder durch eine Zeichnung dargestellt und in das nächste freie Feld gezeichnet. Hier kann noch einmal der SUD-Wert bestimmt und in diesem Feld notiert werden. Wenn eine positive Rückmeldung vom Patienten kommt, könnte diese mit langsamerer Bilateraler Stimulation verstärkt werden. Man sollte sich jedoch der Tatsache bewusst sein, dass auch langsame Bilaterale Stimulation einen Nachverarbeitungsprozess initiieren kann. Im Zweifel verzichte ich hier auf die Bilaterale Stimulation.

Bei einigen Patienten kann zu Beginn ein Widerstand auftreten. Es wird darauf verwiesen, dass man nicht zeichnen oder malen könne. Ich erkläre dann, dass es nicht um Kunst geht und es keine Noten gibt, sondern dass es nur darum geht, etwas anderes als im Gespräch darzustellen. Ich halte immer eine Auswahl an Bleistiften, Bunt- oder Filzstiften oder Kreiden parat. Oft kritzle ich etwas beispielhaft, was meist die Angst reduziert. Die Zeichnung ist Teil der Dokumentation und verbleibt bei den Unterlagen. Wenn es für einen Patienten hilfreich ist und er sich das wünscht, fertige ich eine Kopie an und gebe diese mit. Abbildung 9-4 stellt das Vorgehen schematisch dar.

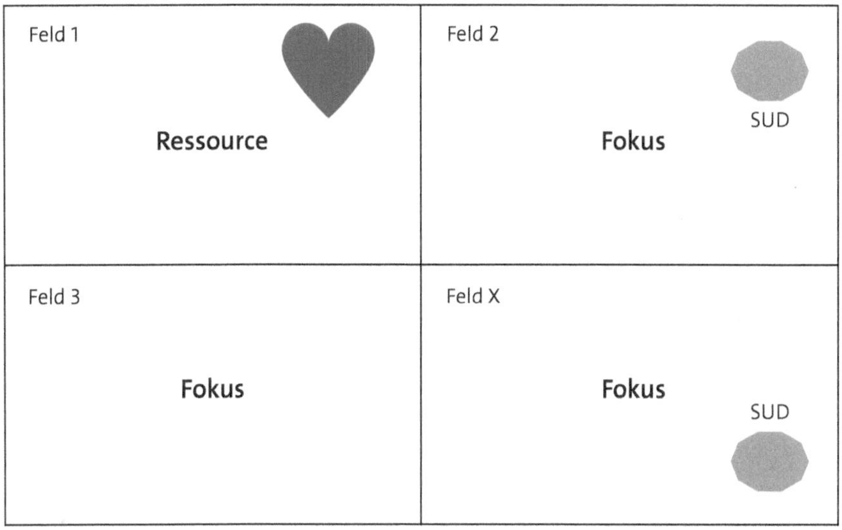


**Abb. 9-4:** Die Vier-Felder-Technik.

In der ursprünglichen Gruppenanwendung durch Jarero & Artigas (2013) wurde aufgrund der Gruppensituation die Bilaterale Selbststimulation (Butterfly Hug; Schmetterlingsumarmung) angeboten. Daraus ist das Missverständnis entstanden, die Stimulation müsse bei der Vier-Felder-Technik taktil angeboten werden. Tatsächlich ist im Einzelsetting bei älteren Kindern und Erwachsenen die Bilaterale Stimulation durch Augenbewegungen gut möglich. Dieser ist auch der Vorzug zu geben, wenn keine Kontraindikationen bestehen. In der Arbeit mit kleinen Kindern und Gruppen kann die Stimulation entsprechend angepasst werden.

Die Bilaterale Stimulation und der damit angestoßene assoziative Verarbeitungsprozess werden in dieser Technik durch das Zeichnen immer wieder unterbrochen, wodurch die Reduktion der Assoziativität erreicht wird. Die Vier-Felder-Technik lässt sich sowohl bei Kindern als auch bei Erwachsenen anwenden. Sie ist immer dann indiziert, wenn die Standardtechnik als zu fordernd eingeschätzt wird, aber mehr als mit Ressourcen oder der CIPOS-Technik möglich scheint. Der Einsatz im Gruppensetting des IGTP (integratives Gruppenbehandlungsprotokoll) erlaubt ein effektives Arbeiten (→ Kap. 12.1.1).

# 10 Besonderheiten in der Arbeit mit Erinnerungsmaterial bei komplexen Patienten

Wenn wir uns die Besonderheiten komplexer Patienten vor Augen führen, dann können wir schon bestimmte Probleme erahnen. Neben Störungen der Affektregulation, in der Selbstwertregulation und in der Konstanz von Beziehungen bringen sie ausgedehnte Netzwerke maladaptiv gespeicherter Erinnerung mit in die Behandlung. Auch sehen wir häufiger peritraumatische Dissoziationen, die sich als dissoziative Barrieren zeigen können.

Das reichliche Vorhandensein aktivierbaren Erinnerungsmaterials bedeutet nicht nur, dass diese Patienten oft aktiviert in die aktuelle Sitzung kommen, sodass wir den Fokus der Behandlung ändern, also die Behandlungsdurchführung dynamisieren müssen. Es bedeutet auch, dass in der Arbeit mit dem Erinnerungsmaterial in Abhängigkeit von der Persistenz dissoziativer Barrieren unterschiedlich viel in der Reprozessierung erreicht werden kann.

Bei Persistenz dissoziativer Barrieren können wir durchaus mit der Standardtechnik am Erinnerungsmaterial arbeiten. Wir sehen besonders in der Frühphase in den Sitzungen wenige assoziative Prozesse und kaum aktiven Affekt. Wir können Entlastung am Erinnerungsmaterial erleben, durchaus eine subjektive Belastung (SUD) nahe 0 und eine Validität der positiven Kognition (VoC) von 6 oder 7, werden jedoch wenig Generalisierung und Veränderung an der Gesamtbelastung am Symptombild des Patienten sehen. Wir brauchen Geduld und werden immer wieder auf Ressourcenstärkung zurückgreifen. Mit zunehmender Stabilität werden später auch assoziativere Prozesse möglich. Dies ist eine langsame, aber auch sichere Behandlung, da es im Rahmen der Sitzungen oder zwischen den Sitzungen selten zu Überlastung kommt. Wie gesagt: Hier ist die Frustrationstoleranz von Patient und Behandler gleichermaßen gefordert.

Die andere Variante ist durch eine reiche Assoziativität gekennzeichnet. Besonders bei der hochassoziativen Standardtechnik sehen wir reichlich assoziative Prozesse, **Affektbrücken**, in einem Netzwerk und auch über die Grenzen in andere Netzwerke maladaptiv gespeicherter Erinnerung. Dies ist ja grundsätzlich gut und die Grundregel der EMDR-Therapie lautet ja: Folgen Sie dem Prozess! Da bei den komplexen Patienten die Netzwerke jedoch sehr viel Erinnerungsmaterial enthalten und viele Netzwerke maladaptiv gespeicherter Erinnerung vorhanden sind, liegt es auf der Hand, dass zu viel Erinnerungsmaterial in den Prozess kommt und die integrative Kapazität nicht genügt, zumal meist die adaptiv gespeicherte Information nicht ausreichend vorhanden oder erreichbar ist. Folge wäre eine Überforderung des Patienten. Wir müssen hier oftmals die Technik modifizieren und Affektbrücken unterbrechen. Dies tun wir nicht aus Bequemlichkeit oder Angst vor dem Affekt, sondern um das Material in einer oder mehreren Sitzungen in einem Rahmen zu halten, in dem zumindest eine Teilentlastung erreicht werden kann, und um einer Überforderung oder Frustration vorzubeugen. Wir entscheiden uns für das Unterbrechen einer Affektbrücke mit Blick auf die gesamten Netzwerke, die integrative Kapazität, den Verlauf der Sitzung und das Setting der Therapie insgesamt. So kann ich z. B. mehr Assoziationen zulassen, wenn ich weiß, dass ich die nächste Sitzung zeitnah durchführen kann.

Welche weiteren Aspekte gehen in die Entscheidung ein? Wenn die Affektbrücke eine Netzwerkgrenze überschreitet, ist das Unterbrechen der Affektbrücke in den allermeisten Fällen sinnvoll.

**FALLBEISPIEL Unterbrechen der Affektbrücke bei KPTBS**

Wir arbeiten z. B. an einer Erinnerung an Gewalt in der Peergroup. Unter der Stimulation taucht fünfzehn Minuten vor Sitzungsende das Bild des Onkels auf, der sexualisierte Gewalt ausübte. Es ist völlig klar, dass dies zu viel in den Prozess bringen würde, sodass ich die Affektbrücke unmittelbar unterbreche.

Wie viel Material durch die Affektbrücke in den Prozess kommen und damit die integrative Kapazität überfordern könnte, ist die wichtigste Variable. Es kann sinnvoll sein, den Prozess inkomplett am Kanalende zu beenden, als der Affektbrücke zu folgen, wenn nicht mehr genug Zeit in der Sitzung bleibt. Auch ist die Übersicht über die Netzwerke wichtig. Kann ich in etwa absehen, wohin mich die Assoziation führt, oder geht es ins Ungewisse? Dann entscheide ich mich lieber für eine Teilentlastung und unterbreche die Affektbrücke. Auch ist die Erschöpfung des Patienten eine Variable. Wenn der Verlauf der Sitzung sehr fordernd war, kann es die bessere Alternative sein, die Affektbrücke zu unterbrechen.

Technisch ist dies meist relativ einfach umzusetzen. Wichtig ist, die Entscheidung rasch zu treffen und dann unmittelbar zu handeln. Wenn sich die Affektbrücke gerade aufbaut, dann ist diese meist gut zu unterbrechen. Wenn ich erst einige Serien an dem neuen Material stimuliere, dann wird es meist schwieriger. Ich treffe also die Entscheidung und sage dann: *»Das ist ein wichtiges Thema, das sich hier zeigt. Wir haben aber heute ein anderes Thema. Wir werden uns später um das Neue kümmern. Bitte gehen Sie zu der Ausgangserinnerung zurück. Was ist jetzt da? Bitte nehmen Sie es wahr und folgen Sie jetzt nur meinen Fingern mit Ihren Augen.«* Bei unmittelbarem und klarem Handeln gelingt es meist, die Affektbrücke zu unterbrechen und an der Ausgangserinnerung weiterzuarbeiten. Es kann sein, dass wir mehrfach in einer Sitzung Affektbrücken unterbrechen müssen. Sollte die Affektbrücke mit dem beschriebenen Vorgehen nicht zu unterbrechen sein, können wir auf Mittel der imaginativen Stabilisierung, wie den Tresor, einen Skill oder eine Skillskette, Reorientierung oder anderes zurückgreifen. Es kann sein, dass die Sitzung damit zu Ende geht. In der Phase 8 der nächsten Sitzung müssen wir dann prüfen und entscheiden, wie und wo wir weiterarbeiten. Vielleicht nutzen wir am Ausgangsmaterial der Vorsitzung eine andere Technik mit geringerer assoziativer Kraft oder wir gehen zu dem Material hinter der Affektbrücke zurück.

Zudem sind oftmals größere Defizite in der psychosozialen Entwicklung und im Bindungsbereich zu finden. Dies bedeutet einen Ressourcenmangel, eine ungenügende Erreichbarkeit von Ressourcennetzwerken. Da vorhandene und erreichbare Ressourcen für das Reprozessieren der maladaptiv gespeicherten Erinnerungen notwendig sind, können wir Probleme in der Arbeit mit dem Erinnerungsmaterial erwarten. Zum Beispiel erleben wir häufiger Stagnation im Prozess und machen auch die Erfahrung, dass diese Stagnation, eine Blockade oder ein Kreiseln, hartnäckiger ist, als wir das von den einfachen Patienten her kennen. Auch hier werden wir oftmals Techniken modifizieren müssen. Dem Umgang mit Stagnation bei komplexen Patienten und der immens wichtigen Technikmodifikation, der Einwebeintervention, widmen sich die beiden folgenden Kapitel.

## 10.1 Umgang mit Stagnation

Der Prozess der Nachverarbeitung verläuft meist gut. Informationskanäle öffnen sich, Assoziationen entwickeln sich: Das Material fließt und die Nachverarbeitung findet statt. Wenn allerdings der Prozess der Nachverarbeitung stagniert, müssen wir als Therapeuten intervenieren. Dieses Phänomen beobachten wir bei Patienten mit komplexen Störungsbildern, ausgedehnten Netzwerken und Ressourcenmangel häufiger. Eine Stagnation des Reprozessierens kann in den Phase 4, 5 und 6, also in jeder der Reprozessierungsphasen, auftreten. Grundsätzlich unterscheiden wir zwei Formen der Stagnation: die Blockade und das Kreiseln (→ auch Kap. 6.4.3).

> **Blockade:** Das belastende Material bleibt nach zwei Serien Stimulation unverändert.
> **Kreiseln:** Es scheint »Neues« aufzutauchen, aber das belastende Material changiert nur und die Belastung verändert sich nicht.

Wenn wir eine Stagnation im Prozess bemerken, müssen wir als Therapeut aktiv werden, um die Blockade zu lösen. In der Struktur der EMDR-Therapie befinden wir uns hier auf der niedrigsten Ebene, der Ebene der Interventionen im Prozess.

**Interventionen im Prozess** sind strukturell oder inhaltlich möglich. Wir geben den strukturellen Interventionen den Vorzug, da wir damit nicht inhaltlich in den Prozess eingreifen und ihn nicht verändern. Strukturell intervenieren wir, indem wir die Bilaterale Stimulation variieren. Dazu können wird die Geschwindigkeit erhöhen, die Serie verlängern, d. h. die Stimulationsdosis erhöhen. Nur bei Nutzung der Augenbewegungen gibt es die elegante Intervention einer Veränderung der Bewegungsrichtung, indem wir statt der üblichen horizontalen Bewegung eine Diagonale anbieten. Meiner Erfahrung nach löst die Diagonale 80 % aller einfachen Blockaden. Auch ein Wechsel des Stimulationsmodus, von Augenbewegungen zu Taktik oder Tönen, ist eine mögliche Intervention. Eine Rückführung zur Ausgangserinnerung kann den Prozess zentrieren und die Stagnation lösen.

Wir haben im vorherigen Teil der Ausbildung schon über die Möglichkeit gesprochen, die Aufmerksamkeit des Patienten auf andere Aspekte der Erinnerung zu lenken (z.B. von Gedanken zu Gefühlen oder Körperempfindungen). Hiermit überschreiten wir eigentlich schon die Grenze zur inhaltlichen Intervention, die aber unter bestimmten Bedingungen angezeigt ist. Im Folgenden wollen wir uns eine Systematik der inhaltlichen Intervention und die Indikationsstellung erarbeiten. Die inhaltlichen Interventionen sind in der EMDR-Therapie unter dem Oberbegriff »Einwebeintervention« bekannt.

**PRAXISTIPP**

Die **Einwebeintervention** sollte möglichst einfach, leicht und kurz sein!

Francine Shapiro entwickelte die Einwebeintervention, als sie erkannte, dass der Nachverarbeitungsprozess in der Arbeit mit komplexen Patienten häufiger stagnierte und dass sich die Stagnation oftmals nicht durch die strukturellen Interventionen lösen ließ (Shapiro 2018). In ihrer damaligen kognitiven Orientierung entwickelte sie das »kognitive Einweben«. Mittlerweile sind auch andere Einwebeinterventionen bekannt. Ich möchte jedoch die Grundsätze der Einwebeinterventionen an dem von Shapiro beschriebenen kognitiven Einweben darstellen.

## 10.2 Kognitives Einweben

Grundsätzlich werden wir die Einwebeintervention dann anwenden, wenn die strukturellen Interventionen nicht zu einer Lösung der Stagnation geführt haben. Über weitere Interventionen werden wir im Anschluss nachdenken.

Das kognitive Einweben wird durch eine kurze Aussage oder Frage des Therapeuten angeboten. Dabei ist einer kurzen Intervention und einer Frage der Vorzug zu geben. Eine Frage bezieht den Patienten aktiver in das Lösen der Blockade ein und provoziert seltener Reaktanz. Die Intervention sollte so kurz und knapp wie möglich angeboten werden. Ein »längeres Gespräch« birgt das Risiko, den Nachverarbeitungsprozess zu unterbrechen.

Durch die Einwebeintervention soll die Information, die nicht spontan auftaucht oder nicht vorhanden ist, aber für die Reprozessierung unbedingt benötigt wird, aktiviert und in den Nachverarbeitungsprozess gebracht werden. Der zu erwartende Verlauf des Reprozessierens soll angestoßen werden, indem wir die nächste »Portion«

Information aktivieren oder einführen. Wir versuchen also, mit der Einwebeintervention den zu vermutenden natürlichen Verlauf der Nachverarbeitung zu imitieren. Das kognitive Einweben kann auch zur Unterstützung des Reprozessierens genutzt werden, indem der Therapeut Assoziationen zur adaptiv gespeicherten Information stärkt oder Generalisierung unterstützt. »Kognitiv« bezieht sich hier auf die Nutzung einer Aussage oder Frage durch den Therapeuten. Die Intervention muss aber nicht rein kognitiv sein. Es können z. B. Handlungselemente enthalten sein. Das Einweben wird unter bestimmten Bedingungen angeboten, Indikationen sind z. B.:

- Blockaden (Kreiseln), die auf die basalen Interventionen nicht reagieren
- Zeitmangel zum Sitzungsende (Chance, das Kanalende zu erreichen)
- mangelnde Generalisierung
- starke Belastung des Patienten im Reprozessieren (Toleranzfenster)
- fehlende Information
- Unterstützung des Reprozessierens (*adding tracks*)

## 10.2.1 Technik des Einwebens

Der zu erwartende Verlauf des Reprozessierens soll nur angestoßen werden, indem wir die nächste Portion Information aktivieren oder einführen. Sobald die Information aktiviert ist, das Reprozessieren wieder dynamisch fließt, wird der Therapeut wieder »zurückhaltend« und vertraut auf den Nachverarbeitungsprozess. Wir entwerfen unsere Einwebeintervention immer aufgrund einer Hypothese über die Natur der Blockade. Insofern kann unsere Einwebeintervention immer nur ein Versuch sein. Es gibt keine perfekte Intervention. Daher bieten wir nach einer Einwebeintervention eine kurze Serie von etwa 12–15 Stimuli BLS an. Wir möchten rasch eine Rückmeldung bekommen, um so zu erfahren, ob die angebotene Intervention erfolgreich war. Wenn eine Einwebeintervention nicht erfolgreich ist, also z. B. die Blockade nicht löst, werden wir erneut nachdenken und eine andere Intervention versuchen. Es ist besser, mehrere kleine Interventionen nacheinander anzubieten, als zu massiv in den Prozess einzugreifen und damit die Verarbeitung zu irritieren.

**PRAXISTIPP**

Das Einweben ist immer ein Versuch. Nur Mut, seien sie kreativ.

Da wir mit der Einwebeintervention inhaltlich in den Prozess eingreifen, müssen wir uns auf jeden Fall später vergewissern, ob die Erinnerung komplett reprozessiert wurde.

Wir können grundsätzlich zwei verschiedene Ansätze des Einwebens unterscheiden:

1. Wir versuchen, eine vorhandene Information zu aktivieren.
2. Wir führen eine nicht vorhandene Intervention ein.

Dafür gibt es methodisch mehrere Möglichkeiten. Eine kurze Frage oder Aussage, wobei die Frage zu bevorzugen ist, versucht, die vorhandene Information zu aktivieren. Wir leiten eine solche Frage mit der Aussage *»Ich bin verwirrt«* ein, um den Patienten in das Nachdenken einzuladen. Im Sokratischen Dialog bieten wir eine Kette von Fragen an, die den Patienten zu einer Einsicht führen soll, die die Stagnation löst. Mit der Aussage *»Wenn das Ihr Kind wäre …«* versuchen wir, den Patienten zu einem Perspektivwechsel einzuladen. Wir können auch eine Metapher anbieten oder den Patienten bitten, eine positive Entwicklung in der Zukunft anzunehmen. Dazu im Folgenden ein paar Beispiele.

- Direkte Frage oder Aussage: *»Wer von Ihnen hatte die Waffe in der Hand?«*
- Ich bin verwirrt: *»Ich bin verwirrt, wer hatte den Schlüssel zum Tresor?«*
- Sokratischer Dialog: *»Wie groß war Ihr Mann? Und Sie? … Wie schwer war Ihr Mann? Und Sie? … Wer hatte den Gürtel in Karate? Ihr Mann? … Und Sie hätten ihn stoppen sollen?«*
- Wenn das Ihr Kind wäre: *»Wenn das Ihr Kind wäre, würden Sie es auch verurteilen?«*
- Metapher: *»Was sagt Ihnen der Satz ›Rom wurde auch nicht an einem Tag erbaut‹?«*
- Lassen Sie uns mal annehmen: *»Lassen Sie uns mal annehmen, Sie haben es geschafft …«*

**MERKE**

Eine Frage ist als Intervention geeigneter, da sie weniger Reaktanz hervorruft.

Im Folgenden wollen wir versuchen, die Vorgehensweise noch etwas mehr zu systematisieren. Bestimmte Formen der Stagnation entwickeln sich oftmals in Abhängigkeit von den Themenfeldern (Informationsplateaus; →Kap. 6.1.3). Bei einer bestimmten Konstellation sind manche Einwebeinterventionen hilfreicher als andere. Die Information über das bestimmende Themenfeld bekommen wir schon in der Phase 3, wenn die negative und positive Kognition erarbeitet werden. So können wir uns schon in der Phase 3 Gedanken über mögliche Einwebeinterventionen machen und müssen nicht darauf warten, dass das Problem auftritt. Wenn wir vorbereitet sind, sozusagen schon ein As im Ärmel haben, sind wir für möglicherweise auftretende Probleme im Reprozessieren besser gerüstet.

Bei Stagnation im Themenfeld »Verantwortung/Fehlerhaftigkeit« geht es oftmals um die angemessene Verantwortung. Auch ist es oft hilfreich, einen Perspektivwechsel anzuregen. Es geht um die Frage »Wer bin ich?« versus »Was wurde mir angetan?«. Oft ist eine Identitätsdiffusion zu klären, die Grenze zwischen dem Selbst und den Anderen herauszuarbeiten. Es geht um die Differenzierung kindlicher versus erwachsener Maßstäbe und um die Frage, wo die Verantwortung für die Ereignisse tatsächlich lag. Es bieten sich folgende Einwebeinterventionen an, wenn wir dem Patienten helfen wollen, den Blick nach außen zu richten:

- *»Wessen Verantwortung war es tatsächlich?«*
- Ich bin verwirrt: *»Ich bin verwirrt, wer hatte den Schlüssel zum Tresor?«*

- Sokratischer Dialog: *»Wie groß war Ihr Mann? Und Sie? ... Wie schwer war Ihr Mann? Und Sie? ... Wer hatte den Gürtel in Karate? Ihr Mann? ... Und Sie hätten ihn stoppen sollen?«*

Wenn wir dem Patienten helfen wollen, den Blick auf sich selbst zu überprüfen, sich anders zu sehen und zu beurteilen, können wir folgende Einwebeinterventionen anbieten:
- *»Wenn das Ihr Kind wäre, würden Sie es auch verurteilen?«*
- *»Was würde Ihr bester Freund, Ihre beste Freundin dazu sagen?«*
- *»Wenn Sie damals schon gewusst hätten, was Sie heute wissen, wie* würden Sie sich beurteilen?«

Es geht in diesem Bereich häufig um die irreale Schuld, die der Mensch sich selber zuschreibt, um das Erleben der Hilflosigkeit abzuwehren, oder die ihm von anderer Seite, z. B. Täterseite, suggeriert wird. Anders geartet ist die Situation, wenn der Patient in der Vergangenheit tatsächlich fehlerhaft, schuldhaft gehandelt hat. Dies lässt sich natürlich nicht wegwischen. Dennoch verdient der Patient unsere Hilfe, wenn er bereit ist, sich zu ändern oder sich schon geändert hat bzw. aus der Vergangenheit gelernt hat. Einwebeinterventionen bei der Realschuld können folgende Fragen sein:
- *»Was haben Sie daraus gelernt?«*
- *»Was haben Sie seitdem verändert?«*
- *»Was würden Sie heute in vergleichbarer Weise tun?«*

Auch hier können Fragen nach der Verantwortung hilfreich sein, wenn z. B. im Rahmen von Befehlsketten gehandelt wurde. Metaphorisch lässt sich die Waage der Schuld hilfreich einsetzen: *»Was können Sie auf die andere Waagschale tun, um es auszugleichen?«*

Bei Stagnation im Themenfeld »Sicherheit/Verletzbarkeit« geht es oft um die zeitliche Orientierung auf die Gegenwart bzw. auf die gegenwärtige Sicherheit. Dies setzt natürlich voraus, dass die Gegenwart anders und sicherer ist. Zumindest eine unmittelbare, für den Zeitpunkt der Therapie sichere Gegenwart reicht durchaus aus. Es kann auch hilfreich sein, eingefrorene Kampf- und Fluchtimpulse, die sich im Reprozessieren als Angst, Übererregung oder Betäubung zeigen, in den Fokus zu nehmen und gezielt im Reprozessieren zu halten. Francine Shapiro sprach metaphorisch davon, dass Netzwerke der Akutreaktion (Freeze-Netzwerke) isoliert bestehen bleiben (*»it is frozen in time«*) (Shapiro & Laliotis 2017b, S. 49). Diese Netzwerke können im Reprozessieren eine Stagnation verursachen. Hier bieten sich zwei Möglichkeiten des Einwebens besonders an. Bezüglich der zeitlichen Orientierung kann die Frage *»Und was geschah danach?«* weiterhelfen. Dies setzt voraus, dass wir zumindest aus der Anamnese eine grobe Information über den glücklichen Ausgang der Situation haben. Auch der Verweis auf die Gegenwart kann hilfreich sein. Hier bieten sich Fragen wie *»Wo ist der Täter heute?, »Wie geht es Ihnen heute?«, »Sind sie denn tatsächlich gestorben?«* an. Für die Anwendung der letzten Frage ist eine ausreichend tragfähige therapeutische Beziehung eine wichtige Voraussetzung.

Bei Stagnation im Themenfeld »Stärke/Kontrolle/Wahlmöglichkeiten« geht es um die Erarbeitung der Vorstellung von internaler versus externaler Kontrolle. Häufig sind die Fragen, welche Wahlmöglichkeiten der Erwachsene heute hat, welche Wahlmöglichkeiten das Kind damals hatte, von zentraler Bedeutung. Es geht darum, zu verstehen, dass wir bessere oder zumindest mehr Wahlmöglichkeiten in der Gegenwart und der Zukunft haben, als wir sie in der Vergangenheit hatten. Bei dem Thema der Traumatisierung in der Kindheit ist dies in der Regel der Fall, wenngleich auch die Realität unsere Wahlmöglichkeiten in Gegenwart und Zukunft durchaus begrenzt.

**PRAXISTIPP**

Bestimmte Formen der Stagnation entwickeln sich oftmals in Abhängigkeit von den Themenfeldern (Informationsplateaus). Bei einer bestimmten Konstellation sind manche Einwebeinterventionen hilfreicher als andere. Die Information über das bestimmende Themenfeld bekommen wir schon in der Phase 3, wenn die negative und positive Kognition erarbeitet werden. So können wir uns schon in dieser Phase Gedanken über mögliche Einwebeinterventionen machen und auf dem Rand unseres Arbeitsblatts notieren (→ Materialsammlung im Internet, Arbeitsblatt »Standardtechnik«).

Neben den bereits besprochenen Einwebeinterventionen kommen weitere Interventionen in Betracht, die unabhängig von den Themenfeldern bei Stagnation im Reprozessieren eingesetzt werden können.

- Die Joker-Frage: *»Was könnte jetzt helfen?«*
- Die Ressourcenfrage: *»Was bräuchten Sie jetzt?«*
- Die Frage nach den Hintergründen: *»Was verhindert, dass es besser/anders wird?«*
- Wenn das Ihr Kind wäre: *»Wenn das Ihr Kind wäre, würden Sie es auch verurteilen?«*
- Die Wunderfrage: *»Lassen Sie uns mal annehmen, Sie haben es schon geschafft …«*

Gelegentlich müssen wir Informationen in das Reprozessieren einbringen. Wenn wir davon ausgehen können, dass der Patient nicht über die Information verfügt, die er zum Reprozessieren braucht, dann bringen wir diese bewusst ein. Es könnte sein, dass sich ein Opfer sexualisierter Gewalt vorwirft, zugestimmt zu haben, da eine körperliche Reaktion, wie z. B. Feuchtigkeit der Vagina, beobachtet wurde. Hier kann die Information, dass dies ein normaler physiologischer Vorgang ist, hilfreich sein. Wir könnten das wie folgt formulieren: *»Der weibliche Körper schützt sich bei Penetration, indem Scheidenflüssigkeit bereitgestellt wird. Das ist nur ein Reflex. Es bedeutet keinesfalls, dass Sie dem zugestimmt haben.«*

Opfer sexualisierter Gewalt in der Kindheit werfen sich oft vor, auf das Angebot der Täter eingegangen zu sein. Sie sind sich häufig nicht bewusst, wie ausgefeilt die Strategien der Täter sind und dass sich im Darknet Foren nur dem Thema widmen, wie der pädosexuelle Täter Opfer finden kann. Auch dies kann als Information in den Prozess eingebracht werden und dem Patienten helfen, über diesen Punkt hinwegzukommen.

Wir könnten es in etwa so formulieren: *»Wussten Sie, dass sich pädosexuelle Täter im Darknet darüber austauschen, wie man am besten an die Opfer herankommt?«*

Manchmal müssen wir Alternativen anbieten, eine andere Sichtweise aufzeigen, um für das weitere Reprozessieren zu öffnen. Dies kann z. B. im Fall der komplizierten Trauer sein. Wenn es dem Patienten schwerfällt, sich dem Trauerprozess, der ja auch eine Lösung, einen Abschied beinhaltet, zu öffnen, kann dies an fehlenden Informationen oder Missverständnissen bezüglich des Trauerprozesses liegen. Wir könnten folgende Einwebeinterventionen anbieten:

- *»Wenn Sie an den Verstorbenen denken, was möchten Sie in der Erinnerung bewahren, was können Sie jetzt schon loslassen?«*
- *»Können Sie sich vorstellen, dass es nicht nur Trauer ist, sondern dass es auch andere Gefühle sein können, z. B. Wut, die Sie im Prozess des Abschieds wahrnehmen?«*

Wir können die Einwebeinterventionen auch nutzen, um den Prozess zu unterstützen. Hier versuchen wir, die Assoziation zu adaptiv gespeicherter Erinnerung zu stärken und die Differenzierung zwischen Gegenwart und Vergangenheit anzuregen. Hierzu zählen auch Einwebeinterventionen, die die Gefühle und Reaktionen des Patienten validieren, wie z. B.: *»Ich empfinde Ihre emotionale Reaktion ganz angemessen.«* Wenn der Nachverarbeitungsprozess stark assoziativ in verschiedenste Richtungen verläuft, können wir durch die Bitte, zurück zur Ausgangserinnerung zu gehen, den Prozess zentrieren und helfen, dass in einer bestimmten Zeiteinheit eine Erinnerung nachverarbeitet werden kann. Wir sollten die im Verlauf des Reprozessierens aufgetauchten Aspekte aus anderen Erinnerungen oder Erinnerungsnetzwerken auf jeden Fall in der Phase 8 überprüfen und entscheiden, wo noch separate Arbeit notwendig ist.

Eine etwas andere Form des Einwebens ist das **aufdeckende Einweben**, bei dem wir die Verbindung zu einer uns bekannten Erinnerung aktiv herstellen möchten, wenn diese nicht spontan in den Nachverarbeitungsprozess gelangt. Das setzt voraus, dass wir Kenntnis über die Erinnerung haben und davon ausgehen, dass die assoziative Verarbeitung dieser Erinnerung von Bedeutung wäre. Wir werden keinesfalls in gänzlich unbekanntes Territorium hinein navigieren.

Es bieten sich folgende Fragen an:

- *»Wie alt fühlt sich das an?«*
- *»Wo haben Sie zum ersten Mal so gedacht, gefühlt, empfunden ...?«*

Auch das Aktivieren anderer Ressourcen, das Nutzen von angedeuteten Handlungen und Impulsen, gehört in den Bereich der Einwebeintervention. Die Einwebefragen *»Was würde der innere Helfer raten?«* oder *»Wo haben Sie schon einmal anders gehandelt, so, wie Sie gerne handeln würden?«* können den Zugang zu adaptiv gespeicherter Erinnerung herstellen und die Stagnation lösen. Wenn wir eine Spannung oder unterdrückte Handlung wahrnehmen, können wir Einwebeinterventionen nutzen, um die damit verbundene Information in den Prozess zu bekommen. Zum Beispiel können wir bei einer starken Kieferspannung den Patienten bitten, dies zu verbalisieren: *»Wenn Sie diese Spannung wahrnehmen, was fühlen Sie?«* Oder wenn wir eine geballte

Faust, ein Zittern wahrnehmen, könnten wir fragen: *»Was würde diese Faust gerne tun?«* Wenn die Antwort des Patienten eine Handlung beinhaltet, bitten wir, dies nur zu imaginieren, sich nur vorzustellen, und bieten dann eine folgende kurze Serie Bilateraler Stimulation an. Die Intervention kann auch in einer kurzen Handlungssequenz bestehen, wobei wir darauf achten sollten, dass diese den Patienten nicht aus dem Nachverarbeitungszustand in einen Alltagszustand bringt. Gegebenenfalls müssten wir durch ein »Zurück zur Ausgangserinnerung« den Prozess neu zentrieren und initiieren.

Die Zugmetapher (→ Kap. 6.2.5) und die Tunnelmetapher (→ Kap. 6.4.3, Abschn. Unterstützen des Reprozessierens) sind Beispiele für Metaphern, die als Einwebeinterventionen genutzt werden können, wenn wir die Distanzierung des Patienten zum Material unterstützen möchten, um ihn im Toleranzfenster zu halten. Humor kann eine Möglichkeit des Einwebens sein, wobei hier ein Gefühl für den Prozess und die Fähigkeiten des Patienten wichtig ist.

Bei komplexen und fragilen Patienten kann es notwendig sein, in belastenden Teilen des Nachverarbeitungsprozesses immer wieder Ressourcen aktiv anzusprechen, also sozusagen zwischen Material und Ressourcen zu pendeln. Hier können wir immer andere Erfahrungen als die der zu verarbeitenden Erinnerungen nachfragen. Vorausgesetzt, wir wissen, dass es diese im Leben des Patienten auch gegeben hat. Es ist durchaus denkbar, Objekte, die Ressourcen repräsentieren, mit in den Nachverarbeitungsprozess zu integrieren. Nebenbei bemerkt kann auch die Anwesenheit eines Therapiehundes einen Patienten in einer Sitzung am schwierigen Material deutlich stabilisieren und die Nachverarbeitung erleichtern.

In einer weiteren Form der Einwebeintervention wird auf die Terminologie der Arbeit mit inneren Anteilen zurückgegriffen. Dabei ist es wichtig, zu verstehen, dass wir hier im AIP-Modell bleiben und mit Netzwerken von maladaptiv gespeicherter Erinnerung arbeiten. Es kann jedoch sein, dass wir Patienten mit der entsprechenden Terminologie gut erreichen können. Wenn Patienten auf das Konzept eines inneren Kindes, jüngeren Anteils ansprechen, dann können wir beim Auftauchen entsprechenden Materials und bei bestehender Stagnation fragen, ob Berührung dem inneren Anteil guttun würde. Wenn dies bejaht wird, fragen wir, wo der innere Anteil jetzt im Körper gespürt wird. Wenn der Patient dies lokalisieren kann, bitten wir den Patienten, eine Hand auf diese Körperstelle zu legen, um dem inneren Anteil so eine hilfreiche Berührung anzubieten. Wir bitten den Patienten, dies wahrzunehmen, und bieten anschließend Bilaterale Stimulation an.

Zusammenfassend ist zu sagen, dass die Einwebeintervention bei komplexen Patienten mit Stagnation, besonders bei der Sonderform, dem Kreiseln, eine sehr hilfreiche Intervention zur Lösung der Stagnation ist. Wir sind bei der Formulierung der Intervention zurückhaltend. Es sollte eine möglichst wenig invasive Intervention sein. Die Einwebeintervention entsteht immer auf der Grundlage einer Hypothese über die Natur der Stagnation. Insofern kann es keine perfekte Einwebeintervention geben. Bei angemessener Zurückhaltung und indikationsgerechter Anwendung werden wir letztlich eine Einwebeintervention finden, die den Prozess löst und stützt. Wirkt die Einwebeintervention, dann stützt das die Nachverarbeitung und trägt zum Lern- und Wachstumsprozess, der in der EMDR-Therapie stattfindet, bei.

### 10.2.2 Klinische Themen und Kognitionen

Stagnationen entwickeln sich in Abhängigkeit von den klinischen Themen, sodass sich bestimmte Interventionen eher anbieten als andere. Die Information über das klinische Thema bekommen wir in der Phase 3, wenn die negative und die positive Kognition festgelegt sind. Also können wir uns schon früh Gedanken über das Einweben machen. Aber Vorsicht: Das klinische Thema kann während des Reprozessierens wechseln! Entscheidend ist der Punkt der Stagnation. Tabelle 10-1 stellt den Bezug von Themenfeldern und möglichen Einwebeinterventionen dar.

| **Klinisches Thema** | **Einwebeintervention** |
|---|---|
| Verantwortung/Fehlerhaftigkeit<br><br><br><br>Sonderfall Realschuld | Direkte Aussage oder Frage<br>*Ich bin verwirrt …*<br>*Wenn es Ihr Kind wäre?*<br>Sokratischer Dialog<br>*Was haben Sie verändert?*<br>*Was können Sie tun, um es auszugleichen?*<br>Metaphorisch: Waage der Schuld |
| Sicherheit/Vulnerabilität | Zeitliche Orientierung<br>*Was geschah danach?*<br>Gegenwartsorientierung<br>*Wie ist es heute?*<br>*Sind Sie gestorben?* |
| Stärke/Kontrolle/Wahlmöglichkeiten | Gegenwarts- und Zukunftsorientierung<br>*Welche Möglichkeiten haben Sie heute?*<br>*Welche Möglichkeiten haben Sie zukünftig?*<br>*Was könnte helfen?* |

**Tab. 10-1:** Klinisches Thema und mögliche Einwebeinterventionen.

### 10.2.3 Wann und wo kann ich Einweben?

Ich habe die grundsätzlichen Indikationen für die Einwebeintervention schon im Verlauf des Kapitels dargestellt. Die Notwendigkeit zum Einweben ergibt sich am häufigsten in der Anwendung der Standardtechnik bei komplexen Patienten. Aber selbstverständlich kann in der Anwendung jeder EMDR-Technik eingewoben werden, wenn es im Prozess stagniert. Wenn sich in der Ressourcenaktivierung eine Stagnation ergibt, kann ich z.B. nach einem inneren Helfer fragen oder versuchen, eine blockierende Überzeugung zu identifizieren. Wenn sich in der Anwendung der CIPOS-Technik keine ausreichende Distanzierung zum Material entwickelt, kann ich dies durch eine entsprechende Einwebeintervention versuchen zu unterstützen. Wenn sich trotz der reduzierten Assoziativität in der EMD-Technik eine Assoziation in Material entwickelt, das den Prozess überfordern würde, dann darf ich diese Affektbrücke durch eine Einwebeintervention beenden. Wir können so den assoziativen Prozess im gleichen Netzwerk auf die Arbeit an der Zielerinnerung begrenzen oder den Prozess im gleichen Netzwerk zulassen, aber bei Assoziation in ein anderes Netzwerk begrenzen. Die Abbildung 10-1 stellt dies bildhaft dar.

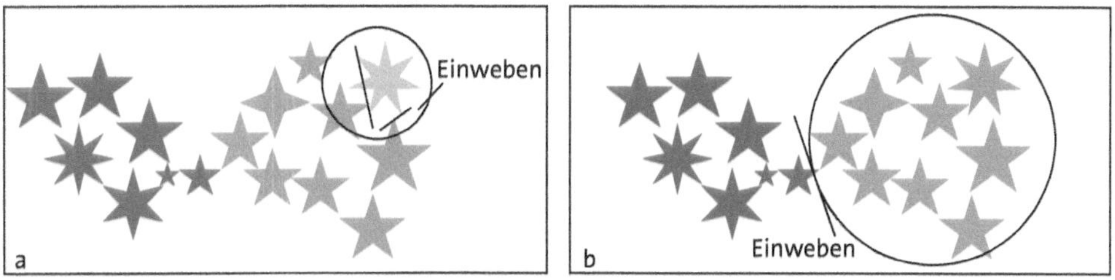


**Abb. 10-1:** Unterbrechen von Assoziationen im Netzwerk (a) und zwischen Netzwerken (b).

**EXKURS EMDr**

In diesem Zusammenhang möchte ich noch auf einen Begriff eingehen, der in der EMDR-Therapie immer wieder verwandt wird. Es ist der Begriff des »EMDr« (ausgesprochen EMD klein R oder EMDrestricted). Diese Vorgehensweise wird gelegentlich als eigene Technik bezeichnet. Meiner Meinung nach beschreibt EMDr die Anwendung der Standardtechnik mit dem systematischen Unterbrechen von Assoziationen durch Einwebeinterventionen. Es steht also zwischen der klassischen Anwendung der Standardtechnik und der EMD-Technik. Dieses Vorgehen kann durchaus in bestimmten Situationen hilfreich sein.

Ich habe die Indikation für das gezielte Unterbrechen von Assoziationen oben schon beschrieben. Es macht aus meiner Sicht jedoch keinen Sinn, hierfür einen eigenen Namen zu verwenden. Denn es ist in der Struktur der EMDR-Therapie klarer, wenn wir es so benennen wie gehabt: das systematische Unterbrechen von Assoziationen durch Einwebeinterventionen unter Anwendung der Standardtechnik.

## 10.3 Starke Emotionen im Reprozessieren

Starke Emotionen in der Nachverarbeitung können den Patienten und auch den Therapeuten fordern bzw. haben das Risiko, zu einem vorzeitigen Ende des Reprozessierens zu führen. Natürlich können wir dies durch die Wahl der Technik und des Materials beeinflussen. Dennoch kann es auch bei noch so guter Vorbereitung und Planung passieren, dass überraschend starke Emotionen in einen Nachverarbeitungsprozess hineinspielen. Dies kann daran liegen, dass der Patient erstmals Zugang zu dieser Erinnerung hat oder zum ersten Mal die mit der Erinnerung verbundenen Emotionen spürbar werden. Wichtig ist, dass sowohl Patient als auch Therapeut über eine ausreichende Affekttoleranz verfügen. Auch hier ist das kognitive Einweben neben anderen Interventionen hilfreich, um den Nachverarbeitungsprozess im Toleranzfenster zu halten und so die Nachverarbeitung zu ermöglichen.

Für den Umgang mit starken Emotionen sind einige grundsätzliche Überlegungen anzustellen. Für uns ist wichtig, dass mit den starken Emotionen im Reprozessieren Informationen zugänglich werden, die reprozessiert werden können bzw. weiterhin symptomprovokativ aktiv sind, wenn sie nicht reprozessiert werden. Also ist auftauchende Emotion durchaus zu begrüßen, wenngleich wir auch wissen, dass nachverarbeitet werden kann, ohne dass die Emotionen sehr präsent werden müssen.

Für den Patienten kann der erste Zugang zur Emotion sehr fordernd sein. Wir wissen, dass diese Emotion einen Anfang, eine Mitte und ein Ende hat. Für uns ist die Metapher der Welle hilfreich, denn wir wissen, dass sich diese Welle aufbaut, einen Höhepunkt erreicht, danach bricht und sich auch wieder zurückzieht.

#### METAPHER DER WELLE

Eine Emotion, ein Gefühl kommt meist nicht völlig abrupt, sondern baut sich langsam auf. Wie eine Welle beginnt die Emotion spürbar zu werden, wird dann langsam größer, bis die Emotion den Höhepunkt erreicht, um dann wieder abzunehmen – genau so, wie die Welle größer und größer wird, irgendwann bricht und sich dann in das Meer zurückzieht.

Und mit dieser Metapher werden wir den Patienten im Reprozessieren begleiten. Dazu verlängern wir die Serie der Bilateralen Stimulation, bis die Emotion abklingt. Da es für den Patienten schwieriger ist, bei starker Emotion den Fingern mit den Augen zu folgen, werden wir mit der Geschwindigkeit ein klein wenig langsamer, verlängern aber die Serie. Wir beobachten den Patienten aufmerksam, beobachten seine Mimik, Atmung, die Körpersprache. Wir begleiten den Patienten feinfühlig. Durch verbale Unterstützung während der Stimulationsserie machen wir uns als Therapeut inhaltsarm bemerkbar. Es genügen kleine verbale Äußerungen wie *»hm«* oder *»nur wahrnehmen«* oder *»weiter so«*, die unsere Präsenz deutlich machen und damit die duale Aufmerksamkeit stärken. Wir könnten die Zug- und die Tunnelmetapher (→ Kap. 6.4.3) anbieten, um dem Patienten das Nachverarbeiten der Emotion zu erleichtern. Das Timing der Bilateralen Stimulation und der Pausen ist wichtig. Eine Pause ist sinnvoll, wenn die

Emotion ein wenig abklingt, also die Atmung etwas ruhiger wird oder die Tränen etwas weniger fließen. Es kann auch sein, dass sich ein Patient einmal die Nase schnäuzen muss, um wieder besser atmen zu können. Möglich ist auch, dass auf unserer Seite ein mechanischer Grund eine Pause erzwingt, wenn z.B. die Schultermuskulatur eine kurze Pause braucht. Das können wir dem Patienten erklären und sobald wie möglich wieder in die Stimulation einsteigen, bis es wirklich zu einer Beruhigung kommt.

**PRAXISTIPP**

Wenn intensive Emotion im Reprozessieren auftaucht, werden wir die Emotion durch Verlängerung der Stimulationsserien in der Nachbearbeitung halten. Wir unterstützen den Patienten durch Stärkung der dualen Aufmerksamkeit. Grundlage ist das Toleranzfenster.

## 10.4 Weitere Probleme im Reprozessieren

Es kann durchaus sein, dass wir ein »Zuviel« im Reprozessieren erleben. Es kann ein »Zuviel« an Emotion, an Übererregung, an Assoziationen sein, sodass der Patient überfordert wird. Wir wissen, dass ein distanzierter Prozess durchaus wirksam sein kann und der Überforderung des Patienten auf jeden Fall vorzuziehen ist (Lee 2006).

Insofern versuchen wir, dem Patienten zu helfen, sich etwas vom Material zu distanzieren. Wir fordern ihn auf, das bewegte Geschehen nur als Standbild wahrzunehmen oder sich ein Schwarz-Weiß-Bild vorzustellen. Wir bitten ihn, sich eine Glasscheibe zwischen dem Geschehen und sich selbst vorzustellen oder sich wie im Kino einige Reihen zurückzusetzen. Selten kann auch eine abstinente Berührung hilfreich sein, um die duale Aufmerksamkeit zu stärken. Des Weiteren können wir durch verbale Unterstützung während der Stimulationsserie die duale Aufmerksamkeit stärken. Kognitives Einweben in den Pausen zwischen den Stimulationsserien kann gleichfalls hilfreich sein. Wir können hier die Gegenwarts- oder Erwachsenenperspektive herausarbeiten. Wir beachten die Themenfelder und unterstützen angemessen die Affektwahrnehmung und Affektexpression.

Wenn der Patient das Stopp-Signal nutzt, reagieren wir unmittelbar darauf und klären den Hintergrund: Geht es etwa zu schnell? Braucht der Patient eine Pause? Braucht der Patient mehr Zeit, um sein Erleben mitzuteilen? Gibt es Bedenken gegenüber der Veränderung im Nachverarbeitungsprozess und wenn ja, welche? Was braucht der Patient, um weitermachen zu können? In aller Regel kommt es zu einer kurzen Unterbrechung, aber nicht zum Abbruch der Sitzung oder des Reprozessierens. Wenn die Klärung der Hintergründe mehr Zeit benötigt, können wir danach über ein Zurück zur Ausgangserinnerung wieder in den Nachverarbeitungsprozess einsteigen. Sollte es wirklich einmal zum Abbruch der Sitzung kommen, gehen wir in die Phase 7, um die Sitzung angemessen abzuschließen. In der folgenden Phase 8 werden wir dann das weitere Vorgehen klären.

Es kann sein, dass wir uns nicht sicher sind, ob der Patient das Stopp-Signal auch nutzen wird. Dies kann bei Patienten mit hoher sozialer Erwünschtheit, sehr angepassten oder auch sehr leistungsorientierten Patienten der Fall sein. Dann werde ich den Patienten an das Stopp-Signal erinnern, falls ich den Eindruck habe, dass er es eigentlich nutzen sollte: *»Erinnern Sie sich an Ihr Stopp-Signal? Sie können es jederzeit nutzen!«* Damit lasse ich die Entscheidung beim Patienten, versuche aber, eine angemessene Nutzung anzuregen.

Wenn Kopfschmerzen, Übelkeit oder Schwindel den Patienten beim Reprozessieren belasten, versuchen wir, die Ursache herauszufinden. Möglicherweise haben wir in der Phase 1 eine somatische Erkrankung nicht bedeutungsangemessen eingeschätzt. Wir fragen noch einmal nach früheren Augenerkrankungen, kontrollieren eventuell die Gleitsichtbrille, fragen nach einer Migräneerkrankung.

Wenn es keine somatischen Erklärungen gibt, sollten wir dieses Phänomen in seiner Bedeutung relativieren. Wir erklären dem Patienten, dass es ein ganz normales Phänomen der Nachverarbeitung, ein Effekt der Augenbewegungen ist oder auch mit einer Erinnerung verbunden sein kann. Es ist häufig hilfreich, den Patienten auf das Phänomen fokussieren zu lassen und dann eine erneute Stimulationsserie anzubieten. Wir sagen: *»Nehmen Sie es nur wahr und folgen Sie meinen Fingern!«* Bei der Stimulation mit Augenbewegungen hat es sich bewährt, in der folgenden Serie etwas langsamer zu sein. Es kann auch sein, dass ein Moduswechsel zur taktilen oder auditiven Stimulation hilfreich ist. Für uns ist es wichtig, zu wissen, dass solche Phänomene auch das Reprozessieren einer dissoziativen Barriere ausdrücken können, und wir rechnen danach mit neuem Material, dass bewusstseinsfähig wird. Ist das Phänomen ein Ausdruck von Übererregung, versuchen wir, es im Prozess zu halten. Hier kann Einweben (gegenwärtige Sicherheit) hilfreich sein. Vermuten wir, dass das Phänomen ein Ausdruck von Angst oder Widerstand ist, wäre es sinnvoll, dies in der Phase 7 oder in der folgenden Phase 8 mit dem Patienten aktiv zu thematisieren.

Wir können auch ein »Zuwenig« im Reprozessieren sehen. Der Nachverarbeitungsprozess kommt nicht recht in Gang, wofür es verschiedene Gründe geben kann. Es liegt daran, dass diese Erinnerung schon verarbeitet ist, was wir mit dem Patienten im Gespräch klären müssten. Häufiger ist Dissoziation ein Hindernis, den Effekt wahrzunehmen. Hier ist auch besonders die peritraumatische Dissoziation als Teil der Erinnerung ursächlich, sicherlich häufiger als eine strukturelle dissoziative Störung. Es kann sein, dass die Affekttoleranz des Patienten nicht ausreicht, dass dieser sich innerlich gegen das Erleben schützt. Auch blockierende Überzeugungen können den Affektzugang verhindern. Solche blockierenden Überzeugungen gehen in die Richtung *»Es ist gefährlich oder unsicher oder nicht okay, Gefühle zu haben«*. Auch Aspekte der Geschlechterrolle oder kulturelle Aspekte einer Subgruppe können hier zugrunde liegen. Wir fragen nach und achten auf unausgesprochene Worte, unterdrückte Gesten, Handlungen oder fragen aktiv nach befürchteten negativen Folgen, wenn das Gefühl ausgedrückt wird. Wir versuchen dies im AIP-Modell zu verstehen und würden ggf. nach den zugrunde liegenden Erinnerungen bzw. Netzwerken suchen und den Behandlungsplan entsprechend anpassen.

Es kann vorkommen, dass Patienten während des Reprozessierens reden. Wir nehmen es erst einmal wahr und versuchen, es im Gesamtzusammenhang zu verstehen und einzuschätzen, ob dies die Nachverarbeitung beeinträchtigt. Häufig ist dies nicht so. Manchmal scheint es die Integration der Erfahrung für den Patienten zu erleichtern. Manchmal werden wir sozusagen psychosoziale Zeugen. Es kann auch sein, dass Patienten das Tempo der Nachverarbeitung damit etwas modulieren. Solange dies die Nachverarbeitung nicht beeinträchtigt, können wir es einfach zulassen. Gegebenenfalls intervenieren wir durch Veränderung des Fokus.

Weitere problematische Reaktionen im Reprozessieren sind Intellektualisieren, innere Vermeidung des Affekts, Aggression im therapeutischen Setting oder die Devalidierung der Bedeutung oder der Schwere des Ereignisses. Wir versuchen, die Hintergründe der maladaptiven Reaktion zu verstehen. Welche Ängste motivieren diesen Verlauf? Gibt es blockierende Überzeugungen? Oder ist es sekundärer oder tertiärer Krankheitsgewinn, der den therapeutischen Verlauf beeinträchtigt? Wie immer versuchen wir, dies im AIP-Modell zu verstehen und die zugrunde liegenden Netzwerke zu entdecken, um den Behandlungsplan entsprechend anzupassen. Oder können wir mit intensiverer Stimulation, also längeren Serien oder höherer Geschwindigkeit, helfen? Häufig hilft einfach Geduld, um dem therapeutischen Prozess Zeit zu geben. Auch können wir Ängste vor Veränderung in der Phase 7 oder 8 ansprechen und erkunden, was der Patient braucht, um sich mehr auf den therapeutischen Prozess einlassen zu können.

Eine Stagnation im Nachverarbeitungsprozess weist in der Regel auf unprozessierte Reste der Ausgangserinnerung bzw. des Netzwerks der maladaptiv gespeicherten Erinnerungen hin. In diesem Zusammenhang kommen wir auf das Konzept der Quellerinnerungen zu sprechen. Mit **Quellerinnerungen** (im englischen Original »feeder memories«) meint Shapiro (2018) maladaptiv gespeicherte Erinnerungen, die mit der Ausgangserinnerung des aktuellen Nachverarbeitungsprozesses assoziativ verbunden sind, aber nicht spontan in die Reprozessierung eintreten und somit nicht nachverarbeitet werden können. Diese haben das Potenzial, die Nachverarbeitung zu blockieren. Aus ihnen quillt gleichsam immer Affekt nach und belastet die aktuelle Nachverarbeitung. Dieses Phänomen tritt mit höherer Wahrscheinlichkeit auf, wenn die Zielerinnerung aus der Adoleszenz oder aus dem Erwachsenenleben stammt, aber unverarbeitetes Kindheitsmaterial zugrunde liegt. Wenn es nicht gelingt, die Quellerinnerung in den Prozess zu bringen, kann die Blockade persistieren. Wir nutzen bei Verdacht auf eine Quellerinnerung den Affektscan in der Nachverarbeitungssitzung, um die Quellerinnerung ins Bewusstsein zu bringen, indem wir sagen: *»Wenn Sie die Gefühle und Empfindungen wahrnehmen, die jetzt präsent sind, gehen (scannen) Sie zurück in eine frühere Zeit, wo sie ähnlich empfunden haben. Was kommt ins Bewusstsein?«* Idealerweise wird die dann auftauchende Erinnerung reprozessiert. Bei dieser Intervention sprechen wir auch vom »Anstoßen der Affektbrücke im Kanal«.

Blockierende Überzeugungen haben ein ähnliches Potenzial, die Nachverarbeitung zu behindern. Dies kann sowohl in der Phase 4 wie auch bei der Verstärkung der positiven Kognition in der Phase 5 auftreten. Blockierende Überzeugungen sind laut Shapiro

(2018) dysfunktionale Annahmen über sich Selbst, Andere oder Lebensumstände. Bei Verdacht auf eine blockierende Überzeugung versuchen wir, diese durch eine Einwebefrage in das Bewusstsein kommen zu lassen. Wir fragen: *»Gibt es etwas in Ihnen, das besorgt sein könnte, wenn Sie über das Problem hinwegkommen?«* oder *»Was würde geschehen, wenn Sie komplett über Ihr Problem hinwegkommen würden?«* Beispiele für blockierende Überzeugungen sind:

- Es ist gefährlich, darüber hinwegzukommen.
- Wenn es mir besser geht, werde ich es vergessen.
- Ich bin meinen Kameraden (oder meiner Familie ...) gegenüber illoyal, wenn ich darüber hinwegkomme.
- Ich verdiene es nicht, darüber hinwegzukommen.
- Es ist nicht okay, darüber hinwegzukommen.
- Es ist für Andere schlecht, wenn ich darüber hinwegkomme.

Bei einer Antwort des Patienten nutzen wir die Bilaterale Stimulation, um das Material zu reprozessieren. Wenn das nicht zu einer Lösung der Stagnation, also zur Reprozessierung der blockierenden Überzeugung, führt, können wir versuchen, das zugrunde liegende Netzwerk zu identifizieren. Hierzu fragen wir: *»Wären Sie bereit, in die Vergangenheit zurückzugehen, um herauszufinden, wo Sie diese Überzeugung erworben haben?«* Wenn der Patient dies bejaht, bieten wir erneut Bilaterale Stimulation an, um das zugrunde liegende Material zu entdecken und zu reprozessieren. Es kann sein, dass eine ausgedehntere diagnostische Arbeit und Anpassung des Behandlungsplans notwendig ist, um hier eine tief greifende Veränderung zu erreichen.

**PRAXISTIPP**

Das Erinnerungsnetzwerk hinter der blockierenden Überzeugung kann zu groß sein, um im »Shortcut« reprozessiert zu werden. Das Netzwerk sollte dann in separaten Sitzungen bearbeitet werden, bevor die unterbrochene Arbeit fortgesetzt werden kann.

## 10.5 Zum Ende der Reprozessierungssitzung

Wir möchten uns vergewissern, ob wir in der Reprozessierungssitzung noch etwas mehr erreichen können. Wann immer es die Zeit erlaubt, gehen wir zur Ausgangserinnerung zurück und prüfen die gegenwärtige Repräsentation. Es ist von großer Bedeutung, beim Zurück zur Ausgangserinnerung ganz offen zu fragen: *»Gehen Sie bitte zur Ausgangserinnerung zurück! Was ist jetzt da?«* Keinesfalls sollten wir die Erinnerung detailliert beschreiben. Auch ist es sehr wichtig, global von der Ausgangserinnerung zu sprechen und nicht eine Komponente der Erinnerung zu benennen. Bei sehr assoziativen Prozessen sind Patienten gelegentlich etwas verwirrt und fragen, welche Erinnerung wir meinen. Dann sollten wir einen kurzen Hinweis geben, um welche Erinnerung es sich bei der Ausgangserinnerung handelt. Nach der Antwort des Patienten bieten wir erneut Bilaterale Stimulation an. Ergibt sich nach einer weiteren Serie Bilateraler Stimulation bei neutraler oder positiver Antwort keine Veränderung mehr, prüfen wir die subjektive Belastung (SUD). Bei einem SUD-Wert von 0 gehen wir in die Phase 5. Bei einem SUD-Wert > 0 werden wir erneut stimulieren, falls es die Zeit erlaubt. Wenn nach einem intensiven und gründlichen Prozess der SUD-Wert zu unserer Überraschung nicht 0 ist, versuchen wir zu verstehen, warum das so ist. Dazu können wir zuerst die Körperlokalisation überprüfen, indem wir fragen: *»Wo spüren Sie diese Belastung [ich nenne hier gerne die Zahl] jetzt im Körper?«* Wenn der Patient keine Körperlokalisation angeben kann, dürfte es sich nicht um einen echte subjektive Belastungseinheit handeln, da der SUD per Definition mit einer Körperlokalisation verbunden ist. Vielleicht handelt es sich um eine Bewertung des Patienten oder es fließt Affekt aus dem Netzwerk nach. Wir können den Patienten bitten, *»nur an diese Erinnerung zu denken«* und noch einmal auf Belastung zu prüfen. Ein Teil der Patienten wird dann sagen können, dass an der Erinnerung keine Belastung zu spüren ist, aber insgesamt eine Belastung wahrgenommen werden kann. Wir sind uns dann sicher, dass die Belastung aus dem Netzwerk, aber nicht von der Erinnerung kommt. Wir können auch versuchen, die Motivation hinter der Angabe des SUD-Wertes zu erkunden, und fragen: *»Was lässt es eine X sein?«* Wenn der Patient eine Aussage trifft wie: *»Da ist ein Mensch gestorben, da kann ich doch nicht 0 sagen«*, dann wissen wir, dass dies einer Bewertung im Referenzsystem des Patienten entspricht, aber nicht notwendigerweise eine tatsächliche Belastung wiedergeben muss. Shapiro (2018, S. 151) sprach hier auch von dem »ökologisch angemessenen SUD-Wert«. Auch dann können wir in die Phase 5 übergehen. Von diesen Ausnahmen abgesehen, werden wir an dem SUD-Wert > 0 weiter stimulieren, falls die Zeit ausreicht.

Reicht die Zeit nicht aus, um am Material (SUD > 0) weiterzuarbeiten, müssen wir die Sitzung partiell bearbeitet beenden. Für den partiellen Abschluss berücksichtigen wir Folgendes:

- Der beste Zeitpunkt ist das Kanalende oder eine Stelle mit wenig Dynamik
- Wechsel in den Alltagszustand durch ein »Gespräch«
- Stabilisieren, soweit notwendig
- Übererregung begrenzen: Entspannungstechniken, NADA-Ohrakkupunktur (falls darin ausgebildet)
- Ressourcen aktivieren (ohne Bilaterale Stimulation)
- Reorientieren und Reflektieren; Statewechsel durch ein Gespräch
- NICHT zurück zur Ausgangserinnerung; kein SUD, Körperscan

**PRAXISTIPP**

Lassen Sie sich für den partiellen Abschluss ausreichend Zeit. Wenn ich zehn Minuten vor Sitzungsende ein Kanalende erreiche und davon ausgehen muss, dass ich das Material nicht komplett reprozessieren kann, dann schlage ich hier das Ende vor. Die restliche Zeit lässt sich immer gut nutzen.

# 11 Andere EMDR-Anwendungsgebiete

Die EMDR-Therapie entstand in der Behandlung der **Posttraumatischen Belastungsstörung**. Mit der Ausarbeitung des Krankheits- und Veränderungsmodells der EMDR-Therapie, des Modells der adaptiven Informationsverarbeitung (AIP-Modell) (Shapiro 1995), war die Grundlage für die umfassende Psychotherapie EMDR gelegt worden. Aufgrund der Annahmen des AIP-Modells wurde eine Wirkung auf Erinnerungen außerhalb des Traumakonzepts vermutet. Eine Fallserie zum **Phantomschmerz** legte erstmals Daten zum Einsatz der EMDR-Therapie außerhalb der Posttraumatischen Belastungsstörung vor (Tinker et al. 1997). Die Ergebnisse in der Behandlung von Phantomschmerzpatienten waren erstaunlich: 50 % der Patienten verloren den Phantomschmerz gänzlich, bei 25 % der Patienten gab es eine Reduktion und ein weiteres Viertel sprach nicht auf die Behandlung an.

**MERKE**

Die EMDR-Therapie kann nur dann wirken, wenn eine maladaptiv gespeicherte Erinnerung, z. B. das **Schmerzgedächtnis**, Grundlage der Symptomatik, hier des aktuell erlebten Schmerzes, ist.

Im Laufe der Zeit konnten Tinkers Ergebnisse in kontrollierten Fallserien und einer randomisierten kontrollierten Studie bestätigt werden (Rostaminejad et al. 2017). Mittlerweile liegen weitere systematische Untersuchungen zum Thema EMDR-Therapie und **chronischer Schmerz** vor. In einer aktuellen Metaanalyse wurde die Wirksamkeit der EMDR-Therapie bestätigt (Singla et al. 2025).

Der nächste Bereich, in dem das AIP-Modell systematisch angewandt und untersucht wurde, ist der Bereich der **stoffgebundenen Abhängigkeit**. In einer Pilotstudie konnte ich zeigen, dass das Craving Alkoholabhängiger nach der Reprozessierung entsprechenden Erinnerungsmaterials nachlässt (Hase et al. 2008). Auch in diesem Bereich liegen weitere Ergebnisse und eine positive Metaanalyse vor (Seok et al. 2025).

Ein Gebiet, auf dem sehr systematisch geforscht wurde, ist der Bereich der **monopolaren Depression**. Mit der Gründung eines europäischen Forschungsverbundes, des EDEN-Netzwerks (*European Depression EMDR Network*), konnte die EMDR-Forschung in diesem Bereich auf eine qualitativ neue Ebene gehoben werden. Nicht nur konnte die Wirksamkeit der EMDR-Therapie in diesem Bereich mit hoher Wahrscheinlichkeit bestätigt werden (Seok & Kim 2024), sondern es wurde gezeigt, dass die Qualität der Studien zunahm (Carletto et al. 2021).

Die Anwendungsgebiete der EMDR-Therapie sind vielfältig. Dies ergibt sich auch aus dem Umstand, dass das AIP-Modell ein transdiagnostisches Modell ist. So wundert es nicht, dass die EMDR-Therapie auch zur Behandlung der **körperdysmorphen Störung** angewandt wird (Brown & McGoldrick 2017; Pouladi et al. 2024).

Eine systematische Darstellung der Anwendungsbereiche außerhalb der Posttraumatischen Belastungsstörung findet sich bei de Jong & Ten Broeke (2021).

Im Laufe der Zeit wurden viele spezialisierte Behandlungsstrategien für verschiedenste Störungsbilder vorgelegt. In den folgenden Kapiteln werde ich wichtigsten Behandlungsstrategien vorstellen. Meine Auswahl orientiert sich an der »Original-Shapiro-Ausbildung«, den Erwartungen von *EMDR Europe* und der klinischen Relevanz.

# 12 Spezialisierte EMDR-Behandlungsstrategien

In der EMDR-Therapie liegen inzwischen viele spezialisierte Behandlungsstrategien, früher **Spezialprotokolle** genannt, für unterschiedlichste Diagnosen vor. Bei genauerer Prüfung stellen wir fest, dass die meisten Methoden der Struktur des Standardprotokolls – zuerst die Vergangenheit, dann die Gegenwart, dann die Zukunft – folgen, also das Rad nicht neu erfinden. Im Idealfall gibt so eine spezialisierte Behandlungsstrategie Hinweise für die Wahl und Sequenzierung des Erinnerungsmaterials für eine bestimmte Patientengruppe, verändert aber sonst so wenig wie möglich an den etablierten Strukturen. In der von mir beschriebenen Behandlungsstrategie zur Behandlung von Menschen, die durch eine somatische Erkrankung und/oder Erfahrungen mit dem Medizinsystem belastet sind, findet sich z. B. der Hinweis, Erinnerungen an ungerechte Erfahrung mit dem Medizinsystem zu priorisieren und früh zu bearbeiten. Darüber hinaus folgt diese Behandlungsstrategie der Struktur des Standardprotokolls.

**EIN SCHLECHTES BEISPIEL**

Ein Beispiel, wie aus einer guten Idee Verwirrung entsteht, ist die Behandlungsstrategie für chronische Kopfschmerzen nach Marcus (2008). Marcus beschreibt eine Intervention bei akutem Kopfschmerz und benennt diese als »Phase 1 des ›integrierten EMDR‹«. Jetzt kommen Fragen auf: Was ist eigentlich ein integriertes EMDR? Der Text von Marcus gibt hier keine wirkliche Antwort. Und haben wir nicht schon eine Phase 1, die Anamnese, in der EMDR-Therapie? Wenn wir uns die Behandlungsstrategie von Marcus genau anschauen, dann können wir erkennen, dass er mit seiner »Phase 1 des integrierten EMDR« eine komplexe Einwebeintervention beschreibt, die tatsächlich bei akutem Kopfschmerz wirksam ist. Allerdings sollte er dies dann auch so benennen. Meines Erachtens steht sich Marcus damit in der Verbreitung seiner Behandlungsstrategie selbst im Wege.

Ich habe mich immer bemüht, bei meinen Innovationen so stringent wie möglich in der Struktur und Terminologie der EMDR-Therapie zu bleiben, um es dem Anwender leicht zu machen, neues Wissen und neue Technik in gegebene Strukturen zu integrieren. Eine spezialisierte Behandlungsstrategie ist nicht der Weisheit letzter Schluss. Letztlich ist jeder Mensch ein Individuum und auch in seinem Sein und seiner Symptomatik einzigartig. Die Anwendung einer spezialisierten Behandlungsstrategie entbindet uns nicht von der Pflicht, zu denken und die Dynamik der Behandlung zu berücksichtigen.

**PRAXISTIPP**

Ich nutze die spezialisierte Behandlungsstrategie wie eine Folie, die ich über den Patienten lege und die mir dann hilft, bestimmte Inhalte besser wahrzunehmen.

So leitet mich z. B. die spezialisierte Behandlungsstrategie »Depression« an, früh in der Therapie auf die zwei bis acht Wochen vor Beginn einer depressiven Episode liegenden belastenden Erfahrungen zu achten. Diese »Episodenauslöser«, die maladaptiv gespeicherten Erinnerungen daran, sind zu Beginn der Behandlung eines depressiven Patienten gut zu erreichen. Ihre Reprozessierung führt in der Regel zu einer Stabilisierung, welche die weitere Bearbeitung wichtigen Erinnerungsmaterials ermöglicht.

Spezialisierte Behandlungsstrategien berücksichtigen die Besonderheit einer bestimmen Patientengruppe, sind somit störungsspezifisch und geben Hinweise für die Auswahl des Erinnerungsmaterials. Die Hoffnung, dass wir hiermit nur dem dadurch entstehenden Behandlungsplan folgen müssen und dann alles wie von selbst läuft, ist allerdings weit überzogen. Es kommt, wie schon gesagt, auf die individuelle Dynamik und Umsetzung des Behandlungsplans an.

Insofern sehe ich diese *Scripted Protocols* kritisch. In mittlerweile acht Bänden hat die von mir sehr geschätzte Marilyn Luber (z.B. Luber 2009, 2010, 2018), eine frühe Schülerin von Francine Shapiro, Behandlungsansätze zusammengetragen. Beim genauen Hinschauen erkennt man allerdings, dass es sich hier nicht nur um eine Sammlung von »Protokollen« handelt, sondern auch Techniken zu finden sind. Während die schrittweise Beschreibung der manualisierten Techniken sinnvoll ist, sehe ich die kochrezeptartige Ausarbeitung der Behandlungsstrategien und Innovationen kritisch. Meiner Meinung nach sind die Anleitung zum Denken und Handeln in der EMDR-Therapie, das Treffen von therapeutischen Entscheidungen in der Behandlungsplanung und die Umsetzung zu fördern – und nicht ein stures Ablesen.

In der Behandlung komplexer Patienten ist die dynamische Adaption der Planung der Durchführung besonders wichtig. Es gibt m.E. mit Ausnahme des sehr flexiblen Standardprotokolls nach Shapiro keinen Behandlungsplan, mit dem komplexe Patienten umfassend zu behandeln wären. Auch das »umgedrehte Standardprotokoll« (Hofmann 2009b) ist hier keine Lösung und gleichfalls zu starr formuliert. Hilfreicher ist der Blick auf einzelne Netzwerke. Komplexe Patienten bringen Probleme aus verschiedenen Bereichen mit. Es geht um Traumata, oft um Bindungsdefizite bis hin zur Bindungstraumatisierung, um Depression, vielleicht auch um Phobie, manchmal auch um stoffgebundene Abhängigkeit und dergleichen mehr. Diese verschiedenen Bereiche stehen in bestimmten Therapieabschnitten mehr oder weniger im Vordergrund, sodass wir in der Behandlung von komplexen Patienten immer wieder auch spezialisierte Behandlungsstrategien zurate ziehen werden, die für einen bestimmten Therapieabschnitt hilfreich sein können. Für die gesamte Behandlung gibt uns das Standardprotokoll einen guten Rahmen. Mit Blick auf die Ressourcenbalance einzelner Netzwerke und den gesamten Patienten kann die Richtung der Verarbeitung verändert und in der Gegenwart oder Zukunft begonnen werden.

In einigen der spezialisierten Behandlungsstrategien wird explizit von der Notwendigkeit der Ressourcenaktivierung zu Beginn der Behandlung gesprochen, während dies in anderen keine Erwähnung findet. Wir werden allerdings im Rahmen jeder EMDR-Therapie in der Phase 2 vorbereiten und hier auch Ressourcendefizite ausgleichen. Und eine Behandlungsstrategie kommt nur innerhalb der acht Phasen zur Anwendung. Insofern ist es unerheblich, ob Ressourcenaktivierung in der Strategie erwähnt wird oder nicht. Wir arbeiten mit Ressourcentechniken, wenn es angezeigt ist!

In Folgenden werde ich die wichtigsten Behandlungsstrategien darstellen. Die Auswahl orientiert sich an der Evidenzbasierung (Matthijssen et al. 2020), an den Inhalten der »Original-Shapiro-Ausbildung«, den Erwartungen von *EMDR Europe* und der klinischen Relevanz.

## 12.1 Akute Belastung

Die Anwendung der EMDR-Therapie bei Menschen mit akuter Belastung oder akuter Traumatisierung ist mittlerweile gut untersucht und mit Grad 1 der Evidenz nach Sackett (2015) belegt (Matthijssen et al. 2020). Es gibt mehrere Behandlungsstrategien im Akutbereich. Die Akutbehandlungsstrategie nach Shapiro (2018) ist die älteste Strategie, die sich sehr bewährt hat. Neuere Ansätze zeigen m. E. keine Vorteile. Ich werde im Folgenden die Akutbehandlungsstrategie nach Shapiro (2018) ausführlich darstellen und zum Ende des Kapitels kurz auf weitere Ansätze eingehen. Hierbei gehe ich auf die Grundlagen der Arbeit mit akut belasteten Menschen nicht ausführlich ein; diese setze ich voraus bzw. empfehle die vertiefte Auseinandersetzung mit diesem Thema in einem entsprechenden Workshop in der speziellen Psychotraumatherapie.

### 12.1.1 Die Akutbehandlungsstrategie nach Shapiro

Der Mensch, der zu mir kommt, ist anfangs kein »Patient«, sondern das Opfer eines psychosozialen Notfalls (Lasogga & Münker-Kramer 2021).

Aus dem AIP-Modell geht ja hervor, dass der Betroffene die Chance hat, das Erlebte aus eigenen Kräften zu verarbeiten. Dazu gehört auch, dass die »Symptome« – wie ereignisbezogene Intrusionen und Träume, Übererregung und Vermeidung – zu Beginn ein Ausdruck der Spontanverarbeitung sind und keine Psychopathologie. Insofern können wir den Betroffenen begleiten, die Spontanverarbeitung beobachten und Psychoedukation anbieten. Solange die Spontanverarbeitung läuft, können wir ggf. mit Ressourcenaktivierung den Spontanprozess stützen.

Wenn die Spontanverarbeitung sistiert, dann ergibt sich die Indikation zur Intervention. Jetzt wird der Betroffene zum Patienten.

Eine solche Situation sehen wir oft nach einer Nachbelastung. Der Betroffene befindet sich in der Post-Akutphase in einem dynamischen, aber auch labilen Prozess, der störanfällig ist. Nachbelastungen wie eine Opferbeschuldigung oder Verdächtigung können diesen Prozess stören. Wir erkennen dies daran, dass sich die zu Beginn normale Symptomatik wie Intrusionen, Träume, Übererregung nunmehr nicht mehr verändert.

Ich kann die Indikationsstellung auch durch ein Screening zur Abklärung des Risiko für eine Chronifizierung, d.h. die Entwicklung der Posttraumatischen Belastungsstörung (PTBS), absichern. Ein bewährtes Instrument ist der Trauma-Screening-Fragebogen (Brewin et al. 2002). Mit dem **Trauma-Screening-Fragebogen** lässt sich erkennen, ob der Patient ein Risikoprofil für die Chronifizierung der Traumaphysiologie und damit die Entwicklung der PTBS aufweist. Wenn der Betroffene sechs von zehn Fragen im Trauma-Screening-Fragebogen mit »Ja« beantwortet, müssen wir ein Chronifizierungsrisiko annehmen.

Ich würde die Indikation zur Frühintervention nicht nur auf den Trauma-Screening-Fragebogen oder ein ähnliches Instrument stützen, sondern die **Klinik** als führend ansehen. Wenn sich in der Klinik und ggf. unter Nutzung eines geeigneten Instruments ein Risikoprofil zeigt, dann sollten wir dem Patienten rasch eine Frühintervention anbieten. Dies macht auch schon wenige Tage nach dem Ereignis einen Sinn.

> **MERKE**
> Intrusionen, Träume, Übererregung und Vermeidung sind in der Frühphase keine Symptome, sondern Ausdruck des Verarbeitungsversuchs des Gehirns. Hier müssen wir dem Patienten Psychoedukation anbieten, damit er dies richtig einordnen kann. Bei Persistenz erkennen wir das Scheitern der Spontanverarbeitung und sollten zeitig eine Intervention anbieten.

Die besonderen Bedürfnisse der Akutpatienten hängen mit der Akuität der Situation zusammen. Shapiro (2001) machte in der Behandlung von Überlebenden des Loma-Prieta-Erdbebens 1989 in Kalifornien die Erfahrung, dass die Reprozessierung einer repräsentativen Zielerinnerung zwar zu einer Belastungsreduktion an der Erinnerung führte, aber nicht zu einer Gesamtverarbeitung. Sie begann zu verstehen, dass das Gehirn Zeit braucht, um die verschiedenen Szenen der Erfahrung zu der kompakten Zielerinnerung zu formen, die wir üblicherweise in der EMDR-Therapie fokussieren und bearbeiten. Bei der Entwicklung der Posttraumatischen Belastungsstörung gelingt dieser erste Schritt, die Bildung der Erinnerung, aber es misslingt das nächst Notwendige: die Integration dieser Erinnerung in ein bestehendes Netzwerk. Shapiro modifizierte also die Fokussierung des Materials und entwickelte so die Akutbehandlungsstrategie. Wir nehmen an, dass diese Strategie in einem Zeitraum von drei Monaten ab dem Ereignis hilfreich ist.

Dieser Zeitraum ist eine aus der Praxis kommende Annahme und kein Gesetz. Ich habe Patienten erlebt, die wenige Tage nach dem Ereignis eine kompakte Zielerinnerung aufwiesen, die in klassischer Weise fokussiert und reprozessiert werden konnte. Auf der anderen Seite habe ich eine Patientin erlebt, die anderthalb Jahre nach dem Ereignis noch keine Zielerinnerung gebildet hatte und erst die Anwendung der Akutbehandlungsstrategie zu einer Verarbeitung führte. Mehr peritraumatische Dissoziation, scheint die Integration der Szenen zu einer kompakten Erinnerung zu erschweren.

**PRAXISTIPP**

Wenn im Bericht des Patienten viel peritraumatische Dissoziation deutlich wird oder noch viel Übererregung zu spüren ist, dann werde ich sicherlich die Akutbehandlungsstrategie anwenden. Sonst könnte ich auch versuchsweise die Erinnerung mit der Standardtechnik oder anderweitig bearbeiten.

Das **Akutprotokoll** folgt dem dreifach fokussierten Ansatz, selbst wenn der Bereich »Vergangenheit« hier nur wenige Wochen alt ist. Das Akutprotokoll unterscheidet sich aber in der Fokussierung des Materials sinnvollerweise vom Standardvorgehen, da es in den ersten Wochen und Monaten nach einem traumatischen Ereignis noch nicht zur Bildung der maladaptiv gespeicherten Erinnerung an das Erlebnis gekommen sein kann. Vielmehr sind die unterschiedlichen Anteile des Erlebnisses scheinbar noch in verschiedenen Teilerinnerungen getrennt gespeichert. Diese fehlgespeicherten Teilerinnerungen (»Szenen«) können nicht durch Fokussierung einer repräsentativen Erinnerung verarbeitet werden, sondern müssen erst in einem Narrativ erfasst und dann meist separat bearbeitet werden, um eine umfassende Nachverarbeitung der Erfahrung zu erreichen.

**AIP-PERSPEKTIVE**

Das Akutereignis wurde noch nicht zur Zielerinnerung konsolidiert. Diese aktive Leistung des AIP-Systems braucht Zeit (etwa 3 Monate). Vielmehr sind verschiedene Teile, die »Szenen«, noch nicht assoziativ zur maladaptiv gespeicherten Erinnerung, wie wir sie aus der Arbeit mit der PTBS kennen, verbunden. Das Ereignis muss deshalb Szene für Szene mehrfach reprozessiert werden. Jede Szene ist eine separate Zielerinnerung und wird mit eigener Phase 3 (negative Kognition [NK], positive Kognition [PK], Validität der positiven Kognition [VoC], Emotionen, subjektive Einheit der Belastung [SUD] und Körperlokalisation) reprozessiert, wobei der Körperscan in der Bearbeitung der Szenen entfällt.

### Phase 1

Wir benötigen eine Schilderung des Ereignisses (Narrativ), um die einzelnen Szenen zu identifizieren. Das Narrativ kann auch über das Umfeld erhoben werden. In aller Regel wollen die Betroffenen reden. Ich habe immer wieder das Gefühl, ein psychosozialer Zeuge für diese manchmal unglaublichen Ereignisse zu sein. Wenn eine Zurückhaltung oder Angst deutlich wird, dann werde ich nicht zum Bericht zwingen. Ich lade ein, distanziert und faktisch zu berichten, und weise darauf hin, dass der Betroffene mir nicht alles sagen muss. In dem Bericht des Betroffenen wird oftmals viel Übererregung deutlich. Es kann sein, dass hier die Balance-Technik (→Kap. 9.2.2) genutzt wird, um den Betroffenen im Toleranzfenster zu halten. Ich höre in dem Bericht auch auf die peritraumatische Dissoziation. Natürlich frage ich ebenfalls nach aktuellen Symptomen und Auslösereizen. Selbst wenn die Entwicklung des Narrativs das vordringliche Ziel in der Akutbehandlungsstrategie ist, müssen wir nach Vorbelastung und Vortraumatisierung fragen. Es ist wichtig, die »komplexen Akuten« zu erkennen, also die komplex Traumatisierten, die jetzt unter der Akutbelastung dekompensieren. Denn diese benötigen einen langsameren Behandlungsaufbau und mehr Zeit in der Behandlung.

Zur Phase 1 gehört auch die Frage nach einer angemessenen Reaktion in der Zukunft. Hierbei sollten wir beachten, dass der Wunsch des Patienten, wieder derjenige zu werden, der er vor dem Akutereignis war, mit hoher Wahrscheinlichkeit nicht erreicht werden kann, denn die Erfahrung verändert den Menschen. Aber ein Wiedergewinnen der Alltagsfähigkeiten kann ein gutes Behandlungsziel sein.

**PRAXISTIPP**

Ich kann einen im Kern gesunden Betroffenen mit Akutbelastung oft im Zeitrahmen von zehn Sitzungen effektiv mit der EMDR-Therapie behandeln. Die komplex Traumatisierten mit Akutbelastung brauchen in aller Regel viel mehr Zeit. Selbst wenn das Akutereignis alles Leiden des Patienten zu erklären scheint, sollten wir nie vergessen, nach der Vorgeschichte zu fragen.

### Phase 2

Der Patient wird in typischer Weise vorbereitet. Dazu gehört auch das Screening auf schwere dissoziative Störungen. Hier müssen wir beachten, dass die in der Akutsituation noch sehr prominente peritraumatische Dissoziation zu einem falsch hohen Wert führen kann. Eine sorgfältige Auswertung des Fragebogens unter Beachtung der einzelnen Items führt hier meist weiter. Ergänzend zur typischen Vorbereitung sollte der Patient auf den dynamischen Charakter des Akuten und die Möglichkeit spontaner Veränderungen zwischen den Sitzungen hingewiesen werden.

### Bearbeiten des Materials

Danach werden die einzelnen Szenen separat reprozessiert. Man beginnt mit der Szene, die den höchsten SUD-Wert trägt. Nach Reprozessierung dieser Szene werden alle weiteren Szenen in chronologischer Reihenfolge reprozessiert.

Nach Auswahl wird die Szene mit einer typischen Phase 3 bis zum SUD-Wert von 0 reprozessiert. Danach wird die positive Kognition bis zum VoC-Wert von 7 verstärkt. Anschließend erfolgt der Übergang zur nächsten Szene. Wir verzichten hier also auf den Körperscan. Da der Körperscan ein Suchtest für Restmaterial ist, macht er hier keinen Sinn, da wir wissen, dass noch mehrere Szenen vorhanden sind. Die verbleibenden Szenen werden in chronologischer Abfolge in oben beschriebener Weise bearbeitet. Wenn alle Szenen reprozessiert sind, gehen wir einen Schritt weiter. Wir bitten den Patienten, ein inneres Videos des gesamten Ereignisses vom Beginn bis zum Ende zu imaginieren. Wenn der Patient dabei eine Belastung angibt, dann nutzen wir Bilaterale Stimulation, bis diese Belastung gänzlich zurückgeht, und bitten den Patienten, das Video weiterlaufen zu lassen. Dies wird wiederholt, bis der Patient das gesamte Ereignis belastungsfrei imaginieren kann.

Danach wird eine positive Kognition für das gesamte Ereignis erarbeitet und bis zum VOC-Wert 7 verstärkt. Danach wird der Körperscan durchgeführt, denn jetzt lohnt es sich, nach Restmaterial zu suchen. Ist der Körperscan frei, können wir den Bereich »Vergangenheit« des Akutprotokolls als abgeschlossen betrachten.

Es kann sein, dass eine weitere Szene assoziativ mitreprozessiert wird, sodass wir in der Phase 8 genau überprüfen müssen, ob sich das Material verändert hat und wir den Behandlungsplan anpassen sollten. Es kann auch vorkommen, dass eine erneute Szene aus der peritraumatischen Dissoziation auftaucht. Die Phase 8 ist hier sehr wichtig. Auch kann Nachbelastung vorkommen, die wir ggf. in den Behandlungsplan aufnehmen werden. Wir arbeiten hier in einem Bereich dynamischer Veränderung.

Im Anschluss werden aktive Trigger bearbeitet (Gegenwart) und ein Zukunftstableau für jeden reprozessierten Trigger genutzt (Zukunft).

Eine Nachkontrolle nach drei bis sechs Monaten ist unbedingt zu empfehlen.

Das scheint kompliziert und hört sich arbeitsintensiv an. Allerdings ist die Szene nur ein Teil dessen, was später die gesamte Zielerinnerung ist. Daher kann man eine Szene in recht kurzer Zeit reprozessieren und in einer Sitzung durchaus zwei oder mehr Szenen durcharbeiten. Insofern ist das Akutprotokoll feingliedriger, aber nicht unbedingt langwieriger. Eine sachgerechte frühe EMDR-Therapie des akuttraumatisierten Menschen spart viel Leid und Zeit. Hat sich die Traumaphysiologie mit der ihr eigenen Symptomatik zur Posttraumatischen Belastungsstörung chronifiziert, entstehen meist mehr Probleme.

Wir arbeiten hier in einem sehr dynamischen Bereich, in dem Spannungsfeld zwischen Spontanverarbeitung und Chronifizierung. Insofern kann es durchaus sein, dass ein kleiner Impuls, der etwas Distanzierung zum Erinnerungsmaterial und die damit verbundene Reduktion der Übererregung ermöglicht, die sistierende Spontanverarbeitung wieder in Gang bringt. Aus diesem Grund haben die CIPOS-Technik und die EMD-Technik ihren Platz in der Behandlung der Akuttraumatisierung gefunden. Manchmal reicht die reduzierte Assoziativität, um die Spontanverarbeitung anspringen zu lassen. Auch hier ist die Phase 8 entscheidend. Wenn wir nach einer Intervention sehen, dass die Spontanverarbeitung wieder angesprungen ist, dann können wir uns zurücknehmen und weiter beobachten.

**PRAXISTIPP**

Wenn wir einen ressourcenstarken Patienten vor uns haben, können wir versuchen, mit der CIPOS-Technik eine Distanzierung und Reduktion der Übererregung zu erreichen. Es kann sein, dass Spontanverarbeitung anspringt. Wenn die klassische Reprozessierung einer Szene durch Übererregung schwierig ist, empfiehlt sich ebenfalls der Wechsel zur CIPOS-Technik, um erstmal eine Distanzierung zu erreichen.

Eine weitere Behandlungsstrategie im Akutbereich ist das »Recent Traumatic Episode Protocol« (Shapiro & Laub 2008). Diese Strategie rät dazu, während der Gewinnung des Narrativs durchlaufend Bilaterale Stimulation durch taktile Reize zu nutzen. Abgesehen von dem wertvollen Hinweis, den Zeitraum vom Akutereignis bis zur jeweiligen Therapiestunde als eine Episode zu sehen, ähnelt das Vorgehen sehr der Akutbehandlungsstrategie nach Shapiro (2018) und bietet m. E. keine Vorteile.

## 12.1.2 Gruppenstrategien im Akutbereich

Die erste Gruppenanwendung der EMDR-Therapie entstand im Akutbereich. Nach einem Wirbelsturm in Mexico, der viele Dörfer zerstörte, waren die Helfer mit einer großen Anzahl seelisch verletzter Jugendlicher konfrontiert. Aus dieser Not heraus entwickelten Jarero & Artigas (2013) das **Integrative Gruppenbehandlungsprotokoll (EMDR-IGTP)**. Kern des IGTP ist die Vier-Felder-Technik (→Kap. 9.3.3). Der Ablauf ist im EMDR-IGTP etwas anders, als in der Vier-Felder-Technik beschrieben. Ich habe in der Beschreibung Bezug auf die acht Phasen der EMDR-Therapie genommen, um zu zeigen, dass das EMDR-IGTP nichts völlig Neues ist, sondern die Adaption der Vorgehensweise an ein bestimmtes Setting.

Auch das Integrative Gruppenbehandlungsprotokoll beginnt mit einer Phase 1, also der Informationsgewinnung. Es wird dann eine möglichst homogene Gruppe gebildet. Hier gilt es, die Patienten auf vorherige ungelöste Traumaerfahrungen und auf eine schwere dissoziative Störung zu prüfen. Auch eine medizinische Anamnese, wie sie für die EMDR-Therapie typisch ist, sollte durchgeführt werden. In der Phase 2 wird die EMDR-Therapie erklärt und als hier angewandte Stimulationsform die **taktile Selbststimulation (Schmetterlingsumarmung)** eingeführt.

Zu Beginn wird eine Ressource, z. B. der Ort der gefühlten Sicherheit/Wohlfühlort, mit langsamer angeleiteter Selbststimulation verstärkt. Danach falten die Gruppenteilnehmer ein DIN-A4-Blatt zweimal, sodass vier Felder entstehen (→z. B. Kap. 9.3.3, Abb. 9-4). Wir eröffnen die Phase 3 mit der Frage nach dem schlimmsten Moment des Ereignisses und welches Bild den schlimmsten Moment darstellt. Die Gruppenteilnehmer werden dann gebeten, das Bild in das Feld A zu zeichnen. Wir erfragen dann die subjektive Belastung (SUD) und bitten die Gruppenteilnehmer, die Zahl in das Feld A (→Abb. 12-1a) zu schreiben. Danach leiten wir Bilaterale Selbststimulation in mehreren

Serien an (Phase 4). Wir bitten erneut in das nächste Feld zu zeichnen, wenn sich eine relevante Veränderung ergeben hat. Wenn sich keine relevanten Veränderungen mehr ergeben, die vier Felder gefüllt sind oder die Zeit der Gruppenstunde ausläuft, fragen wir: *»Welche Zeichnung belastet am meisten?«* Wir bitten, die subjektive Belastung, bezogen auf dieses Bild, einzuschätzen und auf der Rückseite des Blattes zu notieren. Danach bitten wir die Gruppenteilnehmer, auf der Rückseite des Blattes zu zeichnen, wie sich in der Zukunft sehen. Dann fragen wir: *»Was sagt das über Sie aus?«*, und hoffen, so eine adaptive Kognition zu bekommen. Wir bitten die Teilnehmer, den Satz gemeinsam mit dem Bild wahrzunehmen, und leiten erneut Bilaterale Selbststimulation an. Wir fragen nach positiver Veränderung und bieten so lange Stimulation an, bis es nicht mehr positiver wird (Phase 5). Es kann sein, dass bei größeren Gruppen die Phase 5 nicht möglich ist, da das vorher erreichte Ergebnis zu unterschiedlich ist. Wir leiten die Phase 6 ein, indem wir bitten, noch einmal an die Erfahrung zu denken und mit geschlossenen Augen durch den gesamten Körper zu spüren. Bei Rückmeldung einer unangenehmen Körpersensation kann erneut Stimulation angeboten werden. Wiederholen Sie dies, bis das unangenehme Gefühl aufgelöst oder weniger geworden ist. Auch hier gilt die oben besprochene Einschränkung für große Gruppen. In der Phase 7 bitten wir, noch einmal zur Ressource zu gehen, und leiten langsame Bilaterale Selbststimulation für etwa eine Minute an. Wir bitten danach, einmal tief durchzuatmen, und gehen in die Nachbesprechung über, wie es für die Gruppe angemessen ist.

**FALLBEISPIEL Positive Zukunftsvorstellung**

Eine vierköpfige Familie wurde in einen schweren Autounfall auf der Autobahn verwickelt. Es wurde niemand schwer verletzt, am Auto entstand jedoch Totalschaden. Abbildung 12-1 ist das Blatt des Fahrers. Sie sehen in Bild a die vier Felder A bis D und im Bild b die Rückseite mit der Zukunftsvorstellung »Ich schaffe das« und adaptiver Kognition.

a)

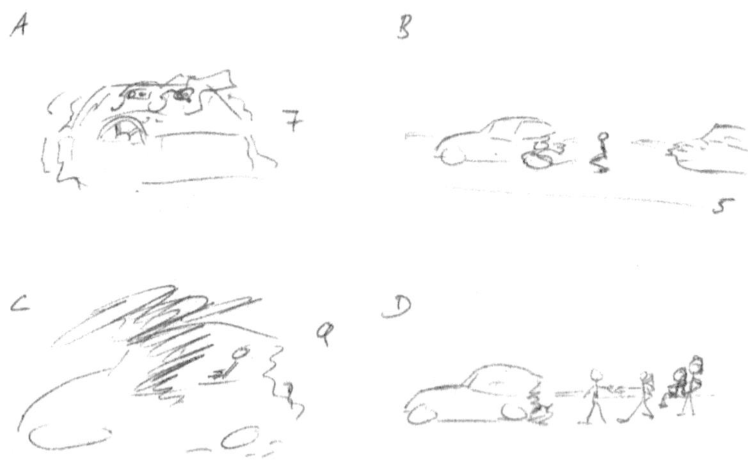

b)

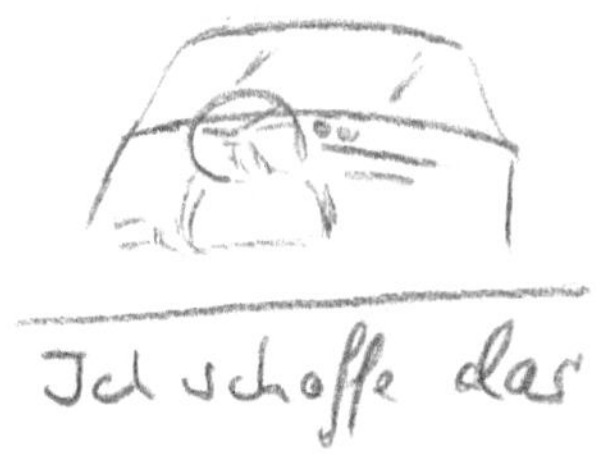


**Abb. 12-1:** Darstellung der Fragmente (a) und der positiven Zukunftsvorstellung (b).

Das EMDR-IGTP wurde mittlerweile auch in anderen Settings angewandt. So wurde ein positiver Effekt auf den Stress bei Pflegenden von dementen Patienten beschrieben (Passoni et al. 2018). In einer kontrollierten Studie konnte ein Effekt des EMDR-IGTP auf PTBS-Symptome bei Frauen mit verschiedenen Tumoren gezeigt werden (Jarero et al. 2015). Eine weitere Studie beschrieb die Anwendung des EMDR-IGTP bei Personen mit rezidivierender interpersonaler Traumatisierung. Im Ergebnis fanden sich deutliche Reduktionen von dissoziativen Symptomen, traumabezogenen Symptomen und eine Verbesserung der Emotionsregulation auch bis drei Monate nach der Behandlung (Mazzoni et al. 2022). Die Erstautoren des EMDR-IGTP adaptierten das Vorgehen an die Situation der andauernden Traumatisierung, das **EMDR-IGTP-OTS** (Jarero & Artigas 2017) – eine Arbeit, die in einer Welt andauernder kriegerischer Konflikte von Bedeutung sein könnte. Interessanterweise wurde das EMDR-IGTP-OTS auch bei jungen krebskranken Patienten angewandt (Osorio et al. 2018). In dieser randomisiert kontrollierten Studie führte es zu einem signifikanten Rückgang von PTBS-Symptomen, Angst und Depression mit großer Effektstärke (z. B. d = 1.17). Das Behandlungsergebnis blieb auch in der Drei-Monats-Katamnese stabil.

Bei der Lektüre der vorliegenden Quellen fällt auf, dass das EMDR-IGTP bei überwiegend homogenen Gruppen angewandt wurde und noch weitere Daten fehlen. Insofern möchte ich derzeit noch nicht von einer allgemein anzuwendenden EMDR-Gruppenstrategie sprechen. Auch wurde durchaus, zumindest für den Bereich der Anwendung des EMDR-IGTP, Kritik an der Qualität der vorliegenden Studien laut (Kaptan et al. 2021).

### 12.1.3 Group Traumatic Episode Protocolcl

Eine weitere Gruppenstrategie ist das »Group Traumatic Episode Protocol« nach Shapiro & Laub (2014). Das »Group Traumatic Episode Protocol« (G-TEP) nach Elan Shapiro ist eine **manualisierte Strategie zur gruppenbasierten Anwendung der EMDR-Methode**. Es folgt der Struktur des R-TEP (Recent Traumatic Episode Protocol) und zielt auf die Verarbeitung akuter traumatischer oder hochbelastender Ereignisse in einem strukturierten Rahmen.

Zu Beginn einer G-TEP-Sitzung erläutern wir Zielsetzung, Struktur und Grenzen des Vorgehens. Die Gruppenteilnehmer erhalten das G-TEP-Arbeitsblatt (www.emdrworks.org/wp-content/uploads/2021/10/gtep-1.pdf?utm_source; letzter Zugriff: 01.03.2026) und werden in dessen Aufbau eingeführt. Die initiale Stabilisierung erfolgt über die Aktivierung individueller Ressourcen, die auf dem Arbeitsblatt gezeichnet werden.

Im nächsten Schritt identifizieren die Teilnehmenden für sich eine spezifische, zeitlich klar umrissene belastende Episode. Die Auswahl erfolgt still und ohne Gruppenoffenlegung. Anschließend werden auf dem Arbeitsblatt der Ausgangspunkt der Belastung (»Point of Disturbance«) sowie weitere zeitliche Bezugspunkte markiert. Diese Strukturierung schafft eine geordnete Grundlage für die anschließende Verarbeitung und dient der Orientierung im Verlauf der Sitzung. Initial erheben wir den subjektiven Belastungswert (SUD), bezogen auf den Ausgangspunkt der Belastung.

Die Nachverarbeitung erfolgt mittels angeleiteter Bilateraler Selbststimulation. Wir leiten die taktile Selbststimulation an und strukturieren die Verarbeitung durch die Rhythmik von Selbststimulation und Rückmeldung. Zwischen den Serien angeleiteter taktiler Selbststimulation zeichnen die Teilnehmer erneut auf dem Arbeitsblatt ein, wenn sich relevante Veränderungen ergeben. Nach mehreren Durchgängen identifizieren die Teilnehmer hilfreiche, während der Verarbeitung entstandene Gedanken oder Bilder. Diese werden auf dem Arbeitsblatt skizziert und wir bieten erneut Stimulation an. Im Anschluss erfolgt wieder eine Überprüfung des SUD-Wertes.

Wir schließen die Sitzung strukturiert ab. Die Teilnehmenden aktivieren erneut ihre Ressourcen, prüfen den aktuellen inneren Zustand und orientieren sich bewusst in das Hier-und-Jetzt. Wir stellen durch Nachfragen sicher, dass die Sitzung in einem stabilen Zustand beendet wird, und sprechen mögliches Nachprozessieren an.

Auch hier lassen sich bei näherem Hinschauen bestimmte Phasen der EMDR-Therapie erkennen. Es wird deutlich, dass es sich um eine spezialisierte Behandlungsstrategie der EMDR-Therapie handelt und nicht um eine eigene Therapieform, wie gelegentlich behauptet wird. Für mich ist völlig klar, dass die übliche Diagnostik und Psychoedukation, wie in der EMDR-Therapie üblich, dem Einsatz des G-TEP vorgeschaltet sein muss.

Es gibt zur Anwendung des G-TEP strukturiert erhobene Daten aus dem Post- bzw. Para-Konfliktsetting (Vignaud et al. 2023; Yurtsever et al. 2018), die eine gute Reduktion der Belastung nach wenigen Gruppensitzungen beschreiben.

Über andere Anwendungsgebiete wurde bisher wenig berichtet. Jüngst wurden Daten aus Deutschland vorgelegt. In einem nicht randomisierten Design wurden Patienten in der Ambulanz eines psychiatrischen Krankenhauses mit G-TEP behandelt. Es wird sowohl eine gute Belastungsreduktion als auch Integrierbarkeit der G-TEP-Strategie in den Ablauf ambulanter psychiatrischer Behandlung berichtet (Stingl et al. 2025a).

Bezüglich des G-TEP gelten die gleichen Einschränkungen, die ich auch bezüglich des EMDR-IGTP beschrieben habe. In der praktischen Anwendung bevorzuge ich das EMDR-IGTP, das mir im Ablauf klarer scheint und auch ohne eine weitere Spezialausbildung anwendbar ist.

Es gibt im Übrigen noch mehrere Behandlungsstrategien im Akutbereich der EMDR-

Therapie, z.B. scheint für den Einsatz unmittelbar nach einer traumatischen Erfahrung die »Emergency Response Procedure« hilfreich zu sein (Quinn 2014). Ich habe mich hier jedoch auf Wesentliches beschränken müssen.

## 12.2 Substanzabhängigkeit

### 12.2.1 Einführung

Die Anwendung der EMDR-Therapie in der Behandlung der Substanzabhängigkeit hat mittlerweile eine lange Geschichte. Francine Shapiro behandelte zum Zeitpunkt der Entwicklung der EMDR-Therapie traumatisierte Vietnam-Veteranen. In dieser Patientengruppe war die Posttraumatische Belastungsstörung oft von einer komorbiden Substanzabhängigkeit begleitet. Shapiro erkannte den Zusammenhang zwischen der PTBS-Symptomatik und dem Substanzkonsum. Sie verstand, dass die Veteranen konsumierten, um ihre Symptome zu beeinflussen – um den Preis der Abhängigkeit. Ihr Artikel zur Komorbidität von Traumafolgestörung und Abhängigkeit (Shapiro 1994) war jedoch der Zeit voraus. Die Komorbiditätsdebatte hatte in der Suchttherapie noch nicht begonnen und so blieb der Impetus vor allem außerhalb der EMDR-Therapie wirkungslos. Vogelmann-Sine et al. (1998) und Popky (2005) begannen, Ansätze der EMDR-Therapie auch außerhalb der Posttraumatischen Belastungsstörung anzuwenden, um das Verlangen nach der Droge zu beeinflussen. Gemeinsam mit mehreren Kolleginnen und Kollegen erarbeiteten sie mit dem »EMDR Dependency Treatment Manual« einen ersten systematischeren Ansatz zur Behandlung der EMDR-Abhängigkeit (Vogelmann-Sine et al. 1998). Dieses Manual wurde jedoch in den USA wenig und im europäischen Raum kaum rezipiert. Letztlich lag dies wohl auch daran, dass Forschung zur Anwendung fehlte. Es vergingen mehr als zehn Jahre, bis ich mit meiner Forschung zur Reprozessierung des Suchtgedächtnisses das Interesse weckte und weitere Veröffentlichungen initiierte. Da die Anwendung der EMDR-Therapie bei der Substanzabhängigkeit begann, wollte ich dieses Kapitel auch damit einleiten.

### 12.2.2 Komorbidität von Traumafolgestörungen und Substanzabhängigkeit

Die Bedeutung der komorbiden und der Komplexen Posttraumatischen Belastungsstörung bei Abhängigen kann kaum noch in Zweifel gezogen werden. Schon in der großen Komorbiditätsstudie in den USA (Breslau et al. 2003) ließ sich ein Zusammenhang zwischen Traumafolgestörung und Substanzabhängigkeit zeigen. Beutel (1999) hat Daten aus einer deutschen Fachklinik vorgelegt, die zeigen, dass substanzabhängige Frauen signifikant häufiger über früher erfahrene sexualisierte Gewalt berichten als eine vergleichbare Stichprobe in psychosomatischer Rehabilitation. Auch die ACE-Studie zeigt den eindeutigen Zusammenhang zwischen belastender Lebenserfahrung und einem erhöhten Risiko für die Entwicklung einer Substanzabhängigkeit (Felitti et al. 1998). In der Literatur werden pathogenetische Konzepte diskutiert. Allgemein wird davon ausgegangen, dass eine zugrunde liegende Traumatisierung zur Posttraumatischen Belastungsstörung führt und die sich daraus ergebende Symptomatik autochthon oder auch iatrogen in den Substanzkonsum und konsekutiv in die Abhängigkeit führt. Der traumatisierte Mensch nutzt Substanzen zur Beeinflussung der Traumafolgesymptomatik, also im Sinne einer Selbstmedikation, allerdings oft um den Preis der Abhängigkeit. Ein alternatives Modell nimmt an, dass die Entwicklung der Abhängigkeit vorausgeht und durch die veränderten Lebensumstände das Risiko einer Traumatisierung und Entwicklung der Posttraumatischen Belastungsstörung ansteigt. Auch ich sehe häufiger die Entwicklung aus der Traumafolgestörung heraus in die Abhängigkeit, wobei im wirklichen Leben reine Modelle selten zu finden sind und das Risiko weiterer Traumatisierung, besonders bei den Konsumenten und Abhängigen von illegalen Drogen, nicht zu vernachlässigen ist. Dabei ist die Frage nach der Reihenfolge zweitrangig, da bei der komorbiden Störung jede Komponente ihrer spezifischen Behandlung bedarf (Hase 2003). Allerdings liegen mittlerweile Erkenntnisse vor, die die Priorität der Traumabehandlung betonen (Hien et al. 2010; Marich 2009). Denn die unbehandelte komorbide Störung, z.B. eine Posttraumatische Belastungsstörung, wird mit ihrer Symptomatik fortwährend eine Quelle der Belastung darstellen, die das Risiko eines Rückfalls in den Drogengebrauch und somit in die Abhängigkeit erhöht. Shapiro (2017) sprach hier von dem »Push« der belastenden Emotionen, die den Konsum antreiben. Allerdings beschrieb sie auch einen »Pull«, etwas, das in den Konsum zieht. Hier kommen wir dem Drogenverlangen als Ausdruck der Abhängigkeit sui generis nahe. Mit der EMDR-Therapie haben wir nun eine gute Möglichkeit, die Traumafolgestörung zu behandeln und damit dem »Push« etwas entgegenzusetzen. Wenn der Druck der PTBS-Symptomatik durch Nachverarbeitung des Erinnerungsmaterials nachlässt, kann der Abhängige erlernte Strategien besser anwenden. Da die EMDR-Therapie jedoch nicht nur bei der Traumafolgestörung, sondern auch bei der Bearbeitung des Schmerzgedächtnisses bei Phantomschmerzpatienten (Tesarz et al. 2014) wirksam ist, lag der Versuch einer Anwendung auf andere maladaptive, vermutlich implizite Erinnerungen nahe. Die Krankheitstheorie der EMDR-Therapie, das Modell der adaptiven Informationsverarbeitung (AIP-Modell), liefert den Verständnisrahmen für Pathogenese und Veränderungsprozesse (Shapiro 2001, 2002; Shapiro & Maxfield 2002). Das Konzept des Suchtgedächtnisses bietet sich für ein Verständnis im AIP-Modell an.

## 12.2.3 Das Suchtgedächtnis

Klinische Erfahrungen und Ergebnisse der experimentellen Suchtforschung weisen auf die Existenz eines Suchtgedächtnisses hin (Böning 2009; Heyney et al. 2000). Die mögliche therapeutische Beeinflussung eines Suchtgedächtnisses könnte für den Erfolg oder Misserfolg einer Behandlung der Substanzabhängigkeit von erheblicher Bedeutung sein. Denn die etablierten Therapieangebote der Suchtmedizin versuchen eine angenommene und je nach theoretischem Hintergrund unterschiedliche Grundstörung zu behandeln, zielen auf ein verbessertes Coping, beeinflussen aber kaum die zugrunde liegenden Mechanismen der Abhängigkeit sui generis. Ein vermutlich sehr wichtiger Bereich der Abhängigkeit bleibt unbearbeitet. Vielmehr liegt die Abhängigkeit ständig »auf der Lauer« (Böning 2009). Eine Aktivierung des Suchtgedächtnisses wird mit dem Phänomen des Suchtdrucks, des Cravings, in Verbindung gebracht und ist hier im Kern der Abhängigkeit, dem Verlust an Kontrolle über das eigene Verhalten, zu sehen. Die therapeutische Beeinflussung des Cravings wird aufgrund der großen Bedeutung für eine Abstinenz z. B. bei Alkoholabhängigen intensiv erforscht. Bisher wurden vordringlich medikamentöse Strategien untersucht. Erst in den letzten Jahren wurden expositionsbasierte Ansätze wie **Cue-Exposure** (Reizkonfrontation) entwickelt und erforscht. Obwohl hier einige Fortschritte erreicht wurden (Böning 1999; Croissant 2004; Croissant et al. 2004b), können die vorliegenden Ergebnisse noch nicht zufrieden stellen (Böning 2009; Körkel & Schindler 2003).

## 12.2.4 Erkenntnisse aus der Grundlagenforschung

Ich möchte kurz auf ein Tiermodell der Substanzabhängigkeit, das Point-of-no-Return-Modell, eingehen. Die Grundsätze bei der Entwicklung der Abhängigkeit im Point-of-no-Return-Modell scheinen für Alkohol, D-Amphetamin und Etonitazen gleich zu sein. Wenn drogennaiven Tieren der Konsum einer der genannten Drogen ermöglicht wird, beginnen die Tiere, mit der Droge zu experimentieren. Nach den ersten Erfahrungen mit der jeweiligen Droge folgt eine Phase des stabilen Konsums, der sich bei einem Teil der Tiere die Entwicklung der Abhängigkeit anschließt, die dann irreversibel zu sein scheint (Heyne et al. 2000; Wolffgramm & Heyne 1995). Die Zeitstabilität eines Gedächtnisses für den Drogenkonsum ließ sich im Tierexperiment darstellen, ohne dass sich eine spezifische Pathologie oder Struktur im ZNS als Ursache dieser Veränderung finden ließ. Ein Umstand erscheint von besonderer Bedeutung: Die freie Wahl zwischen der Drogenlösung und Wasser ist für die Entwicklung der Abhängigkeit unabdingbar. Im Paradigma der forcierten Exposition nehmen die Tiere ständig die Droge zu sich. Diese Tiere entwickeln Zeichen der Neuroadaption an die Droge, die sich auch pathologisch als z. B. Veränderung der Anzahl postsynaptischer Dopamin-Rezeptoren im Belohnungssystem zeigt, aber niemals eine Abhängigkeit. Die Notwendigkeit der freien Wahl für die Entwicklung einer Abhängigkeit weist auf einen Lernprozess, also Gedächtnisbildung, hin. Da sich nicht nur grundlegend ähnliche Prinzipien der Entwicklung der Abhängigkeit im Tiermodell bei den drei oben genannten Drogen finden ließen, sondern auch vergleichbare neurochemische Veränderungen bei alkohol- und amphetaminabhängigen Ratten zu finden waren (Heyne et al. 2000), ist die Annahme eines grundlegenden Mechanismus angemessen. Dieser kann eben am ehesten als Lernen und Gedächtnisbildung verstanden werden. Es scheint sinnvoll, drei Formen der **Gedächtnisbildung** zu unterscheiden: das Gedächtnis der Drogenwirkung, das Gedächtnis des Gebrauchs und das Suchtgedächtnis im engeren Sinn.

Das **Gedächtnis der Drogenwirkung** verknüpft Erinnerung an Drogeneinnahme inklusive der kontextuellen Information – also die Basis der Auslösereize – mit der Drogenwirkung. Im **Gedächtnis des Drogengebrauchs** geht die Entscheidung zur Drogeneinnahme mit dem Wunsch der Veränderung des inneren Zustands als wichtiger Bestandteil mit ein. Erinnerung an optimale Dosierung und Timing mögen dazu gehören. Das **Suchtgedächtnis** im engeren Sinn entwickelt sich auf der Basis der freien Wahl zur Drogeneinnahme und des phasenweise kontrollierten Konsums. Da das Craving im Tiermodell nicht durch Gabe einer anderen Droge zu mindern war, ist anzunehmen, dass das Suchtgedächtnis aus den Komponenten Erinnerung an spezifische Drogenwirkung und unspezifische Erinnerung an Kontrollverlust besteht. Die zeitliche Abfolge der Veränderungen bei der Entwicklung der Alkoholabhängigkeit bei der Ratte scheint eine derartige Abfolge der Bildung des Suchtgedächtnisses zu bestätigen. Im Tiermodell ist bei den abhängigen Ratten auch ein signifikanter Unterschied in der Lokomotion zu beobachten. Motorische Aktivität vor der Drogeneinnahme beginnt deutlich früher und unterscheidet sich qualitativ auch deutlich von dem Bewegungsmuster der nicht-abhängigen Ratte. Aufgrund der Verhaltensbeobachtung kann der »Rückfall« der Ratte als ein subkortikal beginnendes Ereignis beschrieben werden (Wolffgramm & Heyne 1995). Dies ist mit der Vorstellung der maladaptiv gespeicherten Erinnerung im AIP-Modell gut vereinbar.

### 12.2.5 Reprozessierung des Suchtgedächtnisses

Aus der Anwendung des Krankheitsmodells der EMDR-Therapie – des AIP-Modells – habe ich die Reprozessierung des Suchtgedächtnis entwickelt und in einer Pilotstudie an Alkoholabhängigen in qualifizierter stationärer Entgiftungsbehandlung erprobt (Hase et al. 2008). Aus theoretischer Sicht war zu erwarten, dass die Reprozessierung des Suchtgedächtnisses das Drogenverlangen, den »Pull«, reduziert und der Abhängige damit mehr Kontrolle über sein Verhalten erlangt. Diesen Effekt konnte ich auch in der Pilotstudie zeigen. Nach Reprozessierung von Erinnerungen an Rückfall oder Craving wurde das Drogenverlangen weniger und die Interventionsgruppe zeigte weniger Rückfall als die Kontrollgruppe.

Theoretisch ist dieser therapeutische Ansatz drogenunspezifisch anwendbar. Hier liegen mittlerweile Fallberichte und zum großen Teil systematisch erhobene Erfahrungen aus der Arbeit mit Abhängigkeit von anderen Drogen vor. Der von mir entwickelte Ansatz zur Reprozessierung des Suchtgedächtnisses wurde in ein Protokoll zur Behandlung der Substanzabhängigkeit eingebunden, das ich wegen der Wirkung auf das Drogenverlangen **CravEx** genannt habe, und bereichert die Möglichkeiten in der Suchttherapie (Hase 2010).

Die Erinnerungen an Rückfall, Drogenverlangen und scheinbar positive Aspekte der Abhängigkeit bilden die maladaptiv gespeicherten Erinnerungen in den Netzwerken, die wir fokussieren und reprozessieren. Bei der Abhängigkeit von verschiedenen Drogen können wir uns wiederum mehrere Netzwerke vorstellen. In gewohnter Strategie können wir hier Netzwerke von Erinnerungen beschreiben und entsprechend bearbeiten. Die Planung und Durchführung der EMDR-Therapie folgt also im Wesentlichen den bekannten Linien. Ich möchte das Vorgehen im Folgenden darstellen.

Eine Veränderung im Vorgehen habe ich von Popky (Vogelmann-Sine et al. 1998) übernommen. Statt den in der EMDR-Therapie üblichen subjektiven Einschätzungswert der empfundenen Belastung (SUD) zu nutzen, wurden die Patienten gebeten, das subjektive Empfinden von Verlangen nach Alkohol mittels der Schätzskala »Level of Urge« (LoU) anzugeben. Hier wird der Patient instruiert, das zum Zeitpunkt der Befragung empfundene Verlangen nach der Droge auf einer Skala von 0 (überhaupt nicht) bis 10 (maximal) einzuschätzen.

Es ist anzunehmen, dass das Suchtgedächtnis aktiviert ist, wenn das Individuum trotz Abstinenzmotivation ein starkes Drogenverlangen erlebt oder rückfällig wird. Insofern sind Erinnerungen an starkes Drogenverlangen oder Rückfall als Zielerinnerungen geeignet, um das Netzwerk des Suchtgedächtnisses anzusteuern. Diese Fokussierungsstrategie kann auch in der Arbeit mit Netzwerken von Erinnerungen verschiedener Drogen angewandt werden. Wenn möglich sollte eine schlimmste, früheste und zeitlich letzte Erinnerung fokussiert werden. In der praktischen Erfahrung zeigte es sich oft als hilfreich, mit einer aktuellen Erfahrung zu beginnen. Frühere Erinnerungen werden danach leichter zugänglich. Die Behandlungsplanung folgt hier dem Standardprotokoll. Zuerst werden im Bereich »Vergangenheit« des Standardprotokolls, wie oben beschrieben, die Erinnerungen an Rückfall oder starkes Drogenverlangen reprozessiert, danach im Bereich »Gegenwart« die gegenwärtigen Trigger und assoziierten Verhaltensprobleme. Erst dann folgt die Arbeit im Bereich »Zukunft«, wo unter Nutzung geeigneter Techniken die Ängste bezüglich eines Rückfalls bearbeitet werden können und die Abstinenzfähigkeit gefestigt werden kann. Natürlich gilt auch hier die Regel, dass im Einzelfall andere Techniken als die Standardtechnik zur Anwendung kommen können.

Ein weiterer wichtiger Aspekt ist die nicht selten zu beobachtende Ambivalenz bezüglich der Abstinenzmotivation. Ich verstehe diese als Ausdruck der im Netzwerk des Suchtgedächtnisses gespeicherten Erinnerungen an die vermeintlich positiven Aspekte des Drogenkonsums. Diese können der direkten Wirkung der Droge im ZNS entsprechen oder sich aus sekundären Aspekten, wie z. B. der als angenehm empfundenen temporären Zugehörigkeit zu einer Gruppe, ergeben. Diese Zielerinnerungen lassen sich über die Frage nach scheinbar »positiven« Aspekten der Abhängigkeit erreichen und dann in den Verarbeitungsprozess ziehen. Auch hier kann ein Netzwerk beschrieben und im üblichen Vorgehen fokussiert werden. Als Ergebnis lässt die Ambivalenz meist deutlich nach. Wenn der Versuch der Reprozessierung von Erinnerungen an Craving oder Rückfall wenig Fortschritt bringt, hat es sich für mich bewährt, die Ambivalenz im oben beschriebenen Vorgehen an den Beginn der Arbeit zu stellen. Danach wird die Arbeit mit dem Patienten oft bedeutend leichter. Ich möchte nun die Behandlung im Standardbehandlungsplan an einem Fallbeispiel darstellen.

**FALLBEISPIEL Chronische Alkoholabhängigkeit**

Herr R. war zum Zeitpunkt der stationären Behandlung 57 Jahre alt. Die Geschichte seiner Alkoholanhängigkeit reichte über 20 Jahre zurück. Er hatte seit 1995 etwa 20 stationäre, teils qualifizierte Entgiftungen erhalten und zwischen 2000 und 2006 zwei stationäre Entwöhnungsbehandlungen absolviert. Trotzdem kam es zu einer Verschlechterung des Krankheitsverlaufs mit einer Steigerung der Rückfallfrequenz. Im Rahmen einer stationären Entgiftung wurde eine traumatische Trauer nach Suizid einer seiner beiden Töchter vor vielen Jahren deutlich. Hier setzte der Patient Alkohol zur Emotionsregulation ein, sodass dies zur Aufrechterhaltung der Abhängigkeit beitrug. Nach entsprechender Diagnostik und Indikationsstellung konnte der Patient für eine stationäre Behandlung motiviert werden. Auch war es möglich, eine Kostenzusage der Krankenkasse zu erhalten. Nach kurzer Stabilisierung konnte das Material der traumatischen Trauer in zwei EMDR-Sitzungen gut prozessiert werden. Herr R. wurde dadurch für eine weitere Arbeit mit EMDR motiviert. Nach zwei Sitzungen mit Fokus auf Erinnerungen an Rückfall und starkes Drogenverlangen erlebte der Patient eine deutliche Stabilisierung. Das Craving wurde mit der »Obessive Compulsive Drinking Scale« (OCDS), einem Selbstbeurteilungsfragebogen, gemessen. Nach diesen ersten zwei Sitzungen fiel der OCDS-Wert von 27 auf 5,5. Dann wurden weitere EMDR-Sitzungen durchgeführt. Es wurde ein Trigger für das Alkoholverlangen reprozessiert. Auch ein mit der Abhängigkeit verbundenes gegenwärtiges Problem, die Kränkung durch das Misstrauen seiner Ehefrau, wurde fokussiert und reprozessiert. Der Bereich Zukunft wurde durch Arbeit mit der Zukunftsprojektion fokussiert. Seine Angst vor einem Rückfall wurde in der Fantasie, der Einladung seiner ehemaligen Trinkfreunde nicht wiederstehen zu können, fokussiert und reprozessiert. Danach fiel der OCDS auf 0 und der Patient berichtete eine gute Stabilität und Abstinenzmotivation. Nach der Entlassung aus der Behandlung konnte Herr R. mit Unterstützung einer Selbsthilfegruppe abstinent bleiben. Bei zwei Nachuntersuchungen nach sechs und zwölf Monaten war der Patient abstinent und der OCDS-Wert blieb bei 0. Ich gehe hier von einem recht glücklichen Behandlungsverlauf aus, der sich in der Klarheit zur Darstellung eignet. Bei den meisten Fällen ist eine größere Anzahl an EMDR-Sitzungen notwendig.

## 12.2.6 Arbeit mit der CravEx-Behandlungsstrategie

Ich beschreibe hier das allgemeine Vorgehen. Sie finden die entsprechenden Arbeitsblätter in der Materialsammlung im Internet (→ Arbeitsblätter »Vorbereitung CravEx«, »Auslösereiz-Fragebogen CravEx«, »Standard-Protokoll CravEx«).

Die CravEx-Behandlungsstrategie folgt in ihrer Struktur dem Standardprotokoll mit den drei Dimensionen Vergangenheit, Gegenwart und Zukunft. Gleichzeitig berücksichtigt der Behandlungsplan die unterschiedlichen Kontributoren zur Dynamik der Abhängigkeit, »Push« und »Pull«. Shapiro (Shapiro & Laliotis 2017b) führte diese beiden Begriffe ein.

> Shapiro meint mit dem **»Push«** den Symptomdruck der komorbiden Störung, z. B. der Traumafolgestörung, der den Patienten zum Substanzkonsum »drängt«.
> Mit dem **»Pull«** beschreibt Shapiro das pure Verlangen nach der Droge, das Craving, das ich mit dem Begriff »Suchtgedächtnis« in Verbindung bringe.

**Phase 1**

In der Phase 1 geht es um die AIP-spezifische Anamnese, die durch Aspekte der suchtspezifischen Anamnese ergänzt wird. Wir suchen nach den Erinnerungen, die die Grundlage der jeweiligen Symptomatik bilden. Also nach den maladaptiv gespeicherten Erinnerungen belastender Erfahrungen, die die Grundlage der komorbiden Symptomatik bilden, nach den entsprechenden Auslösereizen und dem erwünschten Verhalten in der Zukunft. Bezüglich der Abhängigkeit selbst suchen wir nach maladaptiv gespeicherten Erinnerungen an Erfahrungen mit der Droge, der Grundlage des Suchtgedächtnisses, nach den entsprechenden Auslösereizen und dem erwünschten Verhalten in der Zukunft. Selbstverständlich kommt der Einschätzung der Ressourcenlage eine bedeutsame Rolle zu. Eine weitere Gruppe von Erinnerungen ist noch zu erwähnen. Wir sehen bei den Abhängigen oftmals eine Ambivalenz bezüglich der Therapie. Dahinter liegt oft ein Netzwerk von scheinbar positiven Erinnerungen, die mit dem Konsum verbunden sind. Auch diese Erinnerungen gehören auf den Behandlungsplan. Nachdem wir einen Überblick über die Zielerinnerungen gewonnen haben, bedarf es einer Entscheidung, wo wir zuerst ansetzen. Was ist zu Beginn der Behandlung Motor des Konsums? Der Affektdruck maladaptiv gespeicherter Erinnerungen belastender Erfahrung oder das Verlangen aus dem Suchtgedächtnis? Hier kann nur der klinische Blick helfen.

**Phase 2**

Neben der allgemeinen Vorbereitung ist hier die Ressourcenstärkung zu nennen. Ressourcentechniken speziell in der Behandlung abhängiger Patienten sind die Verstärkung eines positiven Ziels und die »Das Leben ist die beste Droge«-Technik. Daneben kommen eine Modifikation der Absorptionstechnik und die IRI-Technik (Hase 2022) oft zum Einsatz.

### 12.2.7 Das konkrete Vorgehen in der EMDR-Standardtechnik

Zur Durcharbeitung der konkreten Erinnerung wird üblicherweise die Standardtechnik (Phasen 4–6) der EMDR-Therapie mit Ausnahme einer minimalen Veränderung, der Nutzung des LoU anstelle des SUD, angewandt. Damit ist dieser Ansatz von im Grundkurs EMDR ausgebildeten Therapeuten auf der Grundlage des erworbenen Wissens, des erlernten EMDR-Standardprotokolls und der erlernten Techniken leicht anwendbar und hält Veränderungen auf einem notwendigen Minimum. In der konkreten Behandlung kann die gesamt Behandlungsplanung in einer Modulbauweise durch das Standardprotokoll Posttraumatische Belastungsstörung bei Vorliegen einer einfachen Posttraumatischen Belastungsstörung oder das umgedrehte Standardprotokoll bei Vorliegen einer Komplexen Posttraumatischen Belastungsstörung ergänzt werden. Meine bisherige klinische Erfahrung legt nahe, dass die Bearbeitung von Erinnerungen aus dem Netzwerk Suchtgedächtnis möglich ist, ohne dass traumatische Erinnerungen aktiviert werden müssen. In der Tat kommt das Assoziieren in Netzwerke komorbider traumatischer Erinnerung eher selten vor. Solche Affektbrücken können ggf. auch unterbrochen werden. Damit scheint eine Anwendung der Arbeit im Suchtgedächtnis auch bei komorbiden, komplexen Patienten früh in der Behandlung möglich und könnte durch eine Reduzierung des Drogenverlangens auch die Arbeit der komorbiden Traumafolgestörung erleichtern. Die sich unter der Stimulation entwickelnden Assoziationen und Einsichten können auch sehr hilfreich sein. Dies mag das folgende Fallbeispiel erläutern.

**FALLBEISPIEL Gewalt und Drogen**

Die etwa 40-jährige Patientin sucht eine Therapie, da sie sich innerlich nur schwer aus einer missbräuchlichen Beziehung lösen kann. Sie hat sich von dem übergriffigen Partner getrennt und nach einer nächtlichen Gewaltattacke auch Anzeige erstattet, fühlt aber innerlich noch ein Verlangen, besonders nach den körperlichen Erfahrungen mit ihm. In ihrer Kindheit finden sich emotionale Vernachlässigung und emotionale Gewalt. In der Pubertät begann sie, Cannabis, Partydrogen und Kokain zu konsumieren. Der Konsum war intermittierend und auf bestimmte soziale Situationen begrenzt. Zu Beginn der Therapie entschließt sie sich, an der Erinnerung bezogen auf den nächtlichen Gewaltexzess zu arbeiten. Sie war schon von dem Partner getrennt und hatte sich noch einmal auf einen Besuch von ihm eingelassen. Vor Beginn der Gewalt konsumierten beide das vom Partner mitgebrachte Kokain. Die Erinnerung wird fokussiert und zweimal partiell reprozessiert. In der dritten Sitzung an dieser Erinnerung entwickelt sich der Prozess anders als vermutet. Die Patientin nimmt noch einmal den Kokainrausch wahr und empfindet ein Gefühl der Ruhe und Freiheit. Ihr wird klar, dass sie in der Kindheit ein Gefühl von innerer Unruhe und Einengung empfand und sich erstmals mit dem Konsum diese von ihr gewünschte Ruhe und Freiheit einstellte. In ihr entsteht spontan die Einsicht, dass sie nach anderen Wegen zur Ruhe und Freiheit suchen kann. Ihr wird klar, dass der Konsum Abhängigkeit und nicht Freiheit bedeutet.

### 12.2.8 Reprozessierung am Suchtgedächtnis

In der Reprozessierung von Erinnerungen an Rückfall, Craving oder auch Triggern sehen wir die aus allgemeiner EMDR-Arbeit bekannten Arten der Veränderung. In der Arbeit am Suchtgedächtnis kann dabei auch der quasi zentrale Affekt des Materials im Prozess deutlich werden. Wir kennen dieses Phänomen gut aus der Arbeit mit traumatischem Erinnerungsmaterial. Der hier zu erwartende »Affekt« ist verständlicherweise das Verlangen nach der Droge. Wie auch sonst ist es sinnvoll, das Material im Prozess zu halten. Hier Bedarf es der Gelassenheit und Erfahrung des Therapeuten. Mit der Prozessierung des Erinnerungsmaterials geht auch das Drogenverlangen zurück. Bei inkompletten Sitzungen ist es gut, dann auf stabilisierende Techniken zurückgreifen zu können. Die Bearbeitung des Erinnerungsmaterials geschieht in weitgehend typischer Art und Weise. Die Standardtechnik wird nur dahingehend adaptiert, dass anstelle des SUD zur Einschätzung der subjektiven Belastung der LoU (Level of Urge) genutzt wird. Wir fragen also: *»Wenn Sie an diese Erinnerung denken, auf dieses Bild (etc.) achten, wie intensiv ist jetzt das Verlangen, die Droge zu nehmen, auf einer Skala von 0, kein Verlangen, bis 10, wobei 10 das maximale Verlangen bedeutet?«* Der LoU wird in der Phase 3 und in der Phase 4 abgefragt. Es gibt kein eigenes Arbeitsblatt Standardtechnik zur Arbeit am Suchtgedächtnis, da dies die einzige Veränderung ist. Sollte ein Patient bei der Arbeit mit dem entsprechenden Erinnerungsmaterial keinen LoU angeben, dann frage ich einfach nach dem SUD, der in der Regel erhoben werden kann.

Zum Umgang mit akutem Drogenverlangen liegt im Übrigen eine Adaption der Absorptionstechnik vor, die von Sylvia Franke (Wien) erarbeitet und in das CravEx-Manual integriert wurde. Diese Modifikation findet sich auch in dem Buch »Ressourcenarbeit mit EMDR«, herausgegeben von Christine Rost (Hase 2008). Hier wird bei akutem Drogenverlangen gefragt, welchen Effekt die Droge haben soll (Entängstigung, Beruhigung etc.) und ob dieser Effekt schon mal auf andere Weise erreicht wurde. Wenn dies vom Patienten bejaht wird, werden Erinnerungen, die diese Erfahrungen repräsentieren, aufgesucht und unter Stimulation aktiviert und verankert. Oft wird ein Rückgang des Drogenverlangens berichtet. Ich möchte die Vorgehensweise kurz skizzieren.

Basis bildet, wie schon gesagt, die Absorptionstechnik (→ Kap. 6.2.11). Es geht um die Beeinflussung des akuten Drogenverlangens mit einer Ressourcenaktivierung.

Kommt der Patient mit akutem Drogenverlangen, erfragen wir den LoU. Danach fragen wir nach dem, was der Drogenkonsum für ihn verändern soll, was er damit erreichen will. Wir erfragen eine, zwei oder drei Qualitäten, wie z. B. Angstreduktion oder Gelassenheit. Diese drei Qualitäten werden vermerkt.

Danach fragen wir, ob der Patient die Qualität 1 schon irgendwann einmal in seinem Leben ohne Drogenkonsum erreicht hat. Wenn er dies bejaht, fragen wir nach einer repräsentativen Erinnerung. Wenn diese benannt wird, unterstützen wir den Patienten in einer möglichst sinnlichen Wahrnehmung der Erinnerung und bieten dann langsame, niedrig dosierte Stimulation, die wir bei Intensivierung der Erfahrung mehrfach wiederholen.

Wir verfahren so für die weiteren benannten Qualitäten.

Im Anschluss bitten wir den Patienten, die benannten positiven Erinnerungen zusammenzubringen, als würde er einen Zopf flechten. Auch diese Wahrnehmung wird mit Bilateraler Stimulation verstärkt.

Danach wird der Patient aufgefordert, diese positiven Erfahrungen mit dem akuten Drogenverlangen in Verbindung zu bringen. Es wird erneut der LoU geprüft.

### 12.2.9 Erfahrungen aus der Praxis

Mittlerweile liegen Erfahrungen mit verschiedenen Drogen vor. Die Arbeit mit **alkoholabhängigen Patienten** scheint im Vergleich relativ einfach. Auch mit **Heroinabhängigen** wurde ein guter Effekt auf das Drogenverlangen beschrieben. In der Behandlung der **Nikotinabhängigkeit** scheint eine höhere Behandlungsdosis und umfangreiche Bearbeitung der Trigger notwendig. Bei der **Abhängigkeit von Cannabis** ist die sorgfältige Reprozessierung von »positiven« Erinnerungen notwendig. Allgemein scheint dieser Bereich an Bedeutung zu gewinnen. Auch wurde hier ein weiteres Problem deutlich: Bei hoher Konzentration der Droge im Körper lässt sich das Suchtgedächtnis möglicherweise schlechter aktivieren. Auch dies ist ein Grund, zuerst mit dem scheinbar Positiven zu arbeiten. Dieses Problem wurde auch in der Behandlung von Alkoholabhängigen, die gleichzeitig **Benzodiazepine** einnahmen, deutlich. Aus einer großen Studie in Barcelona wurde hingegen berichtet, dass der Effekt der EMDR-Therapie bei Cannabis am stärksten war. Diese Patienten zeigten die stärkste Reduktion des Craving.

Besondere Vorsicht scheint in der Behandlung von **Stimulanzienabhängigen** geboten. Auch hier liegen Fallberichte vor, die zeigen, dass eine Fokussierung und Reprozessierung von Erinnerungen aus dem Netzwerk Suchtgedächtnis möglich ist. Sehr häufig wird allerdings berichtet, dass in der Durcharbeitung noch einmal intensives Verlangen erlebt wird und auch nach inkompletten Sitzungen im Sinne des Nachprozessierens vorkommen kann. Hier kommt der Abstinenzmotivation der Patienten oder der Haltefunktion des Setting eine besondere Bedeutung zu. Auch ist unbedingt die Erfahrung des Therapeuten im Umgang mit der Patientengruppe zu fordern. Auf eine gute Vorbereitung der Patienten durch Einsatz der Ressourcentechnik und vorausgehende Arbeit mit z. B. dem scheinbar positiven Material möchte ich hier noch einmal verweisen.

## 12.2.10 Aktuelle Untersuchungen

Neben der von mir vorgelegten Arbeit (Hase et al. 2008) ist in der letzten Zeit mehr zur Anwendung der EMDR-Methode in der Behandlung abhängiger Patienten veröffentlicht worden. Berichte über die Sicherheit und Effektivität der EMDR-Behandlung komorbider Patienten liegen seit Längerem vor (Marich 2009, 2010).

Erste Erfahrungen zur Anwendung der Arbeit am Suchtgedächtnis in der klinischen Praxis wurden anhand einer Einzelfallstudie schon 2010 veröffentlicht (Abel & O'Brien 2010). O'Brien & Abel haben auch ein Konzept der EMDR Arbeit mit Abhängigen vorgelegt (O'Brien & Abel 2011). Die Autoren orientieren sich an dem etablierten Schema der Veränderung von Prochaska & DiClemente (1983) und ordnen hier verschiedene EMDR-Interventionen ein. Abel & O'Brien (2011) verkürzen allerdings den von mir vorgelegten Ansatz CravEx auf die Reprozessierung des Suchtgedächtnisses und übersehen, das im CravEx-Protokoll auch explizit der Einsatz von Ressourcentechniken z. B. zur Reduktion akuten Suchtdrucks und Arbeit mit der Ambivalenz vorgesehen sind.

Miller (2012) führt das »Feeling-State-Addiction-Protokoll« ein. Meines Erachtens ist die Einführung einer neuen Begrifflichkeit nicht notwendig, da die von Miller beschriebenen Aspekte im Rahmen des Suchtgedächtnisses verstanden werden können. Ich nehme an, dass diese Aspekte besonders bei Fokussierung der scheinbar positiven Aspekte der Abhängigkeit einbezogen werden. Eine möglichst klare Formulierung unserer EMDR-Behandlung unter Berücksichtigung der etablierten Protokolle und Prozeduren, wie der acht Phasen und des Ablaufschemas, scheint mir sinnvoll.

In einer randomisierten, kontrollierten Studie wurde Reprozessieren von Erinnerungsmaterial in ein Therapieprogramm bei Heroinabhängigen integriert. In der »Motivation-Skill-Desensitization-Mental Energy Intervention« wurden die heroinabhängigen Patientinnen und Patienten mit verschiedenen Interventionen vorbereitet, bevor Erinnerungsmaterial reprozessiert wurde. Die Kontrollgruppe erhielt eine Standardbehandlung. In der Interventionsgruppe waren signifikante Verbesserung in der »Obsessive Compulsive Drug Use Scale« ($P < 0.001$), im »Beck Depression Inventory« ($P < 0.001$) und dem »Aggression Questionnaire« ($P = 0.033$) nach der Intervention in der MSDE-Gruppe zu sehen (Chen et al. 2019).

Die vorliegende Menge an Daten erlaubte nunmehr einen systematischen Review und mehrere Metaanalysen. In dem systematischen Review, der vier Veröffentlichungen einbezog, kamen Pilz et al. (2017) zu der Annahme, dass das Konzept Suchtgedächtnis mittlerweile akzeptiert sei, die EMDR-Therapie eine Wirkung auf Craving, Angst und Depression zeige sowie zu einer Verbesserung der Emotionsregulation und des Selbstwertgefühls führe. Eine Metaanalyse bezog zehn Studien mit 561 Teilnehmern ein. Die EMDR-Therapie wird bei Patienten mit Substanzgebrauchsstörung (SUD), bezogen auf mehrere Endergebnisse, als effektiv beurteilt. Eine besondere Effektivität wurde auf die Therapieadhärenz, Schwere der SUD, Reduktion komorbider Depressions- und PTBS-Symptome beschrieben, während die Wirkung auf das Craving als weniger eindeutig beurteilt wurde (Logsdon et al. 2022). Eine andere Metaanalyse aus dem Jahr 2024 beschreibt hingegen einen signifikanten Effekt der EMDR-Therapie auf das Craving (Martinez-Fernandez et al. 2024). In einer aktuellen Metaanalyse konnten 14 Studien einbezogen werden (Seok et al. 2025). Diese waren teils randomisierte kontrollierte Studien. Die Ergebnisse der Metaanalyse zeigten, dass die EMDR-Therapie eine signifikante Wirkung mit moderaten oder höheren Effektstärken bei Symptomen wie Suchtdruck ($g = 0{,}55$), Posttraumatische Belastungsstörung ($g = 0{,}69$), Depression ($g = 0{,}64$) und Angstzuständen ($g = 0{,}72$) erzielte, wobei die Heterogenität von gering bis moderat reichte. Andererseits war die Wirkung auf den Schweregrad der Abhängigkeit noch nicht signifikant ($g = 0{,}14$). Diese Ergebnisse deuten darauf hin, dass die EMDR-Therapie nicht nur bei der emotionalen Komorbidität bei Personen mit Substanzabhängigkeit, sondern auch bei bestimmten suchtspezifischen Symptomen, insbesondere bei der Verringerung des Drogenverlangens, wirksam ist. Die Autoren fordern zu Recht weitere hochqualitative Studien und eine Überprüfung der Nachhaltigkeit der erreichten Veränderungen.

Zwei weitere Studien, die in zukünftigen Metaanalysen von Bedeutung sein werden, sind noch zu erwähnen. Sarğın et al. (2025) replizierten mein Untersuchungsdesign, also die Reprozessierung von Erinnerungen an Rückfall oder starkes Craving mit Alkoholabhängigen im ambulanten Setting. Die Ergebnisse Stimmen mit den von mir vorgelegten Daten überein und bestätigen somit meine Ergebnisse, einen deutlichen Rückgang des Alkoholverlangens. Eine große randomisierte, kontrollierte Studie im Einzugsgebiet einer Versorgungspsychiatrie in Barcelona untersuchte den CravEx-Behandlungsplan bei einer Gruppe von Patienten, die von verschiedenen Drogen abhängig waren (Hogg et al. in press). Es konnte ein signifikanter und vor allem in der Zwölf-Monats-Katamnese nachhaltiger Effekt auf das Craving bei verschiedenen Drogen gezeigt werden. Die Veröffentlichung der Daten ist noch im Gange.

### 12.2.11 Möglichkeiten und Grenzen der Behandlung Abhängiger

Die EMDR-Therapie bietet ein gutes Angebot in der Behandlung komorbider Abhängiger. Die Flexibilität im Behandlungsaufbau ist in Anbetracht der speziellen Anforderungen der komorbiden Abhängigen in besonderer Weise geeignet und gleichermaßen notwendig. Die Möglichkeit der assoziativen Verarbeitung im EMDR-Prozess beinhaltet die Chance einer ökonomischen Durcharbeitung traumatischen Materials und gleichzeitig das Risiko einer Überforderung des Patienten. Die Behandlungsplanung und der Aufbau der Therapie müssen deshalb den Erfordernissen der komorbiden Abhängigen in besonderer Art und Weise angepasst und die EMDR-Therapie sorgfältig durchgeführt werden.

Hier spielen folgende Überlegungen eine Rolle. In der Arbeit mit komorbiden Abhängigen haben wir es zum großen Teil mit schwer traumatisierten Patienten und demnach komplexen Störungsbildern zu tun. Die suchtspezifische Stabilisierung hat unbedingt Vorrang. Soziale Stabilität und Sicherheit sind Grundbedingungen für eine

EMDR-Behandlung des komorbiden Abhängigen, vor allem im ambulanten Setting. Dabei bedarf es des Einfallsreichtums und der Flexibilität im Setting. Eine genuine EMDR-Intervention am Suchtgedächtnis ist anhand der bisher vorgelegten Daten gut möglich. Die aktuellen Daten bestätigen diesen Ansatz und auch das Konzept Suchtgedächtnis. Die EMDR-Therapie bereichert etablierte Konzepte um wertvolle Facetten. Diese EMDR-Intervention am Suchtgedächtnis lässt sich auch in die bestehenden Abläufe und Techniken der EMDR-Therapie mit geringen Modifikationen einordnen. Im Ergebnis kann eine Reduktion des Drogenverlangens mit einer Stabilisierung des Konsums und der Erleichterung der Entwöhnungsbehandlung erwartet werden.

In der Therapie der oftmals schwer traumatisierten Abhängigen bedarf es der besonderen Expertise hinsichtlich der Patientengruppe und einem präzisen Umgang mit der EMDR-Therapie.

## 12.3 EMDR-Therapie im Alter

Mittlerweile ist die EMDR-Therapie auch in der Geriatrie angekommen, wie ein Artikel in »Todays Geriatric Medicine« zeigt (Kase 2023). Die Autorin weist auf das häufige Vorkommen von belastenden Erinnerungen bei alten Menschen und auf die Chancen durch den Einsatz der EMDR-Therapie hin. Dabei stellt uns die Behandlung hochbetagter Patienten in der EMDR-Therapie vor Herausforderungen und es ist nicht nur der kognitive Abbau bis hin zur ausgeprägten **Demenz**, der fordernd ist.

Ich möchte aber mit einer positiven Nachricht beginnen. Falls Sie sich fragen, wie man denn mit dementen Patienten mit der EMDR-Therapie arbeiten kann, dann habe ich die verblüffende Antwort: Es ist möglich, und zwar mit der **On-Spot-Technik**.

Die On-Spot-Technik wurde zuerst in der Arbeit mit dementen Patienten im Rahmen einer Fallserie beschrieben. Amano & Toichi (2014) hatten beobachtet, dass demente Patienten mit traumatischer Erfahrung in der Vergangenheit oftmals Unruhezustände zeigten, die an **PTBS-Symptomatik** erinnerte, jedoch von den schwer dementen Patienten nicht verbalisiert werden konnte. Sie entschieden sich dazu, diese Symptomatik sofort bei Auftreten mit taktiler Bilateraler Stimulation zu behandeln, also On-Spot, und konnten eine Reduktion der Unruhestände beschreiben.

Diese Erfahrungen wurden in der klinischen Anwendung immer wieder bestätigt. Es fehlt leider bislang eine größere, kontrollierte Studie. Zumindest wurde kürzlich ein Studienprotokoll veröffentlich (Ruisch et al. 2024). Aus dieser Arbeitsgruppe kommt auch eine systematische Übersicht, welche die Chancen der Behandlung der Posttraumatischen Belastungsstörung bei Dementen und den Einsatz der EMDR-Therapie vorläufig positiv bewertet (Ruisch et al. 2023).

Lassen Sie uns erst einmal alles ein wenig ordnen. Das Alter ist ja mehr als Demenz, es ist Weisheit und Erfahrung, aber eben auch Verfall und Verletzbarkeit. Das Erwachsenenalter wird unterteilt in ein frühes (18–35), mittleres (35–65) und höheres (65–80)

Erwachsenenalter. Die Zeit nach dem 80. Lebensjahr gilt als hohes Alter. Die Übergänge zwischen diesen Lebensphasen sind kontinuierlich, sie unterscheiden sich stark in ihren Anforderungen und Möglichkeiten. Im höheren Erwachsenenalter und im hohen Alter spielen hingegen aufgrund biologisch bestimmter Einschränkungen die Konzentration der Kräfte und die Nutzung vorhandener Stärken eine große Rolle. Da wir auch im höheren und hohen Alter gesund bleiben, steigt natürlich auch die Zahl der älteren und alten Menschen.

Schon 2009 wurde die Prävalenz und Bedeutung der Posttraumatischen Belastungsstörung im Alter beschrieben (Pless Kaiser et al. 2019; Tagay et al. 2009). Der Autor wies darauf hin, dass bei 5 % der 60-Jährigen und Älteren eine PTBS zu finden ist und dass auch affektive und somatoforme Beschwerden im Alter eine Folge kriegstraumatischer Erfahrungen sein können. Es ist nicht so, dass ältere Erwachsene *zwangsläufig* eine höhere PTBS-Prävalenz haben als jüngere. Allerdings wird betont, dass subklinische bzw. partielle PTBS-Formen (»subthreshold PTSD«) relevant sind und mit Funktions- und Lebensqualitätsverlust einhergehen können (van Zelst et al. 2006). Es ist eingängig, dass das Alter das Risiko von Erkrankung und damit von Traumatisierung durch somatische Erkrankung und oder medizinische Behandlung erhöht. Aber nur Mut! Die EMDR-Therapie im höheren und hohen Alter ist wirksam und gut verträglich, wie eine Studie aus den Niederlanden zeigte (Gielkens et al. 2022).

Mit welchen Herausforderungen haben wir es zu tun und welche Lösungen bieten sich an?

Patienten im höheren und hohen Alter bringen oftmals mehrere Probleme mit in die EMDR-Therapie, sowohl psychische als auch somatische. Die körperliche Belastbarkeit kann eingeschränkt sein. Somatische Komorbidität bedeutet nicht selten eine Einschränkung. Konzentration und Konzentrationsausdauer können gemindert sein. Spezifische kognitive und andere zerebrale Funktionen können beeinträchtigt sein. Die Demenz ist eine besondere Herausforderung.

Bei der Demenz können wir das Einverständnis zur EMDR-Therapie nicht unbedingt vom Patienten einholen, sondern müssen einen rechtlichen Vertreter aufklären und darum bitten. Wir können Informationen oft nicht vom Patienten selbst erhalten, sondern müssen an das Umfeld herantreten. Nicht selten sind Informationen über Kriegstraumatisierung tabuisiert und die verfügbaren Informationen karg. Damit müssen wir zurechtkommen. In der technischen Umsetzung bietet die On-Spot-Strategie, wie oben beschrieben, einen vielversprechenden Ansatz.

Darüber hinaus ist die Frage der EMDR-Behandlung im höheren und hohen Lebensalter selten ein »ob«, sondern meistens ein »wie«. Wir müssen in der Behandlungsplanung, besonders der Zielsetzung und Umsetzung, die jeweiligen Einschränkungen des Patienten berücksichtigen. Sehr oft kommt hier der Symptomreduktionsbehandlungsplan zum Tragen. Wir arbeiten mit den Erinnerungen hinter den prominenten Symptomen, die den Patienten beeinträchtigen. Eine umfassende Aufarbeitung aller Netzwerke wird nicht möglich sein, aber das ist auch nicht notwendig.

**FALLBEISPIEL Intrusionen**

Eine 76-jährige Frau ist körperlich multimorbid krank und bettlägerig. Sie bringt eine komplex-traumatisierte Lebensgeschichte mit. Sie leidet massiv unter der Intrusion eines Fotos eines Mädchen mit einem kahlgeschorenen Kopf, das sie in der Zeitung gesehen hat. Ich habe einen Verdacht, wie die Verbindung mit ihrer Lebensgeschichte sein könnte, und gleichzeitig ist mir klar, dass die körperliche und geistige Kraft für eine umfassende Aufarbeitung der Vergangenheit nicht gegeben ist. Ich entscheide mich für die Anwendung der CIPOS-Technik (→ Kap. 9.2.1), bezogen auf das intrusive Bild. Nach drei Sitzungen mit der CIPOS-Technik sistieren die Intrusionen und die Patientin ist entlastet.

In der Diagnostik dürfen wir die besondere Situation des Patienten im höheren und hohen Lebensalter nicht aus den Augen verlieren. Aufgrund altersbedingter Einschränkungen ist der Patient vulnerabler. Für Jüngere banale Herausforderungen können im Alter sehr belastend oder auch beschämend sein und zur Bildung maladaptiv gespeicherter Erinnerungen führen. Wenn wir den Zusammenhang zwischen Symptom und Erinnerung nicht verstehen, hilft auch hier die spezifische Diagnostik in der EMDR-Therapie. Nicht nur in der Behandlungsplanung und Zielsetzung müssen wir uns an die besondere Situation der Patienten anpassen. Auch in der Durchführung der manualisierten Techniken bedarf es der Modifikation. So kann ich durchaus mit der Standardtechnik arbeiten, muss diese aber stärker fraktionieren, wenn die geistige Kraft nur für kürzere Zeit ausreicht.

**FALLBEISPIEL Depression**

Eine 86-jährige Frau befindet sich wegen einer Depression in tagesklinischer geronto-psychiatrischer Behandlung. Die Behandlung verläuft sehr zäh. Das Team wird auf ein biografisches Detail aufmerksam. Die Frau fand als Zwölfjährige ihren Vater tot auf, der sich zu Hause erhängt hatte. Die nähere Prüfung ergibt, dass Intrusionen und Träume bezogen auf das Ereignis vorhanden sind. Die Patientin ist im klinischen Thema »Verantwortung/Fehlerhaftigkeit« stark betroffen, sodass sich die Indikation für einen Behandlungsversuch mit der EMDR-Therapie ergibt. Aufgrund ihres hohen Alters ist sie in der Konzentrationsausdauer deutlich eingeschränkt. Ich entscheide mich letztendlich für die Anwendung der Standardtechnik. Allerdings führe ich keine 50-minütige Sitzung pro Woche durch, sondern fraktioniere stark auf drei Sitzungen von 20 Minuten pro Woche. Über mehrere Sitzungen kann die Patientin die Erinnerung nachverarbeiten und die Depression lockert sich merklich.

Wir sollten die Wahl der Technik an die altersgemäße integrative Kapazität der Patienten anpassen und können darüber hinaus auch eine bestimmte Technik noch modifizieren. Damit erreichen wir in aller Regel das angemessene Behandlungsziel.

Das Alter verändert den Körper und Erkrankungen können sich durchaus häufen. Damit werden nicht nur alte Konflikte reaktiviert. Es steigt auch das Risiko der Traumatisierung durch körperliche Erkrankung und/oder medizinische Behandlung. Dabei arbeiten wir durchaus auch oft mit Patienten, die als Folge z. B. eines Schlaganfalls eine Gewebszerstörung im Gehirn haben. Dies sagt aber per se nichts aus. Ich habe mit mehreren, meist älteren Patienten, gearbeitet, die organische Hirnschädigung mit in die Therapie brachten. Es geht um die eventuell vorhandene Funktionseinschränkung und wie wir damit umgehen. Meist finden sich Lösungen. Ich verweise an dieser Stelle auch auf die Fallbeispiele in dem entsprechendem Kapitel über Traumatisierung durch körperliche Erkrankung und/oder medizinische Behandlung (→ Kap. 12.9).

Es gibt bislang und wird vielleicht auch keine Gerontostrategie in der Behandlungsplanung geben. Das **Standardprotokoll** ist uns eine gute Hilfe. Diese Patienten bringen oft Probleme aus mehreren Feldern und sind mit mehreren Diagnosen unterwegs. Auf der Basis des Standardprotokolls ziehe ich andere Behandlungsstrategien heran, wenn mir dies sinnvoll erscheint. Ich nutze z. B. Strategien für Depression (→ Kap. 12.6) und für Traumatisierung durch körperliche Erkrankung und/oder medizinische Behandlung (→ Kap. 12.9), wenn es sinnvoll ist.

Auch in solcher komplexen Situation kann die EMDR-Therapie etwas bewegen, wie ein Einzelfallbericht von Ahmed (2018) über die Behandlung einer älteren Frau mit Depression, traumatischer Lebenserfahrung und Parkinsondemenz zeigt.

Ich möchte noch auf eine weitere Studie hinweisen, die mit diesem Thema verbunden ist. Pflegende Angehörige z. B. Dementer sind oft erheblich belastet. Durch die Anwendung des *EMDR Integrative Group Treatment Protocol (IGTP)* bei Betreuungspersonen ließen sich Belastung und Stress bei den Pflegenden deutlich reduzieren (Passoni et al. 2018). Das Gruppenformat erwies sich als hilfreich und ökonomisch. Auch hier liegt ein Potenzial der EMDR-Therapie.

## 12.4 Phobien und Angststörungen

In diesem Kapitel wollen wir uns mit der Behandlungsstrategie für Phobien nach Shapiro (2018) beschäftigen. In der AIP-Perspektive liegt es nahe, anzunehmen, dass phobische Störungen nach einer belastenden Erfahrung entstehen, die nicht unbedingt traumatisch sein muss, aber auch traumatisch sein kann. Die Erfahrung wird nicht ausreichend verarbeitet und führt zur maladaptiven Speicherung der Erinnerung an das Ereignis. Diese maladaptiv gespeicherte Erinnerung kann dann durch gegenwärtige Auslösereize immer wieder aktiviert werden und wird so erlebensbestimmend, d. h. der ursprüngliche Affekt ist wieder da. Wir reden hier meist von starker Angst bis hin zur Panik. Eine Panikattacke selbst kann als hochbelastend erlebt werden, sodass auch diese eventuell nicht verarbeitet werden kann und maladaptiv gespeichert wird. Es entsteht ein sekundäres Netzwerk von Erinnerungen an die Panik selbst. Auch dies lässt sich als Netzwerk maladaptiv gespeicherter Erinnerung verstehen, das wiederum triggerbar ist und nun ergänzend zum primären Netzwerk zum Erleben und möglicherweise wiederum zu maladaptiver Speicherung führt. Dadurch tendiert dieses Netzwerk dazu, an Größe zuzunehmen. Je mehr Erinnerungen aktivierbar sind, desto häufiger wird wieder Panik erlebt. Mit dieser AIP-orientierten Sichtweise können wir uns das klinische Phänomen der Angstausbreitung gut erklären. Dass natürlich so auch die **Vermeidung** zunimmt, liegt auf der Hand. Je häufiger das Netzwerk aktiviert wird, desto mehr erwarten wir die Panik und damit entsteht die Angst vor der Angst.

**FALLBEISPIEL Flugangst**

Eine 52-jährige Physikerin arbeitet im Außendienst. Ihre Tätigkeit erfordert es, häufig zu fliegen. Auf einem Flug von Hamburg nach München fällt der Flieger zur Mittagszeit unvermittelt in eine Lufttasche. Es entsteht kein größerer Schaden. Aber in dem Moment schießt bei ihr der Gedanke ein: *»Wir stürzen ab, ich sterbe.«* Dies ist von massiver Angst begleitet. Sie verlässt das Flugzeug in München noch unter dem Eindruck der Erfahrung, kann dann aber ihren Geschäften nachgehen. Der Rückflug verläuft unkompliziert. Wenige Tage später fliegt sie erneut in einer Maschine desselben Typs. Das Wetter ist unruhig und die Stewardessen müssen sich hinsetzten und anschnallen. Sie schaut ihnen ins Gesicht und meint in den Augen Angst zu erkennen. Jetzt kommt es zur ersten Panikattacke. Der Rückflug ist voller Angst. Sie beginnt zu vermeiden. Sie zwingt sich noch einmal zu einem Flug, den sie als »die Hölle« erlebt. Danach vermeidet sie komplett und nimmt berufliche Nachteile in Kauf. Als sie in einen banalen Gespräch den Satz »Ich fliege in den Urlaub« hört und die beginnende Panik wahrnimmt, entschließt sie sich zur Therapie.

Es macht Sinn, zwischen einfachen Phobien und **Prozessphobien**, die schwieriger zu behandeln sind, zu unterscheiden. Es liegen mehrere randomisierte kontrollierte Studien vor, welche die Effektivität bei Panik und phobischen Störungen zeigen (Doering et al. 2013; Nazari et al. 2011; Staring et al. 2016; Triscari et al. 2015). Mittlerweile kommt auch eine Metaanalyse zu der Einschätzung, dass die EMDR-Therapie eine Verringerung der Symptome von Angst, Panik, Phobien und anderem Verhalten bei phobischen Störungen erreichen kann (Yunitri et al. 2020). Die Autoren verweisen auf die Notwendigkeit weiterer Untersuchungen, um die langfristige Wirksamkeit von EMDR bei Angststörungen zu untersuchen.

Grundsätzlich folgt auch die Behandlungsstrategie für Phobien dem dreifach fokussierten Ansatz und der Richtung des **Standardprotokolls** von der Vergangenheit über die Gegenwart in die Zukunft. Die therapeutische Arbeit beginnt natürlich mit der Anamnese und Vorbereitung in der Phase 2, der Psychoedukation bezüglich der Störung, der EMDR-Therapie und des AIP-Modells. Auch sollte schon früh eine handlungsorientierte Vereinbarung geschlossen werden, mit der sich der Patient verpflichtet, zum Ende der Therapie das bisher Vermiedene auch durchzuführen. Durch Ressourcenstärkung sollen die Patienten gestärkt und in die Lage versetzt werden, mit aktuell auftretender Angst besser umzugehen. Hier sind auch andere Techniken wie z. B. die progressive Muskelrelaxation oder Skills sinnvoll kombinierbar.

Grundsätzlich wird das auslösende Netzwerk maladaptiv gespeicherter Erinnerung aufgesucht und zuerst bearbeitet. Wir fragen uns, wo diese Erinnerungen entstanden sind, welche Erlebnisse zugrunde liegen, um hier an den Grundlagen zu arbeiten. Wir müssen immer wieder die spezifische Diagnostik nutzen, um die Verbindung zwischen Symptom und Netzwerk herzustellen.

**FALLBEISPIEL Die Phobikerin**

Die 50-jährige Frau leidet unter Angst in Fahrstühlen und Tunneln. Während sie es geschafft hat, durch wiederholte Exposition in einen Fahrstuhl zu steigen, kann sie sich nicht überwinden, durch Tunnel zu fahren. Sie vermeidet massiv und nimmt auf Autofahrten lange Umwege in Kauf. Als ich sie bitte, sich eine Fahrt durch einen Tunnel vorzustellen, entwickelt sie massive Angst mit somatischen Symptomen. Auf meine Frage nach Worten, die jetzt in ihr auftauchen, kann sie die negative Kognition *»Ich sterbe«* benennen. Ich bitte die Patientin, mit dem Gefühl der Angst und dem Satz »Ich sterbe« in Kontakt zu bleiben. Dann fordere ich sie auf, in die Vergangenheit zurückzugehen, in eine Zeit, in der sie ähnlich gedacht oder empfunden habe. Rasch kommt eine Erinnerung aus dem 14. Lebensjahr ins Bewusstsein: Sie steht mit ihrer Mutter am geöffneten Fenster und wartet auf die Drehleiter der Feuerwehr, da es in der darunterliegenden Wohnung und dem Treppenhaus brennt. Die Mutter ist völlig panisch und dem Kind keine Hilfe.

Die Patientin ist überrascht. Sie berichtet, über diese Erinnerung einige Male gesprochen zu haben. Allerdings wird ihr jetzt zum ersten Mal der Zusammenhang zu dem intensiven Affekt bewusst. Wir können diese Erinnerung aus Zeitgründen nicht direkt bearbeiten. Dennoch ist die Diagnostik für die Patientin sehr entlastend. Da die Verbindung zwischen Erinnerung und Symptom wahrnehmbar wird, versteht sie jetzt die Hintergründe ihrer Symptomatik und kann sich als Mensch anders erleben.

Auf den Behandlungsplan gehören alle Erlebnisse, die zur Phobie beigetragen haben. Wir arbeiten zuerst im primären Netzwerk. Es kann sein, dass hier gar nicht soviel Material zu bearbeiten ist. Danach werden die Erinnerungen an die Angst, die Panik selbst, bearbeitet. Es handelt sich hier um ein sekundäres Netzwerk, ein Netzwerk, das durch das Erleben von Symptomatik entstanden ist. Da es sich hier häufig um Netzwerke mit vielen Erinnerungen handelt, empfiehlt sich die Priorisierung mit der **Netzwerkstrategie** (Cluster), zuerst die erste erinnerbare, dann die schlimmste erinnerbare, dann die zeitlich jüngste erinnerbare Erinnerung (First, Worst, Last) zu bearbeiten. Danach wird das Netzwerk auf Generalisierungseffekte geprüft und weitere maladaptiv gespeicherte Erinnerungen werden reprozessiert.

Im Anschluss werden die aktuell aktiven Auslösereize und alle mit der Angst verbundenen körperlichen Empfindungen bearbeitet. Es ist wichtig, auf das Auftreten von neuen Symptomen, neuen Triggern zwischen den Sitzungen zu achten. Da die Panik ein intensives Körpererleben mit sich bringt, sollten wir auch besonders auf somatosensorische Symptome und Trigger achten. Im Anschluss wird ein Zukunftstableau für jeden reprozessierten Trigger durchgeführt. Das Ziel ist eine Zukunftsvorstellung mit angstfreier Reaktion und damit Reduktion der Vermeidung. Nun wird die handlungsorientierte Vereinbarung umgesetzt, d.h. der Patient muss das bisher Vermiedene auch durchführen. Gelegentlich zeigt sich erst hierdurch noch Restmaterial, das dann erneut reprozessiert werden muss. Das Ziel ist eine angstfreie Handlung des bisher Vermiedenen. In der konkreten Arbeit mit dem Erinnerungsmaterial können alle Techniken genutzt werden. Natürlich müssen Ressourcendefizite ausgeglichen werden.

Ich möchte noch auf die EMDR-Therapie der **Dentophobie** eingehen. Die Dentophobie ist ein sehr ernst zu nehmendes Krankheitsbild, da die Folgen unbehandelter Zahnerkrankungen durch die damit verbundenen Infektionen auch bei relativ jungen Menschen tödlich verlaufen können. Vor mehr als zwanzig Jahren wurden die ersten positiven Ergebnisse von vier Einzelfällen publiziert (de Jongh et al. 2002). In einer randomisierten kontrollierten Studie wurde diese Ergebnisse beeindruckend bestätigt. 31 Patienten wurden der EMDR-Therapie oder der Warteliste zugeteilt. Die Zahnarztangst wurde anhand des *Dental Anxiety Questionnaire (DAS)*, des *Dental Fear Survey (DFS)*, eines Verhaltenstests und der Zahnarztbesuche nach einem Jahr Nachbeobachtungszeit bewertet. Die EMDR-Therapie war mit einer signifikanten Verringerung der Zahnarztangst und des Vermeidungsverhaltens sowie der Symptome einer Posttraumatischen Belastungsstörung verbunden. Die Effektstärken für die primären Ergebnismaße betrugen d = 2,52 (DAS) und d = 1,87 (DFS). Diese Effekte waren auch drei Monate (d = 3,28 bzw. d = 2,28) und zwölf Monate (d = 3,75 bzw. d = 1,79) nach der Behandlung noch signifikant. Nach einem Jahr befanden sich 83,3 % der Patienten noch in zahnärztlicher Behandlung. Besonders diese hohe Haltequote beindruckt! Ich war als Supervisor in diese Studie eingebunden. In den von mir gesichteten Behandlungsvideos war das auslösende Ereignis kein klassisches Trauma, sondern eine Erfahrung von Beschämung oder unzutreffender Beschuldigung. Es ist eben nicht alles Trauma!

In der Behandlung anderer Angsterkrankungen ist die Datenlage spärlicher. Eine randomisierte kontrollierte Studie zeigte in der Behandlung von Prüfungsangst bei Studenten eine Überlegenheit der EMDR-Therapie gegenüber der Stress-Inokulationstherapie (Cook-Vienot & Taylor 2012). In einer Metaanalyse beschreiben die Autoren eine gute Wirksamkeit der EMDR-Therapie bei Phobien und Prüfungsangst. Sie sehen die Evidenz für andere Angststörungen noch begrenzt und methodisch unsicher (Cuijpers et al. 2020).

## 12.5 Bindung

Das Thema Bindung ist oft der Elefant im Raum. Vor vielen Jahren saß ich mit Andrew Leeds, einem der EMDR-Pioniere, anlässlich einer EMDR-Europa-Konferenz in Barcelona zusammen. Wir diskutierten über Patienten, die uns immer wieder überraschten. Genau genommen versuchten wir, zu verstehen, warum es einige Patienten in der Anwendung der Standardtechnik sehr leicht haben (*good processors*), während sich andere unglaublich schwertun (*poor processors*). Ein Verdacht fiel auf die **Alexithymie** und wir verteilten Aufgaben. Mir fiel es zu, Patienten vor und nach der EMDR-Therapie mit der *Toronto Alexithymia Scale (TAS)* zu messen. Der mit der TAS erhobene Wert erklärte nicht den Unterschied im Reprozessieren. Allerdings fand ich heraus, dass der Wert der TAS nach dem Reprozessieren oft sank. Ich interpretierte dieses Ergebnis so: Mit dem Erinnerungsmaterial wird auch die peritraumatische Dissoziation reprozessiert. Danach wird der Affekt zugänglich. Also habe ich oftmals gar nicht die Alexithymie gemessen, sondern die **peritraumatische Dissoziation**. Im Verlauf der Zeit wurde mir klar, dass es sehr oft bindungsdefizitäre Patienten sind, die in der Arbeit mit der Standardtechnik Schwierigkeiten haben.

Sehr häufig sehen wir bindungsdefizitäre Patienten in der psychotherapeutischen Praxis. Der *Childhood Trauma Questionnaire (CTQ)* kann uns hier erste Hinweise geben, wie ich im Kapitel 6.1.4 (Diagnostik) dargestellt habe. In der psychotherapeutischen Praxis findet die Diagnostik von Bindungsdefiziten, Bindungsstilen bis hin zur Bindungsstörung meist klinisch statt, während für die Forschung gute komplexe Instrumente zur Verfügung stehen. In der EMDR-Therapie werden wir das gesamte Spektrum behandeln, vom Bindungsdefizit über problematische Bindungsstile bis zur Bindungsstörung inklusive des Bindungstraumas. An dieser Stelle ein paar einordnende Worte zu einem schwierigen Begriff, dem **Bindungstrauma**. Ich höre diesen Begriff immer wieder im Zusammenhang mit ungenügendem Bindungsangebot und sehe ihn hier deplatziert. Ja, ein ungenügendes Bindungsangebot ist ein pathogener Faktor, aber es ist kein Trauma im Sinne der klassischen Traumadefinition. Ich folge dem Vorschlag von Karl-Heinz Brisch, der Bindungstrauma als klassische Traumatisierung durch die Bindungsperson definiert (Brisch 2016). Dies wird auch der Schwere der beschriebenen Umstände eher gerecht.

Derzeit gibt es in der EMDR-Therapie noch keine abschließend ausformulierte Strategie in der Behandlung in diesem Bereich. Es gibt mehrere Ansätze, die wir mangels vorliegender Daten noch als Interventionen betrachten dürfen. Wir führten einen narrativen Review durch, um einen Überblick zu gewinnen (Hase M et al. in press). Dazu wurde eine umfassende Suchstrategie verwendet, um veröffentlichte Studien auf *Web of Science* und *PubMed* unter Verwendung der Stichwörter »EMDR« und »Bindung« zu finden. Die Volltextanalyse konzentrierte sich auf die Behandlung von Bindungsstörungen durch die EMDR-Therapie. Das Volltext-Screening führte zur Einbeziehung von neun Artikeln. Ein zusätzliches Screening auf der Grundlage von Quellenangaben ergab zwei weitere Artikel. Somit wurden schließlich elf Studien mit 91 Patienten einbezogen. Von den 91 Patienten waren 45 Kinder. Das Durchschnittsalter der Studienteilnehmer lag zwischen 8,8 und 43,6 Jahren, mit einem Median von 23,3 Jahren. Die Mehrheit der eingeschlossenen Teilnehmer war weiblich (54,95 %). Die Patienten litten unter einer Reihe von psychischen Problemen wie Posttraumatischer Belastungsstörung, Depressionen, Angstzuständen, Anorexia nervosa, reaktiver Bindungsstörung, Problemen im Umgang mit negativen Emotionen, Erziehungs- und Beziehungsproblemen sowie einer Vorgeschichte von Vernachlässigung und teilweise auch Gewalt. Während alle Studien zumindest eine gewisse Verbesserung des Bindungsstils oder des bindungsbezogenen Verhaltens berichteten, wiesen nur drei Studien auf signifikante Veränderungen hin. In sechs Studien wurde keine statistische Signifikanz berichtet oder diese war nicht anwendbar. Im Allgemeinen waren die Daten spärlich und inkonsistent. Die Qualität der Studien war sehr heterogen. Insgesamt ist strukturierte Forschung notwendig.

Pionierarbeit leistete Debra Wesselmann. In einer Übersichtsarbeit, ergänzt durch Kasuistiken, wurde beschrieben, dass die EMDR-Therapie den »Attachment-Status« von Erwachsenen und Kindern mit frühkindlichem Bindungstrauma bzw. Bindungsverlust verbessern konnte (Wesselmann et al. 2012). Mut macht auch eine Veröffentlichung aus Italien. Hier konnte gezeigt werden, dass bei 20 Frauen durch die Reprozessierung entsprechenden Erinnerungsmaterials mit der Standardtechnik der EMDR-Therapie der Bindungsstil deutlich verbessert wurde (Civilotti et al. 2019). Besonders hervorzuheben ist, dass hier mit dem *Adult Attachment Interview (AAI)* gemessen wurde. In einer Pilotstudie wurde die Bindungssicherheit mit dem *Relationship Scales Questionnaire* (Griffin & Batholomew 1994) vor und nach der EMDR-Therapie gemessen (Barrazone et al. 2023). Achtzehn Patienten mit der Diagnose Posttraumatische Belastungsstörung oder Komplexe Posttraumatische Belastungsstörung wurden mit 15 Sitzungen EMDR-Therapie, überwiegend der **Standardtechnik**, behandelt. Es wurde eine Abnahme der **Bindungsunsicherheit** beobachtet. Veränderungen in der **Bindungssicherheit** standen teilweise im Zusammenhang mit der Qualität der therapeutischen Beziehung und Veränderungen in der Symptomatik (zum Zusammenhang zwischen Bindung und therapeutischer Beziehung → Kap. 2.2).

Ein weiterer Punkt, den es zu berücksichtigen gilt, ist die Vielgestaltigkeit, mit der sich bindungsbasierte Störungen zeigen. Es kann die leere, anaklitische Depression, der Wechsel von Emotionen, eine interpersonelle Problematik mit ihrem verzweifelten Ringen um Nähe und Distanz oder auch merkwürdig dissoziativ anmutende Symptomatik sein. Hier hilft nur der offene Blick. Auch der *Childhood Trauma Questionnaire (CTQ)* kann Hinweise geben. Manchmal lohnt es sich, Patienten auf die spezialisierte Diagnostik zu verweisen.

Für mich hat sich folgendes Vorgehen in der Praxis bewährt: Der erste Blick gilt den Ressourcen. Hier sind in der Regel Defizite im Bereich der Bindungserfahrung zu sehen. Diese müssen zu Beginn und immer wieder im Verlauf der Behandlung ausgeglichen werden. Dazu eignet sich die IRI-Technik mit besonderem Bezug auf die sich entwickelnde Beziehung. Ich fokussiere also auf die kleinen positiven Erfahrungen mit mir in der Therapie. Auch andere positive Bindungserfahrungen im Verlauf der Kindheit können als Ressource gestärkt werden (IRI-Technik), um das Defizit der Bindung mit den primären Bindungspersonen auszugleichen. In Anlehnung an Wesselmann et al. (2012) lasse ich auch eine ideale Bindungsfigur imaginieren, gleichsam ein innerer Helfer, der mit Bilateraler Stimulation gestärkt wird.

Im nächsten Schritt erarbeite ich, wiederum in Anlehnung an Wesselmann et al. (2012), die inneren Regeln der Kindheit. Diese Arbeit geht letztendlich auf das Konzept des inneren Arbeitsmodells von Bowlby (1973) zurück. Für jede erarbeitete innere Regel, ich beschränke mich zu Beginn auf die drei wichtigsten, wird eine neue adaptive Regel formuliert und mit Bilateraler Stimulation verstärkt. Seien Sie hier zu Beginn auf einen Widerstand gefasst.

Ich ergänze dann die aus der Phase 1 bekannten Zielerinnerungen durch eine Diagnostik. Ausgehend von den inneren Regeln versuche ich, mittels der diagnostischen Techniken weiteres Erinnerungsmaterial und damit verbundene Auslösereize zu identifizieren. Natürlich muss ich auch eine angestrebte Zukunftsvorstellung mit dem Patienten klären.

Im weiteren Verlauf werde ich das Erinnerungsmaterial mit der Standardtechnik oder anderer geeigneter Technik bearbeiten. Die Phase 8 ist wichtig, um den Behandlungsverlauf achtsam zu beobachten und den Behandlungsplan anzupassen. Wir haben es oft mit komplexen Netzwerken zu tun und werden in allen drei Zeitdimensionen arbeiten müssen. Wir können bei Notwendigkeit die zeitlich Ordnung des Standardprotokolls variieren und gegenwartsnäher beginnen.

Achten Sie besonders auf biografisch frühes und teils präverbales Material, wie Erinnerungen an frühe Krankenhausaufenthalte mit Vernachlässigung oder Ausfall einer primären Bindungsperson, z. B. bei postpartaler Depression der Mutter. Dieses Material ist oft nicht als Erinnerung in typischer Form zugänglich. Und bitte fragen Sie auch danach aktiv in der Phase 1, da die Patienten in der Regel keine Verbindung zwischen ihren oft interpersonellen Problemen und der ihnen zugänglichen Information sehen. Wir sind in diesem Fall auf Informationen aus dem Umfeld angewiesen.

Wie können wir dann mit diesem Material weiterarbeiten? Eine mögliche Technik ist die Traumaerzählgeschichte (→ Kap. 9.3.2). Die Traumaerzählgeschichte ermöglicht die Fokussierung und Nachverarbeitung des präverbalen Erinnerungsmaterial.

Eine weitere Möglichkeit ist die Fokussierung einer gegenwärtigen Erfahrung, in der die frühe Information aktiviert zu sein scheint. So kann z. B. die Ankündigung einer Dienstreise des Partners intensivste Gefühle von Verlassenheit auslösen. In der Intensität der Emotion, im Mismatch von Auslöser und Reaktion, sehen wir einen Hinweis auf die Aktivierung früher Information. Wir hoffen, dass die frühe Information durch die Bilaterale Stimulation mobilisiert wird und in den Prozess kommt. Dies setzt voraus, dass wir Informationen über die zu erreichende Information haben, der Patient bereit ist, sich dem zu stellen, und die integrative Kapazität als ausreichend einschätzen wird.

**MERKE**

Ich rate noch einmal dringend davon ab, in die Amnesie ohne Kenntnis des Hintergrundes hineinzuarbeiten.

Wenn es uns gelingt, frühes Material zu erreichen, können die Nachverarbeitungsprozesse besonders mit der Standardtechnik intensiv sein. Es können intensive Gefühle von Verloren-Sein oder Gefühllosigkeit spürbar werden. Der Prozess kann auch sehr assoziativ somatosensorisch verlaufen, was aufseiten von Patient und Therapeut vertrauen in den Nachverarbeitungsprozess verlangt.

Die Arbeit mit bindungsbasierten Störungsbildern ist ein faszinierendes Anwendungsgebiet der EMDR-Therapie. Einzelne Elemente, wie die bindungsorientierte Ressourcenarbeit oder die Arbeit mit den inneren Regeln, können auch in Behandlungen integriert werden, die nicht ausschließlich nach diesem Vorgehen durchgeführt werden.

## 12.6 Depression

Die Behandlung der Depression hat innerhalb der EMDR-Therapie eine lange Tradition. Schon in den ersten Studien zur Behandlung der Posttraumatischen Belastungsstörung wurde immer wieder von einem Rückgang depressiver Belastung berichtet, wenn traumatisches Material reprozessiert wurde. Ein frühe systematische Studie berichtete über die Behandlung von zwei depressiven Adoleszentinnen (Bae et al. 2008). Die Autoren beschrieben, dass die Reprozessierung von Erinnerungsmaterial zu einer deutlichen Verbesserung der depressiven Symptomatik führte. Das Erinnerungsmaterial war nicht klassisch traumatisch, sondern bezog sich auf Situationen sozialer Ausgrenzung bzw. den Verlust der sozialen Umgebung. Auch aus anderen Forschungsbereichen kamen wichtige Erkenntnisse. Emotionale Gewalt inklusive emotionaler Vernachlässigung in der Kindheit sind für die Entstehung der Depression viel wichtiger als körperliche oder sexualisierte Gewalt (Teicher et al. 2006). Von der Arbeitsgruppe um Teicher wurde auch entdeckt, dass es geschlechtsspezifische sensible Phasen in Kindheit und Adoleszenz für die Entwicklung der Depression gibt (Khan et al. 2015). Etwa vier Wochen vor Beginn einer depressiven Episode finden sich Erfahrungen von Verlust oder Unterwerfung, die eine depressive Episode in Gang zu setzen scheinen (Kendler et al. 2003). Diese Erkenntnisse sind für uns als EMDR-Therapeuten von großer Bedeutung für die Phase 1 und haben auch die Gestaltung des Behandlungsmanuals für die multizentrische **EDEN-Studie** beeinflusst. Die systematische Forschung zur EMDR-Therapie der monopolaren Depression begann tatsächlich in Europa. In zwei Pilotstudien im ambulanten und stationären Setting konnte gezeigt werden, dass die Ergänzung der verhaltenstherapeutischen oder psychodynamischen Standardbehandlung durch wenige Sitzungen EMDR-Standardtechnik zu einer signifikant stärkeren Reduktion der depressiven Symptomatik und zu einer signifikanten Erhöhung der Rate an kompletten Remissionen führt (Hase et al. 2015; Hofmann et al. 2014). Die Forschung wurde im Rahmen der europäischen multizentrischen **EDEN-Studie** fortgesetzt. Nun konnte gezeigt werden, dass die Ergebnisse der Pilotstudie im stationären Setting auch unter randomisiert kontrollierten Bedingungen repliziert werden: Die EMDR-Therapie als Ergänzung zur Standardbehandlung führt zu einer signifikant stärkeren Reduzierung der Depressionssymptome und erhöht signifikant die Anzahl kompletter Remissionen zum Behandlungsende (Hase et al. 2018). Die höhere Anzahl kompletter Remissionen ist kein kosmetisches Ergebnis, denn eine inkomplette Remission der depressiven Episode erhöht das Risiko einer erneuten Episode signifikant (Maj et al. 1992). Insofern ist mit dem Einsatz der EMDR-Therapie die Hoffnung auf eine Senkung der Rezidivrate und eine effektivere Behandlung der Depression verbunden. Der andere Arm der EDEN Studie verglich die EMDR-Therapie direkt mit der Kognitiven Verhaltenstherapie. Auch hier zeigte sich eine Überlegenheit der EMDR-Therapie zum Behandlungsende bezüglich der Reduktion im BDI und der Rate kompletter Remissionen (Ostacoli et al. 2018). Die erreichte Anzahl kompletter Remissionen war in etwa doppelt so hoch wie in der Kontrollgruppe. Auch in anderen Studien konnte dies gezeigt werden (Minelli et al. 2019). Die Effektivität der EMDR-Therapie in der Behandlung der monopolaren (unipolaren) Depression konnte in mehreren Reviews und Metaanalysen bestätigt werden (Carletto et al. 2017; Malandrone et al. 2019; Seok & Kim 2024; Sephery et al. 2021). Allerdings fehlen noch strukturiert erhobene Daten zur Langzeitwirkung der EMDR in ausreichender Menge. Aus klinischer Erfahrung ist der Effekt der EMDR-Therapie in der Behandlung der monopolaren Depression nachhaltig. Der Behandlungsplan der EDEN-Studie wurde als Behandlungsstrategie unter dem Namen *DeprEnd* veröffentlicht (Hofmann et al. 2016).

Eine Frage, die in diesem Zusammenhang immer wieder auftaucht, ist die der **Suizidalität**. Wir wissen, dass Suizidalität eine ernst zu nehmende Komplikation der Depression ist, die der klinischen Beachtung, Sorge und ggf. des stationären Schutzes bedarf. Im AIP-Modell können wir Suizidalität jedoch auch als Symptom verstehen, das bei der Aktivierung maladaptiv gespeicherter Erinnerungen auftritt. Zwei Studien geben Anlass zu dieser Annahme: Zum einen konnte gezeigt werden, dass die Bearbeitung entsprechenden Erinnerungsmaterials im Rahmen der EMDR-Therapie zum Rückgang von suizidalen Absichten führt (Fereidouni et al. 2019), zum anderen, dass der Effekt auch bei der Onlineanwendung der EMDR-Therapie sicher zu erreichen ist (Burback et al. 2024). Wir können heutzutage davon ausgehen, dass die EMDR-Therapie der monopolaren Depression sicher möglich ist.

Welche Bedeutung haben die eingangs genannten Erkenntnisse für die EMDR-Therapie der Depression? Diese haben vor allem eine Bedeutung für die Phase 1 und die sich daraus ergebende Behandlungsplanung. Wir müssen unseren Suchscheinwerfer anders ausrichten, denn es geht eben nicht nur um körperliche und sexualisierte Gewalt. Nein, wir wissen, dass emotionale Gewalt inklusive der emotionalen Vernachlässigung für die Depression pathogener ist als die anderen Gewaltformen. Also müssen wir hier genau nachfragen und die Erinnerungen auf den Behandlungsplan nehmen. Auch hier ist uns der *Childhood Trauma Questionnaire (CTQ)* eine große Hilfe. Wir wissen, dass es geschlechtsspezifische Zeitfenster für bestimmte belastende Erfahrungen gibt. Also werden wir die Biografie der Patientin nach belastenden Erfahrungen in der Peergroup (Mobbing, Ausgrenzung, Verlust einer sozialen Rolle) im Alter von zwölf bis 15 Jahren genau absuchen, da hier der Zusammenhang mit der Depression später im Leben nachgewiesen wurde. Wir schauen nach Erfahrungen von sexualisierter Gewalt in der Spätadoleszenz, da wir um den Zusammenhang mit Suizidalität wissen. Bei einem Patienten schauen wir nach belastenden Erfahrungen in der Peergroup im Alter von fünf bis sechs Jahren, da wir um den Zusammenhang mit Suizidalität wissen. Und wir untersuchen die Zeit von zwölf bis 15 Jahren genau bezüglich emotionaler Gewalt durch die Eltern, da hier der Zusammenhang mit der Depression später im Leben nachgewiesen wurde. Da wir wissen, dass belastende Lebenserfahrungen eine depressive Episode auslösen (Kendler et al. 2003), werden wir auch nach den Erinnerungen an diese Ereignisse suchen und sie auf den individuellen Behandlungsplan nehmen.

Wie ist denn nun die **Behandlungsstrategie** der Depression, so wie sie in der EDEN-Studie angewandt und erprobt wurde? Auch hier gilt der erste Blick den Ressourcen. Besonders bei Patienten, die noch sehr in einer depressiven Episode verhaftet sind, ist Ressourcenstärkung notwendig. Hier eignet sich die IRI-Technik mit dem Ziel des Aufbaus eines positiven Körpergefühls. Auch andere Ressourcendefizite müssen zu Beginn und im Verlauf der Therapie ausgeglichen werden.

Die folgende Fokussierung und Bearbeitung des Erinnerungsmaterials folgt auch hier im Grunde genommen dem Standardprotokoll nach Shapiro, wenngleich dies durch eine Anpassung an die Bedürfnisse dieser Gruppe etwas schwerer zu erkennen ist. Im AIP-Modell fragen wir uns, welche Erinnerungen die Dynamik der depressiven Episode befeuern, und erkennen hier zwei Bereiche: die Erinnerungen, die mit Beginn einer Episode verbunden sind sowie andere intrusive Erinnerungen, und die Erinnerungen, die hinter den dysfunktionellen Überzeugungen stehen. Wir arbeiten also einerseits mit den »Episodenauslösern« sowie intrusiven Erinnerungen und andererseits im Überzeugungssystem mit den maladaptiv gespeicherten Erinnerungen, die hinter den Überzeugungen stecken. Wir wollen zu Beginn der Behandlung in dem Bereich arbeiten, der die Dynamik am meisten befeuert. Da die Erinnerungen hinter den dysfunktionellen Überzeugungen in der Regel frühe und hochgeladene Kindheitserinnerungen sind, die die integrative Kapazität in der Frühphase der Behandlung überfordern könnten, werden wir meist mit den Episodenauslösern und anderen intrusiven Erinnerungen beginnen. Dieser Schritt fällt den Patienten meist leichter, weil das Material näher an ihrem jetzigen Sein ist oder durch die spontane Intrusivität eh in das Bewusstsein eindringt.

### A Arbeit an maladaptiv gespeicherten Erinnerungen mit Bezug zur Depression

#### A1 Arbeit mit Episodenauslösern und anderen intrusiven Erinnerungen

Wir identifizieren Erinnerungen an Ereignisse, die typischerweise in einem Zeitraum von zwei bis sechs Wochen vor Beginn einer depressiven Episode liegen, die sogenannten Episodenauslöser. Dies sind in der Regel keine traumatischen Ereignisse. Es sind Belastungen wie *»Mein Mann verlor seine Arbeit«*, *»Mein Sohn hatte einen Drogenrückfall«* oder *»Meine Tante hat Krebs«*. Die Erinnerungen haben meist mit tatsächlichen oder drohenden Verlusten oder Erniedrigungen (Beschämung, Bedrohung in der Kernrolle) im Sinne von Kendler zu tun (Kendler et al. 2003). In der Regel müssen wir aktiv nach diesen Ereignissen fragen, da wir nicht vom Patienten erwarten können, den Zusammenhang zu sehen. Wenn wir diese Erinnerungen auffinden, zeigt sich meist der intrusive und belastende Charakter. Meist arbeiten wir zuerst mit dem Episodenauslöser der aktuellen Episode, um danach weitere Episodenauslöser zu prozessieren, falls es mehrere Episoden gab. Wir bearbeiten danach die Erinnerungen, die spontan intrusiv sind. In der Regel lässt sich an dem Material abgegrenzt arbeiten.

**PRAXISTIPP**

Es handelt sich beim **Episodenauslöser** eigentlich um ein aktuelles Ereignis, das altes Material triggert. Die Praxis zeigt, dass wir dieses Material auch in der Frühphase der Therapie gut erreichen und reprozessieren können. Meist bleibt der Prozess auf den Episodenauslöser begrenzt, was der momentan eingeschränkten integrativen Kapazität entspricht. Sollten sich Assoziationen in die Tiefe öffnen, können wir uns entscheiden, der Assoziation zu folgen oder diese zu unterbrechen.

Die Arbeit mit den Episodenauslösern und anderen spontan intrusiven Erinnerungen führt meist zu einer Stabilisierung der Patienten, sodass wir dann einen Schritt weiter gehen können.

### B Arbeit im Überzeugungssystem

#### B1a Identifizieren von Beweiserinnerungen und Diagnostik der primären Erinnerungen

Die Arbeit im Überzeugungssystem stellt m. E. den wichtigsten Teil der Arbeit dar. Diese maladaptiv gespeicherten Erinnerungen sind Ursache der dysfunktionellen Überzeugungen, die im AIP-Modell natürlich als ein Symptom zu verstehen. Die Schlüsselerinnerungen in diesem Netzwerk sind oftmals Kindheitserinnerungen und für den Depressiven in seinem derzeitigen Erleben oft nicht einfach zu erreichen. Insofern bedienen wir uns eines kleinen Tricks. Wir fragen nach derzeitigen Erfahrungen, die eine dysfunktionelle, negative Überzeugung beweisen würden. Diese aktuellen Erfahrungen können oftmals leicht erinnert werden (Schritt B1b). Wir nutzen dann diese gegenwärtige Erinnerung, um mittels der spezifischen Diagnostik zu den primären Erinnerungen zu kommen.

**FALLBEISPIEL Rezidivierende Depression – Überzeugungssystem**

Ein 62-jähriger Mann ist in seiner vierten depressiven Episode. Er berichtet, dass er einer Einladung zu einer Ausstellungseröffnung gefolgt sei, obwohl er sich energielos und traurig gefühlt habe. Er habe sich gezwungen, die Galerie zu betreten. Dann habe er habe eine Gruppe von Männern im Gespräch gesehen. Einer von denen, den er auch kannte, habe sich abgewandt, als er näher gekommen sei. Das habe ihm das Gefühl gegeben, eine Zumutung für andere zu sein. Er habe dann die Veranstaltung verlassen und sei nach Hause gefahren. Er sei ins Bett gegangen und habe sich völlig unwert gefühlt.

#### B1b Arbeit mit den primären Erinnerungen

Die frühen Erinnerungen werden idealerweise mit der Standardtechnik bearbeitet. Nach Bearbeitung der primären Erinnerungen prüfen wir, ob die damit verbundenen Beweiserinnerungen, die im Grunde genommen Triggerungen der primären Erinnerungen darstellen, auch entlastet sind. Sonst würden wir auch mit diesem Material arbeiten.

**FALLBEISPIEL (FORTSETZUNG)**

Wir sind nach wie vor bei dem 62-jährigen Mann aus dem vorigen Fallbeispiel. Ausgehend von der Beweiserinnerung auf der Ausstellungseröffnung nutze ich den Floatback (negative Kognition: Ich bin eine Zumutung für andere Menschen). Wir finden eine Kindheitserinnerung. Der Vater, in einer schlechten Stimmung, kritisiert den Siebenjährigen wegen einer Nichtigkeit und sagt dem Bub, dass er eine Zumutung sei. Die Erinnerung kann reprozessiert werden. Danach verliert der Satz viel von seiner Wirkstärke.

**PRAXISTIPP**

Wenn die primären Erinnerungen trotz aller Bemühungen nicht erreichbar sind, dann können wir zuerst mit den Beweiserinnerungen arbeiten. Assoziationen in früheres Material können unter der Berücksichtigung der integrativen Kapazität zugelassen oder unterbrochen werden. Nach einigen Sitzungen öffnet sich meist der Zugang in die primären Netzwerke.

### B2 Gegenwart: Arbeit mit aktiven Auslösereizen und der Zukunft

Bleiben nach Bearbeitung der primären Erinnerungen Auslösereize aktiv, sollten diese auch bearbeitet werden.

Mit der Standardtechnik bearbeitete Auslösereize sollten mit dem Zukunftstableau komplettiert werden. Ansonsten kann für die Arbeit im Bereich Zukunft jede andere geeignete Technik genutzt werden.

Nach erfolgreicher Arbeit im Überzeugungssystem kehren wir zu den zu Beginn bearbeiteten Erinnerungen (Episodenauslöser und andere intrusive Erinnerungen) zurück.

### A2 Fortsetzung der Arbeit an maladaptiv gespeicherten Erinnerungen mit Bezug zur Depression

### A2a Gegenwart: Das Reprozessieren von Erinnerungen an das depressiv oder suizidal Gewesen-Sein (States)

Zu diesem Bereich gehört die Arbeit mit Erinnerungen an das depressiv oder suizidal Gewesen-Sein. Ich spreche hier auch von einem depressiven oder suizidalen State. Das Erleben dieser depressiven oder suizidalen Zustände kann sehr beeindruckend sein, die Verarbeitungskapazität überfordern und zur Bildung maladaptiv gespeicherter Erinnerung führen. Wir fragen aktiv, ob solche Erinnerungen an das depressiv oder suizidal Gewesen-Sein vorhanden sind und werden diese ggf. bearbeiten.

### A2b Gegenwart und Zukunft

Bezüglich der Gruppe A Erinnerungen, den Episodenauslösern und anderen intrusiven Erinnerungen, prüfen wir jetzt auf weiterhin aktive Auslösereize, die dann auch entsprechend bearbeitet werden sollten. Mit der Standardtechnik bearbeitete Auslösereize sollten mit dem Zukunftstableau komplettiert werden. Ansonsten kann für die Arbeit im Bereich Zukunft jede andere geeignete Technik genutzt werden.

Die Struktur der Depressionsbehandlungsstrategie folgt der Struktur des Standardprotokolls. Die Sequenzierung des Erinnerungsmaterials passt sich den Bedürfnissen dieser Patientengruppe an. Im Folgenden noch einmal eine kompakte Darstellung.

RESSOURCENAKTIVIERUNG, WENN NOTWENDIG

**A Arbeit an maladaptiv gespeicherten Erinnerungen mit Bezug zur Depression**

- A1 Arbeit mit Episodenauslösern und anderen intrusiven Erinnerungen

**B Arbeit im Überzeugungssystem**

- B1a Identifizieren von Beweiserinnerungen und Diagnostik der primären Erinnerungen
- B1b Arbeit mit den primären Erinnerungen
- B2 Gegenwart: Arbeit mit aktiven Auslösereizen und der Zukunft
- A2 Fortsetzung der Arbeit an maladaptiv gespeicherten Erinnerungen mit Bezug zur Depression
  - A2a Gegenwart: Das Reprozessieren von Erinnerungen an das depressiv oder suizidal Gewesen-Sein (States)
  - A2b Gegenwart und Zukunft

## 12.7 Trauer

Trauer ist keine Erkrankung, sondern ein Prozess der Anpassung an tief greifende Veränderung. Trauer ist die natürliche Reaktion auf einen Verlust. Dies betrifft nicht nur den Verlust durch Tod, sondern auch durch Trennung. Auch meine ich nicht nur den Verlust eines Menschen, sondern auch den Verlust anderer Lebewesen, von sozialen Rollen oder Aufgaben. Der Trauerprozess ist unsere Chance der Überwindung des Verlusts. Im Trauerprozess trauern wir, lassen den Verlust zu, lassen los und orientieren uns erneut in der Gegenwart. Trauer gehört zum Leben. Allerdings ist der Trauerprozess störanfällig. Ein traumatischer Aspekt des Verlustes kann den normalen Trauerprozess durch die mit dem Traumatischen verbundene Übererregung stören.

Mit Bearbeitung der traumatischen Aspekte in der EMDR-Therapie ermöglichen wir den normalen Weg der Trauer. Dies ist das erklärte Ziel. Darüber hinaus kann die EMDR-Therapie den Trauerprozess unterstützen.

Auch die Arbeit mit der Trauer folgt dem dreifach fokussierten Ansatz. In den Behandlungsplan für die EMDR-Therapie nehmen wir den Moment der Realisierung des Verlustes und die traumatischen Aspekte mit auf. Intrusive Bilder und Albträume führen uns zu den damit verbundenen Erinnerungen. Wir beziehen auch vorherige, unverarbeitete Verluste ein. Wir beachten die Themen von Verantwortung, Sicherheit und Kontrolle, die durch den Verlust aktiviert werden können, und suchen nach den zugrunde liegenden Netzwerken. Selbstverständlich werden wir auch gegenwärtige Auslösereize und Themen der Zukunft in den Behandlungsplan aufnehmen.

Bei Stagnation im Reprozessieren bieten sich bestimmte **Einwebefragen** an:

- Was können Sie jetzt schon loslassen? – Was möchten Sie bewahren?
- Welche Ängste sind mit dem Loslassen verbunden?
- Gibt es noch etwas, was Sie dem verlorenen Menschen sagen möchten?
- Was würde der verlorene Mensch Ihnen sagen?
- Gibt es frühere ungelöste Verlusterfahrungen?
- Was hindert Sie, zu trauern?
- Wie können Sie ohne die Person (Aufgabe …) leben?

Eine kontrollierte Studie zeigt nicht nur die Effektivität der EMDR-Therapie, sondern beleuchtet auch den Unterschied zwischen dem kausalen Ansatz des AIP-Modells und der Symptomorientierung der Kognitiven Verhaltenstherapie (KVT) (Sprang 2001). Verglichen wurde die EMDR-Therapie mit dem kognitiv-verhaltenstherapeutischen Ansatz des »Guided Mourning«. In dem EMDR-Arm der Studie zeigte sich eine etwas schnellere Reduktion der intrusiven Symptome. Besonders hervorzuheben ist, dass in der Studie die positiven Erinnerungen deutlicher zunahmen. Die kausale Arbeit an den den Trauerprozess blockierenden maladaptiv gespeicherten Erinnerungen ermöglicht dann den normalen Fortgang des Trauerprozesses. Das AIP-Modell ist eben das Modell der Normalisierung und wir können auch den Trauerprozess als Prozess der Informationsverarbeitung verstehen.

Wie schon gesagt, ist da primäre Ziel der EMDR-Therapie, den normalen Trauerprozess zu ermöglichen. Etwas anderes biete ich dem Patienten nicht an. Tatsächlich kann man gelegentlich in der Arbeit mit der Standardtechnik zeitlich verdichtete, häufig imaginative Trauerprozesse begleiten und beobachten. Dies sind für mich sehr bewegende, spirituelle Erfahrungen und ich bin jedes Mal dankbar, dies erleben zu dürfen.

Neben der traumatischen Trauer gibt es noch andere Komplikationen der Trauer. Man ist nach langer Zeit mit dem verlorenen Menschen (oder der Aufgabe) so innig verbunden, dass einem mit dem Verlust die Hälfte des Eigenen fehlt. Oder der verlorene Mensch füllte eine Lücke in der eigenen Struktur, wurde zur inneren Stütze, wie es das tiefenpsychologische Konzept der narzisstischen Plombe beschreibt. Dann kann es zur komplizierten Trauer werden. Hier fehlen die traumatischen Aspekte, mit der wir unkompliziert in der EMDR-Therapie arbeiten können. Vielmehr steht hier eine Entwicklungsaufgabe an. Ich greife hier gern auf eine besondere Art der Ressourcenaktivierung zurück (Ostacoli 2023, persönliche Mitteilung), der systematischen Arbeit mit der **Beziehungsbiografie**.

Ich frage den Patienten nach der frühesten positiven Erinnerung an den Kontakt mit dem verlorenen Menschen. Wenn hier eine Erinnerung erreichbar ist, wird diese mit langsamer Bilateraler Stimulation verstärkt. Typischerweise beginnen nach wenigen Serien mit Zunahme der positiven Wahrnehmung Tränen zu fließen. Der Verlust wird spürbar und betrauert. Dies ist keine Komplikation, sondern Teil des Trauerprozesses. Ich gebe den Raum, bevor ich zur nächsten positiven Erinnerung übergehe. So gehen wir die Beziehungsbiografie bis zum Moment des Abschieds durch. Nach dieser Vorbereitung können andere Erinnerungen mit der Standardtechnik bearbeitet werden.

## 12.8 Dissoziative Störungen

Bevor wir uns etwas näher mit der Behandlung schwerer dissoziativer Störungen innerhalb der EMDR-Therapie beschäftigen, sei eine kleine Vorbemerkung gestattet: Es braucht Kompetenzen in der Diagnostik und Behandlung von schweren dissoziativen Störungen, um diese Patienten in der EMDR-Therapie sicher und mit Erfolg zu behandeln.

Wir können auch diese sehr komplexen Störungsbilder innerhalb des AIP-Modells verstehen. Die vielfältigen Symptome einer schweren dissoziativen Störung bis hin zur Dissoziativen Identitätsstörung können durch maladaptiv gespeicherte Erinnerungen bzw. Erinnerungsnetzwerke erklärt werden. Ein solches Netzwerk zeigt sich klinisch als Alltagsnormalpersönlichkeit oder emotionale Persönlichkeit in der Terminologie von Nijenhuis et al. (2010) und enthält maladaptiv gespeicherte Erinnerungen traumatischer Erfahrungen mit den damit verbundenen Wahrnehmungen, Einstellungen, Überzeugungen, Affekten, Verhaltensmustern, Persönlichkeit und der dazugehörigen Dissoziation zum Zeitpunkt des Ereignisses bzw. der Ereignisse. Für das klinische Erscheinungsbild gibt es verschiedene Begriffe: »ANP«, »EP« (Nijenhuis et al. 2006, 2010), »Ego State«, »Personality States«, »Alters« oder »Anteile«. Eine Aktivierung eines solchen Netzwerks richtet die Aufmerksamkeit evtl. völlig darauf, was als Verlust des Alltagsbewusstseins (Amnesie) empfunden werden kann. Bezüglich der dissoziativen Prozesse müssen wir berücksichtigen, dass peritraumatische Dissoziation ein Teil des Knotens ist. Die **peritraumatische Dissoziation** wird sich daher auch in therapeutischen Prozessen zeigen. Dies ist völlig normal. Es gibt ein Kontinuum der Dissoziation und der dissoziativen Störungen. Nicht alles ist eine **Dissoziative Identitätsstörung**! Dissoziative Symptome beinhalten eine Unterbrechung der Kontinuität von Bewusstsein, Wahrnehmung, Identität. Dies beinhaltet auch somatoforme Dissoziation.

Die Behandlung schwerer dissoziativer Störungen ist eine Subspezialität der speziellen Psychotraumatherapie bzw. der EMDR-Therapie. Es handelt sich um sehr fragile Patienten. In der Behandlung gibt es immer Zeiten von Instabilität. Die äußere Sicherheit muss gegeben sein – kein Täterkontakt. Die EMDR-Therapie braucht einen umfassenden Behandlungsplan mit ausgedehnter Phase 1 (Kenntnis des inneren Systems; Billigung) und ausgedehnter Phase 2, ggf. unter Einbezug anderer Techniken. Allein die sichere Diagnose einer Dissoziativen Identitätsstörung benötigt oftmals Monate.

Es ist für den Therapeuten wichtig, Dissoziation in der Sitzung zu erkennen und von der peritraumatischen Dissoziation als Teil des Knotens zu unterscheiden. Während Letztere unbedingt im Reprozessieren gehalten werden soll, um das dahinterliegende

Material ebenfalls in den Nachverarbeitungsprozess zu bekommen, ist die Dissoziation innerhalb der Sitzung ein Problem und muss durch Reorientierung des Patienten unterbrochen werden. Wir erkennen **Dissoziation** in der Sitzung an folgenden Merkmalen:

- abrupte Wechsel des Inhalts
- abrupte Wechsel des Affekts
- überwältigt von Gefühlen
- Verlust der dualen Aufmerksamkeitsfokussierung
- gemeinsam geteilte Wahrnehmung nicht mehr möglich
- Veränderung der Persönlichkeit (»das kleine Kind«)
- Patient reagiert nicht mehr; »Blick ins Nichts«
- Patient reagiert nicht auf Instruktionen/Ansprache
- Massive Kopfschmerzen mit Ausschluss anderer Ursachen

Es ist wichtig, dass wir Dissoziation in der Sitzung nicht nur erkennen, sondern auch damit umgehen. Um Dissoziation in der Sitzung nach Möglichkeit zu vermeiden, ist Folgendes hilfreich:

- duale Aufmerksamkeitsfokussierung stärken
- Rückmeldung während der Stimulation einholen
- geringere Stimulationsdosis (weniger Stimuli, langsam; Wechsel des Modus)
- stärkere Reorientierung nach der Serie BLS
- Verbale Unterstützung während der Stimulation – dem Alter des Netzwerks angemessen
- Einweben – »Damals vs. Heute«
- Patient darf während der Stimulation reden
- Technik modifizieren: CIPOS, EMD, …

Zur Reorientierung bei Dissoziation in der Sitzung sind die geläufigen Reorientierungstechniken der allgemeinen Psychotraumatherapie geeignet.

Wichtig sind die lange Vorbereitungsphase, mit der Systemkenntnis gewonnen wird, eine gute Behandlungsplanung und eine tragfähige therapeutische Beziehung. Dann ist auch die Reprozessierung des Erinnerungsmaterials mit der klassischen Technik, Phasen 4–6, möglich. Wenn die Integration des Dissoziierten gelingt, kann es zur Integration und dem Wachsen der Persönlichkeit kommen. Allerdings ist in der Zielformulierung zu Beginn einer Behandlung durchaus Zurückhaltung gefordert.

## 12.9 Traumatisierung durch körperliche Erkrankung und/oder medizinische Behandlung

Dieses Thema war Francine Shapiro immer besonders wichtig. Dies liegt sicher an der Geschichte ihrer beiden Krebserkrankungen, derjenigen vor der Entdeckung der EMDR-Therapie und der zweiten, an der sie letztendlich starb. Mittlerweile liegen mehrere Behandlungspläne vor und wurden in einer Ausgabe der »Scripted Protocols« von Luber (2018) veröffentlicht. Ich beziehe mich hier auf die grundlegenden Arbeiten von Francine Shapiro (z. B. 1989) und meinen eigenen Beitrag (Hase et al. 2018). Es gibt darüber hinaus einige Studien, die die Effektivität der EMDR-Therapie belegen. Eine der ersten zeigte, dass die EMDR-Therapie bei Patienten mit Zustand nach Myokardinfarkt effektiv und sicher durchgeführt werden kann (Arabia et al. 2011).

In einer Fallserie wurden 16 Patienten mit Zustand nach Schädel-Hirn-Trauma oder Apoplex mit der EMDR-Therapie behandelt und untersucht (Janssen et al. 2023). Es wurden die *Impact of Event Scale (IES)* und *Subjective Units of Distress (SUD)* prä und post verglichen. Die IES-Werte waren nach der EMDR-Behandlung signifikant niedriger ($p < .001$). Mittlere SUD-Werte der ersten Zielerinnerung waren nach der Behandlung signifikant niedriger ($p < .001$). Bei 88 % war eine komplette Reprozessierung der Zielerinnerung (SUD 0–1) möglich. Die EMDR-Therapie war mit minimalen Adaptionen der Vorgehensweise auch bei dieser vulnerablen Gruppe sicher durchführbar.

Mittlerweile konnte auch ein systematischer Review Klarheit bringen (Driessen et al. 2024). In diesem Review wurden 87 Studien inkludiert, von denen 26 randomisierte kontrollierte Studien waren. Vierzehn verschiedene Bereiche der somatischen Medizin wurden hier abgebildet. Die größte Evidenz findet sich für die Bereiche Onkologie, Schmerz und Neurologie. In 85 der 87 Studien erwies sich die EMDR-Therapie als effektiv, bezogen auf eine Symptomreduktion. Allerdings war die methodische Qualität vieler Studien zu kritisieren. Erwähnenswert ist jedoch, dass extrem selten über Nebenwirkungen berichtet wurde. Die Anwendung der EMDR-Therapie in diesem Bereich ist also sehr wahrscheinlich effektiv und auch bei dieser Patientengruppe sicher!

Die Anwendung der EMDR-Therapie bei primär somatisch erkrankten Patienten zielt auf die Schnittstelle zwischen den somatischen und den psychischen Auswirkungen der Erkrankung. Selbst wenn die Therapie der somatischen Erkrankung keine Heilung ermöglicht oder die Prognose infaust ist, geht es doch um die Verbesserung der Lebensqualität, die Krankheitsbewältigung und letztendlich auch um ein Sterben in Würde. Es geht um zentrale Fragen, wie der Patient mit der Erkrankung umgeht und was er bezüglich einer besseren Krankheitsbewältigung noch entwickeln muss. Hier kann die Frage der Akzeptanz eines veränderten Körpers von großer Bedeutung sein. Als EMDR-Therapeuten fragen wir uns, welche alten maladaptiv gespeicherten Erinnerungen Grundlage einer dysfunktionalen Krankheitsbewältigung sind. Und wir werden darauf achten, ob es belastende Interaktionen mit dem Medizinsystem gegeben hat, die als maladaptiv gespeicherte Erinnerungen derzeit hinderlich sind. In der AIP-Perspektive wird die emotionale Reaktion auf eine gegenwärtige somatische Erkrankung durch die früheren Erfahrungen beeinflusst. Gegenwärtige Körperempfindungen oder Schmerzen können auch durch maladaptiv gespeicherte Erinnerungen früherer Erfahrung hervorgerufen werden.

Was gehört auf den **Behandlungsplan**? Bezüglich der Vergangenheit sind es Erinnerungen an belastende, ungerechte Erfahrungen im Medizinsystem, an Verletzungen, an Symptome, an die Diagnosestellung. Auch vorherige Erfahrungen von Erkrankung (Selbst/Andere) und maladaptiv gespeicherte Erinnerungen von Verlust, Schädigung und Hilflosigkeit sind von Bedeutung.

**PRAXISTIPP**

Wir priorisieren die Erinnerungen an belastende, ungerechte Erfahrungen im Medizinsystem hoch. Fragen Sie aktiv nach diesen Erfahrungen, die vom Patienten oft nicht spontan benannt werden. Mit diesen Erinnerungen arbeiten wir früh.

Bezüglich der Gegenwart sind es anstehende Arztbesuche oder Behandlungen, das Erleben von Schmerz, Hilflosigkeit und das Erleben von Einschränkung durch die Erkrankung, die wir auf den Behandlungsplan nehmen.

Bezüglich der Zukunft sollen adaptive Reaktionen auf zukünftige Behandlungen, Krankheitsverschlechterung gestärkt werden. Auch der adaptive Umgang mit den Reaktionen Angehöriger kann aufgegriffen werden. Die Aktivierung von Ressourcen, z. B. nach Simonton et al. (1992), gehört ebenfalls in diesen Bereich.

Grundsätzlich müssen wir Wünsche nach Versorgung berücksichtigen (Krankheitsgewinn). Denn diese können das Geschehen beeinflussen. Maladaptiv gespeicherte Erinnerungen als Grundlage dieser Wünsche sollten hier berücksichtigt, aufgesucht und reprozessiert werden.

In der konkreten Arbeit am Erinnerungsmaterial müssen wir die besondere Situation des erkrankten Menschen berücksichtigen. Eventuell ist die Leistungsfähigkeit, die innere Kraft, die mentale Kraft durch laufende Therapiemaßnahmen oder die Erkrankung selbst gemindert, sodass wir aus diesen Gründen zuerst mit Ressourcen und weniger fordernden Techniken arbeiten. Es kann auch notwendig sein, die Dauer der Sitzungen zu Beginn zu verkürzen und stärker zu fraktionieren.

**PRAXISTIPP**

Wir werden die Fähigkeiten des Patienten berücksichtigen. Zwei kurze Sitzungen von 30 Minuten pro Woche sind besser als eine lange Sitzung. Gegebenenfalls wählen wir eine weniger assoziative Technik zur Symptomentlastung. Weniger ist mehr!

Wir müssen das realistisch Erreichbare im Auge behalten. Dies kann sich durchaus in der Erarbeitung der positiven Kognition abbilden, die dann weniger absolut formuliert sein muss. Die Phase 8 ist sehr wichtig, um Veränderungen im Krankheitsgeschehen insgesamt zu erfahren und ggf. den Therapieplan zu verändern. Sehr häufig ist es wichtig, die Fähigkeit zur Selbstfürsorge zu stärken bzw. die maladaptiv gespeicherten Erinnerungen, die diese Fähigkeit beeinträchtigen, zu erkennen und möglicherweise zu reprozessieren.

**PRAXISTIPP**

Gegenwärtige Körperempfindungen oder Schmerzen können auch durch maladaptiv gespeicherte Erinnerungen früherer Erfahrung hervorgerufen werden. Auch diese Erinnerungen sollten reprozessiert werden.

Die Arbeit mit diesen Patienten ist sehr lohnenswert. Auch bei einer unheilbaren Erkrankung können wir viel erreichen. Denn es geht immer darum, wie sich der Mensch der Erkrankung und den damit verbundenen Umständen stellen kann. Und letztlich auch um die Frage eines würdevollen Übergangs in das, was auch immer dem Leben folgt.

## 12.10 Chronischer Schmerz

Die erste Anwendung der EMDR-Therapie außerhalb der Posttraumatischen Belastungsstörung erfolgte bei chronischen Schmerzpatienten. In der ersten Beschreibung einer Fallserie bei Patienten mit **Phantomschmerz** (Tinker et al. 1997) wurde berichtet, dass bei Nutzung der Standardtechnik zur Bearbeitung von Erinnerungen, die mit dem Phantomschmerz verbunden waren, bei 50 % der Patienten der Phantomschmerz sistierte. Es folgte die Vorstellung der Behandlungsstrategie (Tinker & Wilson 2005). In weiteren Fallserien konnten die von Tinker & Wilson (2005) berichteten Ergebnisse bestätigt werden (Schneider et al. 2008; Wilensky 2006), gleichfalls in einer randomisierten kontrollierten Studie mit 60 Patienten (Rostaminejad et al. 2017). Zusammenfassend lassen sich die Ergebnisse wie folgt beschreiben: Bei etwa 50 % verschwindet der Phantomschmerz nach Reprozessierung des zugrunde liegenden Erinnerungsmaterials, bei jeweils 25 % kommt es zu einer Reduktion des Phantomschmerzes bzw. es zeigt sich kein Ansprechen auf die EMDR-Behandlung. Auch bei anderen chronischen Schmerzen ist die EMDR-Therapie wirksam (Tesarz et al. 2014). Chronische Schmerzen sind eben ein multifaktorielles Krankheitsbild, bei dem neben peripheren und spinalen Mechanismen auch psychische Faktoren und maladaptive gespeicherte Erinnerungen eine Rolle spielen.

Aber nicht bei allen Patienten ist der Hintergrund auch das maladaptiv gespeicherte Erinnerungsmaterial. Da das AIP-Modell ein transdiagnostisches Modell ist, lag die Übertragung der im Bereich Phantomschmerz erzielten Ergebnisse auf andere chronische Schmerzerkrankungen nahe. In einer systematischen Übersicht wurde die Effektivität der EMDR-Therapie bei chronischen Schmerzerkrankungen insgesamt untersucht und positiv bewertet (Tesarz et al. 2019). Aus derselben Forschungsgruppe folgten Studien, die Anwendung der EMDR-Therapie beim chronischen Rückenschmerz untersuchte und positive Effekte darstellte (Tesarz et al. 2013). Aus dieser Arbeit entstand auch eine Anleitung zur Behandlung chronischer Schmerzen (Tesarz et al. 2025). Dieses insgesamt gute und umfassende Buch krankt leider daran, dass Begrifflichkeiten eingeführt werden, die mit der üblichen Diktion in der EMDR-Therapie schwer kompatibel sind.

Die EMDR-Therapie wurde mittlerweile in der klinischen Forschung bei verschiedenen chronischen Schmerzformen untersucht, unter anderem bei **Rückenschmerzen, Fibromyalgie, Phantomschmerzen, Kopfschmerzen** und **somatoformen Schmerzstörungen**. In vielen Studien erwies sie sich dann als besonders erfolgreich, wenn ein zeitlicher oder kausaler Zusammenhang zwischen Schmerzbeginn bzw. Schmerzverstärker und belastenden Erlebnissen (z. B. Unfall, Operation, Belastung im Kontext medizinischer Behandlung oder sexualisierter Gewalt) festgestellt werden konnte. Neue Daten aus einer randomisierten kontrollierten Studie liegen für **Fibromyalgie** vor (Zat Çiftçi et al. 2024). Die Forscher konnten an neun Fibromyalgie-Patienten zeigen, dass signifikante Verbesserungen bezüglich des Schmerzes sowie depressiver Symptome gegenüber der Vergleichsgruppe zu erreichen waren. Diese Studie stärkt die Evidenzbasis für den Einsatz von EMDR bei komplexen Schmerzerkrankungen.

Ein Pionier der EMDR-Therapie wies früh auf die Bedeutung der Arbeit mit dem aktuell empfundenen Schmerz und dessen bildhafter Repräsentation hin (Grant 2002). Auch aus den Niederlanden kamen entscheidende Impulse und der Vorschlag einer Behandlungsstrategie (de Roos et al. 2010). Das Rational im AIP-Modell ist, dass das Erleben starker Schmerzen zur Bildung einer maladaptiven Erinnerung führt. Mit diesem **Schmerzgedächtnis** können wir arbeiten.

Auch in der Behandlung des chronischen Schmerzes gilt der erste Blick den Ressourcen. Ansonsten folgt die Behandlungsstrategie für den chronischen Schmerz der Struktur des Standardprotokolls nach Shapiro (2018). Bitte achten Sie in der Phase 1 auch auf Bindungsdefizite und auf sekundären oder tertiären Krankheitsgewinn. Wir sehen bei diesen Patienten oft Bindungsdefizite und die Erfahrung eines Versorgt-Werdens kann alte Wünsche bedienen.

Was kommt für den Bereich **Vergangenheit** auf den Behandlungsplan? In Ergänzung zu der etablierten Behandlungsstrategie (de Roos et al. 2010) ist es mir wichtig, den Blick etwas zu erweitern. Chronische Schmerzpatienten sind oft über längere Zeit in medizinischer Behandlung gewesen, bevor sie in die EMDR-Therapie kommen. Insofern greife ich hier auf die Behandlungsstrategie für Traumatisierung durch körperliche Erkrankung und/oder medizinische Behandlung zurück (→ Kap. 12.9) und frage auch nach belastenden, ungerechten Erfahrungen im Medizinsystem. Sollten diese zu finden sein, werden sie priorisiert. Als Nächstes kommen die traumatischen Erfahrungen auf den Behandlungsplan. Wenn die chronische Schmerzerkrankung mit einem Trauma begann und weiterhin Übererregung besteht, dann sollte dies prioritär bearbeitet werden, da die Übererregung die Schmerzverarbeitung beeinträchtigt. In der Folge gehen wir in das Netzwerk der Schmerzerinnerung. Da es sich meist um ein ausgedehntes Netzwerk handelt, versuchen wir es mit der Fokussierungsstrategie für Netzwerke, indem wir die zeitlich frühest erinnerbare Erinnerung, danach die Schlimmste und dann die der Gegenwart nächstliegende Erinnerung auf den Behandlungsplan nehmen und später bearbeiten. Natürlich können weitere relevante Erinnerungen bearbeitet werden. Bitte achten Sie auch auf sekundären oder tertiären Krankheitsgewinn. Wir sehen bei diesen Patienten oft Bindungsdefizite. Ein weiteres beachtenswertes Phänomen sind die bei chronischen Schmerzpatienten zu beobachtenden katastrophisierenden Gedanken. Hier sollten wir mit der spezifischen Diagnostik nach dem zugrunde liegenden Erinnerungsmaterial schauen und es ggf. bearbeiten.

Für die **Gegenwart** nehmen wir alle aktiven Auslösereize und weiteren erinnerungsassoziierten Probleme auf den Behandlungsplan. Jetzt kommt auch der aktuell empfundene Schmerz mit dazu, den wir meist mehrfach bearbeiten müssen.

**PRAXISTIPP**

Wenn wir den Aktualschmerz mit der Standardtechnik bearbeiten, erleben wir oft assoziativ-somatosensorische Prozesse. Der Schmerz ist im Bewusstsein und beginnt sich zu verändern. Der Schmerz beginnt, durch den Körper zu wandern, und wir begleiten dies mit Bilateraler Stimulation, bis der Schmerz sich löst (den Schmerz jagen!).

Für den Bereich **Zukunft** beachten wir die Vermeidung, besonders Muster, die den Patienten einschränken. Auch anstehende medizinische Behandlungen bedürfen der Berücksichtigung. Oft geht es auch um die Akzeptanz eines veränderten Körpers und um Akzeptanz des Funktionsverlusts.

#### EMDR-Therapie bei chronischem Kopfschmerz

Eine weitere Behandlungsstrategie wendet sich dem chronischen Kopfschmerz zu. In einer randomisierten kontrollierten Studie wurde bei Patienten mit Migräne und chronischem Spannungskopfschmerz eine EMDR-Anwendung beschrieben, die im akuten Kopfschmerz gleich gut und sogar nachhaltiger hilft als eine entsprechende Medikation (Marcus 2008). Leider nennt der Autor diese Anwendung »Phase 1 des iEMDR«. Nun stellen sich Fragen: Was ist denn iEMDR und haben wir nicht schon eine Phase 1 in der EMDR-Therapie? Genau, wir haben schon eine Phase 1 in der EMDR-Therapie, die Anamnese. Also ist dies keine gute Idee. Aber was beschreibt Marcus denn in dieser Studie? Es ist eine Intervention, in der ein körperlicher Kontakt zum Patienten aufgenommen wird, indem der Therapeut den Schulter-Nacken-Bereich massiert und an Stirn-Hinterkopf und den beiden Schläfen mit der Handwurzel Druck ausübt. Diese Berührungen werden unterbrochen von Serien langsamer, atypischer, schwingender Augenbewegungen, z. B. in Form einer rotierenden Acht. Gut, für die Berührung muss das Einverständnis des Patienten vorliegen und ich als Therapeut muss auch dazu bereit sein. Aber dann wirkt es, der Kopfschmerz lässt nach. Marcus sieht den eigentlichen Sinn dieser Intervention für die folgende Reprozessierung mit den Erinnerungen an den Kopfschmerz. Wenn in der Reprozessierung der Schmerzerinnerung ein starker Kopfschmerz als Komponente der Erinnerung deutlich werde, dann helfe diese Intervention. Und nun verstehen wir, was hier gemeint ist: Es ist eine komplexe somatische Einwebeintervention. Marcus hätte es besser auch so benannt.

Aber warum denn EMDR-Therapie bei der Migräne? Das ist doch ein anderer Pathomechanismus. Ja, das stimmt. Aber das Erleben des Migräneschmerzes kann extrem intensiv sein und die integrative Kapazität überfordern, sodass es zur Bildung einer maladaptiv gespeicherten Erinnerung kommt, dem Schmerzgedächtnis. Wenn diese Erinnerung aktiviert wird, erlebt der Patient den Schmerz und kann ihn nicht vom eigentlichen Migräneschmerz unterscheiden. Migränepatienten berichten oftmals, dass manchmal ihre Medikation gut wirke und manchmal überhaupt nicht, was ich als einen Hinweis auf das Schmerzgedächtnis werte. Denn z.B. ein Triptan könnte nicht auf das Schmerzgedächtnis einwirken, wohl aber die Reprozessierung des Erinnerungsmaterials, was Marcus (2008) unsinnigerweise »Phase 2 des iEMDR« nennt. Ich habe es mit Patienten versucht und es funktioniert. Die Migräneanfälle werden zunächst weniger und werden auch als weniger intensiv erlebt.

Diese Ergebnisse aus der Praxis wurden auch in einer randomisierten kontrollierten Studie bestätigt. Die Reprozessierung entsprechenden Erinnerungsmaterials führt zumindest vorübergehend zu einer Reduktion in Häufigkeit und Intensität der Kopfschmerzattacken (Konuk et al. 2011). Die Sequenzierung des Erinnerungsmaterials unterscheidet sich nicht von dem oben beschriebenen Vorgehen.

**PRAXISTIPP**

Wenn Schmerzpatienten einen On-Off-Effekt ihrer Schmerzmedikation berichten, können wir das als einen Hinweis auf das Schmerzgedächtnis werten.

Zum Beispiel läuft der eigentliche pathophysiologische Prozess der Migräne ja weiter und es könnte sein, dass sich erneut Schmerzerinnerung bildet. Aber dann könnten wir ja wieder reprozessieren und auch eine Linderung der Erkrankung ist ja ein legitimes Behandlungsziel.

Die Arbeit mit chronisch Schmerzkranken zielt zum einen auf die Arbeit mit traumatischer und anderer kontribuierender Erinnerung. Wir hoffen auf eine Reduzierung der Übererregung und dürfen eine Verbesserung der Schmerzverarbeitung erwarten. Zum anderen haben wir oft einen Verdacht auf das Vorliegen eines Schmerzgedächtnis. Wir bieten also die EMDR-Therapie auf der Basis einer Hypothese. Daher bin ich in der Formulierung von Behandlungsergebnissen zurückhaltend, betone aber, dass der Behandlungsversuch sinnvoll ist. Ich möchte eine Enttäuschung auf Patientenseite vermeiden.

**PRAXISTIPP**

Seien Sie bei der Formulierung von Behandlungszielen zurückhaltend. Es ist besser, einen Versuch anzubieten und sich dann von guten Ergebnissen überraschen zu lassen, als eine Enttäuschung zu erleben.

Insgesamt bietet die EMDR-Therapie bei chronischen Schmerzen ein großes Potenzial. Es bedarf jedoch weiterer hochqualitativer Forschung (→ Abb. 12-2).

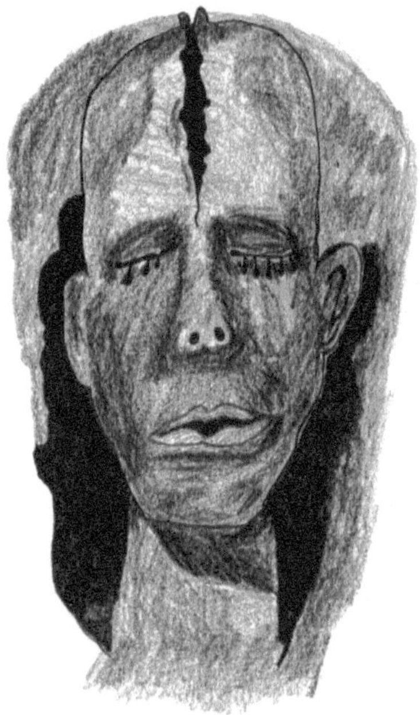

**Abb. 12-2:** Darstellung eines Schmerzpatienten bezüglich seines schweren Kopfschmerzes.

## 12.11 EMDR-Therapie, Sex und Liebe

Francine Shapiro hatte darauf hingewiesen, dass im Rahmen eines Paarkonflikts durch verbale Auseinandersetzungen oder Untreue emotionale Verletzungen entstehen, die zu maladaptiv gespeicherten Erinnerungen führen (Shapiro & Laliotis 2017b). Diese Erinnerungen sind immer wieder aktivierbar und führen zu maladaptiven Reaktionen.

So kann das Handy in der Hand des Partners an das frühere Fremdgehen erinnern (»Jetzt macht er die Nächste klar!«). Die Reaktion könnte Ärger und Misstrauen sein, was den Prozess der Wiederannäherung erschwert. Shapiro wies darauf hin, dass diese maladaptiv gespeicherten Erinnerungen den Prozess der Paartherapie erschweren können und empfahl die EMDR-Therapie.

Dies ist auch meine Erfahrung. Dabei sollte die EMDR-Therapie des oder der Einzelnen nicht vom Paartherapeuten, sondern extern durchgeführt werden.

Darüber hinaus bietet sich hier für die EMDR-Therapie ein breites Anwendungsfeld. Ich möchte dies an einem Fallbeispiel verdeutlichen.

**FALLBEISPIEL »Immer der Falsche« – Bindungsdefizit**

Eine 32-jährige Frau sucht die EMDR-Therapie auf, da sie nach einem Gewaltausbruch eines Ex-Partners an Intrusionen leidet. Sie lebt geschieden mit einer Tochter aus der Ehe. Es gibt in der Vorgeschichte mehrere abgebrochene Beziehungen. In der Biografie gibt es eine bindungsdefizitäre Situation zum Vater sowie zur Mutter. Wir haben in der Therapie schon in mehreren Sitzungen an der Gewalterfahrung mit der Standardtechnik gearbeitet und die Symptomatik hat sich zurückgebildet, was die Patientin stabilisiert.

Nach wie vor bewegt sie die Frage, warum sie sich immer wieder auf einen ähnlichen Typ Mann einlässt. Sie bringt in die aktuelle Stunde eine gegenwärtige Erfahrung ein. Nach einem Gespräch mit ihrem derzeitigen Partner erlebte sie ein Schuldgefühl. Seinen Blick erlebt sie wie den Blick einer Mutter, mit einer unendlichen Akzeptanz, sodass sie sich beim Treffen einer eigenen Entscheidung schuldig fühlte. Ihr ist kognitiv klar, dass die Beziehung nicht so tief ist, dass sie ihrem Partner Rechenschaft schulde.

Ich vermute, dass das erlebte Bindungsdefizit der Kindheit eine Sehnsucht hinterlässt, die hier vermeintlich gestillt wird. Insofern entscheide ich mich zuerst zur Ressourcenaktivierung. Tatsächlich hat die Oma ein gutes Bindungsangebot gemacht und mit der xtRI-Technik lässt sich dieses Netzwerk aktivieren. Die Patientin entscheidet sich dann, die derzeitige Erfahrung anzugehen. Das Bild ist der Blick ihres Partners mit der negativen Kognition: »Nur hier kann ich mich fallen lassen!« Das Verlangen nach dieser Erfahrung gibt sie mit 7 an (Level of Urge). Unter der Bilateralen Stimulation stellt sich zuerst ein großes Glücksgefühl ein, das aber nach einigen Serien einer Ambivalenz weicht. Sie realisiert, dass es in der Beziehung gar nicht so sicher ist, beginnt, die symbiotischen Wünsche ihres Partners wahrzunehmen. Sie beginnt über eine Beziehungspause nachzudenken, um erst mal in der Therapie ihre Themen zu klären. Ihr wird deutlich, wie sehr das Gefühl der Verantwortung für ihn sie bindet und realisiert zum Ende der Sitzung, dass sie eigentlich eine angemessen erwachsene Form der Partnerschaft sucht, in der jeder für seine Beiträge Verantwortung übernimmt. Wir schließen die Sitzung partiell mit deutlicher Entlastung der Patientin ab.

Uns ist als Psychotherapeuten durchaus bewusst, dass unsere aktuellen Beziehungswünsche und Muster durch alte Erfahrungen und Wünsche zumindest mitbestimmt werden und dass diese Themen in der Psychotherapie von großer Bedeutung sind. Nur haben wir mit dem Konzept des AIP-Modells und den Behandlungsstrategien und Techniken der EMDR-Therapie eine hervorragende Möglichkeit für eine individualisierte Psychotherapie. Egal, ob es um die Abhängigkeiten und Wünsche in einer Partnerschaft oder um Sexualität und Lust geht: Das AIP-Modell ist eine gute Grundlage.

**FALLBEISPIEL Erektionsprobleme**

Ein 56-jähriger Mann kommt in die Therapie, weil er in einer neuen Partnerschaft eine Erektionsstörung entwickelt hat. Dies ist ein für ihn ungewöhnliches Phänomen. Eine medizinische Erklärung ist ausgeschlossen. Er merkt an, dass die neue Partnerin eine vage äußere Ähnlichkeit mit seiner Mutter besitze, aber im Wesen völlig unterschiedlich sei. Ausgehend von einer gegenwärtigen Versagenssituation nutze ich die AIP-spezifische Diagnostik. Wir stoßen auf eine Erinnerung aus der Pubertät. Der Junge beobachtete seine Mutter beim Umziehen und entwickelte eine Erektion. Die Mutter bemerkte den auf ihre Vulva gerichteten Blick und schalt den Jungen harsch, der ein großes Schamgefühl entwickelte. In der Bearbeitung mit der Standardtechnik löst sich das Schamgefühl. Er realisiert den Unterschied zwischen Kindheit und Gegenwart und kann äußern, wie sehr er seine Partnerin begehrt. Dabei wird in der EMDR-Sitzung eine Erektion unter seiner Kleidung erkennbar. In der Phase 8 berichtet der Patient von leidenschaftlicher körperlicher Liebe mit der neuen Partnerin.

Nicht immer sehen wir so unmittelbar Veränderungen nach dem Reprozessieren. Manchmal braucht es umfassendere Therapie mit Ressourcenstärkung und Arbeit in den Netzwerken, bis Veränderungen möglich werden. Aber gerade in diesem Bereich sehe ich immer wieder, dass sich durch die Nachverarbeitung pivotaler Erinnerungen rasch Veränderungen zeigen.

Eine Behandlungsstrategie in diesem Bereich folgt grundsätzlich der Struktur des Standardprotokolls. Die spezifische Diagnostik ist oft nötig, um die Verbindung zwischen Symptom und Erinnerungsmaterial zu erkennen. Auf den Behandlungsplan gehören die zu stärkenden Ressourcen, die maladaptiv gespeicherten Erinnerungen an beschämende, belastende oder traumatische Erfahrungen, für den Bereich der Gegenwart die aktiven Auslösereize und das, was vermieden wird. Für die Zukunft geht es um die Entwicklung altersangemessener, adaptiver Reaktionen auf die Herausforderungen, denn Liebe und Sex sind ein zentraler Bestandteil unseres Lebens.

Dass sexualisierte Gewalt nachteilige Folgen hat, ist nicht von der Hand zu weisen. Hier blicke ich auf unzählige Behandlungen zurück, in denen erst die gründliche Bearbeitung der Netzwerke ein zufriedenes und erfülltes Sexualleben ermöglichte. Dies kommt auch in einem sehr wichtigen Bereich zum Tragen: in der Behandlung von pädophilen Tätern. In einer Untersuchung konnte gezeigt werden, dass bei den pädophilen Tätern, die in ihrer Kindheit selbst Opfer sexualisierter Gewalt gewesen waren, die vorgehende Bearbeitung der eigenen Traumatisierung die Effektivität der nachfolgenden Behandlung der Täterschaft deutlich erhöhte (Ricci & Clayton 2008; Ricci et al. 2006). Dies ist in Anbetracht der häufig erreichten Behandlungsergebnisse von Bedeutung. Eine effektivere Behandlung der Täter ist aktiver Opferschutz!

Aber auch die Sexualität per se hat das Potenzial, Probleme zu bereiten. Sex ist der stärkste natürliche Aktivator des Dopaminsystems (Wise 2004). Lust, Vorfreude und das Erleben des Orgasmus sind mächtige Gefühle und können die Verarbeitungsfähigkeit überfordern, sodass es zur Bildung maladaptiv gespeicherter Erinnerung kommt, die in der Folge zu z. B. süchtigen Verhaltensweisen führen kann. Wir erinnern uns: Es ist nicht die Valenz des Affekts, sondern die maladaptive Speicherung, die das Problem darstellt! Die leider viel zu früh verstorbene Kollegin Viktoria Kerschl hat hier Pionierarbeit geleistet, indem sie meinen Ansatz zur Behandlung der stoffgebundenen Abhängigkeit, die Behandlungsstrategie CravEx, auch auf Sex- und Pornosucht (Kerschl 2017) und ChemSex-User anwandte. Sie konnte in einer kleinen Fallserie zeigen, dass die Anwendung der CravEx-Behandlungsstrategie bei ChemSex-Usern in einem stationären Behandlungsprogramm die Rückfallhäufigkeit signifikant reduzierte und damit die Effektivität dieser Vorgehensweise belegen (Kerschl 2021). Leider hat der viel zu frühe Tod ihrem Schaffensdrang ein Ende gesetzt. Ich wurde durch ihre Arbeit ermutigt und kann aufgrund meiner klinischen Erfahrungen die Wirksamkeit bestätigen. Auch die DeTUR-Behandlungsstrategie könnte hier ein erfolgversprechender Ansatz sein (Popky 2005).

In der Arbeit in diesem Bereich droht die übliche Falle, die Moral. Wenn wir uns zur Arbeit in diesem Bereich entschließen, dann müssen wir offen sein. Die menschliche Sexualität hat unglaublich viele Facetten, wie z. B. den Lustschmerz. Das AIP-Modell wertet nicht, es hilft zu verstehen. Die entscheidende Frage ist, ob eine betroffene Person oder andere darunter leiden. Natürlich gibt es unumstößliche Regeln: Jedwede Aktivität muss konsensuell sein, bedarf der Zustimmung und ein Nein in Wort oder Tat ist eine absolute Grenze. Dabei ist zu beachten, dass eine konsensuelle Zustimmung einer gereiften Persönlichkeit, ausreichender intellektueller Ressourcen und seelischer Gesundheit bedarf. Zumindest das Erste lässt sich über die absolut notwendige Definition eines Mindestalters für sexuelle Kontakte eindeutig regeln. Auch muss eine konsensuelle Zustimmung ohne Anwendung von jedweder Form von Gewalt oder dem Einfluss von Alkohol oder Drogen gegeben werden. Die World Association for Sexual Health (WAS) hat 2014 eine Deklaration der sexuellen Rechte vorgelegt, die hier eine weitere Orientierung gibt (WAS 2014).

Ich möchte zwei wichtige Aspekte nicht unerwähnt lassen. Bei der Arbeit in diesem Bereich empfehle ich, sich im Rahmen von Selbsterfahrung mit seiner eigenen Sexualität auseinanderzusetzen. Entsprechende Angebote finden sich in den Curricula sexualmedizinischer Weiterbildung. Ein anderer Punkt betrifft die Wahl der Materials, mit dem wir hier in der EMDR-Therapie arbeiten. Neben den »klassischen Erinnerungen« finden wir hier häufig Fantasien, die es zu reprozessieren lohnt. Dürfen wir das denn? Ich baue mir häufig die Eselsbrücke, dass wir mit Erinnerungen an die Fantasie arbeiten, die ja tatsächlich oft in der Vergangenheit entstanden ist. Wir können natürlich versuchen, mit der AIP-spezifischen Diagnostik einen Erinnerungshintergrund hinter der Fantasie zu finden, aber manchmal bleibt es bei der Fantasie. Hall hat auf die Bedeutung der Fantasie in diesem Bereich hingewiesen: *»Whether you call it fantasies or memories, the problem is the same …«* (Hall 2018, S. 167). Nun hat Shapiro das Krankheits- und Veränderungsmodell der EMDR-Therapie das Modell der adaptiven *Informationsverarbeitung* und nicht das Modell der adaptiven *Erinnerungsverarbeitung* genannt. Vielleicht hat Shapiro schon weiter gedacht.

Ich möchte noch auf zwei gute Bücher zum Thema hinweisen. Baird hat mit ihrem Buch unter dem Titel »EMDR Therapy and Sexual Health« Pionierarbeit geleistet (Baird

2021). Baird beschäftigt sich intensiv mit dem Thema der Sexualität in ihren Spielformen und Grenzen. Sie beschreibt den Stellenwert der EMDR-Therapie über die Behandlung verschiedener Störungsbilder hinaus. Es geht ihr eben um die EMDR-Therapie und sexuelle Gesundheit.

Isola & Maccarrone (2025) haben mit ihrer Monografie zum Thema »EMDR and Sexual Disorders« ein sehr praxisorientiertes Buch zur Behandlung der Folgen sexualisierter Gewalt mit dem besonderen Fokus auf die Sexualstörungen, die als Folge sexualisierter Gewalt entstehen können, vorgelegt. Die Autorinnen weiten ihren Fokus auch auf die EMDR-Therapie im allgemeinen und Sexualstörungen, die nicht Folge sexualisierter Gewalt sind, aus. Das Buch richtet sich auch an Leserinnen und Leser, die etwas über die EMDR-Therapie und dieses spezielle Thema lernen möchten.

ULRICH SCHMETJEN

## 12.12 Autismus-Spektrum-Störungen

In den letzten Jahrzehnten rückten die Autismus-Spektrum-Störungen (im Weiteren ASS) und die Traumafolgestörungen zunehmend in den Fokus der psychotherapeutischen Arbeit und Forschung. Doch erst in den letzten Jahren findet die Schnittmenge beider Störungen vertiefende Beachtung. Die derzeitige Einschätzung: Zwischen beiden Störungen besteht kein kausales Verhältnis. Autismus wird nicht durch emotionale Vernachlässigung oder Traumatisierungen hervorgerufen, wie Bruno Bettelheim (1903–1990) noch fälschlicherweise postulierte (Bettelheim 1967), sondern vielmehr geht mit Autismus eine erhöhte Vulnerabilität und eine erhöhte Gefährdung, Opfer von Gewalt zu werden, einher (Wilczek 2024). Trundle et al. (2023) ermittelten in einer Metaanalyse die gepoolte Prävalenz der Viktimisierung von Menschen mit Autismus mit 44 %. Agebjörn et al. (2025) fanden in einer Studiengruppe von 90 erwachsenen ambulanten Psychiatriepatienten eine Komorbidität von ASS und Posttraumatischer Belastungsstörung von 21 %, verglichen mit 4 % in der Studiengruppe ohne ASS. Allerdings trifft der hohe Bedarf an psychotherapeutischer Behandlung auf einen »Blind Spot« der psychotherapeutischen Ausbildung. Lipinski et al. (2022) gelangten in ihrer Studie zur geringen Bereitschaft von Psychotherapeuten, autistische Patienten in Behandlung zu nehmen, zu dem Ergebnis, dass dies vor allem auf ein unzureichendes Wissen über Autismus zurückzuführen ist.

Das vorliegende Kapitel greift auf 30 Jahre Erfahrung in Diagnostik und Therapie im Bereich Autismus und mehr als 20 Jahre Erfahrung in der Anwendung der EMDR-Therapie zurück. Es möchte dazu beitragen, diese Wissenslücke zu verringern und Therapeuten ermutigen, Patienten mit ASS zu behandeln und bei Indikation zur Traumabehandlung die EMDR-Therapie anzuwenden. Erste Studien zur Behandlung von Patienten mit ASS mit der EMDR-Therapie weisen auf positive Effekte hin (Kosatka & Ona 2016; Lobregt-van Buuren et al. 2019).

### 12.12.1 Autismus im historischen Rückblick

Den Begriff Autismus führte Eugen Bleuler (1857–1939) in die psychiatrische Wissenschaft ein (Bleuler 1910). Er umschrieb damit den sozialen Rückzug und ein Zurückweichen in die eigene Gedankenwelt bei schizophrenen Patienten. Autismus wird hier unter den sekundären Symptomen als »direkte Folge der schizophrenen Spaltung« (Bleuler 1911) aufgeführt. In den folgenden Jahrzehnten wurde der Begriff Autismus in unterschiedlicher Bedeutung in der psychiatrischen Literatur verwendet (Kumbier et al. 2010).

Die erstmalige Verwendung des Begriffs in unserem heutigen Verständnis findet sich bei Hans Asperger (1906–1980). 1938 gebrauchte er in seinem Vortrag »Das psychisch abnorme Kind« zur Benennung von Kindern, deren gemeinsame Charakteristika in der »Einengung ihrer Beziehungen zur Umwelt« und der »Beschränkung auf das eigene Selbst« bestanden, den Ausdruck »autistische Psychopathen« (Asperger 1938). Seine spätere und auch weitaus bekanntere Habilitationsschrift von 1944 trug den Titel: »Die ›Autistischen Psychopathen‹ im Kindesalter« (der Begriff Psychopathie wäre im heutigen Sprachgebrauch mit »Persönlichkeitsstörung« zu übersetzen; → auch Remschmidt & Kamp-Becker 2006; Tebartz van Elst 2021a, b). Während Hans Asperger in Wien das später nach ihm benannte **Asperger-Syndrom** beschrieb (Wing 1981), beschrieb Leo Kanner (1894–1981) 1943 in Baltimore, Maryland, die autistische Entwicklungsstörung (Kanner 1943). Beide fokussierten auf unterschiedliche Bereiche des Autismus-Spektrums: Asperger auf die Betroffenen ohne Beeinträchtigung der Sprach- und Intelligenzentwicklung, Kanner auf die Betroffenen mit einer Intelligenzminderung und/oder einer Störung der Sprachentwicklung mit Ausbleiben der Sprache bzw. einer eigentümlichen Sprache mit Echolalie und Pronomenvertauschung. Sowohl Asperger als auch Kanner wurden in ihrer Forschung von Georg Frankl beeinflusst (Muratori & Bizzari 2019; Vicedo & Ilerbaig 2021). Georg Frankl beschrieb bereits 1934 in seiner heilpädagogischen Studie »Befehlen und Gehorchen« die eigentümliche Gestaltung der sozialen Interaktion und Kommunikation, wie sie für autistische Kinder charakteristisch ist (Frankl 1934a, b).

Die erste systematische Beschreibung von Kindern aus dem Autismus-Spektrum geht allerdings auf Grunja Ssucharewa (1891–1981) zurück (die deutsche Transliteration des kyrillischen C in Form des doppelten ss diente zur Kennzeichnung der stimmlosen Aussprache, auf Englisch: Sukharewa). Die in Kyjiw geborene, in Kyjiw, Moskau und Charkiw tätig gewesene Pionierin der sowjetischen Kinder- und Jugendpsychiatrie beschrieb bereits 1925 Kinder aus dem Autismus-Spektrum, die große Übereinstimmungen mit den späteren Beschreibungen Hans Aspergers haben. Und obwohl ihre Studie bereits 1926 auf Deutsch veröffentlich wurde (Ssucharewa 1926), blieb ihre Pionierarbeit über viele Jahrzehnte unbeachtet (Leuchte & Kulig 2024). Erst seit der Übersetzung ins Englische (Wolff 1996) werden ihre Studien auch international rezipiert. Sie hat nicht nur die autistische Störung erstmals beschrieben, sondern auch die Besonderheiten der betroffenen Mädchen hervorgehoben (Ssucharewa 1927). Im Rückgriff auf Ernst Kretschmer (1888–1964) gebrauchte sie zur Benennung der Störung den

Begriff der **Schizoidie**, führt jedoch unter mehreren »Grundsymptomen« die »autistische Einstellung« auf: *»Alle Kinder dieser Gruppe halten sich abseits in dem Kindermilieu, passen sich nur schwer an dieses Milieu an und gehen in ihm niemals vollständig auf«* (Ssucharewa 1926, S. 255).

Die ersten Beschreibungen der Autismus-Spektrum-Störung aus den 1920er-, 1930er- und 1940er-Jahren blieben jedoch lange unbeachtet. Erst 1968 fand die Diagnose Autismus Eingang in die ICD-8 und wurde in der ICD-9 noch unter den »Typischen Psychosen des Kindesalters« gefasst. Mit Einführung der ICD-10 1993 wurden die autistischen Störungen differenziert bzw. um die Diagnosen Asperger-Syndrom und atypischer Autismus erweitert und – wie bereits im DSM III (1980) – unter den tiefgreifenden Entwicklungsstörungen aufgeführt. 1994 wurde die Asperger-Störung auch ins DSM IV aufgenommen. Bis zur Einführung der Diagnose Asperger-Syndrom (ICD-10 1993, DSM-IV 1994) wurde bei Betroffenen bis 1970 zumeist die Diagnose Schizophrenie gestellt und ab 1970 eher die Diagnose Borderline-Störung (Jørgensen 1998).

Seit dem DSM-5 (2013) und der ICD-11 (2022) werden die autistischen Störungen, die autistische Entwicklungsstörung, der atypische Autismus und das Asperger-Syndrom nicht mehr kategorial, sondern dimensional als Autismus-Spektrum-Störung zusammengefasst.

### 12.12.2 Prävalenz, Ätiologie und Komorbidität

#### Prävalenz

Die Prävalenz der ASS liegt bei 1–1,85 % (Tebartz van Elst 2021a, b). Auf Deutschland bezogen bedeutet dies eine Anzahl von 800 000 bis 1,5 Mio. Betroffenen.

Die Angaben zur geschlechtsspezifischen Häufigkeit (♂:♀) variieren zwischen 2–3:1 (Freitag 2015) und 4:1 (Tebartz van Elst et al. 2024), jeweils mit dem Hinweis versehen, dass ASS bei Mädchen und Frauen vermutlich seltener erkannt wird.

#### Ätiologie

Die Autismus-Spektrum-Störung ist weitgehend genetisch bedingt, wie Folstein & Rutter (1977) anhand ihrer Zwillingsforschung zeigen konnten. Über 65 % aller Fälle lassen sich auf den genetischen Faktor zurückführen. Mehr als 100 Gene bzw. Loci werden mit einem Risiko für ASS in Verbindung gebracht, allerdings ist kein einzelnes Gen oder Locus für mehr als 1 % der ASS-Patienten verantwortlich (Mojarad et al. 2023). Über die genetische Verursachung hinaus gibt es Hinweise auf exogene Faktoren wie das **Alter der Eltern** bei Geburt (ab einem Alter der Mutter von 40 Jahren und einem Alter des Vaters von 50 Jahren erhöht sich das Risiko für die Diagnose ASS um das Zehnfache) und die **Migrationsgeschichte der Eltern** (bei Geburt nach erfolgter Migration der Eltern steigt das Risiko um das Dreifache) (Schaller 2021).

Als eindeutiger exogener Faktor konnte die Einnahme von **Valproat** während der Schwangerschaft identifiziert werden. Das als Antiepileptikum und zur Behandlung von bipolaren Störungen eingesetzte Medikament erhöht das Risiko für die Diagnose ASS: Die Angaben schwanken zwischen dem 17-fachen (Schaller 2021) und dem achtfachen Risiko (Mojarad et al. 2023). Des Weiteren werden pränataler Stress und Mangelernährung während der Schwangerschaft als Risikofaktoren aufgeführt (Mojarad et al. 2023).

**MERKE**
Wissenschaftlich widerlegt wurde hingegen die Hypothese, dass Autismus-Spektrum-Störungen durch die Dreifachimpfung gegen Masern, Mumps und Röteln verursacht werden.

Ätiologisch beruht die ASS auf genetischen, epigenetischen und Umweltfaktoren sowie deren Wechselwirkungen (Mojarad et al. 2023), wobei bislang das Zusammenspiel zwischen exogenen Faktoren und genetischen und eigenetischen Phänomenen nicht aufgeklärt werden konnte (Schaller 2021).

### Komorbidität

Die Komorbidität der ASS wird für affektive Störungen mit 53 % und für Angststörungen mit 50 % angegeben (Tebartz van Elst 2021a, b).

Die Autismus-Spektrum-Störung ist gemäß ICD-11 definiert durch »anhaltende Defizite bei Initiierung und Aufrechterhaltung sozialer Kommunikation und sozialer Interaktion« sowie durch »anhaltende eingeschränkte, sich wiederholende unflexible Verhaltensmuster, Interessen oder Aktivitäten« und (seit DSM-V und ICD-11) durch eine »lebenslange übermäßige und anhaltende Überempfindlichkeit oder Hyposensitivität für sensorische Reize«. Der Beginn der Störung liegt »typischerweise in der frühen Kindheit, charakteristische Symptome können sich später vollständig manifestieren, wenn soziale Anforderungen die begrenzten Fähigkeiten überschreiten« (Tebartz van Elst et al. 2024, S. 28).

Trotz des dimensionalen Verständnisses des Autismus werden zur besseren und angemessenen Differenzierung weiterhin das Vorhandensein von Beeinträchtigungen der Sprach- und Intelligenzentwicklung bzw. die Grade der jeweiligen Beeinträchtigungen kodiert. So ist die unter ICD-11: 6A02.0 kodierte »Autismus-Spektrum-Störung ohne Störung der Intelligenzentwicklung, mit leichter oder keiner Beeinträchtigung der funktionellen Sprache« mit der bisherigen Diagnose des Asperger-Syndroms weitgehend deckungsgleich. Auf diesen Bereich des Spektrums werden die weiteren Ausführungen fokussieren, da die meisten der Betroffenen, die psychotherapeutische Hilfe suchen und in Anspruch nehmen, eben auch diesem Bereich des Spektrums angehören. Die ICD-11 weist darüber hinaus ausdrücklich auf Menschen mit ASS hin, die in der Lage sind, in vielen Kontexten aufgrund außergewöhnlicher Anstrengungen angemessen zu funktionieren, sodass ihre Defizite für andere möglicherweise nicht offensichtlich sind (Tebartz van Elst et al. 2024, S. 2024).

### 12.12.3 Symptomatik der ASS (ICD-11: 6A02.0)

Die Besonderheiten der sozialen Interaktion und Kommunikation bei Menschen mit ASS beschrieb Asperger als Störung des wunderbaren Regulationsmechanismus, als Störung des unbeschreiblich reichen Spiels der Ausdruckserscheinungen, als Störung der wechselseitigen Steuerung durch Blick, Ton der Stimme, Mimik und Gestik, wodurch in der Folge das Verständnis fremder Ausdruckserscheinungen und die richtige Reaktion darauf gestört sind (Asperger 1944). Die unmittelbare oder resonierende Erfassung fremdpsychischer Erlebnisinhalte als Gesamteindruck ist beeinträchtigt, Stimmungen und emotionale Zustände anderer werden nur schwer erfasst und sofern Stimmungsänderungen wahrgenommen werden, können diese meist nicht zugeordnet werden. Die diagnostische Frage nach dem Erkennen fremdpsychischer Inhalte wird deshalb oftmals beantwortet mit: *»Schwierig! Besser, der andere sagt, wie es ihm geht.«* Im Sinne der Theory of Mind (Baron-Cohen 1989; Baron-Cohen et al. 1985; Fangmeier 2021; Schaller 2021) lässt sich dies verstehen als Beeinträchtigung der Bildung von Metarepräsentanzen bzw. der Fähigkeit, die Gedanken, Überzeugungen, Wünsche und Absichten anderer Menschen zu erkennen und zu verstehen, um deren Verhalten einschätzen und um vorhersagen zu können, was sie als Nächstes tun werden (Adwood 2008). Viele Betroffene versuchen dennoch, mittels Analyse der Gestik, Mimik und Prosodie bzw. Sprachmelodie und Tonlage sowie des Abgleichs mit Vorerfahrungen die emotionalen Zustände und Intentionen anderer zu erschließen, sodass man von einer »kognitiven Empathie« sprechen könnte, die es ihnen ermöglicht durchaus mitfühlend und vorzugweise lösungsorientiert reagieren zu können. Aber trotz aller Mühe bleiben Menschen mit ASS in ihren Deutungen oftmals unsicher und erleben immer wieder missverständliche Interaktionen. Die Schwierigkeit, sich in andere hineinzuversetzen, spiegelt sich z. B. auch in der Vermeidung der Teilnahme an Rollenspielen wider. Über die Problematik der Erfassung fremdpsychischer Erlebnisinhalte hinaus liegt in unterschiedlichen Graden ein mangelndes Verständnis für ungeschriebene soziale Regeln vor. Dies zeigt sich z. B. in unbeabsichtigten Verstößen gegen Konventionen, indem – an der Wahrheit orientiert – etwas sachlich Richtiges unverblümt geäußert wird, ohne die emotional verletzende Wirkung im anderen ausreichend antizipieren zu können. Ebenso wie bei Fauxpas verhält es sich bei Witzen, da Pointen oftmals auf Inkongruenz mit impliziten sozio-kulturell vermittelten Erwartungen beruhen und deshalb – wegen des mangelnden Verständnisses eben dieser – für Betroffene Witze nicht zum Lachen sind. Sofern nicht Sachthemen im Vordergrund stehen, werden soziale Situationen meist gemieden. Dies gilt insbesondere für Small Talk, dessen Sinn und Funktion weitgehend unverstanden bleibt und als anstrengend erlebt wird. Dabei ist es für manche Betroffene zusätzlich schwierig, auf die Worte des Gegenübers zu fokussieren und sie aus einem Stimmengewirr herauszufiltern. Nach sozialen Situationen mit vielen Teilnehmern bedürfen sie oftmals mehrerer Tage der Regeneration.

Aus sprachtheoretischer Sicht resultieren die kommunikativen Schwierigkeiten nicht aus einem mangelnden semantischen, syntaktischen oder grammatikalischen Verständnis der Sprache, sondern vielmehr aus der Störung der linguistischen Pragmatik: Ein unzureichendes Verständnis des jeweiligen Kontextes, der Deixis und der Prosodie (Haser et al. 2021; Kusch & Petermann 1991).

Zur Illustration sei hier eine Begebenheit geschildert, wie sie von einer Kollegin berichtet wurde: Sie ging, in beiden Händen eine Tasche tragend, einen langen Flur Richtung Ausgang entlang und bat einen jungen Mann mit ASS, ihr die Tür zu öffnen. Er tat dies wie erbeten, schloss die Tür aber wieder, bevor die Kollegin die Schwelle erreichte. Dies ist keine Eulenspiegelei, sondern der mangelnden Erfassung des Sinnzusammenhanges geschuldet. Weniger auffallend ist es, wenn z.B. die Frage, ob man schon im Urlaub gewesen sei, knapp und abschließend mit ›Ja‹ beantwortet wird, wobei allerdings die implizite, vielleicht höfliche, vielleicht neugierige Aufforderung, vom Urlaub zu berichten, nicht erfasst wird. Auch Deiktika, d.h. zeitliche und räumliche Richtungs- und Positionshinweise, werden zum Teil missverstanden. Eine exemplarische Begebenheit mag dies verdeutlichen: Auf die Bitte, nach einem gemeinsamen Mahl im Esszimmer den Kochtopf hinauszubringen, trug ihn der Angesprochene mit ASS raus in den Garten anstatt in die Küche, da der mehrdeutige deiktische Hinweis »raus« nicht dem Kontext entsprechend aufgefasst wurde. Zu solchen Missverständnissen kommt es, wenn die jeweiligen Appelle noch nicht den mühevollen kompensatorischen Prozess des analytischen Erschließens des implizit Gemeinten durchlaufen haben. Ebenso sind Redensarten eine Quelle von Missverständnissen. In einem Vortrag auf einer Fachtagung schilderte ein Betroffener folgende Episode: In einer Teamsitzung gab ihm sein Vorgesetzter die Rückmeldung, er habe seiner Firma einen Bärendienst erwiesen. Statt als Tadel fasste er dies als Lob auf, indem er an einen Bären in Alaska dachte, der Lachse aus dem Fluss fischt, und fuhr bestärkt mit seiner eigentlich getadelten Aktion fort. Nach Aufklärung eines solchen Missverständnisses werden die Bedeutungen der Redensarten oftmals auswendig gelernt und bei Bedarf wie aus einem Lexikon der Redearten in die gemeinte Bedeutung übersetzt. Ähnlich verhält es sich mit Ironie. Die gegensätzliche Bedeutung des Gesagten und des Gemeinten irritiert oder wird aufgrund des mangelnden Situationsverständnisses und der mangelnden Erfassung der leicht veränderten prosodischen Akzentuierung, die wesentlich dazu beiträgt, die Bedeutung des Gesagten ins Gegenteil zu verkehren, wortwörtlich als sachliche Aussage verstanden. Zur besseren sozialen Anpassung trainieren viele Betroffene den Blickkontakt gemäß der sozial üblichen Frequenz und Dauer oder schauen fast unmerklich statt in die Augen des Gegenübers beispielsweise auf dessen Nasenwurzel, um unauffällig zu erscheinen, ohne sich dem unangenehmen Erleben des Blickkontaktes auszusetzen.

Die enormen Kompensationsleistungen stoßen dabei nicht nur quantitativ, sondern auch qualitativ an Grenzen. Dies zeigt sich beispielsweise im Mannschaftssport mit Ausnahme der Position des Torwarts und des Volleyballspieles, bei dem jeder Spieler seinen klar definierten Aufgabenbereich und Aktionsradiums hat und die Anzahl der Ballkontakte bis zum Schlag ins gegnerische Feld eindeutig festgelegt ist. Doch die sich wie blind verstehende Koordination der Fuß-, Hand- oder Basketballspieler, insbesondere beim gemeinsamen Angriff, bleibt angesichts der hohen Geschwindigkeit und der überwiegend nonverbalen Interaktion kompensatorisch uneinholbar.

Menschen mit ASS wurden sowohl von Asperger (1944) als auch von Ssucharewa (1926) und noch in der ICD-10 als motorisch ungeschickt beschrieben. Sportlichkeit ist jedoch kein Ausschlusskriterium. Unter Leistungssportlern im Bereich der Leichtathletik, unter Kanuten, Bogenschützen, Gewichthebern, Schwimmern z. B., bei denen es nicht auf die intuitive Verständigung mit Mitspielern ankommt, finden sich durchaus erfolgreiche Sportler mit ASS. Was für den Sport gilt, gilt auch für die Berufswelt: Bei störungsspezifischer Gestaltung der Rahmenbedingungen und der Aufgabenstellungen werden durchaus Höchstleitungen vollbracht.

Neben den Besonderheiten der sozialen Interaktion und Kommunikation zeigen Menschen mit ASS eine große Gleicherhaltungstendenz und eingeschränkte bzw. hochgradig spezialisierte Interessen. Der Alltag ist meist von starren Ritualen, übermäßigem Sortieren und Ordnen bestimmter Gegenstände oder auch von unauffälligen Routinen gekennzeichnet, deren mangelnde Flexibilität erst bei Störung der gewohnten Abläufe erkennbar wird, indem dies einen scheinbar unverhältnismäßig hohen Stresspegel erzeugt. So werden häufig immer exakt dieselben Produkte gekauft. Wenn diese jedoch nicht erhältlich sind, wird man »aus dem Konzept gebracht« und der Griff zu einem alternativen Produkt erscheint kaum möglich. Zur Vermeidung solcher stressvollen Situationen wird bisweilen eine umfangreiche Vorratshaltung betrieben. Manche Betroffene erstehen vorsorglich auch ihre Lieblingskleidungstücke in mehrfacher Ausführung. Der tägliche Weg zur Schule oder Arbeit ist ebenfalls störanfällig. Wenn z. B. auf der vertrauten Strecke eine Baustelle errichtet wurde oder ein unangekündigter Schienenersatzverkehr eingesetzt wird, kann es zu Zuständen der Orientierungs- und Hilflosigkeit kommen. Spontane Unternehmungen sind meist nicht möglich bzw. bedürfen eines Vorlaufes von zwei, drei Tagen. Die Gleicherhaltungstendenz mag hypothetisch formuliert darauf hindeuten, dass die Schwierigkeit, sich in andere zu versetzen, ebenso für sich selbst gilt: die Schwierigkeit, sich in eine bislang unbekannte oder zukünftige Situation zu versetzen.

Oft ist ein übermäßiges Einhalten von Regeln zu beobachten, verbunden mit einem starren Schwarz-Weiß-Denken. Dies betrifft beispielsweise die Einhaltung der Grammatik, der Straßenverkehrsordnung oder auch der Brandschutzordnung. Selbst leichte, sozial meist tolerierte Verstöße anderer werden mit missbilligendem Unverständnis hilflos ertragen oder konfrontativ auf Einhaltung der Regeln beharrend beantwortet, wobei sich durchaus die Gefahr der Eskalation ergeben kann.

Viele Betroffene beschäftigen sich intensiv mit speziellen Interessen, von denen oft umfangreich und detailliert berichtet wird, ohne das schwindende Interesse und die Ermüdung der Zuhörer wahrzunehmen. Im Sinne der sozialen Anpassung werden dann Impulse, sich bei bietender Gelegenheit über Spezialinteressen auszubreiten, unterdrückt, wie auch repetitive und stereotype motorische Bewegungen »abtrainiert« sein können.

Man kann sich leicht vorstellen, wie all diese Beeinträchtigungen der sozialen Interaktion und Kommunikation sowie die Eigentümlichkeiten der Lebensführung immer wieder zu bitteren Erfahrungen von Beschämung, Ausgrenzung und Mobbing führen können oder wie die »außergewöhnlichen Anstrengungen« (ICD-11) zur Vermeidung ebensolcher Erlebnisse in Erschöpfungszustände zu münden drohen, die in der neueren Literatur als spezifisch »autistisches Burnout« beschrieben werden (Clarey et al. 2025; Jahandideh et al. 2025).

## 12.12.4 EMDR-Therapie bei Menschen mit ASS

Die vorausgegangene Skizzierung der **ASS »ohne Störung der Intelligenzentwicklung, mit leichtgradiger oder keiner Beeinträchtigung der funktionellen Sprache«** diente der Vermittlung eines Grundverständnisses der Störung und illustriert die Bandbreite der Symptomatik. Dabei wurde den Diagnosekriterien der ICD-11 gefolgt, die jeweils als defizitäre Variante einer normalen Fähigkeit beschrieben werden. Statt einer Unterscheidung in *normal* und *gestört* wird zunehmend in der Literatur und insbesondere von Betroffenen selbst die Unterscheidung zwischen *neurotypischem* und *neurodiversem Erleben und Verhalten* bevorzugt. In diesem Sinne könnte in Anlehnung an die Informatik von »unterschiedlichen Betriebssystemen« gesprochen werden, zu deren besserer Kompatibilität Übersetzungsprogramme notwendig sind.

Für ein gutes Gelingen der Interaktion mit Menschen mit ASS ist auch seitens der Therapeuten ein gewisses Maß an Anpassung unter Berücksichtigung der beschriebenen Besonderheiten im interpersonellen Kontakt erforderlich. Wie in jeder guten therapeutischen Beziehung stellen Wohlwollen und Wertschätzung für den Patienten und Kreativität des Therapeuten wichtige Voraussetzungen für die erfolgreiche Gestaltung des Prozesses dar. Für die Anwendung der EMDR-Therapie ergibt sich daraus die Frage nach notwendigen spezifischen Adaptationen, auf die entlang der acht Phasen der EMDR-Behandlung eingegangen werden soll (Fisher et al. 2023) (→ auch Kap. 6).

Vorangestellt werden allgemeine Überlegungen zum Zugang zur Psychotherapie und zum psychotherapeutischen Setting (Preißmann 2009).

### Zugang zur Psychotherapie und psychotherapeutisches Setting

Die häufigsten Anfragen bezüglich einer psychotherapeutischen Sprechstunde bzw. eines Therapieplatzes gehen per Telefon ein. Für manche Betroffene übernimmt ein Angehöriger, meist der Partner, die telefonische Kontaktaufnahme, was weniger auf mangelnde Eigenmotivation als vielmehr auf die Angst vor unbekannten Situationen hinweist. Aus demselben Grund wird von manchen Betroffenen der Wunsch geäußert, zu Beginn der Therapie eine vertraute Begleitperson mitzubringen.

Vom Erstkontakt abgesehen, bietet die psychotherapeutische Situation für Menschen mit ASS günstige Rahmenbedingungen für die Interaktionsgestaltung: Nur mit einer und stets derselben Person im selben Raum, i. d. R. zur gleichen Zeit im Wochenlauf. Die Kommunikation sollte klar und direkt sein und eine achtsame Verstehenssicherung einschließen.

Wegen der häufigen Hypersensibilität für Gerüche und Geräusche empfiehlt es sich, mögliche Störfaktoren regelhaft abzufragen, z.B. leise Brummgeräusche von Lampentransformatoren, Putzmittelgeruch oder – was oft vorkommt – das eigene Parfüm. Auch das kaum hörbare Rascheln von Papier oder das leise Kratzen eines Kugelschreibers kann für manche Betroffene unerträglich störend sein. Abhilfe schaffen dann eine weichere Kugelschreibermine und Klarsichthüllen für die Überreichung von Unterlagen in Papierform.

Eine minimalistische Einrichtung der Praxis ist ebenso wenig wie nach Größe oder Farbe sortierte Bücher in den Regalen nicht notwendig, auch wenn manche Patienten dies durchaus begrüßen würden. Wichtiger ist es, den Therapieraum nicht zu verändern bzw. geplante Umgestaltungen und Renovierungen rechtzeitig anzukündigen.

Insgesamt gilt es, Menschen mit ASS offen, flexibel und kreativ zu begegnen. Im Hinblick auf die große Heterogenität dieser Patientengruppe sind Adaptationen individuell zu gestalten, doch bleibt ihr Umfang meist überschaubar. Bereits die signalisierte Bereitschaft des Therapeuten, sich auf besondere Bedürfnisse einzustellen, wirkt vertrauensbildend und verbessert die Prognose für den therapeutischen Prozess.

### Phase 1: Anamnese und Behandlungsplanung

Patienten mit ASS kommen meist wegen komorbider Störungen wie Depressionen, Angst- und Traumafolgestörungen in die Therapie. Bei der traumafokussierten Erhebung der Anamnese sollte sich der klinische Blick über Gewalterfahrungen, Mobbing, Kränkung, Beschämung und Scheitern hinaus auch auf mögliche Autismus-spezifische Erfahrungen richten, wie etwa plötzliche Hilf- und Orientierungslosigkeit durch unkontrollierbare Störungen der Routinen sowie Extremreaktionen nach sozialer und sensorischer Reizüberflutung.

Die psychoedukative Einordnung der traumaspezifischen Symptomatik und deren Bewertung als normale Reaktionen auf unnormale Situationen sind für Patienten mit ASS besonders wichtig und hilfreich.

Die Behandlungsplanung mit Auswahl und Festlegung der Reihenfolge der zu bearbeitenden traumatischen Ereignisse bzw. Cluster und das EMDR-Phasenmodell geben Orientierung und Sicherheit und kommen damit dem Bedürfnis vieler Betroffener nach klarer Struktur entgegen.

### Phase 2: Vorbereitung und Stabilisierung

Für die Stabilisierung mithilfe der Psychoimagination wird möglicherweise mehr Zeit benötigt, da Imagination Patienten mit ASS schwerer fällt (Baron-Cohen et al. 2001). Als Bild eines sicheren Ortes mag sich ein konkreter Ort anbieten, an dem sich der Patient schon einmal sicher und geborgen gefühlt hat. Als Ressourcen kommen auch eigene vertraute Rituale infrage, deren Vollführung – anders als Zwänge – als Ich-synton und beruhigend erlebt werden.

Es empfiehlt sich ein Probelauf der EMDR-Behandlung anhand eines Ereignisses mit mittlerer subjektiver Belastung (SUD) und ohne Affektbrücken zu den übrigen belastenden Ereignissen, um bei Erlebnismaterialen mit hohem SUD-Wert nicht auch noch mit der Angst vor unbekannten Abläufen konfrontiert zu sein. Ein Probelauf bietet zudem die Gelegenheit, eine möglicherweise geringe Expressivität der Stresssymptome zu erkunden und dies anschließend gemeinsam auszuwerten. Ein solcher Probelauf, auch im Sinne der Arbeit mit der wenig belastenden Beispielerinnerung (Hase 2003), kann nicht nur für die Standardtechnik, sondern für jede neu eingeführte Technik in Erwägung gezogen werden. Auch die direkte Frage, woran beim Patienten ein hohes Stressniveau zu erkennen wäre, kann hilfreich sein.

### Phase 3: Bewertung der belastenden Erinnerung

Die Verbalisierung des affektiven und somatischen Erlebens mag in einigen Fällen aufgrund der begrenzten Selbstwahrnehmung bzw. Ausdrucksfähigkeit mehr Zeit benötigen und erfordert zudem seitens des Therapeuten eine Sensibilität für einen möglicherweise eigentümlichen Sprachgebrauch. Besondere Benennungen sollten während des Verarbeitungsprozesses beibehalten werden.

Ebenso wie bei den psychoimaginativen Stabilisierungsübungen kann die Suche nach einer passenden positiven Kognition (PK) in einzelnen Fällen mehr Zeit und Flexibilität erfordern, da sie wegen ihres von der konkreten negativen Erfahrung abweichenden Als-ob-Charakters schwerer vorstellbar ist. Zum Beispiel kann die negative Kognition (NK) im Falle einer traumatischen Situation mit Todesangst »Ich sterbe« lauten. Die entsprechende PK, nach der im Konjunktiv mit den Worten: »Wie *würden* Sie heute lieber über sich denken, anstatt von ... (NK)«, gefragt wird, lautet »Ich lebe«. Diese PK ist sowohl wünschenswert als auch situationsbezogen sachlich richtig, weil man tatsächlich überlebt hat. Die PK wird hier bei Aktivierung des traumakorrelierten Erinnerungsnetzwerkes *lediglich* gefühlsmäßig als nicht oder wenig stimmig und entsprechend mit einem niedrigen VoC eingeschätzt.

Bei Gewalterfahrungen lautet die NK meist: »Ich bin ausgeliefert«, und die entsprechende, oftmals von Therapeuten probehalber und nachhelfend vorgeschlagene generalisierbare PK: »Ich habe die Kontrolle«. Diese PK ist für einige Patienten mit ASS zu global und bedarf deshalb einer der Situation entsprechenden Konkretisierung, z.B. »Ich kann mich schützen« oder »Ich kann mich wehren«. Dennoch mag die PK vor dem Hintergrund mangelnder Imaginationsfähigkeit schwer vorstellbar bleiben. Sie ist wünschenswert, aber auf die konkrete Situation bezogen unzutreffend, da man sich *tatsächlich* nicht hat schützen oder wehren können. Hier können lösungsorientierte Fragen nach der Richtung der notwendigen Veränderung weiterhelfen und zu Anpassungen der PK führen, wie sie ohnehin gebräuchlich sind: »Ich kann lernen, mich besser zu schützen.« In einer eventuell weiterhin notwendigen Anpassung kann auch auf eine Ressource, die in der konkreten traumatischen Situation aktiviert war, zurückgegriffen werden: »Ich habe die Stärke, das durchzustehen.«

### Phasen 4–6: Reprozessierung, Verankerung der positiven Kognition, Körperscan

Während der Reprozessierung ist die Standardfrage zwischen den Serien der Bilateralen Stimulation: »Was ist jetzt da?« für manche Patienten mit ASS möglicherweise zu offen formuliert. In diesem Fall empfiehlt sich ein direktives Fragen nach der Veränderung des gerade bearbeiteten Kanals oder nach den jeweiligen Modalitäten des Erinnerungsmaterials. Der Verarbeitungsprozess verläuft meist blande, in einzelnen Fällen kann jedoch die affektive Belastung höher sein, als gestisch und mimisch erkennbar wird. Beim kognitiven Einweben sind sachliche und logische Bezugnahmen zu bevorzugen. Statt beispielsweise bei Blockaden des Prozessierens zum Thema Schuld und Verantwortung den für ASS-Patienten schwierigen Perspektivwechsel vorzuschlagen, z. B. indem man üblicherweise fragt, ob eine gute Freundin in einer ähnlichen traumatischen Situation entsprechend der negativen Kognition ebenfalls selbst schuld sei, sollte konkret nachgefragt werden, wer gegen das Gesetz verstoßen hat.

### Phase 7: Abschluss

Auch bei der Nachbesprechung der Sitzung wird eventuell mehr Zeit für Reflexion und Einordnung der frischen Erfahrungen aus dem EMDR-Prozess benötigt.

Die abschließenden Hinweise auf ein mögliches Nachprozessieren, insbesondere bei inkompletter Bearbeitung, sollte eine klar formulierte Liste der möglichen Modalitäten beinhalten, damit Patienten sich besser auf die Eventualität einstellen können.

Sollten sich Patienten bei Abschluss der Sitzung nicht in der Lage sehen, ihr Erleben ausreichend zu verbalisieren, kann die schriftliche Mitteilung z. B. per Mail vorgeschlagen werden.

### Phase 8: Nachbefragung

In der folgenden Sitzung soll nach der Erhebung des aktuellen SUD- und VoC-Levels dem Bericht des Patienten über sein Erleben in der Zwischenzeit und der Einordnung etwaiger Veränderungen ausreichend Zeit eingeräumt werden.

**MERKE**
Die Anwendung der EMDR-Therapie bei Patienten mit ASS ist bei grundlegendem Verständnis für die Störung und unter Berücksichtigung der beispielhaft beschriebenen Besonderheiten, wie sie gelegentlich im Verlauf der EMDR-Behandlung auftreten können, insgesamt unproblematisch und stellt auch bei diesem Klientel ein wesentliches, gut handhabbares und wirksames Instrument für die Arbeit mit maladaptiv gespeicherten Erinnerungen dar.

## 12.13 EMDR-Therapie und Soldaten

Die hier getroffenen Aussagen beziehen sich auf Veteranen und Soldaten im aktiven Dienst. Vieles von dem Gesagten trifft aber auch auf Polizisten, Feuerwehrleute, Sanitäter und andere Einsatzkräfte zu.

Bei Veteranen und Soldaten im aktiven Dienst ist die Besonderheit des Krieges zu bedenken. Die charakteristischen Merkmale des Krieges und des Feuerkampfes behindern die Informationsverarbeitung; vor allem die hier oft zu beobachtende massive Übererregung trägt dazu bei und ist auch ein Hindernis der Informationsnachverarbeitung. Eine Aktivierung der maladaptiv gespeicherten Erinnerungen bringt dementsprechend oft massive Übererregung, Gefühle von Hilflosigkeit und Ausgeliefertsein mit sich. Auch eine singuläre Erfahrung des Feuerkampfes kann dadurch durchaus in der Reprozessierung sehr herausfordernd sein. Nicht ausreichend verarbeitete Kindheitserinnerungen oder andere Erfahrungen tragen durchaus zum Symptombild bei.

In der Behandlungsplanung bedarf es einer guten Vorbereitung und Psychoedukation, besonders auch über die eventuell im Reprozessieren auftretenden peritraumatischen Elemente, wie z. B. peritraumatische Dissoziation oder passagerer Mutismus. Wir schauen uns die gesamte Biografie einschließlich der Bindungsentwicklung an. Nicht ausreichend verarbeitete Kindheitserinnerungen oder andere Erfahrungen tragen durchaus zur Fehlverarbeitung bei und müssen berücksichtigt werden. Auch transgenerationale Erfahrungen von Krieg und Vertreibung können hier eine Rolle spielen. Diese können als Quellerinnerungen das Reprozessieren stören. Der Veteran oder Soldat wird oftmals mit den Kriegserfahrungen arbeiten wollen, da er hier nachvollziehbar die Ursache seines Leidens sieht. Wir können dem meist folgen, wollen aber um die oben beschriebenen Kontributoren wissen und diese später in die Behandlung integrieren.

Es empfiehlt sich, die Kriegs- bzw. Einsatzerfahrungen nach Themen zu ordnen. Solche Netzwerke können sein:

- Führung
- Feuerkampf, Beschuss
- Anstrengung und Entbehrung
- Tod und schwere Verwundung
- Hilflosigkeit

Selbstverständlich werden wir die gegenwärtige Lebenssituation und aktive Trigger beachten. Ein Zukunftstableau für jeden bearbeiteten Trigger gehört dazu. Es ist wichtig, die Ressourcenlage zu beachten und Patienten nicht zu sehr in die Reprozessierung zu drängen!

Es gibt einige Kontextinformationen zu beachten. Wie ist es mit dem militärischen Selbstverständnis, mit der Subkultur einer Einheit? Aufgaben können der Geheimhaltung unterliegen. Auch kann es andere Schweigegebote geben. Hier hat die EMDR-Therapie einen Vorteil: Wir müssen nicht unbedingt eine detaillierte Schilderung der Erinnerung einfordern, um reprozessieren zu können. Es reichen wenige Informationen, um die Erinnerung ausreichend zu aktivieren. Auch in der Durchführung der jeweiligen Technik benötigen wir vom Patienten Informationen über sich ergebende Veränderungen, aber nicht notwendigerweise über Details des Inhalts.

Überlebensschuld, Trauer, Verlust und Wut sind sehr wichtige Themen. Hilflosigkeit und Ausgeliefertsein widersprechen dem Selbstverständnis des Soldaten. Wir sollten auf komorbiden Substanzkonsum und Abhängigkeit achten. Wir sehen auch die Sucht nach Stimulierung, Übererregung, die sich oft nach Durcharbeitung des Erinnerungsmaterials bessern. Themen der Kameradschaft und des Vergessens sind wichtig. Neben der tatsächlichen Gefahr, dem Trauma, spielen gleichfalls Erfahrungen von nicht ausreichend wahrgenommener Verantwortung durch Vorgesetzte und ausbleibende Kameradschaft eine wichtige Rolle. Für einige Soldaten, die z. B. in Afghanistan im Einsatz waren, war es eine hochbelastende Erfahrung, aufgrund der Einsatzregeln nicht eingreifen zu können, wenn andere Menschen bedroht oder getötet wurden. Mit der Waffe ausgestattet und dennoch nicht helfen zu dürfen, wurde manchmal als extreme Hilflosigkeit erlebt und führte zur Bildung maladaptiv gespeicherter Erinnerungen mit komplexer Symptomatik. Sekundärer Krankheitsgewinn kann eine Rolle spielen, wenn nur die als Wehrdienstbeschädigung anerkannte Posttraumatische Belastungsstörung ein Verbleiben im Dienst garantiert und das Zivilleben als fremd und bedrohlich wahrgenommen wird.

Silver & Rogers (2001) haben eine sehr gute Monografie zu der EMDR-Therapie mit Veteranen vorgelegt. Ich arbeite sehr gern mit Soldaten, egal, ob männlich oder weiblich. Wenn Sie bislang keinen Zugang zu diesem Teil unserer Gesellschaft hatten und Ihnen das alles etwas unheimlich erscheint, dann empfehle ich, Kontakt zu den Abteilungen für Psychiatrie und Psychotherapie der Bundeswehrkrankenhäuser aufzunehmen. Die Kollegen dort sind sehr dankbar für zivile EMDR-Therapeuten, die sich der Patienten annehmen, und beraten gerne.

ADRIAN HASE

## 12.14 EMDR-Therapie im Sport- und Leistungsbereich

### 12.14.1 Einführung und Hintergrund

Den Körper zu trainieren, ob zum Spaß, für die Fitness oder auf der Suche nach Erfolgen im Wettkampf gilt allgemein als förderlich für die körperliche sowie psychische Gesundheit. Jedoch bringen viele Sportarten – zumindest gelegentlich – auch gefährliche (oder als gefährlich empfundene) Situationen mit sich, in denen es teils erhebliche Verletzungsrisiken für sich selbst oder andere gibt. Sportlerinnen und Sportler nehmen solche Risiken oft akkurat wahr und erleben diese Situationen als sehr belastend. Obwohl solche Situationen häufig ohne katastrophale Ausgänge enden (d. h. ohne lebensbedrohliche Verletzungen oder andere Ereignisse, die dem Eingangskriterium für eine Posttraumatische Belastungsstörung [PTBS] entsprechen würden), können sie nichtsdestotrotz langanhaltende maladaptive Konsequenzen für die involvierten Personen nach sich ziehen (subklinisch, aber dennoch schwerwiegend, z.B. mentale Blockaden aufgrund der Angst, die eigene Karriere mit einer weiteren Verletzung aufs Spiel zu setzen). Diese Perspektive bildet die Brücke für die Anwendung der EMDR-Therapie, der Heilbehandlung in einem innovativen Bereich.

In diesem Kapitel wird die EMDR-Therapie als mögliche Lösung für die Auswirkungen dieser Situationen sowohl auf Spitzen- als auch auf Freizeitsportler beschrieben. Sportbezogene Stresssituationen, die die diagnostischen Kriterien für die PTBS nicht erfüllen, sollten somit ein zusätzliches Szenario für die Anwendung der EMDR-Therapie darstellen. In diesem Kapitel werde ich einen Überblick über die vorhandene Literatur zu EMDR-Interventionen zur Behandlung traumatischer und subtraumatischer Erinnerungen im Sport geben. Dabei werde ich ein psychophysiologisches Modell zur Untersuchung und Bewertung des Nutzens der EMDR-Therapie in der Sport- und Bewegungspsychologie, zur Verbesserung der psychischen Gesundheit und letztendlich der sportlichen Leistung bzw. der körperlichen Gesundheit mit drei möglichen Anwendungsfällen vorschlagen.

Seit seiner Entwicklung als klinisch-psychotherapeutischer Ansatz für Posttraumatische Belastungsstörungen in den späten 1980er-Jahren (Shapiro 1989; Shapiro & Maxfield 2002) hat EMDR seine Anwendbarkeit in neuen Bereichen mit guten Ergebnissen unter Beweis gestellt. Neueste Forschungen haben beispielsweise ergeben, dass EMDR bei der Verringerung von Depressionen, Angstzuständen und chronischen Schmerzen wirksam ist (Dominguez et al. 2021; Matthijssen et al. 2020; Wright et al. 2024). In den letzten zwei Jahrzehnten wurde EMDR zunehmend auch im Sport- und Leistungskontext angewendet. Dies ist nicht überraschend, da Sport (insbesondere Leistungssport) Sportler potenziell sehr belastenden Ereignissen aussetzen kann, wie z.B. Unfällen, bei denen schwere Verletzungen drohen oder tatsächlich erlebt werden (z.B. Stürze im Radsport oder durch schwerwiegende Verletzungen in Mannschaftssportarten wie dem Fußball).

Solche Ereignisse können dauerhafte maladaptive psychologische und verhaltensbezogene Folgen haben, die sich auf die Leistung und die persönliche Entwicklung eines Sportlers auswirken können. Zum Beispiel ergab die Korrelationsforschung zu unerwünschten Lebensereignissen im Sport, dass Athleten, die mehr unerwünschte Lebensereignisse berichteten, tendenziell auch schlechtere psychische Gesundheitsergebnisse wie mehr Stress, Angstzustände, Depressionen, Scham, Schuld und Leistungsbedenken zeigten, was schließlich dazu führen kann, dass man sich vom Sport abwendet (Armino et al. 2021; Bilgoe et al. 2024; Lima et al. 2025; Olive et al. 2022; Purcell et al. 2020; Rice et al. 2019; Schuring et al. 2017). Einige Untersuchungen fanden jedoch auch heraus, dass eine moderate Anzahl (4–7) unerwünschter Lebensereignisse mit einer höheren kardiovaskulären Reaktivität und einer besseren Leistung verbunden war, als eine niedrige (< 4) oder eine hohe (> 7) Anzahl unerwünschter Lebensereignisse, was auf eine potenzielle Wachstumschance für ausreichend widerstandsfähige Sportler hinweist, solange die Anzahl der unerwünschten Ereignisse auf einem moderaten Niveau gehalten wird (Moore et al. 2018). Darüber hinaus wurde festgestellt, dass die EMDR-Therapie auch dann positive Auswirkungen hat, wenn die behandelten belastenden Erinnerungen subtraumatischer Natur sind (d. h. sie erfüllen nicht die diagnostischen Kriterien für PTBS). So kann ein belastendes Sportereignis zu nachteiligen psychologischen Auswirkungen führen, obwohl es im diagnostischen Sinne nicht als traumatisches Ereignis eingestuft wird; EMDR könnte auch in diesem Zusammenhang anwendbar sein.

**FALLBEISPIEL**

Im August 2025 nahm die noch junge Karriere des Straßenradsport-Talents Louis Kitzki vom WorldTour-Team Alpecin-Deceuninck ein, auch für Kitzki selbst, unvorhergesehenes Ende. Mit *»probably not the kind of career end I had imagined …«* begann er die Erläuterung seiner Entscheidung zum frühen Karriereende in einem vielbeachteten Instagram-Post. Dort führte er aus, dass er sich nicht mehr imstande fühlte, dem steigenden Druck im professionellen Straßenradsport zu folgen. Der Tod eines Fahrerkollegen bei einem Rennen im Jahr zuvor hatte laut eigenen Angaben schon starke Zweifel in ihm ausgelöst und ihn an den Rand des Karriereendes gebracht. Er probierte, den Stress zu unterdrücken und weiterzumachen. Jedoch empfand er, nicht mehr derselbe Rennfahrer wie vorher zu sein. Er sorgte sich vermehrt um seine Sicherheit und fühlte sich immer unwohler in Wettkämpfen, was sich mittelfristig negativ auf seine empfundene Wettkampfleistung niederschlug. Mit der Zeit verlor er den Spaß am Rennfahren komplett und empfand Wettkämpfe nur noch als notwendiges Übel, um den Broterwerb zu sichern. Er konstatierte, dass der Körper ohne die Psyche leider nur schlecht funktioniere, und fuhr fort, dass der nächste tragische Tod eines Kollegen im Wettkampf (Samuele Privitera verstarb im Juli 2025 nach einem Unfall beim Giro Ciclistico Valle D'Aosta) letztlich nur seine schon bestehenden Zweifel bestätigte und ihn überzeugte, dass es die richtige Entscheidung sei, seine Karriere zu beenden.

Kitzki's beeindruckend transparente Beschreibung ermöglicht einen tiefen Einblick in die Sportlerpsyche und zeigt, wie belastende Ereignisse im Sport dazu führen können, dass Athletinnen und Athleten trotz optimaler körperlicher Verfassung unter ihren Möglichkeiten bleiben. Der Fall verdeutlicht somit auch ein mögliches positives Potenzial für den Einsatz von EMDR im Spitzensport.

### 12.14.2 Das Potenzial von EMDR

Daraus ergibt sich ein erhebliches Anwendungspotenzial für die EMDR-Therapie im Sport. Studien zur EMDR-Therapie im Sport sind jedoch oft klein und unkontrolliert und beschränkten sich hauptsächlich auf Fallstudien mit nur wenigen Bemühungen auf größere oder kontrollierte Studien. Nichtsdestotrotz waren die ersten Ergebnisse vielversprechend. Zum Beispiel fanden Graham & Robinson (2007), dass drei Sitzungen mit der EMDR-Standardtechnik ausreichend waren, um die Angstzustände und die Herzfrequenz signifikant zu reduzieren und die 100-Meter-Freistil-Schwimmzeiten im Vergleich zu einer Kontrollgruppe ohne Behandlung zu verbessern. Eine weitere Studie von Rathschlag & Memmert (2014) beobachtete eine Verringerung der wahrgenommenen Angst- und Zustands-/Merkmalsangstbewertungen nach einer Sitzung einer EMDR-basierten Coaching-Intervention (d.h. keine Anwendung des EMDR-Standardprotokolls, sondern eine Intervention mit Anlehnung an die EMDR-Standardtechnik als Hauptinterventionsinstrument) nach einer Angstinduktion. Die Teilnehmer zeigten auch eine verbesserte Leistung bei einer Fingermuskelaufgabe. Cook-Vienot & Taylor (2012) führten eine kleinere randomisierte Studie durch und fanden heraus, dass EMDR bei Prüfungsangst bei College-Studenten wirksamer ist als Biofeedback/Stress-Impftraining. Bei 30 Karate- und Taekwondo-Kampfsportlern berichteten Abdi et al. (2019) über Verbesserungen der Angst und der Leistung nach einer auf EMDR-Therapie basierenden Intervention. Diese Intervention wurde mithilfe eines ressourcenaktivierenden Ansatzes mit zukünftiger positiver Leistungsvisualisierung an den Sportkontext angepasst.

Darüber hinaus wurden in Fallstudien die Auswirkungen von EMDR auf die psychologischen Ergebnisse und die sportliche Leistung im Leistungssportkontext untersucht. Zum Beispiel beschrieb Hauw (2024) die positiven Auswirkungen von EMDR auf zehn Sportler mit unterschiedlichen Hintergründen (z.B. Leichtathletik, Radfahren, Golf, Tennis), die unter belastenden gedächtnisbedingten sportlichen Leistungsblockaden litten. Van Wensen et al. (2025) berichteten über die Auswirkungen von ein bis zwei EMDR-Sitzungen auf sieben Golfer mit Symptomen des »Yips«, der unwillkürliche Muskelzuckungen. Abgesehen von der Linderung der Symptome berichteten sie auch von einer Leistungssteigerung von 20%. Reynoso-Sánchez & Hoyos-Flores (2023) beobachteten bei vier Athleten aus Handball, Volleyball und Stabhochsprung positive Veränderungen der Angst und des Selbstvertrauens unter Verwendung eines Designs mit einem einzigen Gehäuse und mehreren Sonden. Insbesondere untersuchten sie auch die Herzfrequenzvariabilität (HRV), nämlich RMSSD (Root Mean Square of Successive Differences), Hochfrequenz-HRV, Niederfrequenz-HRV und HRV-basierten Stress-Score. Bei diesen Endpunkten beobachteten sie wahrscheinliche Auswirkungen von EMDR auf parasympathische und sympathische Marker (Tendenz zu verringertem RMSSD bzw. erhöhtem Stress-Score).

Neben den oben erwähnten größeren Sammlungen von Fallberichten gibt es noch mehrere veröffentlichte Fallstudien mit vielversprechenden Ergebnissen, die über eine kleinere Anzahl von Athleten berichten. So berichteten Curdt & Eggleston (2023) sowie Bennett et al. (2017) über die Fälle von zwei bzw. einem Golfer, die von einer EMDR-

Behandlung im Zusammenhang mit Leistungsblöcken profitierten. Mate et al. (2013) beschrieben bei einem alpinen Skifahrer eine wahrscheinliche durch die EMDR-Therapie bedingte Verbesserung von Leistungsblockaden und Angstzuständen im Zusammenhang mit früheren Erfahrungen. Gracheck (2011) beschrieb ein ähnliches Szenario in einem Fallbericht über die erfolgreiche Behandlung eines international kompetitiven Straßen- und Bahnradfahrers, der mit einer Blockade im Bergabfahren zu kämpfen hatte. In dem Artikel verknüpfte Gracheck die Behandlung, die das gesamte EMDR-Standardprotokoll umfasste, mit einer verbesserten Leistung und psychologischen Verbesserungen, insbesondere mit einer Verringerung der Leistungsangst und einer verbesserten Motivation, Sportfreude und Selbstwertgefühl. Zusammenfassend deuten die bestehenden Forschungsergebnisse auf ein großes Potenzial für die Anwendung der EMDR-Therapie im Rahmen der Leistungsoptimierung im Sport hin, da die Art der Leistungsblockade (z. B. »Yips« beim Golf versus Lost-Move-Syndrom beim Turnen) bei der EMDR-Therapie keine Rolle zu spielen schien (Bennett & Maynard 2016).

Wie oben ersichtlich, konzentrierte sich der Großteil der bestehenden Forschung zur EMDR-Therapie im Sport auf die gleichzeitige Verbesserung von psychologischen Variablen (z. B. Angst) und Leistungsergebnissen. Wenn es um den potenziellen Nutzen der EMDR-Therapie geht, könnte jedoch ein anderes Verhaltensergebnis relevant sein: die Teilnahme am Sport. Wenn die erfolgreiche Behandlung von belastenden sportbezogenen Erinnerungen dazu führen könnte, Barrieren für die Teilnahme am Sport zu beseitigen, dann würde die EMDR-Therapie auch als wertvolles Instrument der öffentlichen Gesundheit verstanden werden, indem die Teilnahme am Sport als Gesundheitsverhalten erhöht wird. Derzeit gibt es einen Mangel an einschlägiger empirischer Forschung über die Wirkung der EMDR-Therapie auf die Teilnahme an Sport und Bewegung. Es gibt jedoch einen robusten Zusammenhang zwischen belastenden Lebensereignissen (traumatisch und nicht-traumatisch) und verminderter Sport- und Bewegungsteilnahme sowie mehr sitzenden Tätigkeiten (de Assis et al. 2008; Rosenbaum et al. 2017; Vancampfort et al. 2016; Zen et al. 2012). Da die Forschung zur EMDR-Therapie bewiesen hat, dass es die mit den Lebensereignissen verbundenen Erinnerungen sind, die vermutlich für diese körperliche Inaktivität verantwortlich sind, scheint es eine vielversprechende Intervention zu sein, um die Sportteilnahme nach unerwünschten Lebensereignissen wieder auf ein gesundes Niveau zu bringen. Eine Fallserie bei vier College-Athleten beobachtete nach der EMDR-Behandlung eine Abnahme der Ermüdungsträgheit und eine Zunahme der Vitalitätsskala, was zu einer erhöhten Teilnahme an Sport und Bewegung führen sollte. Sicherlich müssen diese Ergebnisse aber erst einmal in größeren Stichproben repliziert und mit tatsächlichen Messungen der körperlichen Aktivität kombiniert werden (Trenhaile et al. 2025). Zusammenfassend lässt sich sagen, dass die ersten Forschungen vielversprechend für die Anwendung der EMDR-Therapie in sportpsychologischen Kontexten sind. Erstens hatte sie positive Auswirkungen auf die psychologischen Reaktionen in Wettbewerbssituationen. Zweitens verbesserte die EMDR-Therapie auch Verhaltensergebnisse wie die sportliche Leistung. Drittens scheint sie vielversprechend, um die Sportbeteiligung zu erhöhen und damit die Gesundheitsergebnisse zu verbessern. Angesichts dieses

Wirkungsprofils schlage ich einen grundlegenden konzeptionellen Rahmen vor, um die Auswirkungen sportbezogener Stressereignisse auf psychologische, psychophysiologische und verhaltensbezogene Ergebnisse im sportlichen Kontext als Ausgangspunkt für die EMDR-Therapie zu untersuchen und zu verstehen (→ Abb. 12-3). Auf Basis dieses Rahmenwerks stelle ich dann ein konzeptionelles Modell für die Anwendungsfälle der EMDR-Therapie vor, die auf die sport- und bewegungspsychologische Forschung und Praxis angewendet werden (→ Abb. 12-4).

## 12.14.3 Modellvorschlag

Abbildung 12-3 stellt die konzeptionellen Grundlagen für die Anwendung der EMDR-Therapie und die Bewertung seiner Auswirkungen im Sport dar. Es wird postuliert, dass sportbezogene Stressoren und die entsprechenden maladaptiv gespeicherten Erinnerungen zu Veränderungen in wichtigen psychologischen Bereichen (z. B. Kognition, Emotion, Motivation) führen, die dann weniger adaptive physiologische Reaktionen und weniger adaptive Verhaltensreaktionen im sportlichen Kontext hervorrufen. Zum Beispiel kann ein sportbezogenes Stressereignis (wie eine unfallbedingte Verletzung in einem Wettkampf) vor und während des Wettkampfs maladaptive psychologische Reaktionen (über die Aktivierung maladaptiv gespeicherter Erinnerungen) hervorrufen (z. B. negative Überzeugungen, höhere Angstzustände, eine Verschiebung in Richtung Leistungsvermeidungsziele), maladaptive psychophysiologische Reaktionen (z. B. verringerte HRV) und dadurch zu schlechteren Ergebnissen im Wettkampf führen (z. B. schlechtere Leistung). An diesem Punkt würde die EMDR-Therapie ins Spiel kommen, um die Beziehung zwischen dem sportbezogenen Stressereignis, den damit maladaptiv verbundenen Erinnerungen und den nachfolgenden psychologischen, physiologischen und verhaltensbezogenen Ergebnissen zu korrigieren.

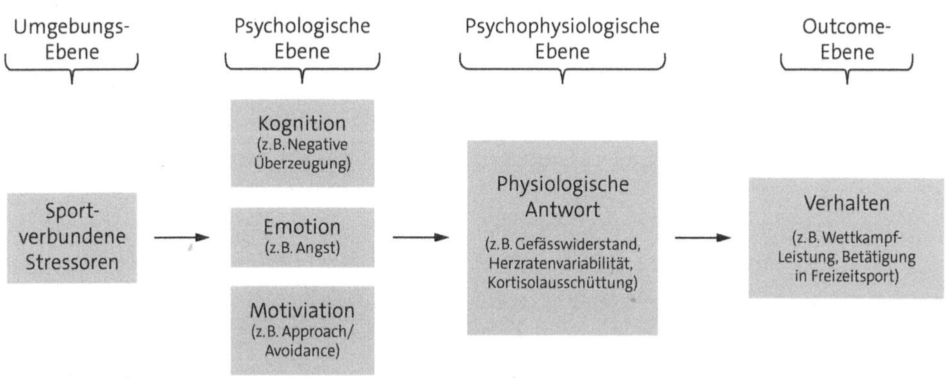


**Abb. 12-3:** Konzeptionelles Modell für die Auswirkungen sportbezogener Stressoren auf psychologische, psychophysiologische und verhaltensbezogene Ergebnisse als Grundlage für EMDR.

Abbildung 12-4 zeigt das konzeptionelle Modell, das die Anwendungsfälle der EMDR-Therapie im sport- und bewegungspsychologischen Kontext veranschaulicht. Das Modell geht davon aus, dass EMDR über ihre psychologischen und (wiederum) psychophysiologischen Vorläufer positive Auswirkungen auf die Teilnahme und Leistung beim Sport haben kann.

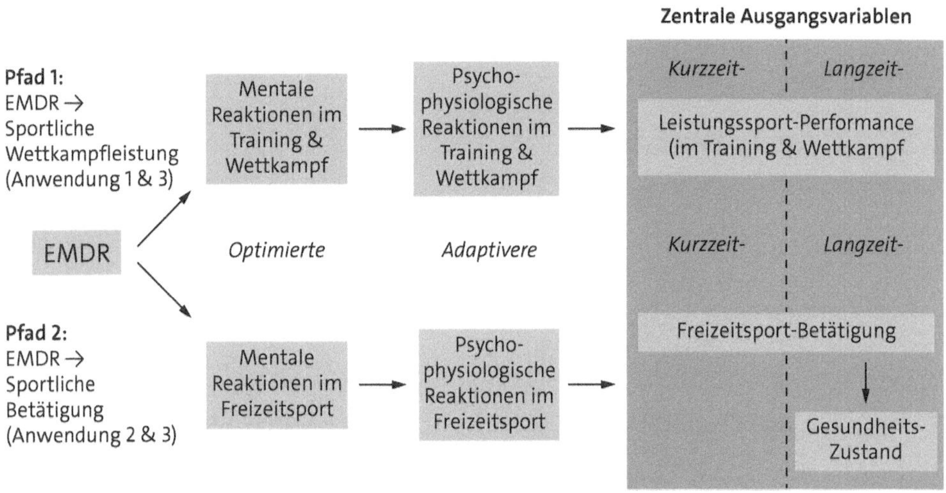


**Abb. 12-4:** Konzeptionelles Modell für die Anwendungsfälle von EMDR in der Sport- und Bewegungspsychologie.

Der erste Teil des Modells in Abbildung 12-4 (EMDR-Therapie optimiert psychologische Reaktionen) subsumiert Effekte auf Kognition, Emotion, Aufmerksamkeit und Motivation. All dies ist entscheidend für eine erfolgreiche sportliche Leistung und wird durch die EMDR-Therapie verbessert (Bennett et al. 2017; El Khoury-Malhame et al. 2011; Laliotis & Shapiro 2022; Lee & Cuijpers 2013; Rosas Uribe et al. 2010).

Erstens sollte die EMDR-Therapie für belastende sportbezogene Erinnerungen helfen, die Kognition zu optimieren, z. B. durch konstruktive Neuausrichtung negativer Glaubenssätze und günstigere Anforderungs-Ressourcen-Bewertungen. Die Fokussierung auf und Verbesserung von negativen Kognitionen ist ein Schlüsselelement der EMDR-Methode, sodass es nicht verwunderlich ist, dass die Forschung die positive Wirkung der EMDR-Therapie auf die Kognition weitgehend unterstützt (Camacho-Conde 2020; Coubard 2014). Es ist jedoch bemerkenswert, dass die EMDR-Therapie in früheren Forschungen über die einfache Zunahme bzw. Abnahme positiver oder negativer Kognitionen hinaus auch mit einem besseren Gedächtnisabruf und einer größeren kognitiven Flexibilität verbunden war (Laliotis & Shapiro 2022; Lee & Cuijpers 2013; Parker & Dagnall 2007). Dies könnte im sportlichen Kontext sehr hilfreich sein, sowohl aufgrund der anpassungsfähigeren Problemlösung bei Wettkämpfen als auch aufgrund der Vorteile einer positiveren Kognition und weniger aufdringlicher negativer Kognition bei der Teilnahme am Freizeitsport.

Zweitens optimiert die EMDR-Therapie Emotionen, z.B. durch Effekte auf emotionale Lebendigkeit und Valenz sowie durch die Reduzierung von Konkurrenzangst. Die relevanten Auswirkungen der EMDR-Therapie auf Emotionen werden durch eine Abnahme der Angst in früheren Studien belegt, die in sportlichen und nicht-sportlichen Leistungskontexten durchgeführt wurden (z.B. Angst vor der Musikdarbietung; Brooker 2017; Falls et al. 2017; Rathschlag & Memmert 2014). Darüber hinaus verringerte die EMDR-Therapie die emotionale Lebendigkeit und erhöhte die emotionale Wertigkeit verarbeiteter Stresserinnerungen (Barrowcliff et al. 2004; Leer et al. 2014).

Drittens optimiert die EMDR-Therapie die Aufmerksamkeit, indem beispielsweise die aufgabenfokussierte und achtsame Aufmerksamkeit gefördert wird. Obwohl diese Forschung noch begrenzt ist, wurde die EMDR-Therapie mit effizienter Aufmerksamkeit in Verbindung gebracht, was sich in einer nachhaltigeren und achtsameren Aufmerksamkeit widerspiegelt und in sportlichen Leistungssituationen von Vorteil sein könnte (Camacho-Conde 2020; Coubard 2014; Shapiro 2018; Solomon & Shapiro 2008).

Viertens sollte die EMDR-Therapie indirekt die sport- und bewegungsbezogene Motivation optimieren, z.B. durch die Verringerung der emotionalen Ermüdung und die Verbesserung der Selbstüberzeugungen, was wiederum die Selbstwirksamkeit verbessern und die Annäherungsmotivation fördern soll. Da die einschlägige Forschung jedoch wahrscheinlich am begrenztesten ist, sollte sich die zukünftige Forschung intensiv mit diesem Aspekt des Modells auseinandersetzen.

Aus diesen unmittelbaren psychologischen Effekten sollten relativ gesehen adaptivere psychophysiologische Reaktionen resultieren. Das heißt, die psychologischen Effekte der EMDR-Therapie sollten adaptive körperliche Reaktionen auslösen, die durch aufgabenfokussierte und effiziente Energiemobilisierung gekennzeichnet sind. Dazu gehören unter anderem eine relativ höhere HRV, ein erhöhtes Herzzeitvolumen, ein geringerer peripherer Gesamtwiderstand und eine geringere Cortisolfreisetzung (Elofsson et al. 2008; Friedberg 2004; Sack et al. 2008; Schubert et al. 2016). Diese relativ adaptiven psychophysiologischen Reaktionen sollten wiederum die uns interessierenden Ergebnisse vorhersagen, nämlich die Wettkampfleistung und die Teilnahme am Sport, sodass ich dann die Hypothese aufstelle, dass sie positive langfristige Gesundheitsergebnisse vorhersagen, die sich über die Zeit stabil fortsetzen. Ich möchte anmerken, dass diese Vorhersagen auf lange Sicht wahr sein sollten, d.h. nach erfolgreichem Abschluss der EMDR-Behandlung. Kurzfristig kann es bei einigen Ergebnissen in Verbindung mit der Stimulation von Stresserinnerungen zu einer akuten, vorübergehenden Reaktion in die entgegengesetzte Richtung kommen, obwohl solche Reaktionen bis zum Ende der EMDR-Sitzung nachlassen sollten (Sack et al. 2008; Wilson et al. 1996).

### 12.14.4 Anwendungsfälle

Basierend auf der empirischen Forschung und dem konzeptionellen Rahmen, die in diesem Kapitel vorgestellt wurden, identifiziere ich drei wichtige Fälle für die Anwendung der EMDR-Therapie zur Behandlung von belastenden sportbezogenen Erinnerungen. Der erste und vielleicht intuitivere Fall betrifft die Optimierung der Wettbewerbsleistung, die im Profi- und Amateursport am wertvollsten sein dürfte. Der zweite Fall zweite betrifft die Optimierung der Sportbeteiligung, die auf der Freizeitebene am wertvollsten sein dürfte, d.h., indem man die breitere Bevölkerung dazu bringt, auf jeder Ebene mit dem Training zu beginnen oder es auszuweiten. Es könnte aber auch für Leistungssportler relevant sein, indem es die Exposition gegenüber zuvor vermiedenen, belastenden gedächtnisbezogenen Einstellungen erhöht. Der dritte Anwendungsfall betrifft die Optimierung emotionaler Reaktionen auf Sport, z.B. den Sportgenuss. Dieser dritte Fall würde jedoch wahrscheinlich in erster Linie als Mittel gesehen werden, um die Ziele der ersten beiden Anwendungsfälle (Verbesserung der Leistung oder Steigerung der Sportpraxis) zu erreichen. Vor allem aber könnten diese Anwendungsfälle für die Gesellschaft als Ganzes von Vorteil sein, indem sie positive Auswirkungen auf die individuelle oder öffentliche Gesundheit ermöglichen, wie z.B. eine verbesserte körperliche Fitness und psychische Gesundheit.

**ZUSAMMENFASSUNG**

Die EMDR-Therapie hat sich bei der Behandlung von belastenden sport- und bewegungsbedingten Erinnerungen aufgrund von Verbesserungen des psychologischen Zustands und der Leistung bei Leistungssportlern sowie der Allgemeinbevölkerung als vielversprechend erwiesen. In Zukunft würde das Feld von größeren kontrollierten Studien profitieren, um die Auswirkungen der EMDR-Therapie auf relevante psychologische, psychophysiologische und leistungsbezogene Ergebnisse in einer Vielzahl von Sportarten zu untersuchen. Wenn die bisher berichteten positiven Wirkungen der EMDR-Therapie weiterhin in größeren, gut kontrollierten Studien unterstützt würden, wäre die EMDR-Therapie eine vielversprechende sport- und bewegungspsychologische Intervention, die sowohl dem privaten als auch dem öffentlichen Sektor zugutekommt. Die EMDR-Therapie könnte im Bereich der Spitzenleistung eingesetzt werden, indem die nachteiligen Auswirkungen von belastenden Sportereignissen auf die Karriere von Profisportlern gemildert werden. Darüber hinaus könnte EMDR die öffentliche Gesundheit unterstützen, indem es ansonsten inaktive Personen dazu bringt, nach belastenden sport- oder nicht sportbezogenen Lebensereignissen wieder aktiv zu werden und sich körperlich zu betätigen. Die EMDR-Therapie hätte einen immateriellen, aber höchst bedeutsamen Nutzen: Sie könnte Menschen helfen, nach schwierigen Erfahrungen wieder ihre persönliche Freude an Sport und Bewegung wiederzufinden.

KERSTIN STELLERMANN-STREHLOW

## 12.15 EMDR-Therapie bei Kindern und Jugendlichen (EMDR-KJ) – Ein Einblick

### 12.15.1 Einführung

»Kinder und Jugendliche sind keine kleinen Erwachsenen.«

Psychotherapeutische Methoden lassen sich nicht ohne Weiteres aus der Erwachsenenbehandlung auf das Setting mit Kindern und Jugendlichen übertragen – dies gilt in besonderem Maße auch für die EMDR-Therapie. Die Behandlung junger Patientinnen und Patienten erfordert spezifische Modifikationen, ein konsequent entwicklungssensitives Vorgehen sowie eine besondere therapeutische Haltung (Greenwald 2020; Shapiro 2018). Der vielzitierte Satz »Kinder sind keine kleinen Erwachsenen« verweist darauf, dass entwicklungspsychologische Voraussetzungen, Bindungssicherheit, neurobiologische Reifungsprozesse und die Dynamik familiärer sowie institutioneller Systeme zwingend mitzudenken sind (Perry & Szalavitz 2017; Schore 2019).

Zugleich zeigt die klinische Erfahrung, dass in vielen Erwachsenen frühe, nicht mentalisierte oder fragmentierte kindliche Anteile wirksam bleiben. Besonders bei Menschen mit frühkindlichen Traumatisierungen, bei kognitiven Einschränkungen oder bei neurodegenerativen Veränderungen können Adaptationen aus der EMDR-Arbeit mit Kindern und Jugendlichen wertvolle therapeutische Zugänge eröffnen (Fisher 2017; Gomez 2013). Dies umfasst unter anderem vereinfachte Sequenzierungen, stärkere Nutzung multisensorischer Zugänge, dyadische bzw. bindungsorientierte Interventionen sowie eine deutlich erhöhte Strukturierung der Behandlung.

Entwicklungssensible Interventionen der EMDR-Therapie berücksichtigen, dass das autobiografische Gedächtnis sich erst zwischen dem dritten und siebten Lebensjahr stabil ausformt und erst ab der frühen Adoleszenz zunehmend autobiografisch kohärent abrufbar wird (Bauer 2015; Newcombe et al. 2011). Für Nachverarbeitungsprozesse bedeutet dies, dass Kinder und Jugendliche andere Zugänge zur Erinnerung, Affektregulation und episodischen-deklarativen Repräsentation benötigen als Erwachsene – und dass EMDR-KJ spezifische Behandlungsstrategien und Prozessstrukturen bereitstellt, die diesem Entwicklungsstand entsprechen. Die Prinzipien des EMDR-Standardprotokolls bleiben trotz unterschiedlicher neurobiologischer und psychologischer Voraussetzungen erhalten.

Ein entscheidender genereller Vorteil der EMDR-Therapie besteht darin, dass das Verfahren nicht auf sprachliche Elaborierung angewiesen ist: Somit können Kinder und Jugendliche über Körperempfindungen, Bilder, Spielszenen oder sensorische Trigger direkt in die Verarbeitung einsteigen. Dies eröffnet insbesondere für jüngere oder sprachlich eingeschränkte Kinder sowie für jene, deren Traumaerleben primär somatisch gespeichert ist, wie z. B. häufig bei komplex traumatisierten Jugendlichen, einen wirkungsvollen Zugang.

Bedeutsam für eine erfolgreiche EMDR-Behandlung im Kinder- und Jugendalter ist deshalb nicht alleine die Anwendung der Behandlungsstrategien, sondern deren entwicklungsangepasste Umsetzung. Dazu gehören titrierte Stimulationsserien, eine flexible Sitzungsstruktur, der Einsatz bildhafter Ressourcen und ggf. eine stabile Bezugsperson als reale Ressource im Raum. Eine traumasensible Grundhaltung – geprägt von Sicherheit, Bindungsorientierung, Spiel und kreativen Ausdrucksformen – bildet die Grundlage dafür, dass die EMDR-Therapie ihr volles Potenzial entfalten kann. So wird die EMDR-Therapie im Kindes- und Jugendalter (EMDR-KJ) nicht nur zu einem hochwirksamen Verfahren, sondern auch zu einem integrativen Ansatz, der neurobiologische Reifungsprozesse unterstützt und langfristige Resilienz fördert.

### 12.15.2 Evidenz

Internationale Leitlinien – darunter die WHO (2013, 2024), die ISTSS-Guidelines (2018) sowie die nationale AWMF-S3-Leitlinie (2019) – empfehlen die EMDR-Therapie neben der Traumafokussierten Kognitiven Verhaltenstherapie als First-Line-Intervention für die Behandlung der Posttraumatischen Belastungsstörung im Kindes- und Jugendalter.

Die Evidenzlage für die EMDR-Therapie bei Kindern und Jugendlichen (EMDR-KJ) ist inzwischen umfassend. Zahlreiche randomisiert-kontrollierte Studien zeigen robuste Effektstärken für die Reduktion posttraumatischer Symptome sowie komorbider Belastungsbereiche wie Angst, Depression oder somatische Beschwerden (de Roos et al. 2011; Diehle et al. 2015; Meentken et al. 2020, 2021; Sutton & Carroll 2025). Langzeit-Follow-up-Untersuchungen belegen eine anhaltende Stabilität dieser Verbesserungen. Im Gesamtbild entspricht die Wirksamkeit der EMDR-Therapie bei Kindern und Jugendlichen weitgehend den Resultaten aus der Erwachsenenforschung, die ebenfalls hohe Effektstärken dokumentieren (Sack et al. 2001).

Die Studienlandschaft umfasst ein breites Spektrum an Traumatisierungsformen und Zielgruppen: Kinder nach sexueller oder körperlicher Gewalt (Jaberghaderi et al. 2004, 2019), nach Verkehrsunfällen (Kemp et al. 2010), Naturkatastrophen oder Explosionen (de Roos et al. 2011), Kinder und Jugendliche mit Fluchterfahrungen (de Roos et al. 2017; Molero et al. 2019) sowie Kinder, die medizinisch bedingte Traumatisierungen erlebt haben (Meentken et al. 2020, 2021). Auch bei komorbiden Störungsbildern – etwa Depression, Angst, Zwang oder Störungen des Sozialverhaltens – zeigen Studien positive Behandlungsverläufe (Bae et al. 2008; de Jongh et al. 1999; Farkas et al. 2010; Soberman et al. 2002). Diese Breite verdeutlicht, dass die EMDR-Therapie nicht auf ein spezifisches Traumaformat beschränkt ist, sondern wirksam auf unterschiedliche Formen dysfunktionaler Gedächtnisnetzwerke einwirkt.

Über die gesamte Entwicklungsspanne hinweg – vom Säuglingsalter bis ins junge Erwachsenenalter – liegt ein konsistentes Evidenzbild vor. Insgesamt bewerten internationale und nationale Leitlinien die EMDR-Therapie als sichere, wirksame und gut adaptierbare Behandlungsmethode für Kinder und Jugendliche, sofern entwicklungspsychologische, bindungsorientierte und systemische Besonderheiten in der Durchführung konsequent berücksichtigt werden.

### 12.15.3 Indikation: »Von der stressorbasierten Brille zum guten Grund«

Die Indikation für EMDR-KJ basiert auf einem modernen trauma- und entwicklungspsychologischen Verständnis, das Trauma nicht als seltenes Extremereignis, sondern als subjektiv bedeutsame Überforderungssituation begreift. Fischer & Riedesser (2009) definieren ein psychologisches Trauma als ein vitales Diskrepanzerlebnis zwischen bedrohlichen Situationsfaktoren und den individuellen Bewältigungsmöglichkeiten, das mit extremer Hilflosigkeit einhergeht und eine dauerhafte Erschütterung von Selbst- und Weltverständnis bewirkt. Diese Definition ist für Kinder und Jugendliche besonders relevant, da sie deren Entwicklungsstand, die dyadische Einbettung in Beziehungssysteme sowie deren begrenzte Selbstregulationsmöglichkeiten implizit berücksichtigt.

Aus entwicklungspsychologischer Perspektive (Cicchetti & Valentino 2006) wird deutlich, dass Kinder traumatische Erfahrungen anders verarbeiten als Erwachsene. Entscheidend ist nicht der äußere Schweregrad eines Ereignisses, sondern das, was das Kind erlebt, versteht und physiologisch integriert (Felitti et al. 1998; Shonkoff & Garner 2012). Ein Stressor erhält seine Relevanz durch die Bedeutung, die er für Sicherheit, Bindung und Kontinuität im kindlichen Erleben hat. Damit wird verständlich, warum scheinbar geringfügige Ereignisse ebenso dysregulierend wirken können wie objektiv schwerwiegendere per Definition traumatische Erlebnisse.

Der stressorbasierte Ansatz von Hensel (2020) knüpft daran an: Symptome entwickeln sich nicht aufgrund des Ereignisses selbst, sondern aufgrund der Art und Weise, wie die Erfahrung gespeichert wurde. Wird ein Stressor nicht gemeinsam reguliert, fragmentiert verarbeitet oder in einem unsicheren Beziehungskontext erlebt, entstehen dysfunktionale Gedächtnisnetzwerke. Kinder versuchen, diese Netzwerke über Verhaltensweisen auszugleichen, die funktionale Schutzleistungen darstellen – auch wenn sie später als problematisch erscheinen. Solche traumakompensatorischen Muster (Schmid 2013; Schmid & Fegert 2015) umfassen Hyperaktivität, Aggression, Rückzug, Dissoziation, Schlaf- und Essprobleme oder psychosomatische Beschwerden; sie dienen der Affektregulation, der Wiederherstellung von Kontrolle, der Vermeidung von Unlust, zum Schutz der Selbstwirksamkeit und des Selbstwertes sowie der Sicherung von sozialer Beziehung (Metzner et al. 2019). Die Symptome haben einen »guten Grund«.

Die »Therapie des guten Grundes« (Petzold 2012; Sack 2022) macht diese Funktionslogik zum Ausgangspunkt therapeutischer Arbeit. Symptome werden nicht als Störungen verstanden, sondern als zum Zeitpunkt ihres Entstehens sinnvolle Lösungsversuche. Veränderung wird erst möglich, wenn ihre Schutzfunktion verstanden und gewürdigt wird und ein sicherer relationaler Rahmen zur Verfügung steht. Damit wird deutlich: Stressoren sind zentral für die Fallkonzeption, nicht Diagnosen oder Ereigniskategorien.

Aus dieser Perspektive ergibt sich unmittelbar die Indikation für EMDR-KJ. Sie zielt darauf ab, dysfunktional gespeicherte Stressoren zu identifizieren und zu verarbeiten – unabhängig davon, ob sie auf vergangenen Erfahrungen, aktuellen Auslösern oder antizipierten Belastungen beruhen. In der Fallkonzeption werden deshalb subjektiv bedeutsame Stressoren als potenzielle Belastungsfokus (Target) definiert. Während der Verarbeitung können sowohl gegenwärtige Symptome als auch frühe, oftmals implizite Belastungsmomente oder zukünftige Belastungsvisionen aktiviert und integriert werden. Entscheidend ist, dass die Techniken der EMDR-Therapie helfen, die neuronalen Netzwerke zu reorganisieren, die den traumakompensatorischen Mustern zugrunde liegen, und damit neue Möglichkeiten der Regulation, Beziehungsgestaltung und Selbstorganisation eröffnet.

**MERKE**

EMDR-KJ verbindet somit die neurobiologische Effektivität eines evidenzbasierten Traumaverfahrens mit einem zeitgemäßen Verständnis kindlicher Psychopathologie: Symptome hatten einmal einen guten Grund – und die EMDR-Therapie ermöglicht Kindern und Jugendlichen, eine bessere Lösung zu entwickeln.

### 12.15.4 Das entwicklungsadaptierte Protokoll – Vom Säugling zum jungen Erwachsenen

Das EMDR-Standardprotokoll nach Shapiro erfordert im EMDR-KJ eine sorgfältige Anpassung an die neurologische und entwicklungspsychologische Reife des Kindes oder Jugendlichen. Bei Säuglingen und Kleinkindern ist der Hippocampus noch nicht funktional ausgereift (Nelson & Fivush 2004), sodass Erfahrungen überwiegend implizit, körpernah und nicht als bewusste, kohärente Episoden gespeichert werden. Erst in der frühen Adoleszenz ist die Fähigkeit zur stabilen autobiografischen Konsolidierung vollständig entwickelt (Bauer 2007; Giedd et al. 2015). Für die klinische Praxis bedeutet dies, dass sich traumatische Erfahrungen bei jüngeren Kindern weniger in Form expliziter Erinnerungen zeigen, sondern vor allem über Körperreaktionen, Affekte, Beziehungsmuster und Verhaltensänderungen. EMDR-KJ muss daher entwicklungsorientiert umgesetzt werden – mit stärkerer Betonung von Co-Regulation, sensorisch-spielerischen Zugängen, dyadischen Ansätzen und kurzen, gut strukturierten Sequenzen (Schore 2012; Siegel 2012). Mit zunehmendem Alter werden episodische Elemente, kognitive Einbettungen und standardnahe Protokollschritte zunehmend möglich.

Neurowissenschaftliche Befunde verdeutlichen, dass die kindliche und jugendliche Gehirnentwicklung sowohl von hoher Plastizität als auch von besonderer Vulnerabilität geprägt ist. Stress- und traumabezogene Veränderungen betreffen insbesondere Netzwerke zwischen präfrontalem Kortex, Amygdala und Hippocampus, die erst im Verlauf der Adoleszenz zunehmend integriert und funktional stabil werden (Giedd et al. 2015; Teicher & Samson 2016). Diese Entwicklungsdynamik erklärt, warum EMDR-Sitzungen mit der Standardtechnik bei Kindern häufig kürzer und klarer strukturiert sind und zugleich besonders wirksam sein können: Die Methode wirkt direkt auf neurobiologische Verarbeitungsprozesse ein, wie physiologische Marker wie reduzierte Übererregung, Veränderungen der Herzfrequenzvariabilität und eine adaptive Modulation limbischer Aktivierung belegen (Baek et al. 2019; Pierce et al. 2023; Sack et al. 2008).

Auch physiologisch reagieren Kinder anders auf Belastungen. Gefühle und Stress manifestieren sich häufiger über Körper- und Verhaltenssymptome, Schlafstörungen oder Störungen vegetativer Rhythmen. Ein zentraler Vorteil der EMDR-Therapie besteht darin, dass das Verfahren nicht auf sprachliche Elaborierung angewiesen ist: Kinder können über Körperempfindungen, Bilder, Spielszenen oder sensorische Trigger direkt in die Verarbeitung einsteigen. Dies eröffnet insbesondere für sehr junge oder sprachlich eingeschränkte Kinder – ebenso wie für jene, deren Traumaerleben primär somatisch verankert ist – einen unmittelbaren therapeutischen Zugang.

Die entwicklungsadaptierte EMDR-Behandlungsstrategie folgt weiterhin den acht Phasen, passt jedoch die Methoden der Stabilisierung, der Bilateralen Stimulation und der Verarbeitung flexibel an Entwicklungsstand, Sprachfähigkeit und Regulationskompetenz an – und zwar entlang des gesamten Spektrums vom Säugling bis zum Jugendlichen (Shapiro 2018; Solomon & Shapiro 2008) (→Tab. 12-1). Ausschlaggebend für die Auswahl und Ausgestaltung der Behandlungsstrategie ist nicht das chronologische Alter, sondern das Entwicklungsalter des Kindes. Dieses kann sich insbesondere im Rahmen regressiver Prozesse – etwa unter hoher Belastung, im Kontext von Bindungsaktivierung oder während der Traumaverarbeitung – deutlich verändern. Die Anpassung des Vorgehens an die jeweilige Gedächtnis- und Regulationsentwicklung ist somit keine optionale stilistische Variation, sondern eine direkte Konsequenz aus der neurobiologischen und kognitiven Reifung des kindlichen Erinnerungssystems.

Vor diesem Hintergrund benötigen Therapeutinnen und Therapeuten einen flexiblen und responsiven Umgang mit der Behandlungsstrategie, der sich an den jeweils verfügbaren Fähigkeiten des Kindes orientiert. Ein fundiertes Verständnis der entwicklungspsychologischen Phasen, ihrer neurobiologischen Grundlagen sowie der spezifischen Modi des entwicklungsadaptierten EMDR-KJ ist entscheidend, um das Vorgehen situativ anzupassen und eine sichere und wirksame Verarbeitung zu ermöglichen (Shapiro 2018; Siegel 2012).

| EMDR-Phase | Säuglinge & Kleinstkinder (0–2 Jahre) | Kleinkinder (2–4 Jahre, narrativbasiert) | 5–9 Jahre (mittleres Kindesalter) | 9–12 Jahre (frühe Adoleszenz) | 13–15 Jahre (Teenager) | 16–21 Jahre (späte Adoleszenz) |
|---|---|---|---|---|---|---|
| Phase 1 Anamnese und Planung | Bezugsperson | Bezugsperson/ Narrativ | Bezugsperson | Bezugspersonen/Kind | Teenager | Jugendliche |
| Phase 2 Vorbereitung | Primär Co-Regulation über Bezugsperson; sensorisch-körperliche | Bezugsperson Anfang des Narrativs | Spielerische und körpernahe Ressourcen | Erste metakognitive Strategien | Kombination aus Selbstberuhigung und Co-Regulation | Selbstständige Nutzung von Skills |
| Phase 3 Aktivierung | Orientierung an Körpersignalen, Triggern und Beziehungsmustern der Dyade | – | Vereinfachte Skalen; Fokus auf Körperempfindungen; ggf. keine Kognition | Differenziertere Kognitionen und Emotionen; sichere Nutzung von Skalen | Komplexe Kognitionen; Selbstwert- und Beziehungsthemen treten hervor | Präzise reflektierte Kognitionen |
| Phasen 4–6 Standardtechnik | Aktualisierung Taktil-BLS, Körpersignale | Narrativ | Evtl. keine Phasen 5 und 6 | Längere Sets möglich; flexible Anpassung bei affektiver Reaktivität | Längere Sequenzen; Scham- und Bewertungssensitivität häufig; Tempo flexibel anpassen | Erwachsenennahes Vorgehen; stabile duale Aufmerksamkeit |
| Phase 7 Abschluss | Dyadische Sicherheit; Fokus auf Körpersignale | Narrativen Schlussteil und Co-Regulation; Übergang zurück ins Spiel | Ressourcen; ritualisierte Übergänge | Körperliche und erste reflexive Integration; einfache Zukunftsstrategien | Reflexiver Abschluss und körperbezogene Stabilisierung; Selbstwirksamkeit im Fokus | Konsolidierung adaptiver Bedeutungen; Anwendung auf reale Lebenskontexte |
| Phase 8 Nachbefragung | Rückmeldung Bezugsperson | Rückmeldung Bezugsperson | Alltagsverhalten und Rückmeldung System | Veränderungen sichtbar in Schule und Peers; zunehmende Selbstberichte | Selbstberichte, zuverlässiger; Fokus auf Selbstwert und soziale Kompetenz | Selbstständige Rückmeldungen; Kontextfaktoren (Arbeit, Beziehungen) |

**Tab. 12-1:** Übersicht der entwicklungsorientierten Adaptationen des EMDR-Standardprotokolls, vorgelegt von Stellermann-Strehlow (2025).

## Bilaterale Stimulation bei Kindern und Jugendlichen

Die Fähigkeit, bilaterale visuelle Stimulation durch kontrollierte horizontale Augenbewegungen therapeutisch nutzbar zu machen, entsteht erst im Verlauf der frühen Kindheit. Zwar verfügen Säuglinge und Kleinkinder über grundlegende Blickfolge- und Orientierungsreaktionen, doch eine stabile, willkürliche und über mehrere Sekunden aufrechterhaltbare Augenfolgebewegung entwickelt sich erst im mittleren Kindesalter, parallel zur Reifung motorischer, visuo-kognitiver und hemisphärischer Spezialisierungsprozesse (Birtwell et al. 2016; Gabbard 2018). Für EMDR-KJ bedeutet dies, dass jüngere Kinder häufig noch nicht in der Lage sind, den dualen Fokus – also die gleichzeitige Aufrechterhaltung innerer Aktivierung und externer Stimulation – zuverlässig zu halten. Daher wird im Alter unter etwa 4–5 Jahren überwiegend mit taktiler oder auditiver Bilateraler Stimulation (BLS) gearbeitet, oft unter Einsatz kindgerechter Materialien wie Finger- oder Handpuppen (»Ressourcentier«), die sowohl die Motivation erhöhen als auch sensorische Trigger (z. B. unangenehmer Hautkontakt) vermeiden können. Mit Beginn der frühen Adoleszenz können visuelle BLS zunehmend sicher und stabil eingesetzt werden, etwa mittels Fingerpuppe, Stift mit Ressourcentier oder Zauberstab, die den Fokus bündeln und spielerische Zugänge ermöglichen.

> **MERKE**
> Bei der Auswahl der Bilateralen Stimulation sollte jedoch nicht nur das entwicklungspsychologische Funktionsniveau berücksichtigt werden, sondern auch die traumakompensatorische Symptomatik. Während das Schließen der Augen bei einigen Kindern und Jugendlichen den dualen Fokus unterstützen und die innere Verarbeitung erleichtern kann, birgt es für Kinder mit Dissoziationstendenzen das Risiko einer zu starken Innenorientierung.

Die Entscheidung für visuelle, taktile oder auditive BLS erfordert daher stets eine sorgfältige klinische Einschätzung hinsichtlich Entwicklungsalter, Aufmerksamkeitskapazität, sensorischer Besonderheiten und traumabezogener Schutzmechanismen.

## EMDR mit Säuglingen und Kleinstkindern (0–2 Jahre)

Säuglinge und Kleinkinder verfügen überwiegend über implizite, körper- und affektbasierte Gedächtnisstrukturen, da Hippocampus und präfrontale Netzwerke noch nicht vollständig integriert sind (Bauer 2007; Nelson & Fivush 2004). Traumatische Erfahrungen manifestieren sich in diesem Alter primär als dysregulatorische Muster, Körpersensationen und interaktionelle Signale. Daher erfolgt EMDR-KJ in dieser Altersgruppe stets dyadisch, mit der Bezugsperson als zentralem Co-Regulator, deren eigene traumatische Stressmuster häufig in die Symptomatik des Kindes hineinwirken (Schore 2012; Siegel 2012).

Die Bearbeitung erfolgt über kurze, rhythmische, sensorische Formen Bilateraler Stimulation – etwa wechselseitiges Tippen oder Wiegen –, wobei Blickkontakt, körperliche Nähe und elterliche Regulation integrale Wirkfaktoren darstellen. Studien belegen, dass EMDR-KJ bei jungen Kindern sowohl direkt als auch über die Behandlung elterlicher Traumata wirksam ist: Die Verarbeitung elterlicher Belastungen kann zu einer deutlichen Reduktion kindlicher Symptome führen (de Roos et al. 2017). Das altersadaptierte EMDR-Vorgehen verbindet damit das AIP-Modell mit bindungs- und entwicklungspsychologischen Prinzipien und ermöglicht eine klinisch effektive Traumabearbeitung bereits im frühen Kindesalter. Die **Integrative Bindungstherapie (IBT®)** nach Boger kann eine wirkungsvolle Ergänzung zur EMDR-KJ darstellen, insbesondere bei Säuglingen, Kleinkindern, Kindern mit ausgeprägten Regulations- und Bindungsstörungen und kumulativen medizinisch bedingten Traumata sowie bei Jugendlichen und jungen Erwachsenen mit vorsprachlichen Belastungen (Boger 2019, 2025). In der klinischen Praxis zeigt sich, dass Kinder, deren Bezugspersonen überfordert, hochbelastet oder selbst traumatisiert sind, häufig nur begrenzt von EMDR profitieren, solange die interpersonelle Sicherheit und elterliche Feinfühligkeit nicht ausreichend stabilisiert sind. IBT® kann hier eine Vorfeldfunktion haben, indem sie dyadische Resonanz, körperliche Regulation und Bindungssicherheit stärkt und den Betroffenen ein Kohärenzgefühl ihrer Lebensgeschichte und damit eine Integration belastender Lebensereignisse ermöglicht. Umgekehrt kann EMDR eingesetzt werden, um spezifische traumatische Erinnerungen zu bearbeiten, die sich der IBT® allein nicht zugänglich machen (Boger 2019, 2025).

Die Anwendung von EMDR im Säuglings- und Kleinkindalter folgt den acht Phasen der Therapie, erfordert jedoch eine ausgeprägte entwicklungs- und bindungssensitive Anpassung. In Phase 1 liegt der Fokus auf der Dyade: Stressoren, Beziehungsmuster, Dysregulation und Bindungssicherheit werden über Elterninterviews, Interaktionsbeobachtungen und Regulationsmuster erfasst. Targets basieren nicht auf kohärenten autobiografischen Inhalten, sondern auf körperlichen Sequenzen, Pflegesituationen, interaktionellen Stressmomenten sowie auf traumatischen Erfahrungen der Bezugsperson, die sich transgenerational auf das Kind auswirken können (Schore 2012; Siegel 2012). In Phase 2 steht die Stärkung der Co-Regulation im Mittelpunkt. Die Bezugsperson ist der wichtigste Wirkfaktor; ihre Regulation, Feinfühligkeit und Stressverarbeitung beeinflussen unmittelbar die Verarbeitungskapazität des Kindes (Heller & LaPierre 2012). Stabilisierung erfolgt über dyadische Resonanz, Matching, Containment und ggf. EMDR-Therapie mit der Bezugsperson selbst. Phase 3 erfolgt über nonverbale Marker wie Muskeltonus, Atmung, Blickkontakt, mimische Anspannung und Nähe-Distanz-Regulation. Ziel bleibt die Aktivierung eines belasteten maladaptiv gespeicherten Erinnerung (Shapiro 2018). Die Verarbeitung (Phasen 4–6) erfolgt über taktile oder auditive Bilaterale Stimulation, da visuelle BLS aufgrund der noch unzureichenden interhemisphärischen Integration nicht altersgemäß ist. Rhythmisches Tappen der Füße, Pulsatoren oder bilaterales Tappen auf dem Schoß der Bezugsperson sind zentrale Methoden. Verarbeitung äußert sich durch entspanntere Atmung, gelösten Muskeltonus, Blickkontakt, exploratives Verhalten oder regulierende Nähe; Kleinstkinder profitieren zusätzlich von einfachen verbalen Brücken und spielerischer Nachinszenierung (Greenwald 2020). In Phase 7 suchen Säuglinge häufig Nähe oder schlafen ein; Kleinstkinder zeigen spielerische Integration. Die Re-Evaluation (Phase 8) erfolgt über Beobachtungen alltagsrelevanter Veränderungen wie Schlaf, Trennungssituationen, Nahrungsaufnahme oder Körperkontakt.

**PRAXISTIPP**

In manchen Familien sind die Symptome des Säuglings/Kleinkindes Ausdruck elterlicher Belastungen/Trauma. In diesem Fall liegt der Fokus der Behandlung bei der Bezugsperson.

## EMDR mit Kleinkindern (2–4 Jahre)

Kinder im Alter von zwei bis vier Jahren erleben die Welt überwiegend körper- und gegenwartsbezogen; ihr Erleben ist stark von Affekten, sensorischen Eindrücken und dyadischen Interaktionen geprägt. Narrative bieten hier eine entwicklungsangemessene Brücke zwischen impliziten, sensorisch gespeicherten Fragmenten und einer kohärenten, sprachlich vermittelten Verarbeitung traumatischer Erfahrungen. Während jüngere Kinder aufgrund der noch unreifen hippocampalen und präfrontalen Netzwerke häufig nicht über ein ausgereiftes autobiografisches Gedächtnis verfügen (Nelson & Fivush 2004), ermöglichen kindgerechte Narrative eine externalisierte und emotional dosierte Annäherung an belastende Inhalte (Greenwald 1999; Hiller & Hensel 2019; Siegel 2012). Sie werden zum Erhalt des dualen Fokus in der dritten Person oder in der Tierwelt geschrieben, während in allen Phasen limbisch aktualisierende Worte genutzt und Inhalte beschrieben werden. Die Bezugspersonen erleben das Erarbeiten des Narrativs mit den Therapeuten oft als Ressource in Bezug auf die »elterliche« Funktion. Bevor das Narrativ mit den Patienten im Beisein der Bezugspersonen prozessiert wird, kann ein Prozessieren des Narrativs mit den Bezugspersonen notwendig sein. Bezugspersonen sollen als Ressource stabil dabei sein, aber haben keinen pädagogischen Auftrag während der Sitzung.

Phase 1 und Phase 2 des EMDR-KJ finden sich in der gemeinsamen Erarbeitung des Narrativs mit den Bezugspersonen sowie im ersten ressourcenorientierten Teil des Narrativs. Phase 3 findet in der Vorarbeit mit den Bezugspersonen bei der Erstellung des Narrativs statt. Die Phasen 4-6 finden sich im Mittelteil des Narratives, dieser Teil aktiviert dysfunktionale Netzwerke, ermöglicht duale Aufmerksamkeit und fördert die Integration adaptiver Informationen (Shapiro 2018; Solomon & Shapiro 2008). Phase 7 beginnt im Abschlussteil des Narrativs sowie in der folgenden Interaktion mit der Bezugsperson und/oder den Therapeuten. Bei Kindern zwischen zwei und vier Jahren dient diese Phase vor allem der gemeinsamen Beruhigung, der körperlichen Reorientierung und der Wiederherstellung eines sicheren dyadischen Rahmens, da Selbstregulation noch weitgehend beziehungsbasiert organisiert ist. Ziel der Phase ist es, den Verarbeitungsprozess sicher zu beenden und das Kind wieder in einen spiel- und bindungsfähigen Zustand zu führen. Phase 8 erfolgt wie bei den Säuglingen und Kleinstkindern über die Bezugsperson.

Es ist empfehlenswert, ein Narrativ innerhalb einer Sitzung mindestens zweimal zu prozessieren, um eine möglichst vollständige Integration aller relevanten Aspekte zu gewährleisten. Die Verarbeitung zeigt sich – ähnlich wie bei Kleinstkindern – in muskulärer Entspannung, verbalen Äußerungen, dem Bedürfnis nach Exploration oder spontanem Spiel. Beim ersten Durchgang wird der ressourcenorientierte Einstieg zunächst mit langsamer taktiler Bilateraler Stimulation unterstützt, während ab Beginn des traumabezogenen Teils eine schnelle BLS zur Anwendung kommt. Auf Grundlage der Rekonsolidierungstheorie (Nader 2003; Nader & Einarsson 2010; Nader et al. 2000) erscheint es sinnvoll, bei weiteren Durchgängen innerhalb derselben Sitzung auch den Ressourcenteil mit schneller BLS zu begleiten, analog zur Prozessierung unterschiedlicher Erinnerungskanäle in den Phasen 4 bis 6 des EMDR-Standardprotokolls. Der einleitende Ressourcenteil trägt beim wiederholten Lesen dazu bei, eine deutliche Diskrepanzerfahrung zu erzeugen und damit adaptive Informationen leichter zugänglich zu machen.

EMDR-Narrative können auch bei Jugendlichen und Erwachsenen sehr sinnvoll sein, weil sie keinen kindlichen, sondern einen neurobiologisch fundierten Zugang darstellen. Viele Patient:innen – besonders mit komplexen Traumafolgestörungen – verfügen nicht über kohärente autobiografische Erinnerungen, sondern über fragmentierte Körperempfindungen, emotionale Zustände oder Beziehungsmuster (Schore 2012; van der Kolk 2014). Narrative Formate schaffen einen sicheren, symbolischen Rahmen, der es ermöglicht, dieses Material zu aktivieren, ohne zu überfordern. Narrative bieten zusätzlichen Schutz vor Scham, Kontrolleinbußen und Überflutung und unterstützen gleichzeitig zentrale Entwicklungsaufgaben wie Identitätsbildung und die Neubewertung eigener Selbst- und Weltannahmen (Cicchetti & Valentino 2006; Cohen et al. 2017).

## EMDR mit Kindern im mittleren Alter (5–8 Jahre)

Die Anwendung von EMDR im mittleren Kindesalter erfordert eine spezifische Anpassung des Standardprotokolls, da kognitive, sprachliche und metareflexive Funktionen in diesem Entwicklungsabschnitt noch nicht vollständig ausgereift sind. Während Kinder in diesem Alter zunehmend über symbolische und sprachliche Kompetenzen verfügen, sind abstrakte Kognitionen, komplexe Bewertungsaussagen oder metakognitive Selbstreflexion häufig noch eingeschränkt. Dies hat direkte Auswirkungen auf die Durchführung der EMDR-Techniken, insbesondere auf die Phasen 3 und 5, ggf. 6.

Kinder im mittleren Alter profitieren von einem reduzierten und konkretisierten Vorgehen, das sich stärker auf sensorische, emotionale und bildhafte Zugänge stützt. Die Anamnese in Phase 1 erfolgt weiterhin primär über die Bezugspersonen. Mit dem Kind werden potenzielle Zielerinnerungen häufig über Bilder, konkrete Situationen oder körperliche Beschreibungen identifiziert, wobei familiäre und schulische Kontexte bedeutsam bleiben. Phase 2 fokussiert sich auf spielerisch, körpernah oder bildhaft vermittelte Ressourcen sowie ggf. Co-Regulation durch die Bezugsperson, während der duale Fokus kindgerecht erläutert wird. In Phase 3 können anstelle klassischer kognitiver Aussagen kindgerechte Alternativen genutzt werden, etwa Gefühlsskalen,

Farben, Symbole, Tiermetaphern oder einfache »Ich-Sätze«, die die subjektive Bedeutung des Traumas auf einer entwicklungsangemessenen Ebene erfassen. Oft ist es sinnvoll, das Prozessieren mit Kognitionen zunächst anzubieten (»Manche Kinder denken dann ...«), diese jedoch nicht zu erzwingen. Eine Skalierung der Belastung im Kontext des EMDR-Prozesses kann in Kind adaptierter Form (Dreier-Skalierung) stattfinden (klein – mittel – groß; Mäuseloch – Haus – Wolkenkratzer; Floh – Hund – Dinosaurier, Ampelfarben), so auch die Benennung der Gefühle, z. B. angelehnt an Emojis. Die Bearbeitung der belastenden Erinnerungen (Phase 4) erfolgt häufig in kürzeren Sets, mit stärkerer Strukturierung, klaren Signalen zur Selbstwirksamkeit und regelmäßigen Reorientierungsphasen. Externalisierende Methoden, wie etwa Zeichnungen, Playmobil-Figuren, Körperumrisse, Symbolkarten oder kleine Geschichten –ermöglichen und unterstützen den dualen Fokus. Die Reintegration und Bedeutungsneubewertung (Phasen 5–7) orientiert sich am Entwicklungsstand des Kindes: Statt abstrakter positiver Kognitionen wie »Ich bin jetzt sicher« können einfache, alltagsnahe Aussagen (»Ich kann Hilfe holen«, »Ich bin nicht allein«, »Ich darf Nein sagen«) oder nichtsprachliche Marker (Zeichnung, Gestik, Körperhaltung) genutzt werden. Wurden in Phase 4 keine Kognitionen erhoben, können Phase 5 und 6 formal entfallen. Häufig ermöglicht jedoch bereits die Verarbeitung in Phase 4, dass das Kind spontan eine positivere Sicht auf sich und die Situation einnimmt. Insbesondere bei frühkindlichen Belastungserfahrungen sollten zudem ggf. verbleibende Körpererinnerungen im Sinne einer sorgfältigen Nachverarbeitung in Phase 6 gezielt weiter prozessiert werden. Bei Kindern im mittleren Kindesalter erfolgt Phase 7 in einer klar strukturierten, kindgerecht konkretisierten Form. Da metakognitive Fähigkeiten noch begrenzt ausgeprägt sind, liegt der Fokus auf einer einfachen körperbezogenen Abschlussüberprüfung, der Stabilisierung durch ressourcenorientierte Elemente und der Entwicklung leicht umsetzbarer Bewältigungsstrategien für mögliche Nachaktivierungen. Die Integration der gewonnenen adaptiven Informationen wird durch visuelle oder spielerische Mittel unterstützt, sodass das Kind den Verarbeitungsprozess mit einem regulierten Zustand abschließen und die neuen Kompetenzen in den Alltag übertragen kann. In der Re-Evaluation (Phase 8) zeigt sich der Therapieerfolg vor allem in Veränderungen des Verhaltens, neuen Bewältigungsmustern und verbessertem emotionalen Selbstmanagement. Insgesamt folgt EMDR im mittleren Kindesalter weiterhin den acht Phasen, wird jedoch hinsichtlich der sprachlichen Anforderungen, der Bewertungsschritte und der kognitiven Integration so modifiziert, dass es den entwicklungspsychologischen Fähigkeiten des Kindes entspricht. Die Betonung liegt auf konkreten, fühlbaren, sensorischen und bildhaften Verarbeitungswegen, die das AIP-Modell für dieses Alter optimal nutzbar machen.

### EMDR mit früh adoleszenten Kindern (9–12 Jahre)

Kinder ab ungefähr neun Jahren verfügen in der Regel über ausreichend ausgereifte sprachliche, kognitive und exekutive Funktionen, um das EMDR-Standardprotokoll weitgehend analog zur Anwendung bei Erwachsenen umzusetzen. In diesem Alter sind kohärente Ausdrucksfähigkeit, autobiografische Erinnerung, Perspektivübernahme sowie die Fähigkeit zur Formulierung belastender und positiver Kognitionen deutlich stabiler ausgebildet (Howe 2011; Nelson & Fivush 2004). Auch neurobiologisch bestehen genügend Voraussetzungen: Die Integration hippocampaler, präfrontaler und temporaler Netzwerke ist so weit fortgeschritten, dass Bewertungen, SUD-Ratings von Belastung und Augenbewegungen als Bilaterale Stimulation zuverlässig durchgeführt werden können (Giedd et al. 2015).

Kinder in der frühen Adoleszenz (9–12 Jahre) erfordern weiterhin eine alters- und entwicklungssensitive Anpassung. In Phase 1 können Kinder belastende Erfahrungen zunehmend kohärent schildern und erste Zusammenhänge zwischen Ereignissen, Gefühlen und Verhalten reflektieren; schulische und peerbezogene Kontexte treten dabei stärker hervor. Gleichzeitig ist die Anamnese durch Bezugspersonen aus Familie, Schule etc. relevant. Phase 2 integriert weiterhin körper- und ressourcenorientierte Stabilisierung, erweitert jedoch um erste metakognitive Strategien, da Affektregulation zwar gereifter, aber noch instabil ist. In Phase 3 können dysfunktionale Kognitionen differenzierter formuliert und Skalen sicherer genutzt werden, während körperliche Empfindungen für die Diagnostik bedeutsam bleiben. Die Verarbeitung in den Phasen 4–6 kann in längeren Sequenzen erfolgen, die Kinder profitieren jedoch weiterhin von klaren Strukturen, da affektive Übersteuerungen und soziale Sensitivität rasch aktiviert werden können. Phase 7 verbindet körperbezogene Abschlussüberprüfung mit einfachen reflexiven Elementen und Zukunftsstrategien sowie Spiel, während Phase 8 Veränderungen zunehmend im sozialen Umfeld, insbesondere in Schule und Peergruppe, sichtbar macht; Rückmeldungen der Bezugspersonen bleiben dennoch zentral.

In der klinischen Praxis zeigt sich häufig, dass Kinder trotz formal ausreichender kognitiver Reife bei der Bearbeitung frühkindlicher oder präverbaler Traumata regressiv reagieren (z. B. vereinfachte Sprache, Rückkehr zu sensomotorischen Selbstregulationsformen). Solche Reaktionen weisen darauf hin, dass die zugrunde liegenden Belastungen überwiegend implizit, körper- oder bindungsbasiert gespeichert sind und sich einer rein kognitiven oder sprachlich-narrativen Verarbeitung entziehen (Bauer 2007; Schore 2012). In diesen Fällen kann es erforderlich sein, das EMDR-Vorgehen dem Entwicklungsalter anzupassen, das zum Zeitpunkt der ursprünglichen maladaptiven Speicherung vorlag. Weiterhin haben einige Kinder Schwierigkeiten, den dualen Fokus zu halten, wenn sie Augenbewegung als Bilaterale Stimulation gewählt haben; in diesen Fällen ist ein Wechsel auf taktile Reize wie z. B. das Tapping oder der Einsatz von Pulsatoren sinnvoll. Die Kombination aus einem standardnahen Vorgehen bei autobiografisch zugänglichen Belastungen und entwicklungsorientierten Techniken bei frühkindlichen Themen ermöglicht eine präzise, AIP-kongruente und wirksame Traumaverarbeitung in der Adoleszenz.

## EMDR mit Teenagern/mittleren Adoleszenten (12–15 Jahre)

Im Übergang von der Präadoleszenz zur Adoleszenz – etwa zwischen 12 und 15 Jahren – verändert sich die EMDR-Arbeit deutlich, da Teenager bereits über ausgeprägtere kognitive, sprachliche und reflexive Fähigkeiten verfügen, zugleich jedoch in einer Phase intensiver neurobiologischer Reorganisation stehen. Die zunehmende Reifung präfrontaler Netzwerke ermöglicht eine differenziertere Narration, eine stabilere duale Aufmerksamkeit und ein vertieftes Verständnis von Auslösern und traumabezogenen Zusammenhängen (Casey et al. 2019; Steinberg 2014). Parallel dazu verändern sich die sozialen Bezüge: Teenager orientieren sich stärker an Peers, entwickeln intensivere Freundschaften und beginnen, sich emotional von ihren primären Bezugspersonen zu lösen. Diese Loslösung ist jedoch nur partiell – trotz wachsender Autonomie bestehen weiterhin hohe Bedürfnisse nach Co-Regulation, insbesondere in Situationen erhöhter emotionaler Belastung (Blakemore & Mills 2014; Crone & Dahl 2012). Neurobiologisch zeigt sich dieses Spannungsfeld in einer Asynchronie zwischen früh ausreifenden limbischen Motivations- und Belohnungssystemen und später reifenden präfrontalen Regulationsnetzwerken, wodurch Jugendliche in sozialen Kontexten gleichzeitig unabhängiger und vulnerabler werden (Somerville 2013).

EMDR-KJ mit Teenagern erfordert daher eine flexible Balance zwischen einem strukturierten, standardnahen Vorgehen und entwicklungsorientierten Modifikationen – etwa der Einbindung symbolischer, körperbezogener oder kreativer Elemente sowie der gezielten Arbeit an Selbstkonzept, Autonomie und Zugehörigkeit (Greenwald 2020; Shapiro 2018). Die therapeutische Haltung gewinnt in dieser Altersgruppe besondere Bedeutung: Jugendliche benötigen klare Orientierung und einen verlässlichen Sicherheitsrahmen, zugleich aber ein hohes Maß an Partizipation und Selbstbestimmung (Siegel 2014). Damit bildet EMDR-KJ mit Teenagern eine zentrale Brücke zwischen den stärker entwicklungsgeleiteten Interventionen im Kindesalter und der zunehmend erwachsenenähnlichen, kognitiv-verbalen Prozessführung der späteren Adoleszenz.

Grundsätzlich kann die EMDR-Therapie in weiten Teilen in ihrer erwachsenenähnlichen Form angewandt werden, es benötigt jedoch eine deutliche Sensibilität für die spezifischen Entwicklungsaufgaben dieser Phase. In der Vorbereitung und Stabilisierung profitieren Teenager von einer Kombination aus eigenständig einsetzbaren Selbstberuhigungsstrategien und therapeutischer Co-Regulation, während in Phase 3 komplexere Kognitionen und mehrschichtige emotionale Bedeutungen erfasst werden können. Die Verarbeitung (Phasen 4–6) kann in längeren Sequenzen erfolgen, erfordert jedoch ein flexibles Nachjustieren des Tempos. Phase 7 integriert körperliche und reflexive Momente und fokussiert stärker auf eigenständige Bewältigungsstrategien, die für Alltagssituationen relevant sind. In Phase 8 zeigen sich Veränderungen vermehrt im sozialen Verhalten, in schulischen Anforderungen sowie im Umgang mit Peergruppen, wobei subjektive Berichte der Jugendlichen zunehmend verlässlicher werden, die Einbindung der Bezugspersonen aus Familie und Schule aber weiterhin bedeutsam bleibt.

**EMDR mit Spätadoleszenten/jungen Erwachsenen (16–21 Jahre)**

Im späteren Jugend- und jungen Erwachsenenalter – etwa zwischen 16 und 21 Jahren – verschiebt sich die EMDR-Arbeit erneut, da zentrale neurobiologische und psychosoziale Entwicklungsprozesse eine zunehmende Annäherung an die therapeutische Dynamik der Erwachsenenbehandlung ermöglichen. Die präfrontalen Kontrollsysteme erreichen in dieser Phase eine deutlich höhere funktionelle Effizienz, sodass Jugendliche und junge Erwachsene über verbesserte exekutive Funktionen, Impulskontrolle und metakognitive Fähigkeiten verfügen (Casey et al. 2019; Steinberg 2014). Gleichzeitig bleibt das limbische System weiterhin reaktiv und sozial sensitiv, was bedeutet, dass affektive Überreaktivität, Risikoverhalten und Vulnerabilität in beziehungsbasierten Kontexten fortbestehen können (Somerville 2013).

Systemisch betrachtet stehen Jugendliche und junge Erwachsene in einem Übergangsfeld: Die Loslösung vom Herkunftssystem hat sich weitgehend vollzogen, doch ist die soziale und emotionale Selbstständigkeit häufig noch nicht stabil etabliert. Peer-Beziehungen, romantische Partnerschaften, schulische und berufliche Anforderungen sowie der beginnende Eintritt in eigenständige Lebenskontexte prägen das Belastungserleben stärker als familiäre Dynamiken. Gleichzeitig bleibt bei einem Teil der Jugendlichen eine residuale Notwendigkeit emotionaler Co-Regulation bestehen, insbesondere bei komplexen Traumafolgestörungen oder unsicheren Bindungsmustern (Cicchetti & Rogosch 2012; Siegel 2014).

Für die EMDR-Therapie bedeutet dies, dass Jugendliche und junge Erwachsene einerseits von einem standardnahen, stärker kognitiv und narrativ orientierten Vorgehen profitieren, das abstraktes Denken, mentalisierende Fähigkeiten und reflektive Bearbeitung unterstützt. Andererseits benötigen sie weiterhin eine entwicklungs- und bindungssensible Prozessführung, die den Einfluss aktueller sozialer Rollenübergänge, Identitätsaufgaben und systemischer Belastungsfaktoren berücksichtigt. Im Unterschied zur Erwachsenenbehandlung stehen Fragen der Autonomieentwicklung, Zugehörigkeit, Identität, beruflichen Orientierung sowie der Regulation intensiver affektiver Zustände im Vordergrund und müssen aktiv in die Ziel- und Interventionsplanung integriert werden. Die EMDR-Therapie mit Jugendlichen und jungen Erwachsenen bewegt sich damit im Spannungsfeld zwischen erwachsenenähnlichen kognitiven Kapazitäten und fortbestehenden entwicklungs- und beziehungsbezogenen Vulnerabilitäten – ein Rahmen, der eine präzise, flexibel adaptierte und systemisch eingebettete therapeutische Haltung erforderlich macht.

## 12.15.5 Therapeutische Beziehung

Die therapeutische Beziehung ist in der traumakonfrontativen Behandlung von Kindern und Jugendlichen nicht nur ein unterstützendes Element, sondern eine zentrale Wirkvariable. Während Erwachsene häufig über etablierte Selbstregulationsmechanismen verfügen, sind Kinder auf die Co-Regulation durch eine feinfühlige, vorhersehbare und emotional belastbare therapeutische Beziehung angewiesen (Schore 2012; Siegel 2012). Die Verarbeitung belastender Erinnerungsfragmente gelingt nur dann, wenn das Kind erlebt, dass die Therapeuten präsent, zuverlässig und reguliert bleiben und damit ein alternatives Beziehungsskript bereitstellen, das sich klar von dysfunktionalen frühen Bindungserfahrungen unterscheidet. Die EMDR-Therapie verlangt in Phase 4 eine erhöhte Aktivierung, die durch kontinuierliche Beziehungs- und Kontextsicherheit gehalten werden muss. Therapeutische Haltung – zugewandt, nicht-wertend, klar strukturiert und gleichzeitig spielerisch-flexibel – bildet den Container, in dem Kinder sich im dualen Fokus auf ihr inneres Erleben einlassen können, ohne zu überfluten oder zu dissoziieren.

Bei komplex traumatisierten Kindern und Jugendlichen gewinnt die therapeutische Beziehung zusätzliche Bedeutung: Viele dieser Patienten haben Beziehungsmuster entwickelt, die von Unsicherheit, Überanpassung, Vermeidung oder Misstrauen geprägt sind (Cicchetti & Valentino 2006; Schmid & Fegert 2015). Der EMDR-Therapeut muss diese Muster erkennen und benennen und gleichzeitig ein korrigierendes Beziehungserleben ermöglichen, das durch Transparenz, Konsistenz, Validierung und klare Grenzen geprägt ist. Die therapeutische Allianz dient dabei nicht nur als sichere Basis für die Verarbeitung, sondern auch als Modell für neue Formen der Affektregulation, Selbstwahrnehmung und interpersonaler Sicherheit. Dies gilt besonders dann, wenn Bezugspersonen selbst dysreguliert sind oder als Trigger fungieren; in solchen Fällen übernimmt der Therapeut temporär eine zentrale Co-Regulationsfunktion, die systemisch eingebettet und sorgfältig dosiert sein muss (Heller & LaPierre 2012).

Damit wird deutlich: In der EMDR-KJ ist Bindung kein vorbereitendes Element, sondern ein aktiver, kontinuierlicher Bestandteil der Behandlung. Die Qualität der Beziehung beeinflusst die Fähigkeit des Kindes, sich auf die Konfrontation einzulassen, und ermöglicht die Integration neuer adaptiver Erfahrungen. Eine sichere therapeutische Bindung ist daher nicht nur Voraussetzung, sondern zentraler Wirkfaktor der traumatherapeutischen Veränderung – sie ist die stärkste Ressource im Raum. Ich verweise hier auch auf die Ausführungen zur therapeutischen Beziehung in der EMDR-Therapie in Kapitel 2.2.

## 12.15.6 EMDR-Therapie und das System

Die EMDR-Therapie mit Kindern und Jugendlichen (EMDR-KJ) ist immer Systemarbeit und die Behandlungsplanung muss diesem Umstand von Anfang an Rechnung tragen. Kinder regulieren sich primär über ihre Bezugspersonen; ihre Stress- und Bindungssysteme sind in die der Erwachsenen eingebettet (Perry 2006; Siegel 2012). Deshalb gilt im übertragenen Sinne das »Atemmasken-Prinzip« aus dem Flugzeug: Zuerst bekommt die Bezugsperson ihre Maske, dann das Kind. Das bedeutet nicht, dass die Behandlung des Kindes warten muss – wohl aber, dass Stabilität, Belastbarkeit und mentalisierende

Fähigkeit der Bezugspersonen als zentrale Voraussetzung für sichere EMDR-Prozesse verstanden und aktiv mitaufgebaut werden (de Roos et al. 2022; Schore 2012). Je jünger das Kind, umso mehr liegt der Fokus der Behandlung auf der Stabilisierung der Bezugsperson in Bezug auf das Kind, ggf. auch durch die EMDR-Therapie.

Bezugspersonen benötigen durch psychoedukative Elemente verständliche Informationen darüber, wie Trauma, Stress und die EMDR-Therapie »funktionieren«, wie traumafokussiertes Arbeiten funktioniert, welche Reaktionen sie beim Kind erwarten können und wie sie zu Sicherheit und Eigen- sowie Co-Regulation beitragen können, statt unbewusst Trigger zu verstärken (Gunnar & Quevedo 2007; Shonkoff & Garner 2012). Gerade bei jüngeren Kindern ist es häufig sinnvoll, stabile Eltern oder Pflegepersonen zeitweilig mit in die Sitzung zu nehmen, sie als »Co-Therapeuten« für Stabilisierung und Nachsorge zu befähigen und negative Selbstzuschreibungen aufseiten der Erwachsenen (»Ich habe versagt«) mit im Blick zu behalten (de Roos et al. 2022; Wesson & Gould 2009).

## 12.15.7 Besonderheiten

### ADHS

Komorbide Traumafolgestörungen und Aufmerksamkeitsdefizit-Hyperaktivitätsstörungen (ADHS) im Kindes- und Jugendalter treten häufig gemeinsam auf, werden in der klinischen Praxis jedoch oft getrennt betrachtet. Die Forschung zeigt, dass Kinder mit ADHS ein erhöhtes Risiko für belastende Lebensereignisse und Misshandlung aufweisen und umgekehrt traumatisierte Kinder häufig Symptome entwickeln, die ADHS ähneln oder bestehende ADHS-Symptome verstärken (Ford & Connor 2009; Spencer et al. 2014). Für die EMDR-Behandlung bedeutet dies, dass eine differenzierte diagnostische Einschätzung erforderlich ist: Welche Verhaltens- und Regulationsmuster beruhen auf neurobiologischen Grundlagen der ADHS und welche reflektieren traumabedingte Dysregulation? Ebenso wichtig ist, wie sich beide Bedingungsgefüge wechselseitig beeinflussen und welche Auslöser im Alltag besonders wirksam sind – etwa Lautstärke, Kritik, Zeitdruck oder chaotische soziale Situationen.

ADHS-typische Schwierigkeiten wie Aufmerksamkeitsinstabilität, Impulsivität, motorische Unruhe und emotionale Dysregulation wirken sich direkt auf den EMDR-Prozess aus. Kinder benötigen häufig eine klar strukturierte, tempoangepasste Sitzungsgestaltung sowie aktive Unterstützung des dualen Fokus. Sehr konkrete und sensorisch zugängliche Formen der Bilateralen Stimulation – beispielsweise blinkende visuelle Reize oder taktile Devices – erleichtern vielen Kindern die Aufmerksamkeitsbindung und fördern gleichzeitig die Regulation. Unter ADHS-Medikation lässt sich die EMDR-Therapie in der Regel gut durchführen; klinische Beobachtungen und Leitlinien legen sogar nahe, dass eine gut eingestellte Stimulanzientherapie die Stabilität, Frustrationstoleranz und Prozessfähigkeit verbessert (Barkley et al. 2006).

In der EMDR-Fallkonzeption sollten sowohl traumabezogene Trigger (z. B. Schreien,

Streit, Sirenen, medizinische Szenen) als auch wiederkehrende Belastungssituationen aus dem ADHS-Kontext (z.B. Scheitern in Leistungsanforderungen, soziale Zurückweisung, Beschämung) berücksichtigt werden. Diese Erlebnisse sind häufig mit tief verankerten dysfunktionalen Selbstüberzeugungen verknüpft (»Ich bin falsch«, »Ich enttäusche alle«). Die EMDR-Therapie kann hier wirksam ansetzen, indem es die zugrunde liegenden Stressoren adressiert und adaptive Selbstbilder stärkt.

Ziel der Behandlung ist nicht allein die Reduktion traumabezogener Symptome wie Intrusionen oder Hyperarousal, sondern auch eine Verbesserung der Selbstwahrnehmung, Selbstwirksamkeit und Funktionsfähigkeit in Schule, Familie und Peerkontext. Dies gelingt besonders gut, wenn die EMDR-Therapie in ein multimodales Unterstützungssystem eingebettet ist und in enger Zusammenarbeit mit Eltern, Lehrkräften und weiteren ADHS-bezogenen Behandlungsbausteinen erfolgt (Cohen et al. 2017; DuPaul & Stoner 2014).

### Autismus

Kinder und Jugendliche im Autismus-Spektrum weisen eine erhöhte Anfälligkeit für traumatische Belastungen auf, da sie Stressoren häufig intensiver wahrnehmen, über weniger flexible Bewältigungsstrategien verfügen und überdurchschnittlich oft interpersonalen, schulischen oder medizinischen Belastungen ausgesetzt sind (Kerns et al. 2015). Traumabezogene Symptome werden in dieser Gruppe jedoch leicht übersehen oder autismusbedingt fehlgedeutet, was die Diagnostik und die therapeutische Indikationsstellung erschwert. Die EMDR-Therapie kann hier wirksam sein, verlangt jedoch eine sorgfältig individualisierte Behandlungsplanung, die sensorische Besonderheiten, Kommunikationsprofile und spezifische Stressreaktionen berücksichtigt (de Roos et al. 2017; Utens 2020).

Eine erweiterte und gut strukturierte Vorbereitungsphase ist zentral. Autistische Kinder profitieren von hoher Vorhersagbarkeit, visueller Strukturierung (z.B. Ablaufpläne, Icons, Social Stories) und einer kleinschrittigen Einführung der Bilateralen Stimulation. Sensorische Empfindlichkeiten erfordern eine präzise Auswahl der geeigneten Stimulationsform: Viele Kinder tolerieren langsame, reduzierte visuelle oder taktile Reize besser als schnellere, intensive Bewegungen oder auditive Stimuli. Der duale Fokus kann durch klare visuelle Marker, einfache sprachliche Anker oder nonverbale Signale unterstützt werden. Da eine kohärente Verarbeitung oft erschwert ist, eignen sich konkrete Situationen, visuelle Szenen, Körpersensationen oder Materialien aus Spiel und Symbolarbeit besonders gut, um Zugang zu belastenden Netzwerken zu schaffen.

Die Auswahl der Zielerinnerungen sollte sowohl autismusbezogene Stressoren – sensorische Überforderung, unerwartete Veränderungen, soziale Missverständnisse – als auch klassische traumabezogene Auslöser einbeziehen. Viele Kinder zeigen keine linearen Erzählungen, sondern fragmentierte sensorische Erinnerungsbestandteile oder situative Überlastungsreaktionen (z.B. Meltdowns, Shutdowns). Diese lassen sich im Sinne eines stressorbasierten Zugangs gut bearbeiten. Die Verarbeitung erfolgt meist in kürzeren, klar abgegrenzten Sequenzen, um Überforderung zu vermeiden. Sicherheit wird durch vorher vereinbarte Stopp-Signale, Pausen, sensorische Regulation (z. B. Gewichtsdecke, Geräuschschutz) und Reorientierungshilfen gewährleistet.

Eltern oder andere Bezugspersonen spielen eine entscheidende Rolle. Sie können helfen, Stressoren präziser zu beschreiben, zwischen autismusbezogenen und traumabezogenen Verhaltensweisen zu differenzieren und Regulation im Alltag zu unterstützen. Psychoedukation erleichtert es ihnen, eigene Überlastungsreaktionen sowie die des Kindes besser einzuordnen und zu (co-)regulieren.

Studien zeigen, dass die EMDR-Therapie bei autistischen Kindern und Jugendlichen deutliche Reduktionen traumabezogener Symptome und alltagsrelevanter Stressoren bewirken kann, sofern die Behandlung strukturiert, sensorisch angepasst und beziehungsorientiert erfolgt (Meentken et al. 2020; Utens 2020). Der therapeutische Erfolg hängt dabei maßgeblich von der Individualisierung des Vorgehens ab – weniger von der Diagnose selbst. Die EMDR-Therapie bietet dieser Zielgruppe ein wirksames Verfahren zur Verarbeitung unverarbeiteter Stressoren, ohne auf episodische-deklarative Kompetenzen angewiesen zu sein, und schafft so Zugang zu Belastungen, die sonst therapeutisch schwer erreichbar wären.

### Kinder mit über- oder unterdurchschnittlichem IQ

Bei Kindern und Jugendlichen mit deutlich über- oder unterdurchschnittlichen kognitiven Fähigkeiten erfordert EMDR eine sorgfältig funktions- und entwicklungsorientierte Adaption. Hochbegabte Patienten neigen häufig zu einer ausgeprägten kognitiven Distanzierung: Sie analysieren, kommentieren oder intellektualisieren ihr Erleben, statt in affektiven oder körperlichen Kontakt mit den belastenden Informationen zu treten. Diese Form der verbalen oder gedanklichen Vermeidung verhindert oft die notwendige innere Aktivierung in Phase 4. Therapeutisch bewährt es sich deshalb, analytische Schleifen bewusst zu begrenzen und den Fokus konsequent auf Körperempfindungen, Affekt und innere Bilder zu lenken. Klare Struktur, kurze Sets und Psychoedukation zur neurobiologischen Wirkweise der EMDR-Therapie helfen, den Übergang vom Denken zum Erleben zu unterstützen (Shapiro 2018; Siegel 2012). Gleichzeitig kann hohe Intelligenz produktiv genutzt werden – etwa für differenzierte Ressourcenarbeit, die Integration adaptiver Erkenntnisse nach der Verarbeitung oder die Reflexion neuer Perspektiven.

Bei Kindern und Jugendlichen mit unterdurchschnittlichem IQ oder kognitiven Einschränkungen zeigt sich häufig das gegenteilige Muster: begrenzte sprachliche und episodisch-deklarative Fähigkeiten, eingeschränkte zeitliche Einordnung von Ereignissen und eine starke Orientierung an konkreten Situationen, Körperreaktionen oder Verhalten. Genau hier liegen besondere Stärken der EMDR-Therapie, da das Verfahren nicht auf sprachlich elaborierte Narrationen angewiesen ist. Zielerinnerungen können aus Körpersensationen, wiederkehrenden Triggern, Verhaltenssequenzen oder Spiel- und Zeichenszenen abgeleitet werden; entscheidend ist die Zugänglichkeit des belasteten Netzwerks, nicht die verbale Darstellung (Howe 2011; Nelson & Fivush 2004). Entwicklungsangemessene Modifikationen umfassen klare und einfache Sprache, visuelle Strukturierung, feste Rituale, kurze taktile oder visuelle Stimulationsphasen, häufige Reorientierung sowie eine konsequente Einbettung in Co-Regulation und Ressourcenarbeit.

**MERKE**

In beiden Gruppen gilt: Maßgeblich für die Wahl des Protokolls ist das Entwicklungsalter, nicht das Realalter. Da sich das Entwicklungsalter im Verlauf – etwa bei Regression oder situativer Überforderung – kurzfristig verändern kann, benötigen Therapeuten ein tiefes Verständnis der entwicklungsorientierten EMDR-Adaptationen der Behandlungsstrategien und Techniken und die Fähigkeit, flexibel zwischen ihnen zu wechseln.

## Komplextrauma

Komplextraumatisierte Kinder und Jugendliche benötigen eine spezifisch adaptierte Form der EMDR-Therapie, da ihre Belastungen überwiegend durch wiederholte, bindungsbezogene und interpersonal verursachte Traumatisierungen entstehen – häufig bereits in den ersten Lebensjahren. Diese Phase ist neurobiologisch besonders vulnerabel, weil Bindungs-, Stressregulations- und Selbstorganisationssysteme hier erst aufgebaut werden (Cicchetti & Valentino 2006; Perry 2006). Studien zu Misshandlung und Vernachlässigung zeigen, dass die frühe Exposition mit Stresserleben mit ausgeprägteren psychischen, kognitiven und sozialen Folgen verknüpft ist und dass ein erheblicher Anteil der Betroffenen bereits im Vorschulalter schwer belastet ist (Schmid & Fegert 2015; Shonkoff & Garner 2012; Teicher et al. 2016). Diese frühen Erfahrungen prägen Affektregulation, Bindungsfähigkeit und Selbstwahrnehmung zu einem Zeitpunkt, in dem Kinder noch nicht über die sprachlichen oder kognitiven Kompetenzen verfügen, um belastende Ereignisse autobiografisch zu integrieren (Howe 2011; Nelson & Fivush 2004).

Entsprechend zeigen sich frühkindliche Traumafolgen selten als klar erinnerbare Episoden, sondern überwiegend in Form von Körpersensationen, impliziten Beziehungserwartungen, dysregulierten Affektzuständen oder situativen Triggerreaktionen (Perry 2006; Schore 2012). Das **Adaptive Informationsverarbeitungsmodell (AIP)** erklärt diesen klinischen Befund: Nicht verarbeitete, fragmentierte Informationen bleiben als dysfunktionale Netzwerke bestehen und beeinflussen Wahrnehmung, Verhalten und Beziehungsgestaltung fortlaufend (Shapiro 2018). Daher leitet sich die Auswahl der Zielerinnerungen bei komplex traumatisierten jüngeren Kindern vor allem aus dem aktuellen Erleben ab – etwa aus Triggern (»wenn jemand laut wird«), Körpersensationen, Beziehungssituationen oder inneren Symbolbildern – und seltener aus expliziten biografischen Szenen.

Auch bei Jugendlichen mit komplexer Traumatisierung gelten diese Grundmechanismen, doch verändert sich das klinische Profil durch entwicklungsbedingte Aufgaben wie Identitätsbildung, Autonomiebestrebungen und die hohe Bedeutung der Peergroup. Häufig kumulieren frühkindlich entstandene Muster mit neueren Belastungen wie erneuter Gewalt, Ausgrenzung oder riskantem Verhalten. Gleichzeitig verfügen Jugendliche über mehr sprachliche und kognitive Ressourcen, während die frontalen Kontrollsysteme und Impulskontrolle weiterhin vulnerabel bleiben (Giedd et al. 2015). In der EMDR-Arbeit treten daher stärker kohärente autobiografische Elemente, innere Arbeitsmodelle (»Ich bin wertlos«, »Niemand ist verlässlich«) sowie identitätsbezogene Zielsetzungen in den Vordergrund. Aus meiner Erfahrung profitieren viele Jugendliche dabei vom Intensiv-EMDR-Setting mit mehreren Sitzungen in der Woche oder am Tag.

**MERKE**

Unabhängig vom Alter gilt: Bei komplex traumatisierten Kindern und Jugendlichen kann der zugewandte Mensch Trigger sein. Dies macht eine besonders achtsame, sichere und klar strukturierte therapeutische Beziehung erforderlich.

## Sucht

Kinder und Jugendliche mit Suchtverhalten – unabhängig davon, ob es sich um Substanzkonsum, problematische Medien- und Gamingnutzung, essgestörtes Verhalten oder selbstverletzende Handlungen handelt – zeigen häufig ein komplexes Zusammenspiel aus traumabezogenen Belastungen, Affektregulationsproblemen und neurobiologischer Vulnerabilität. Zahlreiche Studien belegen, dass traumatische Erfahrungen ein zentraler Risikofaktor für frühe Konsumentwicklung und selbstschädigende Strategien sind. Viele Jugendliche beschreiben diese Verhaltensweisen als kurzfristig wirksame Methoden, um Übererregung, innere Leere, Scham oder intrusive Zustände zu regulieren (Dube et al. 2003; Kaess et al. 2014; van der Kolk 2014). Aus Sicht des AIP-Modells lassen sich Suchthandlungen, dysfunktionale Essmuster und Selbstverletzendes Verhalten daher als Versuche verstehen, dysfunktional gespeicherte Stressornetzwerke zu kompensieren und innere Zustände zu stabilisieren im Sinne eines Kontrollerlebens.

Für den Einsatz der EMDR-Therapie ist eine sorgfältige phasenorientierte Diagnostik essenziell. Sicherheit, Impulskontrolle und Basiskompetenzen der Selbstregulation müssen gewährleistet sein, bevor eine traumafokussierte Bearbeitung beginnt. Bei Substanzkonsum bedeutet dies in der Regel verbindliche Absprachen zur Konsumreduktion oder -pause; bei Essstörungen die Abklärung möglicher medizinischer Risiken; bei Selbstverletzendem Verhalten einen tragfähigen Krisen- und Sicherheitsplan. Erst wenn ausreichend duale Aufmerksamkeit und Stabilität bestehen, kann die Standardtechnik der EMDR-Therapie als effektiv wirkender Baustein eingesetzt werden.

Da Jugendliche in dieser Altersgruppe zu impulsiven Reaktionen, schnellen Affektumschwüngen und gelegentlich auch zu dissoziativen Zuständen neigen, bewähren sich klar gegliederte Sitzungsstrukturen, kurze Verarbeitungssequenzen und gut dosierbare Formen der Bilateralen Stimulation (z. B. taktile Pads).

Die Targetauswahl orientiert sich meist an realen Stressoren: Situationen, in denen

Konsum, Essverhalten oder Selbstverletzung als »einzige Lösung« erlebt wurden, bieten direkte Zugänge zu den darunterliegenden Netzwerken. Ebenso relevant sind Szenen, die intensive Scham-, Überforderungs- oder Ohnmachtserfahrungen enthalten – häufig im Kontext von Peers, schulischem Druck oder familiären Konflikten. Typische negative Kognitionen (»Ich bin wertlos«, »Ich habe keine Kontrolle«) spiegeln die zugrunde liegenden Bindungs- und Selbstbewertungsmuster wider. Bei Essstörungen treten zusätzlich körperbezogene Targets, selbstkritische innere Anteile oder soziale Abwertungserfahrungen in den Vordergrund; bei digitalem Suchtverhalten spielen Kontrollverlust, nächtliche Übererregung oder soziale Isolation eine zentrale Rolle.

Während der Verarbeitung ist ein enges Monitoring notwendig, um dissoziative Zustände, Impulsanstieg oder akute Drangzustände früh zu erkennen und abzufangen. Jugendliche benötigen klare Stopp-Signale, transparente Prozessstrukturen und regelmäßige Reorientierung. In vielen Fällen ist EMDR am wirksamsten, wenn es in ein multiprofessionelles Behandlungskonzept eingebettet ist – einschließlich Suchtberatung, Jugendhilfe, schulischer Unterstützung und somatischer Begleitung. Dadurch können sowohl die Traumaverarbeitung als auch die Alltagsstabilisierung gleichzeitig adressiert werden.

Aktuelle Befunde zeigen, dass die EMDR-Therapie zu einer nachhaltigen Reduktion von Konsumepisoden, Selbstverletzendem Verhalten und essgestörten Symptomen beitragen kann. Sie wirkt dabei nicht isoliert auf das Symptom, sondern auf die zugrunde liegende traumatische Kodierung, wodurch langfristig adaptive Affektregulationsstrategien und ein verbessertes Selbstwirksamkeitserleben entstehen (Hase 2019; Pérez-Dandieu & Tapia 2014; Wesson & Gould 2009).

## Technologiegestützte sexualisierte Gewalt (TSG), Online Child Sexual Abuse (OCSA)

Kinder und Jugendliche, die Opfer von online- oder technologiegestützter sexualisierter Gewalt (OCSA/TSG) werden, zeigen ein besonderes Belastungsprofil, das klassische Traumafolgen mit digitalen Dynamiken verbindet. Neben Intrusionen, Vermeidung und Hyperarousal stehen Themen wie digitale Permanenz, Kontrollverlust, Scham, Erpressung und die Angst vor einer fortgesetzten oder erneuten Verbreitung von Bildmaterial im Zentrum (Europol 2022; Finkelhor et al. 2022, 2024; Hamilton-Giachritsis et al. 2020; Joleby et al. 2017, 2020; Jonsson & Svedin 2017). Da diese Form der Gewalt häufig im privaten, vermeintlich sicheren Raum des Kindes stattfindet – etwa im eigenen Zimmer über das Smartphone –, entsteht eine allgegenwärtige Verunsicherung, die sich von anderen Traumakontexten deutlich unterscheidet. Die Abwesenheit eines physischen Tatortes und der unsichtbare Charakter der Gewalt erschweren das Erleben von Sicherheit und können zu der belastenden Vorstellung führen, »nie wieder sicher zu sein«.

Für die EMDR-Therapie bedeutet dies, dass sowohl die traumatische Erfahrung selbst als auch digitale Fortsetzungsbedrohungen, Schamprozesse und Täterstrategien (Grooming, Schuldumkehr) in die Fallkonzeption einbezogen werden müssen. Die

Analyse der Stressoren umfasst typische OCSA-Verlaufsabschnitte: Kontaktanbahnung, Manipulation, Herstellung und Weitergabe von Bildmaterial, Drohungen, soziale Reaktionen oder Selbstbeschuldigungen. Kinder erleben diese Abläufe häufig als unabgeschlossen, besonders wenn die tatsächliche Verbreitung des Materials nicht vollständig kontrollierbar ist. Therapeutisch ist daher zwischen real fortbestehenden Risiken und dysfunktional gespeicherten Gedächtnisnetzwerken zu unterscheiden. Stabilisierung umfasst neben klassischen Techniken auch digitale Sicherheitsplanung, Unterstützung im Umgang mit Ermittlungsbehörden und eine eindeutige psychoedukative Entlastung des Kindes hinsichtlich Verantwortung und Schuld (Menhart et al. 2025).

Die Targetauswahl folgt in der Regel einem stressorbasierten und traumakompensatorischen Ansatz. Häufig eignen sich konkrete digitale Szenen (z. B. die erste Kontaktaufnahme, der Moment der Nötigung, eine Drohung), intrusive symbolische Bilder (»Alle werden es sehen«) sowie körperliche Reaktionen auf digitale Trigger wie Benachrichtigungen, App-Symbole oder das Smartphone selbst. Scham- und Schuldgefühle sind für OCSA besonders charakteristisch und spiegeln sich häufig in tiefgreifenden negativen Kognitionen wie »Ich bin wertlos« oder »Ich bin schuld« wider.

Da digitale Trigger im Alltag nahezu omnipräsent sind, ist eine enge Verzahnung der EMDR-Therapie mit Sicherheitsplänen, Datenschutzmaßnahmen und Kinderschutzstrukturen essenziell. Dies gilt insbesondere, wenn weiterhin Kontaktversuche bestehen oder strafrechtliche Ermittlungen laufen (§ 4 KKG; PROMISE ELPIS Consortium 2024). Die Evidenz zu sexualisierter Gewalt und komplexen Traumafolgen (de Roos et al. 2017; Diehle et al. 2015) legt nahe, dass die EMDR-Therapie auch bei OCSA ein hochrelevantes Verfahren ist.

## EMDR und Kinderschutz

Die Anwendung von EMDR-KJ im Kindes- und Jugendalter setzt zwingend voraus, dass Kinderschutzaspekte konsequent berücksichtigt und interdisziplinär eingebettet werden. Traumaverarbeitung kann nur gelingen, wenn aktuelle Gefährdungslagen geklärt, Schutzmaßnahmen etabliert und die psychosozialen Systeme des Kindes ausreichend stabilisiert sind (AWMF 2019; ISTSS 2018). EMDR findet somit nicht ausschließlich im therapeutischen Raum statt, sondern immer in einem erweiterten Kontext von Verantwortung und Schutzauftrag.

Ein verantwortungsvoll geplanter Therapieprozess erfordert die enge Zusammenarbeit mit Jugendhilfe, Schule, Kinder- und Jugendpsychiatrie, niedergelassener Psychotherapie, Kinderärzten sowie spezialisierten Beratungsstellen und – falls relevant – Familiengericht oder Polizei. Diese Kooperation ist nicht fakultativ, sondern ein zentraler Bestandteil entwicklungs- und traumasensibler Versorgung. Voraussetzung ist stets die informierte Einwilligung der Sorgeberechtigten oder – je nach Gefährdungslage – ein rechtlich legitimiertes Vorgehen gemäß § 4 KKG (Gesetz zur Kooperation und Information im Kinderschutz).

In der Behandlungsplanung bedeutet dies, dass Schutzkonzepte und Rahmenbedingungen vor und während der EMDR-Behandlung verbindlich abgestimmt werden: Schulbesuch und Nachteilsausgleich, Kommunikationswege für Krisen und Notfälle, Hilfen zur Erziehung, klare Zuständigkeiten, unterstützende Maßnahmen im sozialen Umfeld sowie ggf. die Entscheidung für teilstationäre oder stationäre Settings. Die EMDR-Therapie kann nur nachhaltig wirken, wenn die im therapeutischen Prozess ausgelösten Veränderungen im Alltag, im System aufgefangen und weitergeführt werden können.

Therapeuten übernehmen dabei die Rolle einer koordinierenden Knotenperson im Netzwerk – nicht im Sinne von Fallführung im juristischen Kontext, sondern im Sinne einer klinischen Verantwortung: Sie sorgen dafür, dass die Verarbeitung belastender Erfahrungen nicht isoliert stattfindet, sondern in ein sicheres, verlässliches und fachlich informiertes Umfeld eingebettet ist. Kinderschutz ist damit kein zusätzlicher Aspekt, sondern integraler Bestandteil des EMDR-Prozesses: Schutz ermöglicht Verarbeitung, und Verarbeitung stärkt Sicherheit und Selbstwirksamkeit.

## Ausbildung als EMDR-KJ-Therapeut/-in

Die Voraussetzung zur Teilnahme am Ausbildungscurriculum als EMDR-KJ-Therapeutin/-Therapeut nach den Kriterien von EMDR Europe und EMDRIA BRD sind neben der Approbation als Kinder- und Jugendpsychotherapeut die Teilnahme am EMDR-Standardseminar 1. Das EMDR-KJ-Curriculum umfasst sechs Ausbildungstage und wird in dreimal zweitägigen oder zweimal dreitägigen Blöcken unterrichtet, welche neben der theoretischen Einführung, Supervision und Selbsterfahrung/Praktikumsanteile beinhalten. Die genauen Zertifizierungsrichtlinien sowie nach EMDR Europe zertifizierte EMDR-KJ-Trainer finden Sie unter www.emdria.de.

# 13 Innovationen

Die EMDR-Therapie entwickelt sich dynamisch weiter. Es fehlt der Platz, um hier alles darzustellen, daher greife ich nur die wichtigsten Entwicklungen auf.

Ein entscheidender Beitrag der EMDR-Therapie zur Verbesserung der Versorgungslage könnte die EMDR-Therapie in der Behandlung der **Persönlichkeitsstörungen** sein. Aus den Niederlanden wurden hierzu interessante Daten vorgelegt (Hofmann et al. 2025). In dieser randomisierten klinischen Studie mit 159 Patienten mit Persönlichkeitsstörungen wurden die Patienten in die EMDR-Gruppe und eine Wartelisten-Kontrollgruppe randomisiert. In der EMDR-Gruppe erhielten die Patienten zehn 90-minütige Sitzungen zur Reprozessierung von traumatischen Erinnerungen und Erinnerungen, die mit einer Symptomatik der Persönlichkeitsstörung verbunden waren. Im Vergleich zur Kontrollgruppe führte die EMDR-Therapie zu einer signifikanten Verringerung der Symptome, wobei 30 Patienten (44,1%) eine Remission erreichten. Diese Ergebnisse weisen auf ein Potenzial der EMDR-Therapie für die Behandlung von Persönlichkeitsstörungen hin. Sicherlich bleibt abzuwarten, inwieweit die berichteten Ergebnisse auch in der Langzeitkatamnese Bestand haben. Wenn sich diese Ergebnisse in weiteren Studie bestätigen, wäre dies ein großer Fortschritt in der Behandlung der Persönlichkeitsstörungen.

Ebenfalls aus den Niederlanden kommen Daten zur Behandlung der **komorbiden Posttraumatischen Belastungsstörung** bei Patienten mit der Diagnose einer **Psychose** aus dem **schizophrenen Formenkreis** oder **schizo-affektiven Störung**. Noch vor wenigen Jahren wurde das Vorliegen einer solchen Grunderkrankung als Kontraindikation für die Durchführung einer EMDR-Therapie genannt.

**MERKE**

Sicherlich ist eine floride, akute Psychose immer noch eine Kontraindikation, aber wenn der Patient in der Remission ist, könnte es anders aussehen.

Ich habe schon um die Jahrtausendwende mit solchen Patienten mit Gewinn gearbeitet. Der Verdienst der Kollegen aus den Niederlanden liegt in der systematischen Erforschung der Anwendung. In mehreren Pilotstudien und einer großen randomisierten, kontrollierten Studie konnte gezeigt werden, dass die EMDR-Behandlung der komorbiden Posttraumatischen Belastungsstörung unter Reprozessierung von entsprechendem Erinnerungsmaterial mit der Standardtechnik bei Psychotikern sicher möglich ist und nicht nur mit einer Reduktion der PTBS-Symptomatik verbunden ist, sondern auch mit einer Stabilisierung in der Dynamik der Psychose (de Bont et al. 2013; van den

Berg et al. 2015). In einer weiteren Studie konnte gezeigt werden, dass die Behandlung auch Kosten spart, da nach der Therapie weniger Behandlungskosten anfielen (de Bont et al. 2019). Die EMDR-Therapie erbrachte im Vergleich mit der prolongierten Exposition den größeren Vorteil. Eine Reanalyse der Daten brachte einen interessanten Befund zutage: Die Arbeit mit dem traumatischen Erinnerungsmaterial wurde in der Frühphase der Behandlung teilweise in der Sitzung oder zwischen den Sitzungen als belastend erlebt. Dies war jedoch kein negativer Prädiktor für den Therapieerfolg (Burger et al. 2023).

Ein weiterer interessanter Bereich ist die EMDR-Therapie der **Bipolaren Störung**. Hier hat Benedikt Amann in Barcelona Pionierarbeit geleistet (Amann et al. 2016). In einer Pilotstudie (Novo et al. 2014) und einer randomisierten kontrollierten Studie (Hogg et al. 2024) konnte gezeigt werden, dass die Reprozessierung von Erinnerungsmaterial bei Patienten mit einer bipolaren affektiven Störung signifikante Verbesserungen bezüglich depressiver und hypomaner Symptomatik zeigt. In der randomisierten kontrollierten Studie entsprach die Relapse-Rate der Kontrollgruppe, was zeigt, dass die EMDR-Behandlung gut vertragen wurde und die EMDR-Therapie in dieser vulnerablen Gruppe gut anzuwenden ist. Reprozessiert wurden sowohl Erinnerungen an traumatische Erfahrungen, aber mehr noch Erinnerungen an belastende Lebenserfahrungen nicht traumatischer Natur. In einem narrativen Review konnte gezeigt werden, dass bezüglich der EMDR-Therapie begrenzte, aber konsistente Evidenz vorhanden ist. Die EMDR-Therapie reduzierte Trauma- und affektive Symptome (Perlini et al. 2020). Die Autoren fordern jedoch größere randomisierte kontrollierte Studien.

Die Arbeitsgruppe in Barcelona formulierte eine Behandlungsstrategie, die schon veröffentlicht ist (Amann et al. 2016). Es handelt sich hierbei um eine datengestützte Studie mit dem Fokus auf Bearbeitung maladaptiv gespeicherter Erinnerung an belastende Lebenserfahrung, besonders bezogen auf aktuelle Symptome und Probleme des bipolaren Patienten in den Bereichen Vergangenheit, Gegenwart und Zukunft! Die Autoren beschreiben verschiedene **»Subprotokolle«**, beispielsweise das Stimmungsstabilisierungs(sub)protokoll, das Krankheitseinsichts(sub)protokoll, das Therapieadhärenz(sub)protokoll, das Prodromalsymptomatik(sub)protokoll und das Derealisierungs(sub)protokoll für manische Symptome. Dies liest sich sehr kompliziert und hat schon den einen oder anderen Therapeuten von der Anwendung abgeschreckt. Wenn man sich die Behandlungsstrategie in der AIP-Perspektive jedoch genauer anschaut, dann wird es einfacher. Meiner Ansicht nach handelt es sich bei solchen »Subprotokollen« um spezifische Ressourcenaktivierung, die in der Behandlung des bipolaren Patienten einen großen Sinn machen.

**PRAXISTIPP**

Das »Stimmungsstabilisierungs(sub)protokoll« fragt z. B. nach der Erinnerung an Momente ausgeglichener Stimmung. Eine solche Ressource wird dann mit Bilateraler Stimulation aktiviert.

Ich möchte die Behandlungsstrategie für bipolare Patienten wie folgt beschreiben: Es wird relevantes Erinnerungsmaterial in den Bereichen Vergangenheit, Gegenwart und Zukunft bearbeitet. Dieser dem Standardprotokoll folgende Ansatz wird ergänzt durch sehr sinnvolle, differenzierte Ressourcenaktivierung, passend für diese Patientengruppe. Eine großartige Idee!

Auch die **Gruppenangebote** im Bereich der EMDR-Therapie rechne ich zu den Innovationen. Die EMDR-Therapie ist bisher weit überwiegend Psychotherapie im Einzelsetting und wenngleich Daten zu Gruppenanwendung vorgelegt wurden, kann man zu diesem Zeitpunkt nicht von einer annähernd vergleichbar guten Datenlage sprechen. So sehr Gruppenanwendungen der EMDR-Therapie aus therapie-ökomischen Aspekten zu wünschen wären, ist es doch derzeit noch ein Entwicklungsbereich.

Es lohnt auch ein Blick in die Geschichte. Wegweisend waren hier die Arbeiten von Jarero et al. (1999) in Mexiko, die mit dem *EMDR-Integrative Group Treatment Protocol (EMDR-IGTP)* erstmals eine manualisierte Gruppenstrategie vorstellten (Jarero & Artigas 2010). Die Erstanwendung erfolgte an Kindern und Jugendlichen, deren Dorf durch einen Wirbelsturm verwüstet wurde. Wenngleich es sich hier unzweifelhaft um eine traumatische Erfahrung handelt, ist es doch eine Naturgewalt und es war ein sozialer Zusammenhalt gegeben, sodass es für mich fraglich ist, ob dies auf alle Traumaformen und insbesondere schwere interpersonelle Gewalt zu generalisieren ist. In Europa wurde das EMDR-IGTP weiterentwickelt, u. a. zum *Group Traumatic Episode Protocol (G-TEP)* (Shapiro & Laub 2014). Ein weiterer Punkt, der zu diskutieren ist, ist der Umstand, dass die Forschungslage sich überwiegend auf Akuttrauma bezieht. Im Akutbereich sind kurze Interventionen hilfreicher als in der Behandlung chronischer und komplexer Traumatisierung. Ich möchte mit diesen Gedanken Überlegungen entgegentreten, dass es sich z. B. bei EMDR G-TEP um eine isolierte Technik handele, die nicht Psychotherapie sei. Für mich ist auch die Akutbehandlung, ob im Einzel- oder Gruppensetting, nicht außerhalb des Bezugsrahmens der Psychotherapie, hier der EMDR-Therapie, denkbar.

Auch die gruppenbasierte Anwendung der EMDR-Therapie basiert auf dem AIP-Modell. Traumatische Erfahrungen werden maladaptiv gespeichert und wir nutzen Fokussierung und Bilaterale Stimulation, um den adaptiven Verarbeitungsprozess anzuregen. Die Gruppe dient hierbei als emotionaler, sozialer und strukturierender Rahmen, ohne dass die Verarbeitung selbst kollektiv erfolgt. Die Fokussierung des Erinnerungsmaterials muss hier anders erfolgen, wie im EMDR-IGTP oder EMDR G-TEP durch Zeichnen. Die Bilaterale Stimulation wird zumeist über taktile Selbststimulation realisiert. Bezüglich des Vorgehens verweise ich auf die ausführliche Beschreibung des EMDR-IGTP im Kapitel 12.1.2.

Der derzeitige Forschungsstand beschreibt eine Effektivität der EMDR-Gruppenanwendungen sowohl für das EMDR-IGTP als auch für das G-TEP bei verschiedenen Patientengruppen, wie z. B. bei Menschen, die zur **Migration** gezwungen wurden (Chauliac et al. 2025). Interessant sind auch Gruppenangebote, die sich an Patienten mit **Krebserkrankung** wenden. Sowohl für das EMDR-IGTP (Jarero et al. 2018) wie auch für das EMDR G-TEP (Roberts 2018) liegen jetzt Daten vor. Aktuell wurde eine Untersuchung vorgelegt, in der EMDR G-TEP bei einer gemischten Population psychiatrischer Patienten im Setting der psychiatrischen Institutsambulanz einer Universitätsklinik untersucht wurde (Stingl et al. 2025a). Die Autoren berichten über eine Symptomreduktion bezogen auf die bearbeiteten belastenden Erinnerungen über die Grenzen der Diagnosen hinweg. Das AIP-Modell ist eben ein transdiagnostisches Modell.

In der Gruppenanwendung der EMDR-Therapie liegt ein großes Potenzial. Die kommende Forschung wird den Stellenwert der Gruppenanwendungen bestimmen. Ich möchte noch anfügen, dass ich mit dem EMDR-IGTP sehr gute Erfahrungen gemacht habe.

Ich möchte an dieser Stelle auch über die Arbeit mit **Zwangserkrankungen** berichten. Zwang lässt sich als Symptom im AIP-Modell verstehen; dann werden wir mit der spezifischen Diagnostik versuchen, den Zusammenhang zwischen dem Symptom, hier dem Zwang, und der maladaptiv gespeicherten Erinnerung herzustellen, um mit diesem Material zu arbeiten.

**FALLBEISPIEL Zwangshandlungen**

Eine etwa 30-jährige Frau ist wegen verschiedener Probleme in Behandlung. Ein Symptom sind Zwangsgedanken, anderen Menschen weh zu tun. Sie erlebt dabei starke Schuld. Mit der spezifischen Diagnostik lässt sich eine Erinnerung identifizieren: Sie wurde in der 6. und 7. Klasse massiv gemobbt. In einer Handarbeitsstunde saß eines der sie mobbenden Mädchen vor ihr und sie erlebte den Impuls, diesem Mädchen eine Stricknadel in den Po zu stechen. Sie erlebte ein starkes Schuldgefühl und musste diesen Impuls abwehren. Danach entwickelten sich die Zwangsgedanken und Zwangshandlungen. Nach Reprozessierung dieser Erinnerung sistierten die Zwangsgedanken und die Zwangshandlungen wurden deutlich weniger.

In der klassischen AIP-Formulierung im Sinne des Standardprotokolls werden wir zuerst mit der maladaptiv gespeicherten Erinnerung (Vergangenheit) arbeiten, dann mit persistierenden Symptomen wie z. B. Zwangshandlungen und aktiven Triggern (Gegenwart) und danach adaptive Reaktionen auf zukünftige Situationen stärken, die früher Symptomatik auslösten. Wie bei der Behandlung von Phobien muss aber im Behandlungsverlauf das bisher Vermiedene getan werden, um evtl. vorhandenes Restmaterial zu demaskieren und zu bearbeiten.

Es gibt mittlerweile mehrere Fallberichte und Studien, die eine Annahme der Wirksamkeit der EMDR-Therapie in der Behandlung von Zwangserkrankungen nahelegen (Cusimano et al. 2018; Marr 2012; Marsden et al. 2018; Miccoli & Poli 2024; Nazari et al. 2011). In einer zusammenfassenden Übersicht kommt Talbot zu der Aussage, dass erste Studien einen Hinweis auf symptomreduzierende Effekte der EMDR-Therapie bei Zwangserkrankungen zeigen (Talbot 2021). Es fehlt jedoch noch an Daten, um die Anwendung der EMDR-Therapie bei Zwangsstörungen sicher zu belegen.

Es gibt auch noch andere Patienten, in denen eine reine AIP-Formulierung der Störung schwieriger ist. Hier finden wir durchaus Zwangsstörungen in der Familienlinie, sodass eine genetische Prädisposition beteiligend ist. Karsten Böhm, der sich schon lange, bevor er die EMDR-Therapie kennenlernte, mit Zwangsstörungen beschäftigt hatte (Böhm 2009), konnte auch hier einen Ansatz entwickeln, in welchem die EMDR-Therapie in ein übergreifendes Konzept der Therapie von Zwangsstörungen mit Erfolg integriert wird (Böhm & Vorderholzer 2010). Böhm setzt dies Vorgehen auch in Bezug zu der S3 Leitlinie (AWMF 2022) und zeigt, wie wir mit der EMDR-Therapie leitliniengerecht arbeiten können. In dem Vorgehen nach Böhm (Böhm 2015) wird zuerst mit der Zwangssymptomatik gearbeitet. Nach entsprechender Vorbereitung wird der Patient angeleitet, das bisher Vermiedene auszuführen, z. B. in Gegenwart des Therapeuten ein Messer in die Hand zu nehmen. Der dadurch aktivierte Affekt wird dann mittels Bilateraler Stimulation prozessiert. Dadurch soll eine Reduktion der Zwangssymptomatik erreicht werden. Fundierende maladaptiv gespeicherte Erinnerungen werden später bearbeitet. Auch Böhm legt großen Wert darauf, dass das bisher Vermiedene auch im Leben ausgeführt wird.

Ein weiterer innovativer Bereich ist die Arbeit mit **transgenerationaler Traumatisierung**. Neben den bekannten und durch die EMDR-Therapie reversiblen epigenetischen Veränderungen (Carvalho Silva et al. 2024) wird transgenerationale Traumatisierung durch Weitergabe von Geschichten, Tradierung, aber auch durch Tabus transmittiert. Wenn geschwiegen wird, füllen besonders Kinder die Lücke mit Fantasien. Nicht Ausgesprochenes wirkt weiter und Kinder entwickeln intuitive Anpassungsstrategien auf der Grundlage unausgesprochener familiärer Belastungen. Zudem zeigen Bindungstheorie und Forschung, dass traumatisierte Eltern häufiger unsichere oder desorganisierte Bindungsmuster entwickeln. Über die feinfühligen oder auch irritierten, ambivalenten oder ängstlich-vermeidenden Interaktionsmuster wird das innere Arbeitsmodell des Kindes geprägt. Letztlich haben wir es auch hier mit maladaptiver gespeicherter Erinnerung zu tun. Wie erreichen wir diese Information? Eine Möglichkeit ist die Fokussierung der Symptomatik. Ein anderer Weg besteht darin, nach den Fantasien bezüglich des erahnten Schicksals der Vorgenerationen zu fragen. Diese Fantasien müssen aktiv erfragt werden. Das Material kann dann z. B. mit der Standardtechnik mit Gewinn bearbeitet werden (Hase et al. 2014). Diese Vorgehensweise wirkt klarer als andere Ansätze (Drexler 2017). Aber auch in diesem Bereich fehlt es noch an kontrollierter, hochqualitativer Forschung.

# 14 Strukturen und Qualität

Shapiro hat von Beginn den Grundstein für eine Struktur gelegt, die ebenfalls zur Entwicklung der EMDR-Therapie beigetragen hat. Sie initiierte die Gründung der ersten Fachgesellschaft, der *EMDR International Association*, und legte damit den Grundstein für eine Trennung von kommerziell orientierten Ausbildungsinstituten und den Fachgesellschaften, die sich der Entwicklung der EMDR-Therapie und der Qualitätssicherung besonders in der Ausbildung widmen. Letztlich ist es der Versuch einer Trennung, der löblich ist, aber im wirklichen Leben nicht lupenrein funktioniert, denn oftmals finden sich in den Vorständen der Fachgesellschaften Kollegen, die auch mit Ausbildungsangeboten kommerziell unterwegs sind.

Nach und nach entstanden in Europa nationale Fachgesellschaften, die sich ab 1999 in der europäischen Dachgesellschaft *EMDR Europe* zusammenschlossen. *EMDR Europe* sichert die Qualität in der Ausbildung, sowohl in der Begrenzung des Zugangs zur Ausbildung, als auch in der durchaus strengen Kontrolle der Ausbilder und Ausbildungsinhalte. Bitte achten Sie auf das Siegel »*EMDR Europe* zertifiziert«. Damit können Sie sicher sein, eine hochwertige Ausbildung zu bekommen. Mittlerweile kommen unter dem Dach von *EMDR Europe* über 40 nationale Fachgesellschaften mit mehr als 40 000 Mitgliedern zusammen. Im Lauf der Zeit haben sich nationale Fachgesellschaften in vielen Ländern dieser Welt gebildet, die wiederum in verschiedenen Dachgesellschaften wie *EMDR Africa* oder *EMDR Asia* zusammengeschlossen haben.

Während sich *EMDR Europe* um die Zertifizierung von Ausbildungsinhalten sowie Ausbildern wie den Trainern und Gruppenausbildern (Facilitatoren) und Supervisoren kümmert, widmet sich die nationale Fachgesellschaft *EMDRIA Deutschland e. V.* der Zertifizierung der EMDR-Therapeuten. Die Bezeichnung als »EMDR Therapeut EMDRIA Deutschland« ist ein geschützter Begriff, hinter dem eine gute Ausbildung steht. Es ist letztendlich das wirkliche Qualitätsmerkmal, denn eine KV-konforme Ausbildung könnte rein theoretisch angeboten werden. Ohne die begleitete Selbsterfahrung in den unterschiedlichen Rollen als Patient, Therapeut und ggf. Beobachter kann die Anwendung der EMDR-Therapie nicht sicher erlernt werden. Stellen Sie sich einfach vor, dass sie nach den theoretischen Stunden in der Fahrschule sofort ins Auto steigen und losfahren. Daher ist das Zertifikat als »EMDR Therapeut EMDRIA Deutschland« auch für Patienten sehr wichtig. Die vier Buchstaben »EMDR« lassen sich nicht schützen und es gibt leider unseriöse Angebote, in denen vor allem komplexe Patienten zu Schaden kommen können.

Die Anforderungen der Zertifizierung sind transparent und auf der Website von EMDRIA Deutschland e. V. (www.emdria.de) einsehbar. Darüber hinaus ist eine Mitgliedschaft in der Fachgesellschaft auch lohnend. Die Fachgesellschaft bietet jährliche Tagungen und eine zweimal im Jahr erscheinende deutschsprachige Zeitschrift für EMDR an.

# 15 Supervision

Die Supervision verbindet Ausbildung und Praxis. So gut die EMDR-Ausbildung oder der Trainer auch sein mag, die Umsetzung in die Praxis ist entscheidend. Der beste Weg in die EMDR-Therapie ist, direkt nach dem ersten Wochenende mit der Anwendung in der Praxis zu beginnen. Supervision von Anfang an erleichtert diesen Weg.

Das Ziel der Supervision ist es, zum Denken und Handeln im AIP-Modell, zur Auswahl einer dem Patienten angemessen Behandlungsstrategie und einer dem Material angemessen Technik anzuleiten. Die Supervision muss den Ausbildungsstand des Supervisanden berücksichtigen. Dem Fortgeschrittenen sollte die Supervision bei der Behandlungsplanung und Durchführung zunehmend komplexerer Fälle helfen. Es ist wichtig, eine gute Balance zwischen manualgetreuem Arbeiten in den Techniken und der notwendigen Flexibilität, der Anpassung an das Individuum, zu vermitteln. Dabei ist zu berücksichtigen, dass die EMDR-Grundausbildung grundsätzlich zwei verschiedene Ziele verfolgen kann: Zum einen zielt die Grundausbildung darauf ab, den Kandidaten in Richtung des EMDR-Therapeuten zu führen, der zunehmend umfassend im AIP-Modell denkt und handelt. Aber auch der zweite Weg ist lohnenswert: Der Therapeut bleibt in seinem Richtlinienverfahren und bettet Techniken der EMDR-Therapie ein, wenn es angezeigt ist. Jedenfalls können so mehr Patienten von der EMDR-Therapie profitieren. Die Supervision muss in der Lage sein, Therapeuten auf dem einen oder dem anderen Weg zu unterstützen. Dies erfordert eine Offenheit des Supervisors, besonders wenn er sehr mit der EMDR-Therapie identifiziert ist. Natürlich verändern sich die Wege im Lauf der Zeit. Nicht selten entscheiden sich Therapeuten während ihrer Ausbildung um und identifizieren sich mehr mit der EMDR-Therapie.

Die Inhalte der Supervision sind sehr breit gestreut. Es geht von der Anamnese über die Indikationsstellung zur Behandlungsplanung und differenziellen Anwendung der Techniken. Das Setting der Supervision ist sehr flexibel. Von der Einzelsupervision bis zur Gruppe, vom Präsenzsetting bis zur Onlinesupervision ist vieles möglich. Im Verlauf eines Supervisionsprozesses sollte der Supervisand mindestens einmal ein Video einer Behandlungssitzung vorstellen. Nur so kann der Supervisor wirklich helfen. In der Gruppensupervision profitiert auch der Teilnehmer, der gerade keinen Fall einbringen kann, von der Diskussion der Fälle der anderen. Sehr empfehlenswert ist eine geschlossene Supervisionsgruppe, in der sich die Teilnehmer nach dem ersten Teil der EMDR-Grundausbildung zusammenfinden und gemeinsam bis zum zweiten Teil, oder noch besser bis zur Zertifizierung, zusammenbleiben. Inhaltlich hat in der Supervision alles Platz. Von der theoretischen Frage über eine kleine Vignette aus der Anwendung einer Technik bis hin zur kompletten Fallvorstellung ist alles einzubringen. Der

Supervisor kann aus jeder Fragestellung einen Lernprozess gestalten. Ich empfehle meinen Supervisanden, das Arbeitsblatt »Behandlungsplanung für die Praxis« (→ Materialien zu diesem Buch im Internet) bereitzuhalten, um die nötigen Informationen für den Supervisionsprozess parat zu haben. Für die Supervision ist die Berücksichtigung des Ausbildungsstands des Supervisanden extrem wichtig. Früh in der Entwicklung sollte der Supervisor für Klarheit sorgen und Komplexität reduzieren. Dafür muss er oft das eigene umfangreiche Wissen zurückhalten. Später wird der Supervisor mehr davon einbringen können.

Der Supervisor sollte in seiner Orientierung am AIP-Modell, einer offenen Grundhaltung und seiner Kenntnis der wichtigsten Behandlungsstrategien und Techniken eine Möglichkeit zum Lernen am Modell ermöglichen. In der Supervision können Hilfsmittel genutzt werden. Ob in der Präsenzsupervision am Flipchart oder in der ZOOM-Sitzung am Whiteboard: Ich nutze gerne Möglichkeiten der Visualisierung. Der von mir entwickelte »Zylinder des Lebens« (→ Abb. 15-1) ist eine gute Möglichkeit, Netzwerke, Verbindungen und Techniken zu visualisieren. In dem gezeigten Beispiel wird deutlich, dass wir am Netzwerk »MedTrauma« (Traumatisierung durch körperliche Erkrankung und/oder medizinische Behandlung) ansetzen, wohl wissend, dass frühere Erfahrungen vorhanden sind.

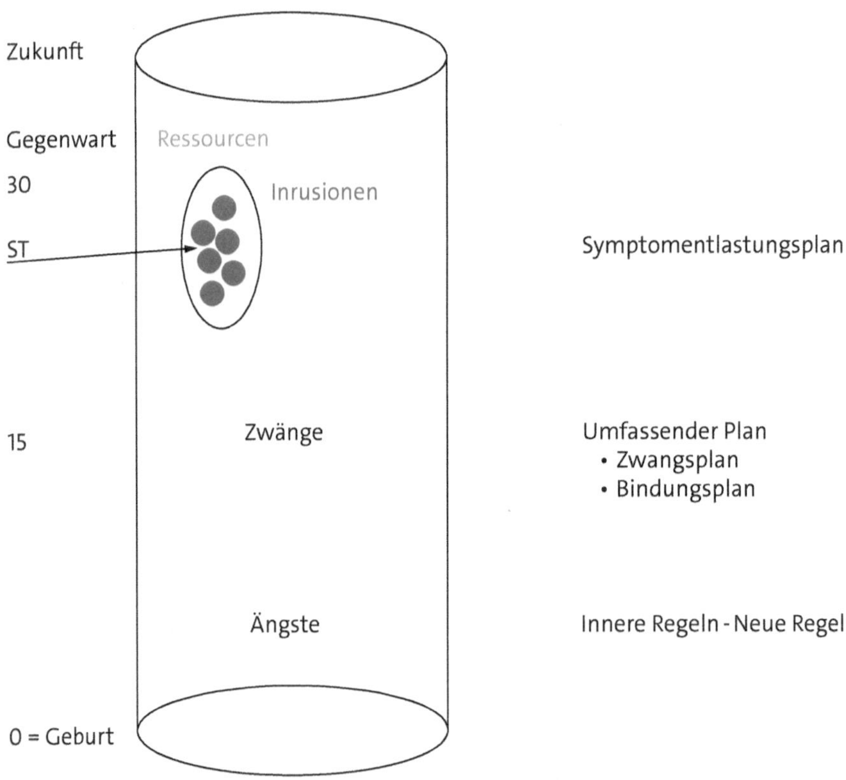


**Abb. 15-1:** Zylinder des Lebens.

**Selbsterfahrung** ist derzeit außerhalb der supervidierten Praktika nicht zwingend gefordert. Dies ist bedauerlich, da die Selbsterfahrung nicht nur zur Reduzierung des triggerbaren Materials beim Therapeuten beiträgt, sondern auch zu einer Sicherheit in der Anwendung. In einer Untersuchung an Therapeuten konnten wir zeigen, dass viele Kollegen Selbsterfahrung außerhalb der Praktika suchen (Hase et al. 2025). Dieser Befund sollte uns ermutigen, mehr Selbsterfahrung in der Ausbildung zu fordern. Auch in der Supervision kann der Bedarf nach Selbsterfahrung deutlich werden und es ist dann Aufgabe des Supervisors, unter Wahrung der Verschwiegenheit darauf hinzuweisen.

Wenn Sie Supervision suchen, dann können Sie sich gerne an mich wenden. Auch Adnan Duru kann ich als Supervisor sehr empfehlen (praxisapduru@web.de). Wenn Sie auf der Website von EMDRIA Deutschland schauen, dann finden Sie auch Listen mit Supervisoren für den Kinder/Jugend- und Erwachsenenbereich (www.emdria.de/mitglied-werden/ausbildung). Kinder- und Jugendtherapeuten können zwei Drittel ihrer Supervision auch bei erwachsenen Supervisoren absolvieren.

Wer im Verlauf seiner EMDR-Ausbildung Lust an der Tätigkeit als EMDR-Supervisor bekommt, kann diesen Weg gehen. Der Kandidat muss mindestens drei Jahre als EMDR-Therapeut akkreditiert sein und breite Erfahrung in der Anwendung der EMDR-Therapie besitzen. Die weiteren Anforderungen sind klar und transparent geregelt und bei *EMDR Europe* nachzulesen (www.emdr-europe.org/professionals).

Genauso klar und transparent ist der Weg, EMDR-Trainer zu werden, beschrieben. Auch hierzu finden sich die benötigten Informationen auf der Website von *EMDR Europe*.

# 16 Ausblick

Francine Shapiro hat das Krankheits- und Veränderungsmodell der EMDR-Therapie das Modell der adaptiven Informationsverarbeitung genannt und nicht das Modell der adaptiven Erinnerungsverarbeitung. Selbst wenn wir überwiegend mit Erinnerungen arbeiten, könnten wir doch annehmen, dass diese Erinnerungen nur Stellvertreter für die Information sind. Ich bin auf dieses Thema schon im Kapitel 12.11 (EMDR-Therapie, Sex und Liebe) eingegangen.

Neuere Entwicklungen greifen dieses Thema auf. Ein Ansatz ist die Ausweitung der Indikation der »On-Spot«-Technik. Die On-Spot-Technik wurde zuerst in der Arbeit mit dementen Patienten im Rahmen einer Fallserie beschrieben (Amano & Toichi 2014). Amano & Toichi (2014) hatten beobachtet, dass demente Patienten mit traumatischer Erfahrung in der Vergangenheit oftmals Unruhezustände zeigten, die an PTBS-Symptomatik erinnerte, jedoch von den schwer dementen Patienten nicht verbalisiert werden konnte. Sie entschieden sich dazu, diese Symptomatik sofort bei Auftreten mit taktiler Bilateraler Stimulation zu behandeln, also On-Spot, und konnten eine Reduktion der Unruhestände beschreiben.

Als ich diesen Artikel las, musste ich an eine Erfahrung denken, die schon viele Jahre zurückliegt. Als mein Sohn etwa sechs bis sieben Jahre alt war, litt er unter Schlafwandeln. Er tauchte einige Stunden nach dem Einschlafen auf und lief mit geöffneten Augen und glasigem Blick durch das Haus. Die hörbaren Wortfetzen ergaben keinen Sinn. In diesem Zustand reagierte er nicht auf Ansprache. Ich kam auf die Idee, ihm zu folgen und taktil an den Oberarmen zu stimulieren. Nach kurzer taktiler Stimulation veränderte sich dieser sonst unbeeinflussbare Zustand. Er begann zu gähnen, reagierte wieder auf Ansprache und ließ sich erneut zu Bett bringen. Ich hatte diese »On-Spot«-Applikation der Bilateralen Stimulation fast vergessen, bis mich der Artikel von Amano & Toichi (2014) daran erinnerte.

In der Diskussion mit der israelischen Kollegin Keren Mintz-Malchi über schwierig zu behandelnde Patienten mit ausgeprägter Affektphobie entstand die Idee, auch hier die On-Spot-Technik zu versuchen. Bei diesen Patienten ist ein Problem, dass der Versuch der Aktivierung des Erinnerungsmaterials durch die Phase 3 schon zur Mobilisierung von Affekt und dann starker innerer Vermeidung führt. Erste Erfahrungen mit diesem Ansatz sind positiv (Hase & Mintz-Malchi 2025).

Ohne den Fokus auf die Affektphobie hatte auch ein erfahrener EMDR-Therapeut und Supervisor hingewiesen (Dörr 2019, persönliche Mitteilung). Bei der Anwendung der On-Spot-Technik müssen Patienten grundsätzlich auf den Einsatz der EMDR-Therapie vorbereitet werden. Es bedarf einer tragfähigen therapeutischen Beziehung und die Patienten sollten möglichst vorher Erfahrungen mit der Anwendung der EMDR-Standardtechnik gemacht haben. Mir ist wichtig, dass ich durch die Phase 1 und die vorherige Therapie zumindest eine Vermutung habe, welches Material erreicht werden und eine Einschätzung erfolgen kann, dass die Reprozessierung innerhalb der integrativen Kapazität möglich ist. Ich will den Patienten nicht austricksen, es braucht auch hier den »informed consent«, den ich mir ebenfalls On-Spot einhole.

Eine technische Schwierigkeit gibt es. Ohne Zielerinnerung fehlt mir der klar definierte Bezugspunkt, zu dem ich am Kanalende zurückgehe oder auf den ich mich in der Verstärkung der positiven Kognition beziehen kann. Dafür habe ich noch keine definitive Lösung.

Aus Belgien kommt der Ansatz des »Affect Focused EMDR« (Cornil & Limbergen 2025). Der Ansatz des Affect-Focused EMDR richtet den Blick besonders auf die früh verankerten Gefühlsmuster, die in Beziehungserfahrungen entstanden sind. Bevor die klassische Nachverarbeitung beginnt, wird der affektive Kern, z. B. Scham, Verlassenheitsangst oder Wut, bewusst herausgearbeitet und im Bewusstsein gehalten. Erst dann folgt die Bilaterale Stimulation. Im Mittelpunkt steht also nicht primär eine typische Erinnerung, sondern das innere emotionale Erleben. Ich kann diesen Ansatz nachvollziehen und bin auf Ergebnisse in kontrollierten Studien gespannt. Zu kritisieren ist, dass die Autoren vom »relational Trauma« sprechen. Hier sind belastende Bindungserfahrungen und Bindungsdefizite gemeint, für die die in den gängigen Diagnosesystemen genannte Traumadefinition nicht zutrifft. Zweifelsohne sind solche Erfahrungen schädigend und können zur Bildung maladaptiv gespeicherter Erinnerung führen. Es wird sich in den wenigsten Fällen um Bindungstraumatisierung im eigentlichen Sinn handeln. Eine präzise Definition beschreibt Bindungstraumatisierung als die »klassische« Traumatisierung des Kindes durch die Bindungspersonen, z. B. die Eltern (Brisch 2016). Ich halte eine präzise Wortwahl für notwendig, um nicht in eine überflüssige Diskussion um eine Aufweichung der Traumadefinition zu kommen.

Ein scheinbar neuer Ansatz ist das »Relational EMDR« (Laliotis 2022). Laliotis postuliert, dass Therapeut und Patient nicht nur vergangene belastende Erinnerungen achten sollten, sondern im Hier und Jetzt auf das Erleben im therapeutischen Setting fokussieren. So könne durch eine stabile Beziehung eine »korrigierende emotionale Erfahrung« entstehen, die helfe, dysfunktionale Bindungs- und Selbstregulationsmuster zu verändern. Das »Relational EMDR« versteht sich als integrative Psychotherapie: Es nutze das Informationsverarbeitungsmodell der EMDR-Therapie und binde aber auch Konzepte aus Bindungstheorie, Somatik, der Teile-Arbeit und interpersoneller Neurobiologie ein. Damit solle nicht nur Symptomreduktion gelingen, sondern eine tiefgreifende persönliche und relationale Transformation möglich werden. Ich stehe diesem Konzept kritisch gegenüber, so sehr ich auch die Arbeit von Deany Laliotis als Therapeutin und EMDR-Trainerin schätze. Wie ich schon ausführte, sehe ich die therapeutische Beziehung als zentralen Anteil der EMDR-Therapie an. Die EMDR-Therapie wird auch immer »relationale« Aspekte berücksichtigen. Anders kann ich mir die Psychotherapie »EMDR« nicht vorstellen. Zudem sind es mir zu viele Worthülsen und der Effekt dieses Ansatzes ist noch nicht durch Daten gestützt.

Ich möchte noch kurz auf das »EMDR 2.0« eingehen (Matthijssen et al. 2021). Die Benennung suggeriert, dass es sich um eine Weiterentwicklung der EMDR-Therapie handele. Bei genauer Betrachtung zeigt sich allerdings, dass es um eine Modifikation der EMD-Technik geht. Ich möchte gar nicht in Abrede stellen, dass diese Technik bei einzelnen Patienten hilfreich ist, finde aber die Benennung irreführend.

Wie ich schon andeutete, liegt Entwicklungsarbeit vor uns. Das Konzept der acht Phasen, das die Standardtechnik mit den Phase 4 bis 6 enthält, bildet die heutige technische Vielfalt der EMDR-Therapie nicht mehr ab. Vielleicht könnte man die Phase 3 mit der Beschreibung »Aktivierung der Erinnerung, wie in der jeweiligen Technik vorgesehen« versehen, und die Phasen 4 bis 6 durch »Anwendung der jeweiligen Technik« ersetzen. Dann müsste man auch die Durchnummerierung der Phasen ersetzen. Es bleiben Fragen offen.

Wir haben in der EMDR-Therapie etablierte Behandlungsstrategien und manualisierte Techniken und die Forschung zeigt uns, dass wir gut daran tun, uns an diese Strategien und Manualisierung zu halten. Allerdings hat die Komplexität der Patienten zugenommen. Komplexe Patienten zwingen uns zu sorgsam abgewogenen Veränderungen in der Behandlungsplanung und Durchführung sowie in den manualisierten Techniken. So werden wir uns bei diesen Patienten unter Achtung ihrer Stabilität gelegentlich von der zeitlichen Abfolge des Standardprotokolls verabschieden müssen und in der Gegenwart oder nahen Vergangenheit beginnen. In der Anwendung der Standardtechnik werden wir uns bei diesen fragilen Patienten mit eingeschränkter Assoziativität von der Grundregel »Folgen Sie dem Prozess« verabschieden, denn hier entscheiden wir uns bewusst zum Unterbrechen von Assoziationen, um das Material in einer Sitzung zu begrenzen. Bei aller Relevanz der niedergeschriebenen Abläufe sollte die Regel dem Prozess folgen! Wir dürfen auch nicht Ziele und Mittel verwechseln. Das Ziel der Phase 3 ist die Aktivierung der Erinnerung für das folgende Reprozessieren und nicht ein perfekt ausgefülltes Arbeitsblatt. Ich darf hier z. B. eine kleine Unschärfe bei der positiven Kognition tolerieren und schnell in die Phase 4 führen, wenn der Affekt stark aktiviert ist. Die positive Kognition werden wir ja am Anfang der Phase 5 erneut überprüfen. Dies sollte ich aber nicht vergessen!

Mittlerweile ist eine Diskussion über Interventionen aus dem Methodenkorb der EMDR-Therapie angestoßen worden, die unter der Überschrift der »Low-Intensity-Interventions« geführt wird (Maxfield 2021). Mit »Low-Intensity-Interventions« sind therapeutische Angebote gemeint, die ohne oder mit wenig intensiver therapeutischer Begleitung durch Patienten selbst angewandt werden können. Die Autorin plädiert dafür, die EMDR-Gruppentherapien als »geführte Selbsthilfe-EMDR-Therapie« neu zu konzipieren, da es sich um eine stark manualisierte, streng vorgegebene Behandlung handelt, bei welcher der Klient selbstständig an seinem eigenen Material arbeitet. In dieser Hinsicht böten diese eine hervorragende Vorlage für die zukünftige Entwicklung wirksamer EMDR-Interventionen mit geringer Intensität. Selbst wenn ich den Gedankengängen über die EMDR-Gruppenanwendungen nicht ganz folgen möchte, da ich diese für Psychotherapie in der Gruppe halte, sind die Überlegungen von Maxfield (2021) dennoch bedeutsam. Ich sehe hier durchaus ein Potenzial für Ressourcentechniken, die auch außerhalb einer strikten AIP-Fallkonzeption eingesetzt werden könnten. Und könnte man dann nicht auch dieses Instrument in die Hände von paraprofessionellen Helfern geben und damit Teile der EMDR-Therapie einer größeren Gruppe von Bedürftigen zukommen lassen? Der Bedarf ist sicher groß.

Wir können diese Überlegungen mit Fokus auf die Frage, »wen wir ausbilden sollten«, fortsetzen. Zu Beginn der Entwicklung der EMDR-Therapie war es sicherlich notwendig, den Teilnehmerkreis der Auszubildenden auf schon ausgebildete Psychotherapeuten oder in der Ausbildung weit Fortgeschrittene zu begrenzen. Nur so konnte das wirkmächtige Instrument der Standardtechnik in einer sehr kurzen Ausbildung in die Hände der Therapeuten gegeben werden. Mit der Weiterentwicklung der EMDR-Therapie könnten wir anders über diese Frage nachdenken. Ich persönlich kenne mehrere sehr gut ausgebildete Suchttherapeuten, denen ich zumindest Elemente der EMDR-Therapie ohne Bedenken in die Hände geben würde, wenn ich denn nur dürfte. Ich wünsche mir für diese Diskussion weniger Dogma und mehr Pragmatismus.

Francine Shapiro sprach von der Vision, dass die EMDR-Therapie durch die Heilung des Traumas zu mehr Frieden in der Welt beitragen könne. Interessanterweise wird das AIP-Modell in ganz unterschiedlichen kulturellen Kontexten rezipiert (Shapiro 2012). Ich freue mich immer wieder, wenn ich beispielsweise Studien aus dem Iran finde, die interessante Ergebnisse in der Anwendung der EMDR-Therapie berichten. Insofern scheint die EMDR-Therapie Gräben zu überbrücken. Das AIP-Modell ist m. E. nicht nur ein transdiagnostisches, sondern auch ein transkulturelles Modell. Ich hoffe, dass die Entwicklung in diese Richtung weitergeht und Francine Shapiros Vision Wirklichkeit wird. Es ist tröstlich, zu wissen, dass EMDR-Therapeuten ihre Zeit und Arbeitskraft in humanitäre Projekte wie z. B. im Rahmen von TraumaAid investieren (www.traumaaid.de/). Diese Welt braucht Frieden mehr denn je.

Sicher ist, dass sich die EMDR-Therapie weiter dynamisch entwickeln wird. Wir werden immer wieder vor der Frage stehen, ob wir eine Innovation als zur EMDR-Therapie zugehörig verstehen oder nicht. Dabei werden wir immer prüfen müssen, ob die Innovation auf dem Boden des AIP-Modells verankert ist und ob wir das zentrale Prinzip von Fokussierung und Bilateraler Stimulation erkennen können. Wir stehen vor der Herausforderung, bestehende Konzepte an die sich verändernde therapeutische Wirklichkeit anzupassen und dennoch den Kern der EMDR-Therapie, das AIP-Modell, das Standardprotokoll und die zentrale Stellung der Standardtechnik zu bewahren. Konstanz im Wandel, könnte das Prinzip für die kommenden Herausforderungen sein. Es bleibt weiter spannend.

Wie können Sie von der Weiterentwicklung der EMDR-Therapie profitieren, an ihr teilhaben? Ich biete im EMDR-Center neben der EMDR-Grundausbildung im Präsenz- und Onlineformat auch Impuls-, Praxis- und Tagesseminare zu bestimmten Themen der EMDR-Therapie regelmäßig an. Diese Seminare werden überwiegend online angeboten und widmen sich den spezialisierten Behandlungsstrategien, wie z. B. der Behandlung der Abhängigkeit, des Akuttraumas, der Depression, der bipolaren affektiven Störungen und vielem mehr. Ich gehe auch auf spezielle Anwendungsfragen, wie die spezifische Diagnostik, die Arbeit mit Kognitionen oder die EMDR-Therapie mit hochbetagten Patienten ein. Themenspezifische Supervisionstage runden das Angebot ab.

Ich halte Sie gerne über einen Newsletter, die EMDR News, über aktuelle Entwicklungen und meine Angebote auf dem Laufenden. Sie können sich einfach über die E-Mail indo@emdr-center.com oder über die Website www.emdr-center.com/newsletter anmelden. Schauen Sie auch gerne auf die Website www.emdr-center.com.

Meine Entwicklung in der EMDR-Therapie hat auch nach 30 Jahren nicht aufgehört. Ich lerne immer noch gemeinsam mit meinen Patienten und auch in der Weitergabe der EMDR-Therapie. Ich bin mir sicher, dass es auch für Sie, wenn Sie erst einmal Feuer gefangen haben, spannend bleibt. Auch nach 30 Jahren!

# 17 Ressourcen

## Essenzielle Literatur

Wer sich etwas mehr mit der EMDR-Therapie beschäftigt, kommt am Grundlagenbuch von Francine Shapiro nicht vorbei. Wenn Sie die englische Sprache nicht abschreckt, empfehle ich die englische Originalausgabe:

- Shapiro, F. (2016). Eye Movement Desensitization and Reprocessing: Basic Principles, Protocols, and Procedures. 3rd ed. New York: Guilford.

Ansonsten gibt es auch die sehr gute Übersetzung ins Deutsche, erschienen im Junfermann Verlag.

Eine wichtige Lektüre sind die von Christine Rost herausgegeben Bücher zur Ressourcenarbeit in der EMDR-Therapie:

- Rost, C. (Hrsg.). (2014). Ressourcenarbeit mit EMDR. Vom Überleben zum Leben. Bewährte Techniken im Überblick (3. überarb. Aufl.). Junfermann Verlag. ISBN 978-3-95571-018-7.
- Rost, C. (2022). Ressourcenarbeit mit EMDR – neue Entwicklungen. Vom Aushalten zum Verändern. Junfermann Verlag. ISBN 978-3-7495-0332-2.

Bei Klett-Cotta und Schattauer finden sich hervorragende Bücher zu Spezialthemen der EMDR-Therapie wie der Depression, dem Schmerz und der Somatik.

Neben der schon erwähnten deutschsprachigen Zeitschrift für EMDR gibt es das internationale Journal of EMDR, Practice and Research. Das J EMDR ist frei zugänglich. Es lohnt sich, so früh wie möglich einen Blick hineinzuwerfen: spj.science.org/journal/jemdr

## Anbieter von Software zur Online-Therapie

Ich arbeite meist mit »Bilateral Base«. Diese Plattform bietet einen virtuellen Lichtbalken und auditive Stimulation. Die Server stehen in Irland und unterliegen der europäischen Gesetzgebung zur Datensicherheit. Ein Basistarif von fünf Stunden im Monat ist kostenfrei – ein faires Angebot.

## Anbieter von technischen Stimulationshilfen

Verschiedene Firmen bieten technische Stimulationshilfen wie beispielsweise Lichtbalken an. Hier laufen Leuchtdioden, die vom Therapeuten gesteuert werden. Das funktioniert grundsätzlich auch, ist aber m.E. zu unflexibel. Gelegentlich nutze ich die Möglichkeit zur taktilen Stimulation, um Berührung zu vermeiden. Es gibt kostengünstige Apps mit bilateraler auditiver Stimulation sowohl im AppStore als auch im Play Store.

## Weitere Ressourcen

Die **Francine Shapiro Library** ist eine sehr umfangreiche Datenbank, in der so gut wie alles zu finden ist, was über die EMDR-Therapie gesagt oder geschrieben wurde. Wenn ich nach einem exotischen Thema suche, dann nutze ich diese Datenbank. Ich gebe in die Suchmaske das Stichwort ein und erfahre, wer auf welcher Konferenz etwas zu dem Thema vorgetragen hat oder wo etwas veröffentlicht wurde. Dann kann ich den Kollegen im Internet recherchieren und anschreiben oder mich auf die Suche nach der Originalpublikation begeben.

Sie finden die Francine Shapiro Library unter francineshapirolibrary.omeka.net/.

## Wenn Sie etwas tun möchten

Die Vision von TraumaAid Germany e.V. ist es, den weltweiten Zugang zu wirksamer Traumatherapie zu ermöglichen, um Menschen in Krisen- und Kriegsgebieten ihre emotionale Stabilität zu ermöglichen und transgenerationale Traumaketten zu durchbrechen.

In der Arbeit von TraumaAid verbinden sich Ausbildung, Supervision und konkrete therapeutische Arbeit vor Ort. Es ist das Ziel, Fachkräfte vor Ort in EMDR zu qualifizieren und den Aufbau regionaler Strukturen zu fördern. TraumaAid möchte Traumatherapeuten weltweit in Kontakt bringen und Forschung unterstützen.TraumaAid Germany e.V. ist Teil von TraumaAid Europe und TraumaAid International (TAI). Die Projekte werden auch durch Institutionen wie die Niedersächsische Staatskanzlei, die Else Kröner-Fresenius-Stiftung, Rotary-Clubs und das BMZ gefördert.

www.traumaaid.de/

## Bleiben Sie auf dem Laufenden!

Wenn Sie an Neuigkeiten rund um die EMDR-Therapie interessiert sind, können Sie sich für den EMDR Newsletter »EMDR News« anmelden. In regelmäßigen Abständen poste ich aktuelle Nachrichten und weise auch auf Veranstaltungen des EMDR Center hin. Anmeldung per Mail an info@emdr-center.com.

# Glossar

**ABCEE-Tagebuch** Tagebuch, das der Patient in der EMDR-Therapie führen sollte. Besonderes Augenmerk liegt auf Veränderung an der Ausgangserinnerung, dem Bild (sensorischem Anteil), den Kognitionen, den Emotionen und den Körperempfindungen.

**ABS** Alternierende Bilaterale Stimulation

**Absorptionstechnik** Eine gerichtete Ressourcentechnik

**AIP** Adaptives Informationsverarbeitungssystem. Im Menschen angelegte Fähigkeit (hoch)belastende Erfahrung zu verarbeiten. engl.: Adaptive Information Processing System

**AIP-Modell** Modell der adaptiven Informationsverarbeitung, Krankheits- und Veränderungsmodell der EMDR-Therapie

**Ausgangserinnerung** Die Erinnerung, mit der die Reprozessierungssitzung begonnen wurde. Im weiteren Verlauf beziehen wir uns immer auf diese Erinnerung, die sich selbstverständlich im Verlauf verändert.

**Auslösereiz** Aktueller Reiz, der eine maladaptiv gespeicherte Erinnerung aktiviert; wird manchmal zum Ziel der Nachverarbeitung; Siehe auch »Trigger«.

**Behandlungsplan** Abfolge der Arbeit mit Erinnerungsmanual zur strukturierten Durchführung einer EMDR-Therapie bei einem individuellen Patienten.

**Behandlungsstrategie** Niedergeschriebene Struktur zur Behandlungsplanung. Die Behandlungsstrategie gibt Hinweise für die Auswahl und Sequenzierung des Erinnerungsmaterials. In der Anwendung der Behandlungsstrategie auf die Biografie eines einzelnen Patienten entsteht der individuelle Behandlungsplan. Behandlungsstrategien für verschiedene Störungsbilder müssen durch Daten belegt sein. Die am häufigsten angewandte Behandlungsstrategie ist das Standardprotokoll nach Francine Shapiro.

**BLS** Bilaterale Stimulation

**CIPOS** Constant Installation of Present Orientation and Safety, Übergang zwischen Stabilisierung und Traumakonfrontation

**Cluster** Gruppe von Erinnerungen, die durch Ähnlichkeit zusammengefasst werden können, z. B. Art der Gewalt (s. Netzwerk).

**CTQ** Childhood Trauma Questionnaire

**DBT** Dialektisch-Behaviorale Therapie

**DES** Dissociative Experience Scale

**EMD** Eye Movement Desensitization

**EMDR** Eye Movement Desensitization and Reprocessing

**EMDR-IGTP** EMDR-Integratives Gruppenbehandlungsprotokoll

**EMDR-IGTP-OTS** EMDR Integrative Group Treatment Protocol for ongoing Trauma, EMDR-Integratives Gruppenbehandlungsprotokoll bei andauernder Traumatisierung

**Erinnerung, pathogene** Maladaptiv gespeicherte Erinnerung, die Symptome hervorbringt.

**FDS** Frageoben zu dissoziativen Symptomen

**Future Template** Siehe Zukunftstableau

**G-TEP** Group Traumatic Episode Protokoll

**IGTP** Integrative Group Treatment Protocol, Integratives Gruppenbehandlungsprotokoll

**Informationsplateau** Ein Netzwerk maladaptiv gespeicherter Erinnerungen. Es entsteht, wenn Entwicklungsschritte aufgrund mangelnder positiver Erfahrung nicht gemacht werden konnten. Ein Informationsplateau wird durch ein Thema bestimmt: Verantwortung oder Sicherheit oder Kontrolle. Es können mehrere Informationsplateaus in der Behandlung zu berücksichtigen sein.

**IES-R** Impact of Event Scale – Revised

**Kanal** Teil des Erinnerungsnetzwerks; enthält verbundene Erinnerungen oder Komponenten von Erinnerungen (Gedanken, Bilder, Gefühle, Körperempfindungen)

**Knoten** Metapher für die maladaptiv gespeicherte Erinnerung.

**KV** Kassenärztliche Vereinigung

**LoPA** Level of Positive Affect, Grad der positiven Gefühle

**LOPE** Level of Positive Emotion, Ausmaß positiver Emotion, subjektive Einschätzung der Valenz positiver Emotion auf einer Skala von 0-10.

**LoU** Level of Urge

**Netzwerk** Metapher für assoziativ verbundene Erinnerungen (s. Cluster).

**NK** negative Kognition

**OCDS** Obessive Compulsive Drinking Scale

**PK** positive Kognition

**Protocol** Im englischen etablierter Begriff für Behandlungsstrategie

**Quellerinnerung** Assoziierte Erinnerung, die sich im Prozessieren nicht explizit zeigt, aber Affekt in den Prozess einspeist. Ein Behandlungsproblem.

**R-TEP** Recent Traumatic Episode Protocol

**Ressource** Adaptiv gespeicherte Erinnerung

**RCT** Randomisierte kontrollierte Studie (engl. randomized controlled trial)

**Schlüsselerinnerung** Früheste erinnerbare Erinnerung. Ausgangspunkt der Pathologie.

**SCID-D** Strukturiertes Klinisches Interview für DSM-5-Störungen

**SDQ** Somatoform Dissociation Questionnaire

**Serie** Einige Stimuli in Folge

**Set** Englische Bezeichnung für Serie

**Stimuli** Bilaterale, in der Regel geführte Augenbewegungen, um das AIP-System zu aktivieren.

**STS** Sulcus temporalis superior

**SUD** Subjektive Einheit der Belastung, Einschätzung einer belastenden Erinnerung auf einer Skala von 0 bis 10 (engl. Subjective unit of disturbance)

**Target** siehe Zielerinnerung

**Trigger** Aktueller Reiz, der eine maladaptiv gespeicherte Erinnerung aktiviert; wird manchmal zum Ziel der Nachverarbeitung

**Technik** Manualisierter Ablauf zur Arbeit mit dem Ziel der Erinnerungsmodifikation bis zur kompletten Nachbearbeitung.

**TF-CBT** Traumafokussierte Kognitive Verhaltenstherapie

**VoC** Validity of Cognition, Validität der positiven Kognition/Selbstaussage, subjektiv geratet; Skala von 1 bis 7

**VoR** Validität der Ressource

**Zielerinnerung** Für die Reprozessierung ausgewählte maladaptiv gespeicherte Erinnerung.

**Zukunftstableau** engl. Future Template; Manualisierte Vorgehensweise zur Etablierung eines adaptiven Reaktionsmusters auf einen Trigger; Teil des Standardprotokolls nach Shapiro

# Literatur


Abdi MS, Vatankhah H & Razavi MS (2019). The Effect of Eye Movement Desensitization and Reprocessing (EMDR) on Anxiety and Physical Performance in Athletes. J Res Behav Sci 17(1): 151–158.

Abel NJ & O'Brien JM (2010). EMDR treatment of comorbid PTSD and alcohol dependence: A case example. J EMDR Pract Res 4(2): 50–59.

Adwood T (2008). Ein ganzes Leben mit dem Asperger-Syndrom. Alle Fragen – alle Antworten. Stuttgart: Trias.

Agebjörn J, Gillberg C, Eberhard J, Billstedt E & Nyrenius J (2025). Association Between Autism and PTSD Among Adult Psychiatric Outpatients. J Autism Dev Disord 55(9): 3343–3353. doi: 10.1007/s10803-024-06439-7.

Ahmed A (2018). EMDR therapy for an elderly woman with depression, traumatic memories, and Parkinson's disease dementia: A case study. J EMDR Pract Res 12(1): 16–23. doi.org/10.1891/1933-3196.12.1.16.

Aleksic M, Ehring T, Kunze A & Wolkenstein L (2025). Does Treating Emotional Memories Come at a Price? Effects of Single-Session EMDR, Imaginal Exposure, and Imagery Rescripting on Forced-Choice Recognition of Event Details in Healthy Adults – a Laboratory Study. Behav Res Ther 195: 104884. doi.org/10.1016/j.brat.2025.104884.

Amann B, Batalla R, Blanch V, Capellades D, Carvajal MJ, Fernandez I, Garcia F, Lupo W, Ponte M, Sanchez MJ, Sanfiz J, Santed A & Luber M (2016). The EMDR therapy protocol for bipolar disorder. In: Luber M (ed). Eye Movement Desensitization and Reprocessing (EMDR) Therapy Scripted Protocols and Summary Sheets: Treating Anxiety, Obsessive-Compulsive, and Mood-Related Conditions. New York, NY: Springer Publishing Company; 223–287. doi: 10.1891/9780826131683.0007.

Amano T & Toichi M (2014). Effectiveness of the On-the-Spot-EMDR Method for the Treatment of Behavioral Symptoms in Patients With Severe Dementia. J EMDR Pract Res 8(2): 50–65. doi: 10.1891/1933-3196.8.2.50.

Amano T & Toichi M (2016). The Role of Alternating Bilateral Stimulation in Establishing Positive Cognition in EMDR Therapy: A Multi-Channel Near-Infrared Spectroscopy Study. PLoS One 11(10): e0162735. doi:10.1371/journal.pone.0162735.

Antrobus JS, Antrobus JS & Singer JL (1964). Eye movements accompanying daydreaming, visual imagery, and thought suppression. J Abnorm Psychol 69(2): 244–252.

Arabia E, Manca ML & Solomon RM (2011). EMDR for survivors of life-threatening cardiac events: Results of a pilot study. J EMDR Pract Res 5(1): 2–13. https://doi.org/10.1891/1933-3196.5.1.2.

Arbeitsgemeinschaft der Wissenschaftlichen Medizinischen Fachgesellschaften (AWMF) (2019). S3-Leitlinie Posttraumatische Belastungsstörung (PTBS) (AWMF-Registernummer 155–001). www.awmf.org/leitlinien/detail/ll/155-001.html.

Arbeitsgemeinschaft der Wissenschaftlichen Medizinischen Fachgesellschaften (AWMF) (2022). S3-Leitlinie Zwangsstörungen (AWMF-Registernummer 038-017; Langversion; Stand: 30. 06. 2022, veröffentlicht 12. 07. 2022). https://register.awmf.org/de/leitlinien/detail/038-017.

Armino N, Gouttebarge V, Mellalieu S, Schlebusch R, van Wyk JP & Hendricks S (2021). Anxiety and depression in athletes assessed using the 12-item General Health Questionnaire (GHQ-12) – a systematic scoping review. S Afr J Sports Med 33(1): v33i31a10679.

Asperger H (1938). Das psychisch abnorme Kind. Sonderdruck aus der Wiener klinischen Wochenschrift 1938, Nr. 49.

Asperger H (1944). Die »Autistischen Psychopathen« im Kindesalter. Arch Psychiatrie 117: 76–136. doi.org/10.1007/BF01837709.
Bae H, Kim D & Park YC (2008). Eye movement desensitization and reprocessing for adolescent depression.Psychiatry Invest 5(1): 60–65. doi.org/10.4306/pi.2008.5.1.60.
Baek J, Lee S, Cho T, Kim SW, Kim M, Yoon Y, Kim KK, Byun J, Kim SJ, Jeong J & Shin HS (2019). Neural circuits underlying a psychotherapeutic regimen for fear disorders. Nature 566: 339–343.
Baird S (ed) (2021). EMDR Therapy and Sexual Health: A Clinician's Guide. New York, NY: Springer Publishing Company.
Barazzone NA, Santos I, McGowan JF, Crowley M, Chamberlain AR, Donaghay-Spire EG (2023). Eye Movement Desensitization and Reprocessing Therapy and Change in Attachment Security: A Pilot Study. J EMDR Pract Res 17: 38–52. doi:10.1891/EMDR-2022-0053.
Barkley RA, Murphy KR & Fischer M (2006). ADHD in adults: What the science says. New York, London: Guilford Press.
Baron-Cohen S (1989). The Autistic Child's Theory of Mind: A Case of Specific Developmental Delay. J Child Psychol Psychiatry 30(2): 285–297.
Baron-Cohen S, Leslie AM & Frith U (1985). Does the autistic child have a theory of mind. Cognition 21: 37–46.
Baron-Cohen S, Wheelwright S, Skinner R, Martin J & Clubley E (2001). The Autism-Spectrum Quotient (AQ): Evidence from Asperger Syndrome/High-Functioning Autism, Males and Females, Scientists and Mathematicians. J Autism Dev Disord 31(1): 5–17.
Barrowcliff AL, Gray NS, Freeman TCA & MacCulloch MJ (2004). Eye-movements reduce the vividness, emotional valence and electrodermal arousal associated with negative autobiographical memories. J Forensic Psychiatry Psychol 15(2): 325–345.
Barry ES, Naus MJ & Rehm LP (2006). Depression, implicit memory and self: A revised model of emotion. Clin Psychol Rev 26: 719–745.
Bar-Sade E (2003). Early trauma: Revisited and revised through EMDR, the narrative story and the implementation of attachment theory. Paper presented at the EMDR European Annual Conference, Rome.
Bauer PJ (2007). Remembering the times of our lives: Memory in infancy and beyond. New York: Guilford Press.
Bauer PJ (2015). Remembering the times of our lives: Memory in infancy and beyond. Washington, D.C.: American Psychological Association.
Bennett J & Maynard I (2016). Performance blocks in sport: Recommendations for treatment and implications for sport psychology practitioners. J Sport Psychol Action 8(1): 60–68.
Bennett J, Bickley J, Vernon T, Olusoga P & Maynard I (2017). Preliminary Evidence for the Treatment of Performance Blocks in Sport: The Efficacy of EMDR With Graded Exposure. J EMDR Pract Res 11(2): 96–110.
Bernstein DP & Fin L (1998). Childhood Trauma Questionnaire: A retrospective self-report manual. San Antonio, TX: The Psychological Corporation.
Bernstein DP, Stein JA, Newcomb MD, Walker E, Pogge D, Ahluvalia T, Stokes J, Handelsman L, Medrano M, Desmond D & Zule W (2003). Development andvalidation of a brief screening version of the Childhood Trauma Questionnaire. Child Abuse Negl 27(2): 169–190.
Bettelheim B (1967). The empty fortress: Infantile autism and the birth of the self. New York: Free Press.
Beutel M (1999). Sucht und sexueller Mißbrauch. Die Psychotherapie 44: 313–319. https://doi.org/10.1007/s002780050183.
Bilgoe SC, Moen MH, Raedts E, Upmeijer J, Kerkhoffs G & Gouttebarge V (2024). Mental health symptoms among Dutch elite athletes and their coaches: a cross-sectional study. BMJ Open Sport Exerc Med 10(3): e001821.

Birtwell K, Williams K & van Hecke AV (2016). Motor development and hemispheric specialization in early childhood. Dev Psychobiol 58(6): 843–854.
Blakemore SJ & Mills KL (2014). Is adolescence a sensitive period for sociocultural processing? Annu Rev Psychol 65: 187–207. doi.org/10.1146/annurev-psych-010213-115202.
Bleich A, Kotler M, Kutz E & Shaley A (2002). A position paper of the (Israeli) National Council for Mental Health: Guidelines for the assessment and professional intervention with terror victims in the hospital and in the community. Jerusalem, Israel: Israeli National Council for Mental Health.
Bleuler E (1910). Zur Theorie des schizophrenen Negativismus. Psychiatrisch-Neurologische Wochenschrift 1910/1911, Nr. 18–21.
Bleuler E (1911). Dementia praecox oder Gruppe der Schizophrenien. In: Aschaffenburg G (Hrsg). Handbuch der Psychiatrie. Spezieller Teil, 4. Abteilung, 1. Hälfte. Leipzig, Wien: Franz Deuticke.
Boger D (2019). Integrative Bindungstherapie (IBT): Ein körper- und bindungsorientierter Ansatz für Säuglinge, Kinder und ihre Bezugspersonen. Gießen: Psychosozial-Verlag.
Boger K (2025). Integrative Bindungsorientierte Traumatherapie bei Kindern, Jugendlichen und jungen Erwachsenen: Vorsprachlichen Traumata hilfreich begegnen. Stuttgart: Kohlhammer.
Böhm K & Voderholzer U (2010). Use of EMDR in the treatment of obsessive-compulsive disorders: A case series. Verhaltenstherapie 20(3): 175–181. doi.org/10.1159/000319439.
Böhm K (2009). EMDR in der Behandlung von Zwangsstörungen [Use of EMDR in the treatment of obsessive-compulsive disorders]. Rundbrief. EMDRIA Deutschland e. V. 18: 30–35.
Böhm K (2015). Obsessive-compulsive disorder and EMDR therapy. In: Luber M (ed). Eye movement desensitization and reprocessing (EMDR) therapy scripted protocols and summary sheets: Treating anxiety, obsessive-compulsive, and mood-related conditions. New York, NY: Springer Publishing Company.
Böning J (2009). Addiction memory as a specific, individually learned memory imprint. Pharmacopsychiatry 42(Suppl 1): S66–S68. https://doi.org/10.1055/s-0029-1216357.
Bordin ES (1979). The generalizability of the psychoanalytic concept of the working alliance. Psychotherapy: Theory Research Practice 16(3): 252–260.
Bowlby J (1973). Attachment and Loss. Vol. 2 Separation: Anxiety and Anger. New York: Basic Books.
Breslau N, Davis GC & Schultz LR (2003). Posttraumatic stress disorder and the incidence of nicotine, alcohol, and other drug disorders in persons who have experienced trauma. Arch Gen Psychiatry 60(3): 289–294.
Brewin CR, Miller J & Lehrner A (2021). Complex PTSD: what is the clinical utility of the diagnosis? Psychological Medicine. doi: 10.1017/S003329172100082X.
Brewin CR, Rose S, Andrews B, Green J, Tata P, McEvedy C, Turner S & Foa EB (2002). Brief screening instrument for post-traumatic stress disorder. Br J Psychiatry 181(2): 158–162.
Brisch KH (Hrsg) (2016). Bindungstraumatisierungen. Wenn Bindungspersonen zu Tätern werden. Stuttgart: Klett-Cotta.
Brooker E (2017). Music performance anxiety: A clinical outcome study into the effects of cognitive hypnotherapy and eye movement desensitisation and reprocessing in advanced pianists. Psychol Music 46(1): 107–124.
Browning C (1999). Floatback and float forward: Techniques for linking past, present, and future. EMDRIA Newsletter 4(3): 12, 34.
Burback L, Yap S, Purdon SE, Abba-Aji A, O'Shea K, Brémault-Phillips S, Greenshaw AJ & Winkler O (2024). Randomized controlled trial investigating web-based, therapist delivered eye movement desensitization and reprocessing for adults with suicidal ideation. Front Psychiatry 15: 1361086. doi: 10.3389/fpsyt.2024.1361086.
Burger SR, Hardy A, van der Linden T, van Zelst C, de Bont PAJ, van der Vleugel B, Staring ABP, de Roos C, de Jongh A, Marcelis M, van Minnen A, van der Gaag M & van den Berg DPG

(2023). The bumpy road of trauma-focused treatment: Posttraumatic stress disorder symptom exacerbation in people with psychosis. J Trauma Stress 36(2): 299–309. doi: 10.1002/jts.22907.
Bursnall M, Thomas BD, Berntsson H, Strong E, Brayne M & Hind D (2022): Clinician and Patient Experience of Internet-Mediated Eye Movement Desensitisation and Reprocessing Therapy. J Psychosoc Rehab Ment Health 9: 251–262.
Camacho-Conde JA (2020). Cognitive Function Assessment of a Patient With PTSD Before and After EMDR Treatment. J EMDR Pract Res 14(4): 216–228.
Carletto S, Malandrone F, Berchialla P, Oliva F, Colombi N, Hase M & Ostacoli L (2021). Eye movement desensitization and reprocessing for depression: A systematic review and meta-analysis. Eur J Psychotraumatol 12: 1894736. doi: 10.1080/20008198.2021.1894736.
Carletto S, Ostacoli L, Colombi N, Calorio L, Oliva F, Fernandez I & Hofmann A (2017). EMDR for Depression: A Systematic Review of Controlled Studies. Clin Neuropsychiatry 14(5): 306–312.
Carlson EB & Putnam FW (1993). An update on the dissociative experiences scale. Dissociation 6: 16–27.
Carvalho Silva R, Martini P, Hohoff C, Mattevi S, Bortolomasi M, Menesello V, Gennarelli M, Baune BT & Minelli A (2024). DNA methylation changes in association with trauma-focused psychotherapy efficacy in treatment-resistant depression patients: a prospective longitudinal study. Eur J Psychotraumatol 15(1): 2314913. doi: 10.1080/20008066.2024.2314913.
Casey BJ, Heller AS, Gee DG & Cohen AO (2019). Development of the emotional brain. Neurosci Lett 693: 29–34.
Centonze D, Siracusano A, Calabresi P & Bernardi G(2005). Removing pathogenic memories. Mol Neurobiol 32(2): 123–132.
Chauliac N, Vignaud P, Butet C, Gautheron M, Salome G, Salles L, Galia P & Prieto N (2025). Applicability and effectiveness of group EMDR therapy for forced migrants. Eur J Psychotraumatol 16(1): 2583875. doi: 10.1080/20008066.2025.2583875.
Chen J, Yu J, Cao J, Xiao Y, Gu H, Zhong RI, Ding F & Wang Z (2019). Abstinence following a motivation-skill-desensitization-mental energy intervention for heroin dependence: A three-year follow-up result of a randomized controlled trial. Curr Med Sci 39: 472–482. https://doi.org/10.1007/s11596-019-2062-y.
Chen R, Gillespie A, Zhao Y, Xi Y, Ren Y & McLean L (2018). The Efficacy of Eye Movement Desensitization and Reprocessing in Children and Adults Who Have Experienced Complex Childhood Trauma: A Systematic Review of Randomized Controlled Trials. Front Psychol 9: 534. doi: 10.3389/fpsyg.2018.00534.
Chen YR, Hung KW, Tsai JC, Chu H, Chung MH, Chen SR & Chou KR (2014). Efficacy of eye-movement desensitization and reprocessing for patients with posttraumatic-stress disorder: A meta-analysis of randomized controlled trials. PLoS One 9(8): e103676. doi.org/10.1371/journal.pone.0103676.
Cicchetti D & Rogosch FA (2012). Child maltreatment and developmental psychopathology. Child Dev Perspect 6(1): 20–25.
Cicchetti D & Valentino K (2006). An ecological-transactional perspective on child maltreatment. In: Cicchetti D & Cohen DJ (eds). Developmental psychopathology. Vol. 3. Risk, disorder, and adaptation. Hoboken, NJ: Wiley; 129–201.
Civilotti C, Cussino M, Callerame C, Fernandez I & Zaccagnino M (2019). Changing the adult state of mind with respect to attachment: An exploratory study of the role of EMDR psychotherapy. J EMDR Pract Res 13(3): 176–186. doi.org/10.1891/1933-3196.13.3.176.
Clarey MM, Abel S, Ireland MJ & Brownlow C (2025). Autistic Burnout on Reddit: A Sisyphean Struggle with Daily Tasks. J Autism Dev Disord. doi.org/10.1007/s10803-025-06765-4.
Cohen JA, Mannarino AP & Deblinger E (2017). Treating trauma and traumatic grief in children and adolescents. 2nd ed. New York, London: Guilford Press.

Contractor AA, Weiss NH, Forkus SR & Keegan F (2022). Positive Internal Experiences in PTSD Interventions: A Critical Review. Trauma Violence Abuse 23(1): 101–116. doi: 10.1177/1524838020925784.

Cook-Vienot R & Taylor RJ (2012). Comparison of Eye Movement Desensitization and Reprocessing and Biofeedback/Stress Inoculation Training in Treating Test Anxiety. J EMDR Pract Res 6(2): 62–72.

Cornil L & van Limbergen O (2025). Affect-Focused EMDR: Clinical Strategies for Working with Relational Trauma. J EMDR Pract Res 19, Article-ID 0013. doi: 10.34133/jemdr.0013.

Coubard OA (2014). Eye Movement Desensitization and Reprocessing (EMDR) re-examined as cognitive and emotional neuroentrainment. Front Hum Neurosci 8: 1035.

Croissant B & Mann K (2004). Pharmacological relapse prevention in alcohol dependence. Pharmacopsychiatry 37(Suppl 1): S66–S68. https://doi.org/10.1055/s-2004-818806.

Croissant B, Scherle T, Diehl A, Heinz A & Mann K (2004). Oxcarbazepine in alcohol relapse prevention – a case series. Pharmacopsychiatry 37(6): 306–307. https://doi.org/10.1055/s-2004-832691.

Crone EA & Dahl RE (2012). Understanding adolescence as a period of social-affective engagement and goal flexibility. Nat Rev Neurosci 13(9): 636–650.

Cuijpers P, Veen SCV, Sijbrandij M, Yoder W & Cristea IA (2020). Eye movement desensitization and reprocessing for mental health problems: a systematic review and meta-analysis. Cogn Behav Ther 49(3): 165–180. doi: 10.1080/16506073.2019.1703801.

Curdt A & Eggleston B (2023). EMDR-Based Interventions for Athletic Traumas: A Case Study of Two Female Golfers. J EMDR Pract Res 17(2): 70–82.

Cusimano A (2018). EMDR in the treatment of adolescent obsessive-compulsive disorder: a case study. J EMDR Pract Res 12(4): 242–250.

de Assis MA, de Mello MF, Scorza FA, Cadrobbi MP, Schooedl AF, Gomes da Silva S, de Albuquerque M, da Silva AC & Arida RM (2008). Evaluation of physical activity habits in patients with posttraumatic stress disorder. Clinics (Sao Paulo) 63(4): 473–478.

de Bont PAJM, van der Vleugel BM, van den Berg DPG, de Roos C, Lokkerbol J, Smit F, de Jongh A, van der Gaag M & van Minnen A (2019). Health-economic benefits of treating trauma in psychosis. Eur J Psychotraumatol 10(1): 1565032. doi: 10.1080/20008198.2018.1565032.

de Bont PAJM, van Minnen A & de Jongh A (2013). Treating PTSD in patients with psychosis: A within-group controlled feasibility study examining the efficacy and safety of evidence-based PE and EMDR protocols. Behav Ther 44(4): 717–730. doi.org/10.1016/j.beth.2013.07.002.

de Jongh A & ten Broeke E (2021). Eye Movement Desensitization and Reprocessing as Treatment Option for Conditions Other Than PTSD: A Systematic Review. Front Psychol 12: 644369.

de Jongh A, ten Broeke E & Renssen MR (1999). Treatment of specific phobias with eye movement desensitization and reprocessing (EMDR): A comparison with exposure in vivo. J Anxiety Disord 13(1–2): 131–150. doi.org/10.1016/S0887-6185(98)00043-2.

de Jongh A, van den Oord HJ & ten Broeke E (2002). Efficacy of eye movement desensitization and reprocessing in the treatment of specific phobias: Four single-case studies on dental phobia. J Clin Psychol 58(12): 1489–1503. doi: 10.1002/jclp.10100.

de Roos C, Beer R, de Jongh A & ten Broeke E (2022). EMDR child and family therapy: A systemic and attachment-informed model. New York, NY: Springer.

de Roos C, Greenwald R, den Hollander-Gijsman M, Noorthoorn E, van Buuren S & de Jongh A (2011). A randomized comparison of eye movement desensitization and reprocessing therapy and cognitive-behavioral therapy in children with posttraumatic stress disorder following single-incident trauma. J Child Psychol Psychiatry 52(8): 853–861. doi.org/10.1111/j.1469-7610.2010.02351.x.

de Roos C, Offermans J, Bouwmeester S, Lindauer R & Scheper F (2025). Preliminary efficacy of eye movement desensitization and reprocessing for children aged 1.5–8 years with PTSD: a multiple baseline experimental design (N = 19). Eur J Psychotraumatol 16(1). doi.org/10.1080/20008066.2024.2447654.

de Roos C, van der Oord S, Emmelkamp PM et al. (2017). EMDR treatment for refugee children: Results of a randomized controlled trial. J Traumatic Stress 30(3): 304–312.

de Roos C, Veenstra AC & de Jongh A (2010). Treatment of chronic phantom limb pain using a trauma-focused psychological approach. Pain Res Manage 15(2): 65–71. doi.org/10.1155/2010/981634.

Department of Veterans Affairs & Department of Defense (VA/DoD) (2004). VA/DoD clinical practice guideline for the management of posttraumatic stress. Washington, DC: Veterans Health Administration, Department of Veterans Affairs and Health Affairs, Department of Defense. Office of Quality and Performance publication 10Q-CPG/PTSD-04.

Diehle J, de Roos C, Meiser-Stedman R, Boer F & Lindauer RJL (2015). Trauma-focused treatment in children and adolescents: A randomized controlled trial comparing EMDR and cognitive-behavioral therapy. Eur J Psychotraumatol 6(1). doi.org/10.3402/ejpt.v6.26626.

Doering S, Ohlmeier MC, de Jongh A, Hofmann A & Bisping V (2013). Efficacy of a trauma-focused treatment approach for dental phobia: a randomized clinical trial. Eur J Oral Sci 121(6): 584–593. doi: 10.1111/eos.12090.

Dominguez SK & Lee CW (2017). Errors in the 2017 APA Clinical Practice Guideline for the Treatment of PTSD: What the Data Actually Says. Front Psychol 8: 1425. doi.org/10.3389/fpsyg.2017.01425.

Dominguez SK, Matthijssen S & Lee CW (2021). Trauma-focused treatments for depression. A systematic review and meta-analysis. PLoS One 16(7): e0254778.

Dörr R (2019). Persönliche Mitteilung.

Drexler K (2017). Ererbte Wunden heilen. Therapie der transgenerationalen Traumatisierung. Leben Lernen, Bd. 296. Stuttgart: Klett-Cotta.

Driessen HPA, Morsink S, Busschbach JJV, Hoogendijk WJG & Kranenburg LW (2024). Eye Movement Desensitization and Reprocessing (EMDR) treatment in the medical setting: a systematic review. Eur J Psychotraumatol 15(1): 2341577. doi: 10.1080/20008066.2024.2341577.

Dube SR, Anda RF, Felitti VJ, Edwards VJ & Croft JB (2003). Adverse childhood experiences and personal alcohol abuse as an adult. Addict Behav 28(5): 749–764.

DuPaul GJ & Stoner G (2014). ADHD in the Schools: Assessment and Intervention Strategies. 3rd ed. New York, London: Guilford Press.

Dworkin M (2005). EMDR and the relational imperative. New York: Routledge.

El Khoury-Malhame M, Lanteaume L, Beetz EM, Roques J, Reynaud E, Samuelian JC, Blin O, Garcia R & Khalfa S (2011). Attentional bias in post-traumatic stress disorder diminishes after symptom amelioration. Behav Res Ther 49(11): 796–801.

Elofsson UO, von Scheele B, Theorell T & Sondergaard HP (2008). Physiological correlates of eye movement desensitization and reprocessing. J Anxiety Disord 22(4): 622–634.

Europol (2022). Internet Organized Crime Threat Assessment (IOCTA). www.europol.europa.eu (letzter Zugriff: 01. 02. 2026).

Falls N, Barker JB & Turner MJ (2017). The Effects of Eye Movement Desensitization and Reprocessing on Prospective Imagery and Anxiety in Golfers. J Appl Sport Psychol 30(2): 171–184.

Fangmeier T (2021). Pathogenetische Modelle. In: Tebartz van Elst L (Hrsg). Autismus-Spektrum-Störung im Erwachsenenalter. 3. akt. erw. Aufl. Berlin: Medizinisch Wissenschaftliche Verlagsgesellschaft.

Farkas BJ, Cyr M Leblanc L & Lemay J (2010). Eye movement desensitization and reprocessing for children with obsessive-compulsive disorder: A pilot study. J EMDR Pract Res 4(3): 133–143. doi.org/10.1891/1933-3196.4.3.133.

Felitti VJ, Anda RF, Nordenberg D, Williamson DF, Spitz AM, Edwards V, Koss MP & Marks JS (1998). Relationship of childhood abuse and household dysfunction to many of the leading

causes of death in adults. The Adverse Childhood Experiences (ACE) Study. Am J Prev Med 14(4): 245–258. doi: 10.1016/s0749-3797(98)00017-8.
Fereidouni Z, Behnammoghadam M, Jahanfar A & Dehghan A (2019). The Effect of Eye Movement Desensitization and Reprocessing (EMDR) on the severity of suicidal thoughts in patients with major depressive disorder: a randomized controlled trial. Neuropsychiatr Dis Treat 15: 2459–2466. doi: 10.2147/NDT.S210757.
Fernandez I, Gallinari E & Lorenzetti A (2004). A schoolbased intervention for children who witnessed the Pirelli building airplane crash in Milan, Italy. J Brief Ther 2: 129–136.
Finkelhor D, Turner H & Colburn D (2022). Prevalence of online sexual offenses against children in the US: A national survey. JAMA Network Open 5(10): e2235375.
Finkelhor D, Turner H & Colburn D (2024). The prevalence of child sexual abuse with online sexual abuse added. Child Abuse Negl 149: 106634. doi.org/10.1016/j.chiabu.2024.106634.
Fischer G & Riedesser P (2009). Lehrbuch der Psychotraumatologie. 3. Aufl. München: Reinhardt.
Fisher J (2017). Healing the fragmented selves of trauma survivors. New York, London: Routledge.
Fisher N, van Diest C, Leoni M & Spain D (2023). Using EMDR with autistic individuals: A Delphi survey with EMDR therapists. Autism 27(1): 43–53.
Folstein S & Rutter M (1977). Infantile autism: a genetic study of 21 twin pairs. J Child Psychol Psychiatry 18: 297–321.
Ford JD & Connor DF (2009). ADHD and posttraumatic stress disorder. In: Goldstein S & Naglieri JA (eds). Attention-deficit hyperactivity disorder. New York, NY: Springer; 309–329.
Frankl G (1934a). Befehlen und Gehorchen. Teil I. Z Kinderforsch 42(3): 463–479.
Frankl G (1934b). Befehlen und Gehorchen. Teil II. Z Kinderforsch 43(1): 1–21.
Freitag CM (2015). AWMF-Leitlinie: Autismus-Spektrum-Störungen im Kindes-, Jugend und Erwachsenenalter. Teil 1: Diagnostik. https://register.awmf.org/assets/guidelines/028-018l_S3_Autismus-Spektrum-Stoerungen_ASS-Diagnostik_2016-05-abgelaufen.pdf.
Freyberger HJ, Spitzer C, Stieglitz RD, Kuhn G, Magdeburg N & Bernstein-Carlson E (1998). Questionnaire on dissociative symptoms. German adaptation, reliability and validity of the American Dissociative Experience Scale (DES). Psychother Psychosom Med Psychol 48(6): 223–229.
Friedberg F (2004). Eye movement desensitization in fibromyalgia: a pilot study. Comp Ther Nurs Midwifery 10(4): 245–249.
Gabbard C (2018). Lifelong motor development. 7th ed. London: Pearson.
Gemeinsamer Bundesausschuss (G-BA) (2014). Beschluss. Psychotherapie-Richtlinie: EMDR bei Erwachsenen mit Posttraumatischen Belastungsstörungen und Umstrukturierung der Anlage 1. Berlin: Gemeinsamer Bundesausschuss.
Giedd JN, Stockman M, Weddle C, Liverpool M, Wallace GL, et al. (2015). Anatomic magnetic resonance imaging of the developing child and adolescent brain. J Child Psychol Psychiatry 56(3): 300–305.
Gielkens EMJ, Turksma K, Kranenburg LW, et al. (2022). Feasibility of EMDR in older adults with PTSD to reduce frailty and improve quality of life. Clin Gerontol. doi: 10.1080/07317115.2022.2114397.
Golynkina K & Ryle A (1999). The identification and characteristics of the partially dissociated states of patients with borderline personality disorder. Br J Med Psychol 72: 429–445.
Gomez AM (2013). EMDR therapy and adjunct approaches with children: Complex trauma, attachment, and dissociation. New York, NY: Springer.
Gracheck KA (2011). Evaluating the Efficacy of EMDR as an Athletic Performance Enhancement Intervention. Denver, Co: University of the Rockies.
Graham LB & Robinson EM (2007). Effect of EMDR on Anxiety and Swim Times. J Swimming Res 17: 1–9.

Grant M (2002). EMDR in the Treatment of Chronic Pain. J Clin Psychol 58(12): 1505–1520. doi:10.1002/jclp.1010.
Greenwald R (1999). Eye movement desensitization and reprocessing (EMDR) in child and adolescent psychotherapy. New York, London: Jason Aronson.
Greenwald R (2020). EMDR therapy with children and adolescents. New York, London: Routledge.
Griffin DW & Bartholomew K (1994). Relationship Scales Questionnaire (RSQ) [Database record]. APA PsycTests. doi.org/10.1037/t10182-000.
Gunnar MR & Quevedo K (2007). The neurobiology of stress and development. Annu Rev Psychol 58: 145–173. doi.org/10.1146/annurev.psych.58.110405.085605.
Gunter RW & Bodner GE (2008). How eye movements affect unpleasant memories: support for a working-memory account. Behav Res Ther 46(8): 913–931. doi: 10.1016/j.brat.2008.04.006.
Hadar R, Reuveni I & Levkovitz Y (2022). A network meta-analysis of psychological treatments for posttraumatic stress disorder (PTSD) in adults. J Psychiatr Res 147: 289–299. doi.org/10.1016/j.jpsychires.2021.12.053.
Hall P (2018). The pleasure, the power, and the perils of Internet pornography. In: Hudson-Allez G (ed). Sexual Diversity and Sexual Offending. New York, London: Routledge; 153–168.
Hall P (2018). Understanding and Treating Sex and Pornography Addiction: A comprehensive guide for people who struggle with sex addiction and those who want to help them. 2nd ed. New York, London: Routledge.
Hamilton-Giachritsis C, Hanson E, Whittle H & Beech A (2020). Technology-assisted child sexual abuse: A public health challenge. New York, London: Routledge.
Harper ML, Rasolkhani-Kalhorn T & Drozd JF (2009). On the neural basis of EMDR therapy: Insights from qEEG studies. Traumatology 15(2): 81–95. https://doi.org/10.1177/1534765609338498.
Hase A, Oppermann-Schmied F & Hase M (in press). Systematic Ressource Activation with the IRI Procedure significantly reduces the need for cognitive interweave in subsequent EMDR therapy Memory Reprocessing.
Hase M (2003). Die wenig belastende Beispielerinnerung: Ein Einstieg in die traumazentrierte Arbeit mit EMDR. EMDRIA Deutschland Rundbrief 1: 13–15.
Hase M (2010). CravEx: An EMDR approach to treat substance abuse and addiction. In: Luber M (ed). Eye movement desensitization (EMDR) scripted protocols: Special populations. New York, NY: Springer Publishing Co; 467–488.
Hase M (2019). EMDR in addiction treatment: Trauma, craving, and relapse prevention. New York, NY: Springer.
Hase M (2021a). Instant Resource Installation and Extensive Resource Installation – Two Novel Techniques for Resource Installation in EMDR therapy – Theory, Description and Case Report. Eur J Trauma Dissoc. doi.org/10.1016/j.ejtd.2021.100224.
Hase M (2021b). The Structure of EMDR Therapy: A Guide for the Therapist. Front Psychol 12: 660753. doi: 10.3389/fpsyg.2021.66075.
Hase M (2022). Instant Ressource Installation und Extensive Ressourcen Installation – Zwei neue Techniken in der EMDR Therapy – Theorie, Beschreibung und Fallbericht. In: Rost C (Hrsg). Ressourcenarbeit mit EMDR – neue Entwicklungen. Paderborn: Junfermann.
Hase M & Brisch KH (2022). The Therapeutic Relationship in EMDR Therapy. Front Psychol 13: 835470. doi: 10.3389/fpsyg.2022.835470.
Hase M & Hase A (2014). Die Implementation des NADA-Protokolls in der Psychosomatik – Eine begleitende Untersuchung. Dtsch Z Akupunktur 57(4).
Hase M & Hofmann A (2005). Risiken und Nebenwirkungen beim Einsatz der EMDR-Methode. PTT 9(1): 16–21.
Hase M & Hofmann A (2006). Die Behandlung traumatisierter Abhängiger mit der EMDR-Methode. In: Schäfer I & Krausz M (Hrsg). Trauma und Sucht – Konzepte, Diagnostik und Behandlung. Stuttgart: Klett-Cotta.

Hase M & Mintz-Malch K (2025). Complex clients – New challenges need new ideas. Lecture presented at the EMDR Europe Research and Practice Conference; Prague.
Hase M, Schallmayer S & Sack M (2008). EMDR Reprocessing of the Addiction Memory: Pretreatment, Posttreatment, and 1-Month Follow-Up. J EMDR Pract Res 2(3): 170–179.
Hase M, Höllmer H & Hummel H (2014). EMDR und transgenerationale Traumatisierung. In: Hofmann A (Hrsg). EMDR – Praxishandbuch zur Behandlung traumatisierter Menschen. 5. überarb. erw. Aufl. Stuttgart: Thieme.
Hase M, Balmaceda UM, Hase A, Lehnung M, Tumani V, Huchzermeier C & Hofmann A (2015). Eye Movement Desensitization and Reprocessing (EMDR) Therapy in the Treatment of Depression – a matched pairs study in an in-patient setting. Brain Behav 5(6): e00342. doi: 10.1002/brb3.342.
Hase M, Balmaceda UM, Ostacoli L, Liebermann P & Hofmann A (2017). The AIP Model of EMDR Therapy and Pathogenic Memories. Front Psychol 8: 1578. doi:10.3389/fpsyg.2017.01578.
Hase M, Plagge J, Hase A, Braas R, Ostacoli L, Hofmann A & Huchzermeier C (2018). Eye Movement Desensitization and Reprocessing versus Treatment as Usual in the Treatment of Depression: A Randomized-Controlled Trial. Front Psychol 9: 1384. doi: 10.3389/fpsyg.2018.01384.
Hase M, Brisch KH, Solomon RM & Hase A (2025). The Therapeutic Relationship in EMDR Therapy – A Survey. Front Psychol 16: 1519665. doi: 10.3389/fpsyg.2025.1519665.
Hase M, Solomon RM, Brisch KH & Hase A (in press). A narrative review on EMDR therapy in the treatment of attachment related disorders.
Haser V, Ditrich I & Riedel A (2021). Autismus-Spektrum-Störung und Sprache. In: Tebartz van Elst L (Hrsg). Autismus-Spektrum-Störung im Erwachsenenalter. 3. akt. erw. Aufl. Berlin: Medizinisch Wissenschaftliche Verlagsgesellschaft.
Hauw D (2024). L'EMDR au service des blocages en sport: théorie, pratique et étude de multiples cas cliniques. Pratiques Psychologiques.
Heller D & LaPierre A (2012). Healing developmental trauma: How early trauma affects self-regulation, self-image, and the capacity for relationship. Berkeley, CA: North Atlantic Books.
Hensel T (2020). Stress- und ressourcenorientierte Psychotherapie. Köln: Psychiatrie-Verlag.
Herkt D, Tumani V, Grön G, Kammer T, Hofmann A & Abler B (2014). Facilitating Access to Emotions: Neural Signature of EMDR Stimulation. PLoS One 9(8): e106350. doi.org/10.1371/journal.pone.0106350.
Hesse H (1920). Magie des Buches. In: Gedichte. Berlin: S. Fischer.
Heyne A, May T, Goll P & Wolffgramm J (2000). Persisting consequences of drug intake: towards a memory of addiction. J Neural Transmiss 107(6): 613–638. https://doi.org/10.1007/s007020070065.
Hien DA, Jiang H, Campbell ANC, Hu MC, Miele GM, Cohen LR, Brigham GS, Capstick C & Suarez-Morales L (2010). Do treatment improvements in PTSD severity affect substance use outcomes? A secondary analysis from a randomized clinical trial in NIDA's Clinical Trials Network. Am J Psychiatry 167(1): 95–101. https://doi.org/10.1176/appi.ajp.2009.09091261.
Hiller R & Hensel T (2019). ResonaT – Ressourcenorientierte narrative Traumatherapie. Kindern und Jugendlichen mit komplexen Traumafolgestörungen helfen. 2. Aufl. Göttingen: Vandenhoeck & Ruprecht.
Hofman S, Hafkemeijer L, de Jongh A & Slotema CW (2025). Eye Movement Desensitization and Reprocessing Therapy in Persons With Personality Disorders: A Randomized Clinical Trial. JAMA Network Open 8(9): e2533421. doi: 10.1001 jamanetworkopen.2025.33421.
Hofmann A (2009a). Absorption technique. In: Luber M (Hrsg). Eye Movement Desensitization and Reprocessing (EMDR): Scripted Protocols: Special Populations. New York, NY: Springer Publishing; 275–279.
Hofmann A (2009b). The inverted EMDR standard protocol for unstable complex post-traumatic stress disorder. In: Luber M (Hrsg). Eye Movement Desensitization and Reprocessing

(EMDR): Scripted Protocols: Special Populations. New York, NY: Springer Publishing; 313–328.

Hofmann A, Hase M, Liebermann P, Ostacoli L, Lehung M, Ebner F, Rost C, Luber M & Tumani V (2016). DeprEnd – EMDR therapy protocol for the treatment of depressive disorders. In: Luber M (ed). EMDR therapy-scripted protocols and summary sheets: Treating anxiety, obsessive compulsive, and mood-related conditions. New York, NY: Springer Publishing Company; 289–323.

Hofmann A, Hilgers A, Lehnung M, Liebermann P, Ostacoli L, Schneider W & Hase W (2014). Eye movement desensitization and reprocessing (EMDR) as an adjunctive treatment in depression – A controlled study. J EMDR Pract Res 8(3): 103–112.

Hofmann F & Hase M (2019). Trauma Psycho Social Support Plus (TPSS+): A First Step in Conceptualizing a Referral System. Retrieved from University of Erbil.

Högberg G, Pagani M, Sundin O, Soares J, Aberg-Wistedt A, Tärnell B & Hällström T (2007): On treatment with eye movement desensitization and reprocessing of chronic post-traumatic stress disorder in public transportation workers – a randomized controlled trial. Nord J Psychiatry 61(1): 54–61.

Hogg B, Radua J, Gardoki-Souto I, Fontana-McNally M, Lupo W, Reinares M, Jiménez E, Madre M, Blanco-Presas L, Cortizo R, Massó-Rodriguez A, Castaño J, Argila I, Castro-Rodriguez JI, Comes M, Macias C, Sánchez-González R, Mur-Mila E, Novo P, Rosa AR, Vieta E, Padberg F, Pérez-Solà V, Valiente-Gómez A, Moreno-Alcázar A & Amann BL (2024). EMDR therapy vs. supportive therapy as adjunctive treatment in trauma-exposed bipolar patients: A randomised controlled trial. Span J Psychiatry Mental Health 17(4): 203–214. doi: 10.1016/j.sjpmh.2023.11.005.

Horowitz MJ, Marmar CR, Weiss DS, DeWitt KN & Rosenbaum RL (1984). Brief psychotherapy of bereavement reactions. The relationship of process to outcome. Arch Gen Psychiatry 41(5): 438–448. doi:10.1001/archpsyc.1984.01790160024002.

Howe ML (2011). The nature of early memory: An adaptive theory of the genesis and development of memory. Oxford: Oxford University Press.

International Society for Traumatic Stress Studies (ISTSS) (2018). ISTSS guidelines for the prevention and treatment of PTSD. https://istss.org (letzter Zugriff: 01. 02. 2026).

Isola E & Maccarrone B (2025). EMDR and Sexual Disorders: A Practitioner's Guide to Treating Sexual Trauma and Dysfunction. New York, London: Routledge.

Jaberghaderi N, Bakhshi S, Movahhedian M & Khoshkonesh A (2019). Effectiveness of EMDR and trauma-focused CBT for children exposed to domestic violence: A randomized clinical trial. J EMDR Pract Res 13(4): 248–260. doi.org/10.1891/1933-3196.13.4.248.

Jaberghaderi N, Greenwald R, Rubin A, Zand SO & Dolatabadi S (2004). A comparison of CBT and EMDR for sexually-abused girls. J Clin Psychol 60(1): 1135–1145. doi.org/10.1002/jclp.20229.

Jahandideh P, Seyedmirzaei H, Rasoulian P & Memari A(2025). Low Battery Alarm; A Scoping Review of Autistic Burnout. J Autism Dev Disord. doi.org/10.1007/s10803-025-06860-6.

Janssen EPJ, Spauwen PJJ, Rijnen SJM & Ponds RWHM (2023). Exploration of eye movement desensitization and reprocessing in treating posttraumatic stress-disorder in patients with acquired brain injury: a retrospective case series. Eur J Psychotraumatol 14(2): 2264117. doi: 10.1080/20008066.2023.2264117.

Jarero I & Artigas L (2010). EMDR integrative group treatment protocol (IGTP). J EMDR Pract Res 4(3): 121–129.

Jarero I & Artigas L (2012). The EMDR integrative group treatment protocol: EMDR group treatment for early intervention following critical incidents. Eur Rev Appl Psychol 62(4): 219–222. doi.org/10.1016/j.erap.2012.04.004.

Jarero I & Artigas L (2013). EMDR integrative group treatment protocol. J EMDR Pract Res 3(4): 287–288. https://doi.org/10.1891/1933-3196.3.4.287-288.

Jarero I & Artigas L (2017). EMDR Integrative Group Treatment Protocol for ongoing Trauma (EMDR-IGTP-OTS). EMDR Research Foundation.
Jarero I, Artigas L & Hartung J (2006). EMDR Integrative Group Treatment Protocol: a post-disaster trauma intervention for children and adults. Traumatology 12(2): 121–129. doi: 10.1177/1534765606294561.
Jarero I, Artigas L & Uribe S (1999). The EMDR integrative group treatment protocol: A post-disaster trauma intervention for children and adults. Traumatology 5(4): 1–10.
Jarero I, Artigas L, Uribe S, García LE, Cavazos MA & Givaudan M (2015). Pilot Research Study on the Provision of the Eye Movement Desensitization and Reprocessing Integrative Group Treatment Protocol with Female Cancer Patients. J EMDR Pract Res 9(2): 98–105. https://doi.org/10.1891/1933-3196.9.2.98.
Jarero I, Gómez L, Uribe S & Givaudan M (2018). Randomized Controlled Trial on the EMDR Integrative Group Treatment Protocol for Ongoing Traumatic Stress with Adolescents and Young Adults Patients with Cancer. Am J Appl Psychol 7(4): 60–71.
Joleby M, Lunde C, Jonsson L, Landström S & Svedin C (2017). Online Child Sexual Abuse – Causes and Consequences.
Joleby M, Lunde C, Landström S & Jonsson LS (2020). »All of Me Is Completely Different«: Experiences and Consequences Among Victims of Technology-Assisted Child Sexual Abuse. Front Psychol 11: 606218. doi.org/10.3389/fpsyg.2020.606218.
Jonsson L & Svedin CG (2017). Barnutsatta för sexuella övergrepp på nätet [Children exposed to sexual abuse online]. Linköping: University Electronic Press.
Jørgensen OS (1998). Autismus oder Asperger. Differenzierung eines Problems. Weinheim, Basel: Beltz.
Kaess M, Parzer P, Mattern M, Plener PL, Bifulco A, Brunner R & Resch F (2014). Adverse childhood experiences and adolescent non-suicidal self-injury. J Child Psychol Psychiatry 55(3): 287–295.
Kanner L (1943). Autistic disturbances of affective contact. Nervous Child (2): 217–250.
Kaptan SK, Dursun BO, Knowles M, Husain N & Varese F (2021). Group eye movement desensitization and reprocessing interventions in adults and children: A systematic review of randomized and nonrandomized trials. Clin Psychol Psychother 28(4): 784–806. doi: 10.1002/cpp.2549.
Kaptan SK, Kaya ZM & Akan A (2024): Addressing mental health need after COVID-19: a systematic review of remote EMDR therapy studies as an emerging option. Front Psychiatry 14: 1336569. doi: 10.3389/fpsyt.2023.1336569.
Karatzias T, Murphy P, Cloitre M, Bisson J, Roberts N, Shevlin M, Hyland P, Maercker A, Ben-Ezra M, Coventry P, Mason-Roberts S, Bradley A & Hutton P (2019). Psychological interventions for ICD-11 complex PTSD symptoms: systematic review and meta-analysis. Psychol Med 49(11): 1761–1775. doi.org/10.1017/S0033291719000436.
Kase R (2023). The Last Word: How EMDR Can Help Older Adults. Today's Geriatr Med 16(6): 34.
Kattermann V (2013). Psychoanalyse: Jenseits der Worte verstanden werden. PP 12(9): 408–409.
Kemp M, Drummond P & McDermott B (2010). A randomized controlled trial of EMDR for children following road traffic accidents. Clin Child Psychol Psychiatry 15(1): 5–18. doi.org/10.1177/1359104509339082.
Kendler KS, Hettema JM, Butera F, Gardner CO & Prescott CA (2003). Life event dimension of loss, humiliation, entrapment, and danger in the prediction of onsets of major depression and generalized anxiety. Arch Gen Psychiatry 60(8): 789–796. doi.org/10.1001/archpsyc.60.8.789.
Kerns CM, Newschaffer CJ, Berkowitz S & Lee BK (2015). Examining the validity of PTSD in children with autism spectrum disorder. J Autism Dev Disord 45(11): 3612–3623. doi.org/10.1007/s10803-015-2511-3.

Kerschl V (2017). »Nur noch Porno im Kopf«. Behandlung von Pornosüchtigen. Vortrag BUSS Jahrestagung 2017, Berlin.
Kerschl V (2021). Die Behandlung von Chem-Sex-Usern mit der EMDR Therapie. Interdisziplinärer Kongress für Suchtmedizin 2021, München.
Khan A, McCormac HC, Bolger EA, McGreenery CE, Vitaliano G, Polcari A & Teicher MH (2015). Childhood maltreatment, depression and suicidal ideation: Critical importance of parental and peer emotional abuse during developmental sensitive periods in males and females. Front Psychiatry 6: 42. doi.org/10.3389/fpsyt.2015.00042.
Kiessling R (2009). The wedging technique. In: Luber M (ed). Eye Movement Desensitization and Reprocessing (EMDR) Scripted Protocols: Basics and Special Situations. New York, NY: Springer Publishing Co; 91–92.
Klinger-König J, Erhardt A, Streit F, Völker MP, Schulze MB, Keil T, Fricke J, Castell S, Klett-Tammen CJ, Pischon T, Karch A, Teismann H, Michels KB, Greiser KH, Becher H, Karrasch S, Ahrens W, Meinke-Franze C, Schipf S, Mikolajczyk R, Führer A, Brandes B, Schmidt B, Emmel C, Leitzmann M, Konzok J, Peters A, Obi N, Brenner H, Holleczek B, Moreno Velásquez I, Deckert J, Baune BT, Rietschel M, Berger K & Grabe HJ (2024). Childhood trauma and somatic and mental illness in adulthood – findings of the NAKO health study. Dtsch Arztebl Int 121: 1–8; doi: 10.3238/arztebl.m2023.0225.
Klinitzke G, Romppel M, Hauser W, Brahler E & Glaesmer H (2012). [The German Version of the ChildhoodTrauma Questionnaire (CTQ): psychometric characteristics in a representative sample of the general population]. Psychother Psychosom Med Psychol 62(2): 47–51.
Knipe J (2005). Targeting positive affect to clear the pain of unrequited love, codependence, avoidance, and procrastination. In: Shapiro R (ed). EMDR solutions: Pathways to healing. New York, NY: Norton; 189–212.
Knipe J (2010). The method of constant installation of present orientation and safety (CIPOS). In: Luber M (ed). Eye movement desensitization and reprocessing (EMDR) scripted protocols: Special populations. New York, NY: Springer Publishing Co; 235–241.
Knutsen R, Filippov V, Knutsen SF, Fraser GE, Lloren J, Juma D & Duerksen-Hughes P (2019). Cold parenting is associated with cellular aging in offspring: A retrospective study. Biol Psychol 145: 142–149. doi: 10.1016/j.biopsycho.2019.03.013.
König J, Karl R, Rosner R & Maercker A (2019). Effectiveness of psychological treatments for the PTSD symptoms of children and adolescents: A meta-analysis. Clin Psychol Rev 68: 1–15. doi.org/10.1016/j.cpr.2018.12.002.
Konuk E, Epözdemir H, Atçeken ŞH, Aydın YE & Yurtsever A (2011). EMDR Treatment of Migraine. J EMDR Pract Res 5(4): 166–176. doi.org/10.1891/1933-3196.5.4.166.
Körkel J & Schindler C (2003). Rückfallprävention mit Alkoholabhängigen: Das strukturierte Trainingsprogramm S.T.A.R. Berlin, Heidelberg: Springer.
Korn DL & Leeds AM (2002). Preliminary evidence of efficacy for EMDR resource development and installation in the stabilization phase of treatment of complex posttraumatic stress disorder. J Clin Psychol 58(12): 1465–1487. doi:10.1002/jclp.10099.
Kosatka D & Ona C (2016). Eye Movement Desensitization and Reprocessing bei einem Patienten mit Asperger-Syndrom: ein Fallbericht. J EMDR Pract Res 10(2): 77E–83E- doi: 10.1891/1933-3196.10.2.77.
Kumbier E, Domes G, Herpertz-Dahlmann B & Herpertz SC (2010). Autismus und autistische Störungen. Historische Entwicklung und aktuelle Aspekte. Nervenarzt 81: 55–65. doi: 10.1007/s00115-009-2820-3.
Kusch M & Petermann F (1991). Entwicklung autistischer Störungen. 2. erw. Aufl. Bern: Huber.
Laliotis D (2022). Relational EMDR Therapy. Showing up for your clients. Psychotherapy Networker. www.psychotherapynetworker.org/article/relational-emdr-therapy/.
Laliotis D & Shapiro F (2022). EMDR Therapy for Trauma-Related Disorders. In: Schnyder U &

Cloitre M (eds). Evidence Based Treatments for Trauma-Related Psychological Disorders. Cham: Springer; 227–254.

Laliotis D, Luber M, Oren U, Shapiro E, Ichii M, Hase M, La Rosa L, Alter-Reid K & Tortes St Jammes J (2021). What is EMDR therapy? Past, present, and future directions. J EMDR Pract Res 15(4): 186–201. doi.org/10.1891/EMDR-D-21-00029.

Landin-Romero R, Moreno-Alcazar A, Pagani M & Amann BL (2018). How Does Eye Movement Desensitization and Reprocessing Therapy Work? A Systematic Review on Suggested Mechanisms of Action. Front Psychol 9: 1395.

Lang PJ (1977). Imagery in therapy: An information processing analysis. Behav Ther 8: 862–886.

Lasogga F & Münker-Kramer E (2021). Psychische Zweite Hilfe durch Notfallseelsorger und Kriseninterventionsteams. 2. überarb. Aufl. Edewecht, DE: Stumpf + Kossendey.

Lee CW & Cuijpers P (2013). A meta-analysis of the contribution of eye movements in processing emotional memories. J Behav Ther Exp Psychiatry 44(2): 231–239. doi:10.1016/j.jbtep.2012.11.001.

Lee CW, Taylor G & Drummond PD (2006). The active ingredient in EMDR: Is it traditional exposure or dual focus of attention? Clin Psychol Psychother 13(2): 97–107. doi: 10.1002/cpp.479.

Leeds AM (2009). Resources in EMDR and Other Trauma-Focused Psychotherapy: A Review. J EMDR Pract Res 3(3): 152–160.

Leer A, Engelhard IM & van den Hout MA (2014). How eye movements in EMDR work: changes in memory vividness and emotionality. J Behav Ther Exp Psychiatry 45(3): 396–401.

Leuchte V & Kulig W (2024). Zwei fast vergessene Erzählungen zum Typus ›verschrobener‹ Persönlichkeiten. Ein Beitrag zur wissenschaftlichen Beschreibung des Phänomens Autismus. In: Geldner-Belli J, Kinne T, Moll M, Weidermann A & Winter S (Hrsg). Widerstreitendes Erzählen. Wiesbaden: Springer VS. doi.org/10.1007/978-3-658-43206-5_14.

Lewis C, Roberts NP, Simon N, Bethell A, Bisson JI & Duffy F (2024). Eye movement desensitisation and reprocessing (EMDR) therapy for post-traumatic stress disorder (PTSD) in adults: An individual participant data meta-analysis of randomised controlled trials. Psychol Med 1–11. Advance online publication.

Lima Y, Yilmaz ND, Denerel N, Dogan E, Treeby MS & Rice S (2025). The Turkish adaptation of the athletic perceptions of Performance Scale: shame, guilt, and performance concerns and their associations with mental health problems among Turkish elite-level adult athletes. J Sports Med Phys Fitness 65(9): 1260–1267.

Lipinski S, Boegl K, Blake ES, Suenkel U & Dziobek I (2022). A blind spot in mental healthcare? Psychotherapists lack education and expertise for the support of adults on the autism spectrum. Autism Int J Res Pract 26(6): 1509–1521. doi.org/10.1177/13623613211057973.

Lobregt-van Buuren E, Sizoo B, Mevissen L & de Jongh A (2019). Eye movement desensitization and reprocessing (EMDR) therapy as a feasible and potential effective treatment for adults with autism spectrum disorder (ASD) and a history of adverse events. J Autism Dev Disord 49(1): 151–164. doi: 10.1007/s10803-018-3687-6.

Logie RDJ & de Jongh A (2014). The ›Flashforward‹ procedure: Confronting the catastrophe. J EMDR Pract Res 8(1): 25–32. doi: 10.1891/1933-3196.8.1.25.

Logsdon E, Cornelius-White JHD & Kanamori Y (2023). The effectiveness of EMDR with individuals experiencing substance use disorder: A meta-analysis. J EMDR Pract Res 17(1): 21–32. https://doi.org/10.1891/EMDR-2022-0046.

Luber M (ed) (2009). EMDR Scripted Protocols: Basics and Special Situations. New York: Springer Publishing Company.

Luber M (ed) (2010). EMDR Scripted Protocols: Special Populations. New York: Springer Publishing Company.

Luber M (ed) (2018). Eye Movement Desensitization and Reprocessing (EMDR) Therapy Scripted Protocols and Summary Sheets: Treating Trauma- and Stressor-Related Conditions. New York: Springer Publishing Company.

Luborsky L, Crits-Christoph P, Mintz J & Auerbach A (1988). Who will benefit from psychotherapy? Predicting therapeutic outcomes. New York: Basic Books.

Maj M, Veltro F, Pirozzi R, Lobrace S & Magliano L (1992). Pattern of recurrence of illness after recovery from an episode of major depression: A prospective study. Am J Psychiatry 149(6): 795–800. doi.org/10.1176/ajp.149.6.795.

Malandrone S, Carletto S, Hase M, Hofmann A & Ostacoli L (2019). A Brief Narrative Summary of Randomized Controlled Trials. Investigating EMDR Treatment of Patients With Depression. J EMDR Pract Res 13(4): 302–306. doi: 10.1891/1933-3196.13.4.302.

Marcus SV (2008). Phase 1 of Integrated EMDR: An Abortive Treatment for Migraine Headaches. J EMDR Pract Res 2(1): 15–25. doi: 10.1891/1933-3196.2.1.15.

Marich J (2009). EMDR in the addiction continuing care process: Case study of a cross-addicted female's treatment and recovery. J EMDR Pract Res 3(2): 98–106. https://doi.org/10.1891/1933-3196.3.2.98.

Marich J (2010). EMDR in Addiction Continuing Care: A Phenomenological Study of Women Treated in Early Recovery. Saarbrücken: VDM Verlag Dr. Müller.

Marr J (2012). EMDR Treatment of Obsessive-Compulsive Disorder: Preliminary research/case series. J EMDR Pract Res 6(1): 2–15. doi: 10.1891/1933-3196.6.1.2.

Marsden Z, Lovell K, Blore D, Ali S & Delgadillo J (2018). A randomised controlled trial comparing EMDR and CBT for obsessive–compulsive disorder. Clin Psychol Psychother 25: e10–e18. doi:10.1002/cpp.2120.

Martínez-Fernández DE, Fernández-Quezada D, Garzón-Partida AP, Aguilar-García IG, García-Estrada J & Luquin S (2024). The Effect of Eye Movement Desensitization and Reprocessing (EMDR) Therapy on Reducing Craving in Populations with Substance Use Disorder: A Meta-Analysis. Brain Sci 14(11): 1110. doi: 10.3390/brainsci14111110.

Mate D, Marazzi L & Cavallerio F (2013). Riabilitare la mente dopo un infortunio sportivo: applicare il metodo EMDR nello sport. Giornale Italiano di Psicologia dello Sport 17: 23–32.

Mattera A, Cavallo A, Granato G, Baldassarre G & Pagani M (2022) A Biologically Inspired Neural Network Model to Gain Insight Into the Mechanisms of Post-Traumatic Stress Disorder and Eye Movement Desensitization and Reprocessing Therapy. Front Psychol 13: 944838. doi: 10.3389/fpsyg.2022.944838.

Matthijssen S, Brouwers T, van Roozendaal C, Vuister T & de Jongh A (2021). The effect of EMDR versus EMDR 2.0 on emotionality and vividness of aversive memories in a non-clinical sample. Eur J Psychotraumatol 12(1): 1956793. doi: 10.1080/20008198.2021.1956793.

Matthijssen S, Lee CW, de Roos C, Barron IG, Jarero I, Shapiro E, Hurley EC, Schubert SJ, Baptist J, Amman BL, Moreno-Alcázar A, Tesarz J & de Jongh A (2020). The Current Status of EMDR Therapy, Specific Target Areas, and Goals for the Future. J EMDR Pract Res 14(4): 241–284. https://doi.org/10.1891/EMDR-D-20-00039.

Mavranezouli I, Megnin-Viggars O, Daly C, Dias S, Welton NJ, Stockton S, Bhutani G, Grey N, Leach J, Greenberg N, Katona C, El-Leithy S & Pilling S (2020). Psychological treatments for post-traumatic stress disorder in adults: a network meta-analysis. Psychol Med 50(4): 542–555. doi.org/10.1017/S0033291720000070.

Maxfield L & Hyer L (2002). The relationship between efficacy and methodology in studies investigating EMDR treatment of PTSD. J Clin Psychol 58(1): 23–41. doi:10.1002/jclp.1127.

Maxfield L (2021). Low-Intensity Interventions and EMDR Therapy. J EMDR Pract Res 15(2): 86–98. doi.org/10.1891/EMDR-D-21-00009.

Mazzoni GP, Miglietta E, Ciull T, Rotundo L, Pozza A, Gonzalez A & Fernandez I (2022). Group Eye Movement Desensitization Reprocessing (EMDR) Psychotherapy and Recurrent Interpersonal Traumatic Episodes: A Pilot Follow-Up Study. Clin Neuropsychiatry 19(6): 379–389. doi: 10.36131/cnfioritieditore20220605.

McGowan IW, Fisher N, Havens J & Proudlock S (2021). An evaluation of Eye Movement Desensitization and Reprocessing therapy delivered remotely during the COVID-19 pandemic. BMC Psychiatry 21: 560.

Meentken MG, de Roos C & Utens E (2021). Long-term outcomes after EMDR for pediatric medical trauma: A follow-up study. J EMDR Pract Res 15(3): 191–202. doi.org/10.1891/EMDR-D-21-00012.

Meentken MG, de Roos C, van der Schroeff MP, van Baar AL & Utens E (2020). EMDR for children with medically related subthreshold PTSD: A randomized controlled trial. J EMDR Pract Res 14(4): 154–168. doi.org/10.1891/EMDR-D-20-00020.

Menhart R, Stellermann-Strehlow K, Helling-Bakki A, Horvay R, Dippel N & Winter SM (2025). A systematic review and meta-analysis of medical and psychosocial care procedures for children and adolescents after (online) sexual abuse. Child Abuse Negl 166: 107540. doi: 10.1016/j.chiabu.2025.107540.

Mertens G, Lund M & Engelhard IM (2021). The effectiveness of dual-task interventions for modulating emotional memories in the laboratory: A meta-analysis. Acta Psychol (Amst) 220: 103424. doi: 10.1016/j.actpsy.2021.103424.

Metzner F, Dahm K, Richter-Appelt H, Pawils S, Moulaa-Edmondson MJ & Stellermann-Strehlow K (2019). Developmental trauma disorder (DTD) in children and adolescents: Results from a patient population at the special consultation hour for traumatized children and adolescents. Z Kinder Jugendpsychiatr Psychother 47(4): 300–312. doi.org/10.1024/1422-4917/a000578.

Miccoli M &Poli A (2024). Randomized trial on the effects of an EMDR intervention on traumatic and obsessive symptoms during the COVID-19 quarantine: a psychometric study. Front Psychiatry 15: 1369216. doi: 10.3389/fpsyt.2024.1369216.

Miller R (2012). Treatment of behavioral addictions utilizing the Feeling-State Addiction Protocol: A multiple baseline study. J EMDR Pract Res 6(4): 159–169. https://doi.org/10.1891/1933-3196.6.4.159.

Minelli A, Zampieri E, Sacco C, Bazzanella R, Mezzetti N, Tessari E, Barlati S & Bortolomasi M (2019). Clinical efficacy of trauma-focused psychotherapies in treatment-resistant depression (TRD) in-patients: A randomized, controlled pilot-study. Psychiatry Res 273: 567–574. doi.org/10.1016/j.psychres.2019.01.070.

Mojarad BA, Qaiser F & Yuen RKC (2023). Genetics and Epigenetics of ASD. In: Eisenstat DD, Goldowitz D, Oberlander TF & Yager JY (eds). Neurodevelopmental Pediatrics. Cham: Springer. doi.org/10.1007/978-3-031-20792-1_18.

Molero MM, Pujol J, Bonsignore M & Pérez-Testor C (2019). Effectiveness of EMDR in unaccompanied minor refugees: A randomized controlled trial. J EMDR Pract Res 13(3): 197–209. doi.org/10.1891/1933-3196.13.3.197.

Moore LJ, Young T, Freeman P & Sarkar M (2018). Adverse life events, cardiovascular responses, and sports performance under pressure. Scand J Med Sci Sports 28(1): 340–347.

Moreno-Alcázar A, Treen D, Valiente-Gómez A, Sio-Eroles A, Pérez V, Amann BL & Radua J (2017). Efficacy of eye movement desensitization and reprocessing (EMDR) in children and adolescents with post-traumatic stress disorder (PTSD): A meta-analysis of randomized controlled trials. J Psychiatr Res 104: 70–77. doi.org/10.1016/j.jpsychires.2018.06.014.

Muratori F & Bizzari V (2019). Autism as a disruption of affective contact: the forgotten role of George Frankl. Clin Neuropsychiatry 16(4): 159–164.

Nader K & Einarsson EO (2010). Memory reconsolidation: An update. Ann N Y Acad Sci 1191: 27–41. doi.org/10.1111/j.1749-6632.2010.05443.x.

Nader K (2003). Memory traces unbound. Trends Neurosci 26(2): 65–72. doi.org/10.1016/S0166-2236(02)00042-5.

Nader K, Schafe GE & LeDoux JE (2000). Fear memories require protein synthesis in the amygdala for reconsolidation after retrieval. Nature 406(6797): 722–726. doi.org/10.1038/35021052.

National Institute for Clinical Excellence (NICE) (2005). Post traumatic stress disorder (PTSD): The management of adults and children in primary and secondary care. London: NICE Guidelines.
National Institute for Health and Care Excellence (NICE) (2018). Post-traumatic stress disorder: NICE guideline (NG116). Retrieved from https://www.nice.org.uk/guidance/ng116.
Nazari H, Momeni N, Jariani M & Tarrahi MJ (2011). Comparison of eye movement desensitization and reprocessing with citalopram in treatment of obsessive-compulsive disorder. Int J Psychiatry Clin Pract 15(4): 270–274. doi:10.3109/13651501.2011.590210.
Nelson K & Fivush R (2004). The emergence of autobiographical memory: A social cultural developmental theory. Psychol Rev 111(2): 486–511.
Newcombe NS, Balcomb F, Ferrara K, Hansen M & Saylor MM (2011). The development of episodic and autobiographical memory. Psychol Sci Agenda 25(2): 1–5.
Nieuwenhuis S, Elzinga BM, Ras PH, Berends F, Duijs P, Samara Z & Slagter HA (2013). Bilateral saccadic eye movements and tactile stimulation, but not auditorystimulation, enhance memory retrieval. Brain Cogn 81: 52–56.
Nijdam MJ, Gersons BP, Reitsma JB, de Jongh A & Olff M (2012). Brief eclectic psychotherapy v. eye movement desensitisation and reprocessing therapy for post-traumatic stress disorder: randomised controlled trial. Br J Psychiatry 200: 224–231. doi: 10.1192/bjp.bp.111.099234.
Nijenhuis E, Spinhoven P, van Dyck R, van der Hart O & Vanderlinden J (1997). The development of the somatoform dissociation questionnaire (SDQ-5) as a screening instrument for dissociative disorders. Acta Psychiatr Scand 96(5): 311–318.
Nijenhuis E, van der Hart O & Steele K (2006). The Haunted Self: Structural Dissociation and the Treatment of Chronic Traumatization. New York: Norton.
Nijenhuis E, van der Hart O & Steele K (2010). Trauma-related structural dissociation of the personality. Act Nerv Sup 52(1): 1–23. doi.org/10.1007/BF03379560.
Novo P, Iandin-Romero R, Radua J, Vicens V, Fernandez I, Garcia F, Pomarol-Clotet E, McKenna PJ, Shapiro F & Amann B (2014). Eye movement desensitization and reprocessing therapy in subsyndromal bipolar patients with a history of traumatic events: a randomized, controlled pilot-study. Psychiatry Res 219(1): 122–128. doi:10.1016/j.psychres.2014.05.012.
O'Brien JM & Abel NJ (2011). EMDR, Addictions, and the Stages of Change: A Road Map for Intervention. J EMDR Pract Res 5(3): 121–130. https://doi.org/10.1891/1933-3196.5.3.121.
Olive LS, Rice SM, Gao C, Pilkington V, Walton CC, Butterworth M, Abbott L, Cross G, Clements M & Purcell R (2022). Risk and protective factors for mental ill-health in elite para- and non-para athletes. Front Psychol 13: 939087.
Oren U (2025). Core of EMDR. EMDR Europe Trainers' Day. EMDR Europe Research and Practice Conference. May 29th 2025, Prague.
Osorio A, Pérez MC, Tirado SG, Jarero I & Givaudan M (2018). Randomized Controlled Trial on the EMDR Integrative Group Treatment Protocol for Ongoing Traumatic Stress with Adolescents and Young Adults Patients with Cancer. Am J Appl Psychol 7(4): 50–56. doi.org/10.11648/j.ajap.20180704.11.
Ostacoli L (2023). Persönliche Mitteilung.
Ostacoli L, Carletto S, Cavallo M, Baldomir-Gago P, Di Lorenzo G, Fernandez I, Hase M, Justo-Alonso A, Lehnung M, Migliaretti G, Oliva F, Pagani M, Recarey-Eiris S, Torta R, Tumani V, Gonzalez-Vazquez AI & Hofmann A (2018).Comparison of Eye Movement Desensitization Reprocessing and Cognitive Behavioral Therapy as Adjunctive Treatments for Recurrent Depression: The European Depression EMDR Network (EDEN) Randomized Controlled Trial. Front Psychol 9: 74. doi: 10.3389/fpsyg.2018.00074.
Pagani M, Amann BL, Landin-Romero R & Carletto S (2017). Eye Movement Desensitization and Reprocessing and Slow Wave Sleep: A Putative Mechanism of Action. Front Psychol 8: 1935. doi:10.3389/fpsyg.2017.01935.
Pagani M, Di Lorenzo G, Verardo AR, Nicolais G, Monaco L, Lauretti G, Russo R, Niolu C, Amma-

niti M, Fernandez I & Siracusano A (2012). Neurobiological correlates of EMDR monitoring – An EEG study. PLoS One 7(9): e45753. doi:10.1371/journal.pone.0045753.
Pagani M, Hogberg G, Fernandez I & Siracusano A (2013). Correlates of EMDR therapy in functional and structural neuroimaging: A critical summary of recent findings. J EMDR Pract Res 7(1): 29–38. doi:10.1891/1933-3196.7.1.29.
Parker A & Dagnall N (2007). Effects of bilateral eye movements on gist based false recognition in the DRM paradigm. Brain Cogn 63(3): 221–225.
Passoni S, Curinga T, Toraldo A, Berlingeri M, Fernandez I & Bottini G (2018). Eye Movement Desensitization and Reprocessing Integrative Group Treatment Protocol (EMDR-IGTP) Applied to Caregivers of Patients With Dementia. Front Psychol 9: 967. doi: 10.3389/fpsyg.2018.00967.
Pérez-Dandieu L & Tapia G (2014). Effectiveness of EMDR therapy in the treatment of addiction: A systematic review. J EMDR Pract Res 8(1): 13–24. doi.org/10.1891/1933-3196.8.1.13.
Perlini C, Donisi V, Rossetti MG, Moltrasio C, Bellani M & Brambilla P (2020). The potential role of EMDR on trauma in affective disorders: A narrative review. J Affect Disord 269: 1–11. doi: 10.1016/j.jad.2020.03.001.
Perry BD & Szalavitz M (2017). The boy who was raised as a dog. 2nd ed. New York, NY: Basic Books.
Perry BD (2006). Applying principles of neurodevelopment to clinical work with maltreated and traumatized children. J Loss Trauma 11(1): 71–83. doi.org/10.1080/15325020500493471.
Petzold H (2012). Integrative Therapie. Paderborn: Junfermann.
Phaf RH (2023). Merging and modifying hypotheses on the emotional and cognitive effects of eye movements: The dopaminergic regulation hypothesis. New Ideas Psychol 70: 101026. doi:10.1016/j.newideapsych.2023.101026.
Pierce JE, Schröder HS, Foster SN, Barnes L, Prater K & Lane RD (2023). Neurophysiological mechanisms of EMDR: A systematic review. Neurosci Biobehav Rev 149: 105161. doi.org/10.1016/j.neubiorev.2023.105161.
Pilz R, Hartleb R, Konrad G, Reininghaus E & Unterrainer HF (2017). Die Rolle des Eye Movement Desensitization and Reprocessing (EMDR) bei Substanzgebrauchsstörungen: Ein systematischer Überblick. Fortschr Neurol Psychiatr 85(10): 584–591. doi: 10.1055/s-0043-118338.
Pless Kaiser A, Cook JM, Glick DM & Moye J (2019). Posttraumatic Stress Disorder in Older Adults: A Conceptual Review. Clin Gerontol 42(4): 359–376. doi: 10.1080/07317115.2018.1539801.
Pliszka SR (2007). Practice parameter for the assessment and treatment of children and adolescents with attention-deficit/hyperactivity disorder. J Am Acad Child Adolesc Psychiatry 46(7): 894–921.
Popky AJ (2005). DeTUR™: Desensitization of Triggers and Urge Reprocessing – An Urge Reduction Protocol in Dealing with Addictions and Dysfunctional Behaviors. In: Shapiro R (ed). EMDR Solutions: Pathways to Healing. New York: W. W. Norton & Company; 167–188.
Pouladi H, Rajabi S, Jamshidi F, Pakizeh A & Talbot D (2024). Efficacy of EMDR in body dysmorphic disorder and associated cognitive-emotional features. J EMDR Pract Res 18(2): 82–99. doi: 10.1891/EMDR-2024-0013.
Power K, McGoldrick T, Brown K, Buchanan R, Sharp D, Swanson V & Karatzias A (2002). A controlled comparison of eye movementdesensitization and reprocessing versus exposure plus cognitive restructuring versus waiting list in the treatment of post-traumatic stress disorder. Clin Psychol Psychother 9(5): 299–318.
Preißmann C (2009). Psychotherapie und Beratung bei Menschen mit Asperger-Syndrom. 2. überarb. erw. Aufl. Stuttgart: Kohlhammer.
Prochaska JO & DiClemente CC (1983). Stages and processes of self-change of smoking: toward an integrative model of change. J Consult Clin Psychol 51: 390–395.
PROMISE ELPIS Consortium (2024). Handlungsleitfaden für digitale sexualisierte Gewalt im Kindes- und Jugendalter. EU Justice Programme.

Propper RE & Christman SD (2008). Interhemispheric interaction and saccadic horizontal eye movements: Implications for episodic memory, EMDR, and PTSD. J EMDR Pract Res 2(4): 269–281. doi.org/10.1891/1933-3196.2.4.269.
Purcell R, Rice S, Butterworth M & Clements M (2020). Rates and Correlates of Mental Health Symptoms in Currently Competing Elite Athletes from the Australian National High-Performance Sports System. Sports Med 50(9): 1683–1694.
Quinn G (2014). Emergency Response Procedure. In: Luber M (ed). Implementing EMDR Early Mental Health Interventions for Man-Made and Natural Disasters: Models, Scripted Protocols and Summary Sheets. New York, NY: Springer Publishing Company; 143–155.
Rathschlag M & Memmert D (2014). Reducing anxiety and enhancing physical performance by using an advanced version of EMDR: a pilot study. Brain Behav 4(3): 348–355.
Remschmidt H & Kamp-Becker I (2006). Asperger-Syndrom. Heidelberg: Springer Medizin.
Reynoso-Sánchez LF & Hoyos-Flores JR (2023). A Single-Session Eye Movement Desensitization and Reprocessing (EMDR) Therapy Reduces Anxiety and Improves Self-confidence in Athletes with Post-traumatic Stress Associated with Injury. Int J Sport Studies Health 5(2). doi: 10.5812/intjssh-134823.
Ricci RJ & Clayton CA (2008). Trauma Resolution Treatment as an Adjunct to Standard Treatment for Child Molesters: A Qualitative Study. J EMDR Pract Res 2(1): 41–50. doi:10.1891/1933-3196.2.1.41.
Ricci RJ, Clayton CA & Shapiro F (2006). Some effects of EMDR treatment with previously abused child molesters: Theoretical reviews and preliminary findings. J Forensic Psychiatry Psychol 17(4): 538–562. doi:10.1080/14789940601070431.
Rice SM, Gwyther K, Santesteban-Echarri O, Baron D, Gorczynski P, Gouttebarge V, Reardon CL, Hitchcock ME, Hainline B & Purcell R (2019). Determinants of anxiety in elite athletes: a systematic review and meta-analysis. Br J Sports Med 53(11): 722–730.
Roberts AKP (2018). The Effects of the EMDR Group Traumatic Episode Protocol (G-TEP) with cancer survivors: a pilot/pre-experimental study. J EMDR Pract Res 12(3): 105–115.
Rodenburg R, Benjamin A, de Roos C, Meijer AM & Stams GJ (2009). Efficacy of EMDR in children: a meta-analysis. Clin Psychol Rev 29(7): 599–606. doi: 10.1016/j.cpr.2009.06.008.
Rosas Uribe ME, Lopez Ramirez EO & Jarero Mena I (2010). Effect of the EMDR psychotherapeutic approach on emotional cognitive processing in patients with depression. Span J Psychol 13(1): 396–405.
Rosenbaum S, Stubbs B, Schuch F & Vancampfort D (2017). Exercise and Posttraumatic Stress Disorder. In: Fuchs R & Gerber M (Hrsg). Handbuch Stressregulation und Sport. Berlin, Heidelberg: Springer; 375–387.
Rost C (2022). Ressourcenarbeit mit EMDR – neue Entwicklungen. Vom Aushalten zum Verändern. Paderborn: Junfermann.
Rost C (Hrsg) (2014). Ressourcenarbeit mit EMDR. Vom Überleben zum Leben. Bewährte Techniken im Überblick. 3. überarb. Aufl. Paderborn: Junfermann.
Rostaminejad A, Behnammoghadam M, Rostaminejad M, Behnammoghadam Z & Bashti S (2017). Efficacy of eye movement desensitization and reprocessing on the phantom limb pain of patients with amputations within a 24-month follow-up. Int J Rehab Res 40(3): 209–214. doi: 10.1097/MRR.0000000000000227.
Ruisch JE, Havermans DCD, Gielkens EMJ, Olff M, Daamen MAMJ, van Alphen SPJ, van Kordenoordt M, Schols JMGA, Schruers KRJ & Sobczak S (2024). Posttraumatic stress disorder in people with dementia: Study protocol. Eur J Psychotraumatol 15(1): 2320040. doi.org/10.1080/20008066.2024.2320040.
Ruisch JE, Nederstigt AHM, van der Vorst A, Boersma SN, Vink MT, Hoeboer CM, Olff M & Sobczak S (2023). Treatment of post-traumatic stress disorder in people with dementia: a structured literature review. Psychogeriatrics 23(3): 523–534. doi: 10.1111/psyg.12951.
Ruvalcaba-Delgadillo Y, Martínez-Fernández DE, Luquin S, Moreno-Alcázar A, Redolar-Ripoll D,

Jauregui-Huerta F & Fernández-Quezada D (2024). Visual EMDR stimulation mitigates acute varied stress effects on morphology of hippocampal neurons in male Wistar rats. Front Psychiatry 15: 1396550. doi: 10.3389/fpsyt.2024.1396550.
Sack M (2022). Traumatherapie: Moderne Konzepte der Stressverarbeitung. Stuttgart: Kohlhammer.
Sack M, Lempa W & Lamprecht F (2001). EMDR in chronic PTSD: A randomized comparison study. J Traumat Stress 14(2): 193–204. doi.org/10.1023/A:1007814704811.
Sack M, Lempa W, Steinmetz A, Lamprecht F & Hofmann A (2008). Alterations in autonomic tone during trauma exposure using eye movement desensitization and reprocessing (EMDR) – Results of a preliminary investigation. J Anxiety Disord 22(7): 1264–1271.
Sackett D (1989). Rules of evidence and clinical recommendations on the use of antithrombotic agents. Chest 95(2): 2S–4S. doi.org/10.1378/chest.95.2_Supplement.2S.
Sackett D (2015). Why di I become a clinician-trialist? J Royal Soc Med 108(8): 325–330. doi: 10.1177/0141076815596690.
Sargın Yc, Yüncü Z & Kirli U (2025). Eye Movement Desensitization and Reprocessing Intervention in Preventing Craving in Alcohol Use Disorder: A Pilot Randomized Controlled Trial. J EMDR Pract Res 19: 0001. doi: 10.34133/jemdr.0001.
Schaller UM (2021). Ätiologie der Autismus-Spektrum-Störung. In: Tebartz van Elst L (Hrsg). Autismus-Spektrum-Störung im Erwachsenenalter. 3. akt. erw. Aufl. Berlin: Medizinisch Wissenschaftliche Verlagsgesellschaft.
Schmid M & Fegert JM (2015). Traumakompensatorische Störungen im Kindes- und Jugendalter: Zwischen Posttraumatischer Belastungsstörung und komplexer Traumafolgestörung. Kindheit & Entwicklung 24(2): 66–75.
Schmid M (2013). Traumatisierte Kinder und Jugendliche: Erscheinungsbilder, Diagnostik und Behandlung. In: Fegert A & Ziegenhain U (Hrsg). Kindeswohlgefährdung und Kinderschutz. Stuttgart: Kohlhammer; 133–150.
Schneider J, Hofmann A, Rost C & Shapiro F (2008). EMDR in the treatment of chronic phantom limb pain. Pain Med 9(1): 76–82. doi.org/10.1111/j.1526-4637.2007.00299.x
Schore AN (2012). The science of the art of psychotherapy. New York, NY: Norton.
Schore AN (2019). The neurobiology of attachment-focused therapy. New York, NY: Norton.
Schubert SJ, Lee CW & Drummond PD (2016). Eye Movements Matter, But Why? Psychophysiological Correlates of EMDR Therapy to Treat Trauma in Timor-Leste. J EMDR Pract Res 10(2): 70–81.
Schulz S, Dahm A, Herrmann-Frank A, Martinsohn-Schittkowski W, Nocon M & Sühlfleisch-Thurau U (2015). Eye-Movement-Desensitization and Reprocessing (EMDR). Eine Methode wird anerkannt. PP 13(01): 34–36.
Schuring N, Kerkhoffs G, Gray J & Gouttebarge V (2017). The mental wellbeing of current and retired professional cricketers: an observational prospective cohort study. Phys Sportsmed 45(4): 463–469.
Seok JW & Kim JI (2024). The Efficacy of Eye Movement Desensitization and Reprocessing Treatment for Depression: A Meta-Analysis and Meta-Regression of Randomized Controlled Trials. J Clin Med 13(18): 5633. doi: 10.3390/jcm13185633.
Seok JW, Kim K & Kim JU (2025). Therapeutic effects of eye movement desensitization and reprocessing for substance use disorders: a meta-analysis of addiction-related and emotional symptoms. Front Psychiatry 16: 1660046. doi: 10.3389/fpsyt.2025.1660046.
Sepehry A, Lam K, Sheppard M, Guirguis-Younger M & Maglio AS (2021). EMDR for Depression: A Meta-Analysis and Systematic Review. J EMDR Pract Res 15(1): 2–17. doi: 10.1891/EMDR-D-20-00038.
Servan-Schreiber D (2006). Die neue Medizin der Emotionen. München: Goldmann Taschenbuch.
Servan-Schreiber D, Schooler J, Dew MA, Carter C & Bartone P (2006). Eye movement desensiti-

zation and reprocessing for posttraumatic stress disorder: a pilot blinded, randomized study of stimulation type. Psychother Psychosom 75(5): 290–297. doi: 10.1159/000093950.
Shapiro F (1989). Efficacy of the eye movement desensitization procedure in the treatment of traumatic memories. J Traumat Stress 2(2): 199–223. doi:10.1007/BF00974159.
Shapiro F (1995). Eye Movement Desensitization and Reprocessing: Basic Principles, Protocols, and Procedures. New York: Guilford Press.
Shapiro F (2001). Eye movement desensitization and reprocessing (EMDR): basic principles, protocols, and procedures. 2nd ed. New York: Guilford Press.
Shapiro F (2012). Getting Past your Past. Take Control of Your Life with Self-Help Techniques from EMDR Therapy. New York, NY: Rodal.
Shapiro F (2014a). The role of eye movement desensitization and reprocessing (EMDR) therapy in medicine: Addressing the psychological and physical symptoms stemming from adverse life experience. Permanente J 18(1): 71–77. doi:10.7812/TPP/13-098.
Shapiro F (2014b). Keynote; 15th EMDR Europe Conference; 26.–29. 6. 2014, Edinburgh.
Shapiro F (2017). Foliensatz zum Weekend 2 Training. EMDR Institute, Watsonville.
Shapiro F (2018). Eye Movement Desensitization and Reprocessing (EMDR) Therapy. Basic Principles, Protocols and Procedures. 3rd ed. New York: Guilford.
Shapiro F (ed) (2002). EMDR as an integrative approach: experts of diverse orientations explore the paradigm prism. Washington, D.C.: American Psychological Association.
Shapiro E & Laub B (2008). Early EMDR Intervention (EEI): A Summary, a Theoretical Model, and the Recent Traumatic Episode Protocol (R-TEP). J EMDR Pract Res 2(2): 79–96.
Shapiro E & Laub B (2014). The Group Traumatic Episode Protocol (G-TEP). J EMDR Pract Res 8(4): 185–190.
Shapiro F & Laliotis D (2017a). Weekend 1 Training Manual of the two part EMDR Therapy basic training. Watsonville, CA: EMDR Institute Inc.
Shapiro F & Laliotis D (2017b). Weekend 2 Training Manual of the two part EMDR Therapy basic training. Watsonville, CA: EMDR Institute Inc.
Shapiro F & Maxfield L (2002). Eye Movement Desensitization and Reprocessing (EMDR): information processing in the treatment of trauma. J Clin Psychol 58(8): 933–946.
Shapiro F, Vogelmann-Sine S & Sine L (1994). Eye movement desensitization and reprocessing: Treating trauma and substance abuse. J Psychoact Drugs 26(4): 379–391.
Sheikhi M, Ghanbari S, Asghari Ebrahimabad MJ & Amiri M (2024). Comparison of face-to-face and virtual EMDR therapy for reducing anxiety among healthcare workers during the COVID-19 pandemic. BMC Psychology 12: 60.
Shirk SR & Saiz CC (1992). Clinical, empirical, and developmental perspectives on the therapeutic relationship in child psychotherapy. Dev Psychopathol 4(4): 713–728. https://doi.org/10.1017/S0954579400004946Ne.
Shonkoff JP & Garner AS (2012). The lifelong effects of early childhood adversity and toxic stress. Pediatrics 129(1): e232–e246.
Siegel D (1999). The developing mind. New York: Guilford.
Siegel D (2012). The developing mind: How relationships and the brain interact to shape who we are. 2nd ed. New York, London: Guilford Press.
Siegel D (2014). Brainstorm: The power and purpose of the teenage brain. New York, NY: Tarcher/Penguin.
Silver S & Rogers S (2001). Light in the heart of darkness: EMDR and the treatment of war and terrorism survivors. New York, NY: Norton Professional Books.
Simonton OC, Matthews-Simonton S & Creighton J (1992). Getting Well Again: The Bestselling Classic About the Simontons' Revolutionary Lifesaving Self-Awareness Techniques. New York, NY: Random House Publishing Group.
Singla A, Futela P, Arora K, Toussaint L, Ahmad Z, Murawska Baptista A, Anstine CV, Hurt RT, Philpot LM & Mohabbat AB (2025). Eye Movement Desensitization and Reprocessing for

Chronic Pain: A Systematic Review. J Integr Complement Med 31(12): 1045–1055. doi: 10.1177/27683605251362035.
Soberman G, Greenwald R & Rule D (2002). A controlled study of EMDR for adolescents with conduct problems. J Clin Psychol 58(12): 1453–1463. doi.org/10.1002/jclp.10101.
Solomon R & Shapiro F (2008). EMDR and the Adaptive Information Processing Model: Potential mechanisms of change. J EMDR Pract Res 2(4): 315–325. doi: 10.1891/1933-3196.2.4.315.
Somerville LH (2013). The teenage brain: Sensitivity to social evaluation. Curr Dir Psychol Sci 22(2): 121–127.
Spencer TJ, Brown A, Seidman LJ, Valera E, Makris N, Lomedico A & Faraone SV (2014). Effect of psychostimulants on brain structure and function in ADHD: A qualitative literature review of magnetic resonance imaging-based neuroimaging studies. J Clin Psychiatry 74(9): 902–917.
Sprang G (2001). The use of eye movement desensitization and reprocessing (EMDR) in the treatment of traumatic stress and complicated mourning: Psychological and behavioral outcomes. Res Soc Work Pract 11(3): 300–320. doi:10.1177/104973150101100302.
Ssucharewa GE (1926). Die schizoiden Psychopathien im Kindesalter. Monatsschr Psychiatrie Neurologie 60: 235–261.
Ssucharewa GE (1927). Die Besonderheiten der schizoiden Psychopathien bei den Mädchen. Monatsschr Psychiatrie Neurologie 62: 171–200.
Staring ABP, van den Berg DPG, Cath DC, Schoorl M, Engelhard IM & Korrelboom CW (2016). Self-esteem treatment in anxiety: A randomized controlled crossover trial of Eye Movement Desensitization and Reprocessing (EMDR) versus Competitive Memory Training (COMET) in patients with anxiety disorders. Behav Res Ther 82: 11–20. https://doi.org/10.1016/j.brat.2016.04.002.
Steinberg L (2014). Age of opportunity: Lessons from the new science of adolescence. Boston, MA: Houghton Mifflin Harcourt.
Steinberg M (2023). The SCID-D Interview: Dissociation Assessment in Therapy, Forensics, and Research. Washington, D.C.: American Psychiatric Association Publishing.
Steinert C, Bumke PJ, Hollekamp RL, Larisch A, Leichsenring F, Matthess H & Kruse J (2017). Resource activation for treating post-traumatic stress disorder, co-morbid symptoms and impaired functioning: a randomized controlled trial in Cambodia. Psychol Med 47(3): 553–564. doi:10.1017/S0033291716002592.
Stern D (2010). Der Gegenwartsmoment. Veränderungsprozesse in Psychoanalyse, Psychotherapie und Alltag. 3. unveränd. Aufl. Frankfurt/M.: Brandes & Apsel.
Stickgold R (2002). EMDR: A putative neurobiological mechanism of action. J Clin Psychol 58(1): 61–75. doi:10.1002/jclp.1129.
Stingl M, Hemmerde M, Drutschmann E, Pape V & Hanewald B (2025a). The use of the »group traumatic episode protocol (G-TEP)« in an outpatient randomized and hospital setting: Implementation and effects in heterogeneous patient samples. Psychol Trauma 17(3): 658–667. doi: 10.1037/tra0001711.
Stingl M, Schäflein E, Spieler D, Henn M, Hanewald B & Sack M (2025b). Bilateral stimulation: differential effects in EEG and peripheral physiology. BJPsych Open 11(6): e278. doi: 10.1192/bjo.2025.10887.
Stingl M, Sommer G, Hanewald B, Zinsser F, Tucha O & Reitle Pape V (2022). Constant installation of present orientation and safety (CIPOS) – subjective and physiological effects of an ultrashort-term intervention combining both stabilizing and confrontational elements. Front Psychol 13: 1035371. doi: 10.3389/fpsyg.2022.1035371.
Sutton A & Carroll C (2025). Clinical and cost-effectiveness of eye movement desensitisation and reprocessing for post-traumatic stress disorder in children and adolescents: A systematic review and meta-analysis. Clin Psychol Psychother 32: e70186. doi.org/10.1002/cpp.70186.

Szecsödy I (1990). The Significance and Importance of Supervision in Psychotherapy Training. Psychother Psychosom 53(1-4): 86–92. doi.org/10.1159/000288346.

Szeska C, Mohrmann H & Hamm AO (2023). Facilitated extinction but impaired extinction recall by eye movement manipulation in humans – Indications for action mechanisms and the apllicability of eye movement desensitization. Int J Psychophysiol 184: 64–75. doi: 10.1016/ijpsycho.2022.12.009.

Tagay S, Gunzelmann T & Brähler E (2009). Posttraumatische Belastungsstörungen alter Menschen. Psychotherapie 14(2). München: CIP-Medien.

Talbot D (2021). Examination of initial evidence for EMDR as a treatment for obsessive-compulsive disorder. J EMDR Pract Res 15(3): 167–173.

Tebartz van Elst L (Hrsg) (2021a). Autismus-Spektrum-Störung im Erwachsenenalter. 3. akt. erw. Aufl. Berlin: Medizinisch Wissenschaftliche Verlagsgesellschaft.

Tebartz van Elst L (Hrsg) (2021b). Die Bedeutung der Autismus-Spektrum-Störungen für die Erwachsenenpsychiatrie und -psychotherapie. In: Autismus-Spektrum-Störung im Erwachsenenalter. 3. akt. erw. Aufl. Berlin: Medizinisch Wissenschaftliche Verlagsgesellschaft.

Tebartz van Elst L, Banaschewski T, Berger R & Philipsen A (2024). Neuromentale Entwicklungsstörungen. In: Hölzel L & Berger M (Hrsg). ICD-11 – Psychische Störungen, Innovationen und ihre Bewertung. Berlin: Springer.

Teicher MH & Samson JA (2016). Annual research review: Enduring neurobiological effects of childhood abuse and neglect. J Child Psychol Psychiatry 57(3): 241–266. doi.org/10.1111/jcpp.12507.

Teicher MH, Samson JA, Anderson CM & Ohashi K (2016). The effects of childhood maltreatment on brain structure, function and connectivity. Nat Rev Neurosci 17(10): 652–666. doi.org/10.1038/nrn.2016.111.

Teicher MH, Samson JA, Polcari A & McGreenery CE (2006). Sticks, stones, and hurtful words: Relative effects of various forms of childhood maltreatment. Am J Psychiatry 163(6): 993–1000. doi.org/10.1176/ajp.2006.163.6.993.

Tesarz J, Leisner S, Gerhardt A, Janke S, Seidler GH, Eich W & Hartmann M (2013). Effects of eye movement desensitization and reprocessing (EMDR) on non-specific chronic back pain: a randomized controlled trial with additional exploration of the underlying mechanisms. BMC Musculoskelet Disord 14: 256.

Tesarz J, Leisner S, Gerhardt A, Janke S, Seidler GH, Eich W & Hartmann M (2014). Effects of eye movement desensitization and reprocessing (EMDR) treatment in chronic pain patients: a systematic review. Pain Med 15(2): 247–263. doi: 10.1111/pme.12303.

Tesarz J, Seidler GH & Eich W (2025). Schmerzen behandeln mit EMDR. Das erweiterte Praxishandbuch. Stuttgart: Klett-Cotta.

Tesarz J, Wicking M, Bernardy K & Seidler GH (2019). EMDR therapy's efficacy in the treatment of pain. J EMDR Practice Res 13(4): 337–344.

Tinker RH & Wilson SA (2005). The phantom limb pain protocol. In: Shapiro R (ed). EMDR Solutions: Pathways to Healing. New York, NY: W. W. Norton & Co.; 147–159.

Tinker RH, Wilson SA & Becker L (1997). Treatment of phantom limb pain with EMDR: Two videotaped case studies with pre and post measures. Präsentation beim 2. EMDR International Association Conference, San Francisco, CA.

Trenhaile J, Trenhaile T & Munce T (2025). Pilot study of the efficacy of eye movement desensitization and reprocessing (EMDR) intervention for injured Division I student-athletes. The Sport Journal.

Triscari MT, Faraci P, Catalisano D, D'Angelo V & Urso V (2015). Effectiveness of cognitive behavioral therapy integrated with systematic desensitization, cognitive behavioral therapy combined with eye movement desensitization and reprocessing therapy, and cognitive behavioral therapy combined with virtual reality exposure therapy methods in the treatment of flight anxiety: A randomized trial. Neuropsychiatr Dis Treat 11: 2591–2598. https://doi.org/10.2147/NDT.S93401.

Trundle G, Jones KA, Ropar D & Egan V (2023). Prevalence of Victimisation in Autistic Individuals: A Systematic Review and Meta-Analysis. Trauma Violence Abuse 24(4): 2282–2296. doi: 10.1177/15248380221093689.

Utens EM (2020). EMDR in children with autism spectrum disorders: A preliminary study. J EMDR Pract Res 14(2): 77–89. doi.org/10.1891/1933-3196.14.2.77.

Valiente-Gómez A, Moreno-Alcázar A, Treen D, Cedrón C, Colom F, Pérez V & Amann BL (2017). EMDR beyond PTSD: A Systematic Literature Review. Front Psychol 8: 1668. doi: 10.3389/fpsyg.2017.01668.

van den Berg DPG, de Bont PAJM, van der Vleugel BM, de Roos C, de Jongh A, van Minnen A & van der Gaag M (2015). Prolonged exposure vs eye movement desensitization and reprocessing vs waiting list for posttraumatic stress disorder in patients with a psychotic disorder: A randomized clinical trial. J Am Med Assoc Psychiatry 72(3): 259–267. doi:10.1001/jamapsychiatry.2014.2637.

van der Kolk BA (2014). The body keeps the score: Brain, mind, and body in the healing of trauma. New York, NY: Viking.

van der Kolk BA, Spinazzola J, Blaustein ME, Hopper JW, Hopper EK, Korn DL & Simpson WB (2007). A randomized clinical trial of eye movement desensitization and reprocessing (EMDR), fluoxetine, and pill placebo in the treatment of posttraumatic stress disorder: Treatment effects and long-term maintenance. J Clin Psychiatry 68(1): 37–46. doi:10.4088/JCP.v68n0105.

van Minnen A, Hendriks L, Kleine R, Hendriks GJ, Verhagen M & De Jongh A (2018). Therapist rotation: a novel approach for implementation of trauma-focused treatment in post-traumatic stress disorder. Eur J Psychotraumatol 9(1): 1492836. doi: 10.1080/20008198.2018.1492836.

van Schie K & van Veen SC (2026). Adverse effects of Eye Movement Desensitization and Reprocessing therapy: A neglected but urgent area of inquiry. Curr Opin Psychol 67: 102155. doi: 10.1016/j.copsyc.2025.102155.

van Wensen E, Nijenhuis B, Zwerver J & Bogaard PJ (2025). An EMDR-based intervention for the ›Golfers' Yips‹: A case series. Sports Psychiatry 4(4): 175–180. doi: 10.1024/2674-0052/a000083.

van Zelst WH, de Beurs E, Beekman ATF, van Dyck R & Deeg DDH (2006). Well-being, physical functioning, and use of health services in the elderly with PTSD and subthreshold PTSD. Int J Geriatric Psychiatry 21(2): 180–188. doi.org/10.1002/gps.1448.

Vancampfort D, Richards J, Stubbs B, Akello G, Gbiri CA, Ward PB & Rosenbaum S (2016). Physical Activity in People With Posttraumatic Stress Disorder: A Systematic Review of Correlates. J Phys Act Health 13(8): 910–918.

Vicedo M & Ilerbaig J (2021). Autism in Baltimore, 1938–1943. J Autism Dev Disord 51: 1157–1172. doi.org/10.1007/s10803-020-04602-4.

Vignaud P, Chauliac N, Contamin E, Richer S, Vuillermoz C, Brunelin J & Prieto N (2023). Relevance and Feasibility of Group Traumatic Episode Protocol Delivered to Migrants: A Pilot Field Study. Int J Environ Res Public Health 20(7): 5419. doi.org/10.3390/ijerph20075419.

Vogelmann-Sine S, Sine LF, Smyth NJ & Popky AJ (1998). EMDR Chemical Dependency Treatment Manual. New Hope, PA: EMDR Humanitarian Assistance Programs.

Voorendonk EM, De Jongh A, Rozendaal L & Van Minnen A (2020). Trauma-focused treatment outcome for complex PTSD patients: results of an intensive treatment programme. Eur J Psychotraumatol 11(1): 1783955. doi: 10.1080/20008198.2020.1783955.

Wälchli G, Bielinski LL, Bur OT, Krieger T, Klein JP & Berger T (2025). Treatment expectations and depressive symptoms in an internet-based intervention for depression. A secondary analysis. Internet Interv 42: 100869. doi: 10.1016/j.invent.2025.100869.

WAS) (2014). Declaration of sexual rights. www.worldsexualhealth.net/wp-content (letzter Zugriff: 01. 02. 2026).
Weiss DS & Marmar CR (1997). The Impact of Event Scale – Revised. In: Wilson JP & Keane TM (eds). Assessing psychological trauma and PTSD. New York: Guilford Press; 399–411.
Weisz JR (1998). Therapeutic Relationship. In: Bellack S & Hersen M (eds). Comprehensive Clinical Psychology. Vol 5. Amsterdam: Elsevier Science.
Wesselmann D, Davidson M, Armstrong S, Schweitzer C, Bruckner D & Potter AE (2012). EMDR as a treatment for improving attachment status in adults and children. Eur Rev Appl Psychol 62(4): 223–230. doi.org/10.1016/j.erap.2012.08.008.
Wesson M & Gould M (2009). Trauma treatment for young children: A case illustration using EMDR storytelling methods. Clin Child Psychol Psychiatry 14(2): 211–222. doi.org/10.1177/1359104508100883.
Wetherford R (2014). Francine Shapiro on the Evolution of EMDR Therapy. Psychotherapy.net. https://www.psychotherapy.net/interview/francine-shapiro-emdr.
Wilczek B (2024). Autismus, Trauma und Bewältigung. Grundlagen für die psychotherapeutische Praxis. Stuttgart: Kohlhammer.
Wilensky M (2006). Eye movement desensitization and reprocessing (EMDR) as a treatment for phantom limb pain. J Brief Therapy 5(1): 31–44.
Wilson DL, Silver SM, Covi WG & Foster S (1996). Eye movement desensitization and reprocessing: effectiveness and autonomic correlates. J Behav Ther Exp Psychiatry 27(3): 219–229.
Wing L (1981). Asperger's Syndrom, a Clinical Account. Psychol Med 1: 115–129.
Wingenfeld K, Spitzer C, Mensebach C, Grabe HJ, Hill A, Gast U & Driessen M (2010). The German version of the Childhood Trauma Questionnaire (CTQ): psychometric characteristics in a representative sample of the general population. Psychother Psychosom Med Psychol 60(5): 216–223. doi.org/10.1055/s-0030-1247564.
Wise RA (2004). Dopamine, learning and motivation. Nat Rev Neurosci 5(6): 483–494.
Wolff S (1996). The first account of the syndrome Asperger described? Translation of a paper entitled »Die schizoiden Psychopathien im Kindesalter« by Dr. G. E. Ssucharewa; scientific assistant, which appeared in 1926 in the Monatsschrift für Psychiatrie und Neurologie 60: 235–261. Eur Child Adolesc Psychiatry 5: 119–132. doi.org/10.1007/BF00571671.
Wolffgramm J & Heyne A (1995). From Controlled Drug Intake to Loss of Control: The Irreversible Development of Drug Addiction in the Rat. Behav Brain Res 70(1): 77–94. doi:10.1016/0166-4328(95)00131-C.
Wolpe J (1969). The Practice of Behavior Therapy. New York: Pergamon Press.
World Association for Sexual Health (World Health Organization (WHO) (2013). Guidelines for the management of conditions specifically related to stress. WHO Press.
World Health Organization (WHO) (2019). International classification of diseases for mortality and morbidity statistics. 11th revision.
World Health Organization (WHO) (2024). Updated recommendations: Psychological interventions for PTSD. WHO Press.
Wright SL, Karyotaki E, Cuijpers P, Bisson J, Papola D, Witteveen A, Suliman S, Spies G, Ahmadi K, Capezzani L, Carletto S, Karatzias T, Kullack C, Laugharne J, Lee CW, Nijdam MJ, Olff M, Ostacoli L, Seedat S & Sijbrandij M (2024). EMDR v. other psychological therapies for PTSD: a systematic review and individual participant data meta-analysis. Psychol Med 54(8): 1580–1588. doi: 10.1017/S0033291723003446.
Yunitri N, Kao CC, Chu H, Voss J, Chiu HL, Liu D, Shen SH, Chang PC, Kang XL & Chou KR (2020). The effectiveness of eye movement desensitization and reprocessing toward anxiety disorder: A meta-analysis of randomized controlled trials. J Psychiatr Res 123: 102–113. doi: 10.1016/j.jpsychires.2020.01.005.
Yurtsever A, Konuk E, Akyüz T, Zat Z, Tükel F, Çetinkaya M, Savran C & Shapiro E (2018). An Eye Movement Desensitization and Reprocessing (EMDR) Group Intervention for Syrian Refu-

gees With Post-traumatic Stress Symptoms: Results of a Randomized Controlled Trial. Front Psychol 9: 493. doi: 10.3389/fpsyg.2018.00493.

Zat Çiftçi Z, Delibaş DH, Kaya T, Külcü DG, Sarı A, Nazlıkul H, Coşkun Topsakal İ, Aydın YE, Kavakçı Ö, Savran C & Konuk E (2024). A randomized controlled trial of Eye Movement Desensitization and Reprocessing (EMDR) Therapy in the treatment of fibromyalgia. Front Psychiatry 15: 1286118. doi:10.3389/fpsyt.2024.1286118.

Zen AL, Whooley MA, Zhao S & Cohen BE (2012). Post-traumatic stress disorder is associated with poor health behaviors: findings from the heart and soul study. Health Psychol 31(2): 194–201.

# Sachverzeichnis